BRISSEMORET et JOANIN

Les

Drogues usuelles

Préface du professeur G. POUCHET

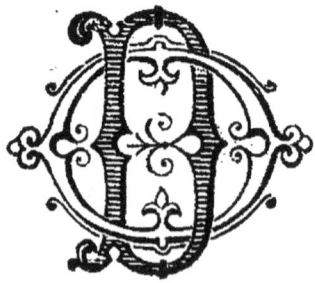

PARIS, Octave Doin, 1898.

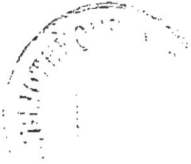

LES

DROGUES USUELLES

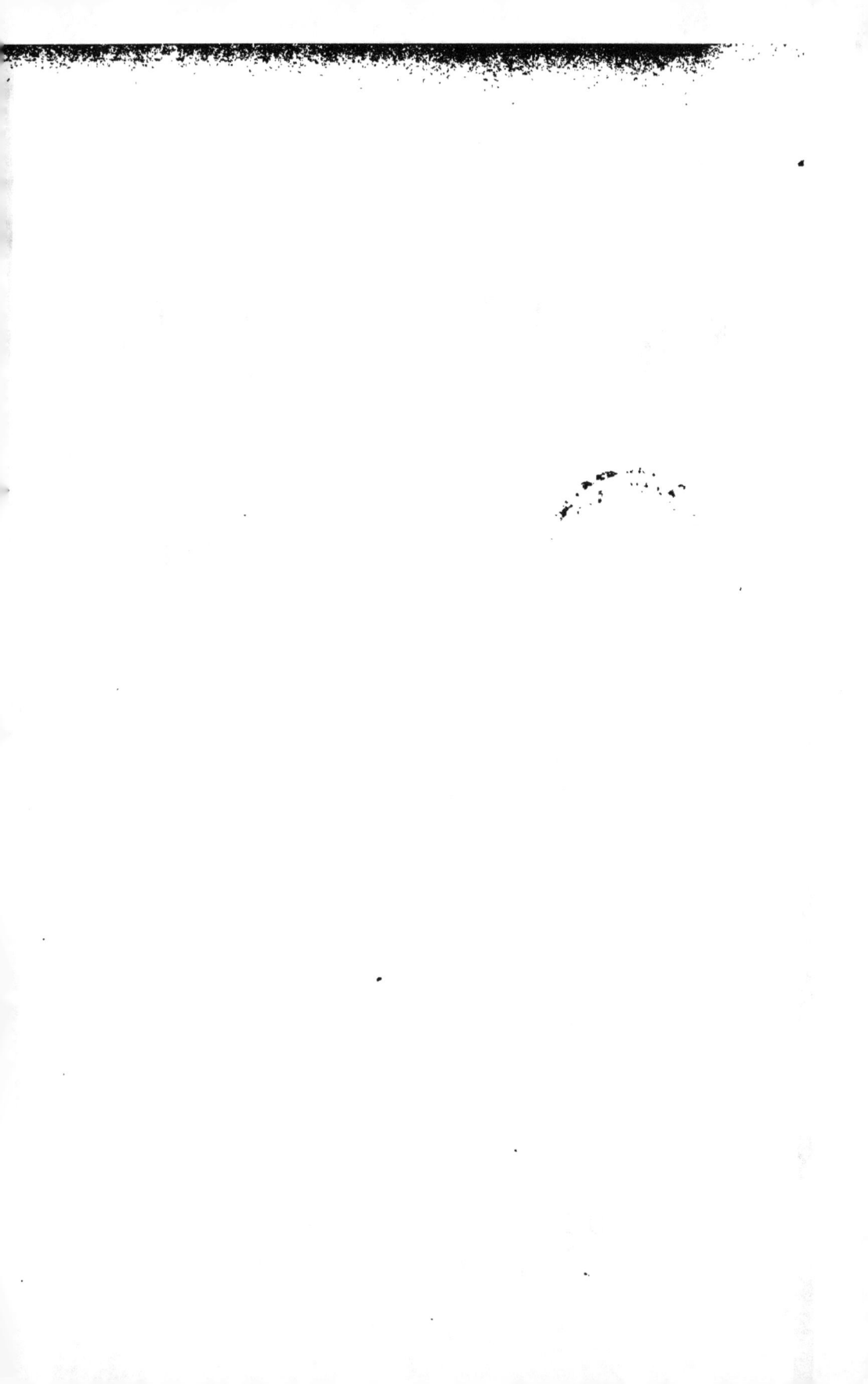

LES
DROGUES USUELLES

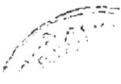

MM. BRISSEMORET ET JOANIN

Chef de laboratoire et préparateur
Laboratoire National de Matière médicale
de la Faculté de médecine de Paris.

AVEC PRÉFACE DE

M. le professeur Gariel
Membre de l'Académie de médecine

OCTAVE DOIN, ÉDITEUR
8, PLACE DE L'ODÉON, 8

—

1898

LES
DROGUES USUELLES

PAR

MM. BRISSEMORET ET JOANIN

Chef de laboratoire et préparateur
du Laboratoire de Pharmacologie et de Matière médicale
de la Faculté de médecine de Paris.

AVEC PRÉFACE

DE

M. le professeur Gabriel POUCHET

Membre de l'Académie de médecine.

PARIS

OCTAVE DOIN, ÉDITEUR

8, PLACE DE L'ODÉON, 8

—

1898

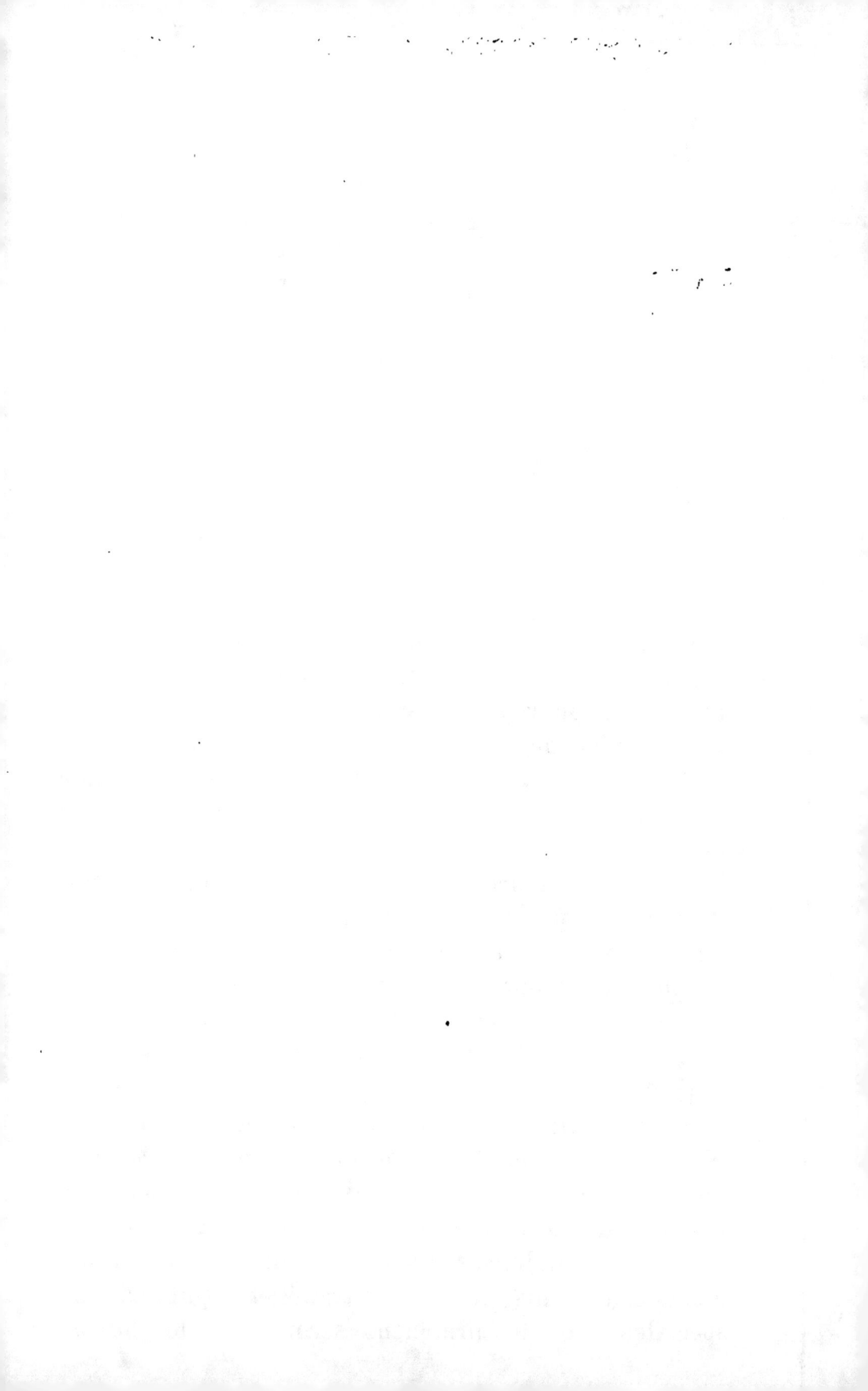

PRÉFACE

Il existe un nombre considérable de *Formulaires* aussi bien que de *Traités de matière médicale*, mais aucun des ouvrages existant actuellement en France n'est conçu de façon à rendre facile et rapide la recherche d'un document souvent indispensable dans la pratique de la pharmacothérapie. Le présent volume est destiné à combler cette lacune.

MM. Brissemoret et Joanin, mes collaborateurs depuis trois années, s'inspirant de la méthode que j'ai adoptée pour les conférences pratiques de pharmacographie et des pharmacognosie que j'ai instituées dans l'enseignement de la Faculté de médecine de Paris, ont réuni, aussi succinctement que possible, les documents importants relatifs aux principales substances toxiques et médicamenteuses actuellement utilisées. Leur livre n'est, je le répète, ni un *Formulaire*, ni un *Traité de matière médicale*, il est mieux que cela, une sorte de résumé, d'aide-mémoire, dans lequel les étudiants trouveront, condensés et revisés, nombre de renseignements épars dans une foule de traités et de publications spéciales et où les praticiens seront sûrs de pouvoir

rencontrer rapidement des documents indispensables
qu'ils n'arrivent souvent à se procurer qu'après avoir
perdu un temps précieux en recherches fastidieuses,
heureux encore lorsqu'ils ne sont pas obligés de
renoncer à cette recherche en raison de ce qu'ils ne
savent pas exactement dans quel ouvrage se trouve le
renseignement désiré.

Le but que l'on s'est proposé a été de mettre entre
les mains de tous un résumé qui put fournir, facilement
et rapidement, les caractères des principales substances
toxiques et médicamenteuses, rappeler leurs propriétés,
leur mode d'emploi et leur richesse en principes actifs.
C'est un inventaire de l'arsenal pharmacothérapique.

Bien peu de traités fournissent des données exactes
sur la richesse en principes actifs des préparations
galéniques. Je me suis attaché à combler cette lacune, et
les documents que contient ce livre sur la richesse en
principes actifs des matières premières ainsi que des
teintures, extraits, etc., ont été très soigneusement
vérifiés.

La *Pharmacologie* telle qu'on la comprend aujour-
d'hui se subdivise en trois branches : la *Pharmacodynamie*, qui s'occupe exclusivement de l'action exercée
par les substances médicamenteuses sur l'organisme
sain ou malade ; la *pharmacographie* et la *pharmacognosie* qui constituent ce que l'on a appelé jusqu'ici, en
France, la *matière médicale ;* enfin la *pharmacie* proprement dite, qui concerne le mode de préparation des
différentes substances médicamenteuses et la forme
qu'elles doivent revêtir pour répondre le mieux au but
de leur administration. L'*Art de formuler* est la mise
en œuvre des connaissances acquises au moyen de ces
trois branches de sciences.

La *pharmacodynamie*, qui ne peut que difficilement être résumée et constitue une science tout à fait distincte des deux autres, a été laissée complètement de côté ; et, seules, les deux autres branches de l'enseignement qui m'a été confié et qui forment le côté plus spécialement pratique de cet enseignement sont représentées dans l'ouvrage de MM. Brissemoret et Joanin.

Après la description des substances médicamenteuses telles que nous les fournissent les trois règnes de la nature (provenance, caractères, composition, usages, mode d'emploi), description qui forme les quatre premiers livres consacrés exclusivement à la pharmacographie et à la pharmacognosie, le cinquième livre donne un aperçu des préparations officinales (définitions, caractères généraux) ainsi que les doses le plus fréquemment administrées. C'est dans ce cinquième livre que le lecteur trouvera la richesse de ces préparations en principes actifs, en même temps que des appréciations sur la valeur de chacune d'elles. Un chapitre spécial concerne l'opothérapie.

Le livre VI est consacré à l'art de formuler. Après quelques généralités, l'attention du lecteur est attirée sur les quantités de poudres médicamenteuses susceptibles d'être enfermées dans des cachets de grandeur différente ; sur la nature des excipients qu'il convient de choisir pour formuler des pilules; sur les incompatibilités qui sont, en outre, reproduites dans un tableau synoptique spécial.

D'autres tableaux placés à la fin du volume sous la rubrique générale « Documents » résument une quantité considérable de renseignements épars jusqu'ici dans un grand nombre de publications différentes et dont l'utilité ressort de la seule lecture des titres de ces tableaux.

Je crois ce volume appelé à rendre de très réels services, malgré les imperfections inhérentes à une première tentative de ce genre; et nous serons reconnais-
sants à tous ceux qui voudront bien nous signaler les
lacunes, les erreurs ou les desiderata que leur suggé-
rerait sa lecture.

En terminant, je tiens à remercier l'éditeur, M. O.
Doin, du soin qu'il a apporté à cette publication et de
la bonne grâce avec laquelle il a accueilli cet essai.

G. POUCHET.

Paris. mai 1898.

TABLE GÉNÉRALE DES MATIÈRES

LIVRE III

MÉDICAMENTS CHIMIQUES D'ORIGINE MINÉRALE

LIVRE IV

MÉDICAMENTS CHIMIQUES D'ORIGINE ORGANIQUE

LIVRE V

PHARMACIE GALÉNIQUE

LIVRE VI

ART DE FORMULER

LIVRE VII

ADDENDA

LIVRE VIII

DOCUMENTS

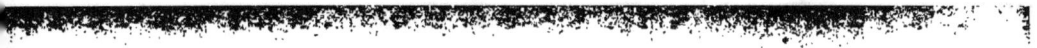

CORRIGENDA

Pages		au lieu de	lisez
22	ligne 35	roisse	froisse.
44	— 36	brandes	branches.
62	— 18	elle est l'objet	cette plante est l'objet
79	— 8	irrégulier et taché	irrégulier et lâche.
83	— 31	entrant dans la	et entrent dans
84	— 31	**Nature médicale**	**Matière médicale.**
05	— 25	entièrement couverts	entièrement couvert.
08	— 3	*absinthol*	*absinthone.*
14	— 10	*méditulum*	*méditullium.*
16	— 27	*Oegopodium*	*Aegopodium.*
48	— 34	de fausse angusture	*la fausse angusture,*
65	— 11	pour la préparation	sert à préparer.
90	— 29	80 p. 100.	80 p. 1000.
—	— 33	En réalité les	En réalité ces
92	formule	Az²O³	As²O³.
08	ligne 26	Chromate de potasse	Chromate de stron-tiane
20	formule	NaHSO²	Na²S²O³, 10 aq.
26	ligne 3	avec 73	à 73.
33	formule	Na³AsO⁴,	Na²HAsO⁴.
35	ligne 7	Salway	Solvay.
37	formule	Mg H²O², 4Mg CO³, 6aq	Mg³ (CO³)³, MgO, 4 aq.
39	ligne 27	par l'eau	par de l'eau.
55	— 12	*Laurus camphora*	*Cinnamomum camphora.*
75	Tableau colonne II	Gnœtol	Guœthol.
14	sous-titre	*Benzophénone, diphényl-méthanone* C⁶H⁵ — CO — C⁶H⁵	*Acétophénone, phénylméthanone* C⁶H⁵ — CO — CH³
11		dans la formule thymol *au lieu de* C⁶H³ *lisez* C⁶H⁴ et — OH⁵ — OH.	

CORRIGENDA

Pages		*au lieu de*	*lisez*
283	tableau	**Réactions des naphtols**	*lire* β *au lieu de* α
			et α — β
290	ligne 11	Carbures du benzène	Carbures de la série du benzène.
293	— 2	propénylapional	propanylapionol.
294	— 20	d'acides sulfoconjugués	dérivés conjugués
303	— —	lactate de fer	tartrate de fer.
306	— 31	les acides normalement	les acides produits normalement.
308	— 14	à l'état de phosphate	à l'état de phosphate acide.
—	— 28	pour le perchlorure	par le perchlorure.
312	— 31	KUNZ KRANSE et de HEYE	KUNZ KRAUZE et de HERZIG.
318	— 24	1 à 2 grammes	*un à deux centigram mes.*
331	— 13	et séché modérément	et chauffé modérément
337	— 39	un grand nombre de réactions	un grand nombre de réactifs.
338	— 1	*acide phospholimyo-tique* (SCHULTZE)	*acide phosphoantimo-nique* (SCHULZE)
—	— 24	*sécalotoxine*	*sécalinitoxine.*
327	dans la formule de saccharine *au lieu de* COO *lisez* CO		
		et — SO³ — SO².	
324	formule	C¹⁸H¹⁰Az⁴O² *lisez*	C⁸H¹⁰Az⁴O².
342	—	C¹⁷H²³Az⁴	C¹⁷H²³AzO³.
344	Pour les formules des sels de strychine *lire partout*		
		(C²¹H²²Az²O²) *au lieu de* (C²¹H²⁰Az²O²).	
354	formule	C⁸H¹³AzO	C⁸H¹⁵AzO.
357	ligne 2	*Daptitoxine*	*Baptitoxine.*
—	— 6	*Daptisia*	*Baptisia.*
373	— 26	45 centim. cubes	4 ou 5 centim. cubes
—	— 28	100 centigr.	100 centim. cubes
381	— 24	*gladine*	*gliadine*
—	— 26	—	—
387	— 19	Chloroforme du sodium	Chlorure de sodium
392	— 31	Ether éthylique de	Éther méthylique de
395	— 1	ROBERT	KOBERT
—	— 5	essences toniques	essences toxiques
—	— 8	C⁸H¹³CO — CH	C⁸H¹³ — CO — CH³
—	— 15	par de l'aldéhyde	par l'acétone méthyl-nonylique
426	— 25	*lire* calomel à vapeur. 0,50	

Pages			au lieu de	lisez
431			Extrait	Extrait aqueux.
432			—	—
439	ligne	22	à 14 gr. 35	4 gr. 35.
441			Extrait de	Extrait alcoolique de semences.
445			Extrait	Extrait alcoolique.
458	—	13	*Mézéaline*	*Mezcaline*
—	—	14	*Lophopharine*	*Lophophorine*
478	—	35	l'anthracine	. l'anthracène.
471	—	3	de l'*essence*	de l'*essence d'anis.*
473			Extrait	Extrait alcoolique.
488	—	32	dans le second..., dans le troisième...	le second..., le troisième...
496	—	34	COURSAUT	CORVISART.
462	—	1	REYNAULD	REGNAULD.
—	—	21	CORONLEY	COWNLEY.
465	—	11	**supprimer** *à 2 centigr. de cocaïne.*	
479	—	17	au six millième	à 60 p. 1000.
501			PHARMACOGRAPHIE	ART DE FORMULER
—			A la place de la première ligne du chapitre, *lire* : L'art de formuler est la branche... etc.	
517	—	3	Vin de Malte	Vin de Madère
526	—	16	*lisez* : Cette composition la rend comparable à de l'axonge rance, l'*angine, lanoline non purifiée.* Tous ces corps gras...	
528	—	17	lire *alcaloïde* . . . . . *un gramme*	
529	—	27	— Ergotinine . . . . *un centigramme*	
—	—	35	— *une cuillerée à soupe* renferme *un milligr.*	
533	—	5	— Eau distillée. . . . 75 grammes	
—	—	18	— sang-dragon en poudre. 0 gr. 50:	
535	—	12	*lisez* : Sirop de fleurs d'orangers 20 grammes.	
567	—	7	*lire:* Essence d'eucalyptus. 50 centigrammes	
571	—	11	*au lieu de* 10 p. 100 *lisez* : 0,10 p. 100	
—	—	30	*lire* : Eau commune . . . 980 grammes	

LES DROGUES

LIVRE PREMIER

DROGUES D'ORIGINE ANIMALE

L'ancienne Pharmacopée empruntait au règne animal différents représentants doués de propriétés singulières ou empiriquement reconnus comme médicamenteux. Parmi les premiers nous citerons les cloportes, les têtes de vipère que l'on voit encore figurer comme reliques sacrées dans certaines vieilles officines : parmi les seconds, les cornes de cerf râpées, les yeux d'écrevisse, etc., remplacés aujourd'hui par des principes immédiats définis.

Parmi les drogues d'origine animale qui figurent encore dans la Pharmacopée moderne, il importe d'établir une division.

Quelques produits, le *musc* par exemple, jouissent de propriétés médicamenteuses certaines ; nous les rangerons sous le titre de *substances médicamenteuses vraies*.

Sous le titre de *substances médicamenteuses adynamiques*, nous réunirons tous les produits qui n'exercent aucune action réelle sur l'organisme, *cire*, *axonge*, mais qui facilitent l'emploi de médicaments simples sous différentes formes appropriées aux besoins de la thérapeutique ou les préparations diverses des médicaments composés. Ces substances adynamiques ont deux origines différentes. Les unes sont des produits de fabrication de certains insectes (*miel*); les autres proviennent de l'extraction industrielle de produits contenus dans les organes ou les tissus de certains animaux.

CHAPITRE PREMIER

SUBSTANCES MÉDICAMENTEUSES VRAIES

D'ORIGINE ANIMALE

Les substances médicamenteuses vraies tirées du règne animal sont en très petit nombre ; deux seulement paraissent réellement actives, le *musc* et l'*huile extraite du foie de la morue*. Les cantharides servent par leur propriété vésicante ; le castoréum, utilisé autrefois, est tombé en désuétude.

MUSC

Moschus moschiferus, L.

Provenance. — Le *musc* est un produit de sécrétion particulier à un mammifère, le *Moschus moschiferus*, L.

Le chevrotain porte-musc est un ruminant sans cornes, de la taille d'un chevreuil, habitant les régions montagneuses de l'Asie centrale, du Thibet, du Tonkin.

La sécrétion du musc, analogue à la sécrétion sébacée, se fait dans un organe particulier, une poche, existant seulement chez le mâle, et située sous l'abdomen entre l'ombilic et la verge. Cette poche, plus longue que large, aplatie à sa partie supérieure, communique avec l'extérieur par un orifice très rapproché de l'orifice préputial. Une poche de chevrotain adulte contient environ 60 à 80 grammes de musc.

Caractères. — Le musc à l'état frais, pendant la vie de l'animal, a la consistance du miel et une couleur rouge brun. Séchée à l'air, la substance prend une coloration brune, devient noire avec le temps et la consistance augmente. Le musc sec forme une masse dure et granuleuse, brun noirâtre. Son odeur, très forte lorsqu'il est en masse, est plutôt agréable lorsqu'on l'emploie en quantité infinitésimale ; cette odeur est toutefois pénétrante et caractéristique en quelque sorte du produit.

Il existe dans le commerce deux variétés de musc : *le musc en poche ou en vessie*, conservé et séché dans la poche même où il a été sécrété ; le *musc hors vessie*, séché après avoir été extrait de la poche. Le musc est importé en Europe de différentes localités ; le plus estimé est le musc du Tonkin ou de Chine.

Le musc est soluble dans l'eau, plus à chaud qu'à froid ; soluble dans l'alcool.

Usages. Mode d'emploi. — Le musc est un bon antispasmodique. Il se prescrit en lavements ou en potions, à la dose de 10 à 25 centigr. chez les enfants ; de 25 centigr. à 4 grammes chez les adultes.

Il existe au codex une teinture de musc.

L'action du musc serait due à une faible quantité de *spermine* qu'il contiendrait.

CASTOREUM

Le Castoréum est le produit de sécrétion de deux glandes spéciales à un rongeur aquatique, le *Castor fiber*, L., habitant à l'époque actuelle principalement le Canada et la Sibérie.

Ces glandes, qui existent chez les deux sexes, débouchent soit dans la gaine préputiale, soit dans le vagin.

Le Castoréum, qui a joui longtemps de la réputation d'une panacée universelle, n'est plus guère employé aujourd'hui. Les seules propriétés qu'on lui reconnaisse sont des propriétés antispasmodiques comparables à celles du musc.

HUILE DE FOIE DE MORUE

Provenance. — La morue franche, cabileau ou cabillaud, *Gadus morrhua*, L., est un poisson malacoptérygien des mers septentrionales, qui, à certaines saisons, quitte les profondeurs de la mer pour monter à la surface et se rapprocher des côtes de régions bien déterminées, telles que l'Islande, le nord de la Norvège, les bancs de Terre-Neuve.

La morue est un poisson allongé pouvant atteindre 1ᵐ,50 de longueur et peser jusqu'à 40 kilogrammes.

Ce poisson est l'objet d'une pêche très active ; la qualité de sa chair fait qu'il est très recherché pour l'alimentation. On extrait en outre de son foie différentes huiles employées les unes comme médicaments, les autres comme produits industriels.

La chair, suivant le mode de préparation et de conservation qu'on lui fait subir, donne des produits divers : la *morue verte*, morue conservée dans le sel ; le *rundfish* ou *stockfish*, morue desséchée ; le *klipfish*, morue conservée dans le sel, puis desséchée.

Le Gadus morrhua n'est pas la seule espèce que l'on utilise. Quelques espèces voisines de la morue ont une valeur alimentaire, pharmaceutique et industrielle analogue ; aussi emprunte-t-on à la tribu des Gadoïdes d'autres représentants plus particulièrement localisés dans les mers septentrionales européennes.

Extraction de l'huile. — Le foie de la morue, utilisé totalement à l'extraction de l'huile, est surtout riche en huile à la fin de l'été. L'extraction de ce produit se fait de différentes manières : toutefois, la méthode le plus généralement employée, celle qui donne les meilleurs résultats, est la suivante que nous résumons dans ses grandes lignes.

On entasse les foies dans de grandes chaudières ou dans des tonneaux, qu'on finit d'emplir avec de l'eau. On porte alors le tout à une douce chaleur, obtenue à l'aide d'un bain-marie, ou d'un jet de vapeur. Au bout de peu de temps, on peut recueillir une huile presque incolore ou jaune verdâtre, qu'on filtre sur de la flanelle. C'est là l'*huile pâle* ou *vierge*. Les foies qui ont servi à cette première opération sont abandonnés. Ils ne tardent pas à entrer en fermentation, et au bout d'un certain temps on peut recueillir une nouvelle quantité d'huile un peu plus colorée que la première : c'est l'*huile blonde*. On laisse enfin continuer la fermentation, puis on porte à l'ébullition le produit fermenté, on obtient alors une troisième espèce d'huile, de couleur *brune*, nauséabonde, que l'on utilise dans l'industrie.

Composition. — Les propriétés thérapeutiques de l'huile de foie de morue sont surtout dues aux principes qu'elle contient. A côté de combinaisons *iodées* et *phosphorées*, on trouve dans cette huile différents alcaloïdes : *butylamine*, *amylamine*, *hexylamine*, *dihydrotoluidine*, *aselline*, *morrhuine*, et un acide, *acide morrhuique*.

Ces principes sont en proportions variables, suivant le mode d'obtention des huiles. Les huiles blanches ou vierges n'en contiennent que des traces, tandis que les huiles blondes renferment 50 centigr. d'alcaloïdes par kilogramme. Cette différence dans la teneur de ces produits provient du fait suivant. Les principes actifs ne sont solubles dans l'huile qu'à la faveur des principes biliaires contenus dans le foie. Comme il est nécessaire d'attendre le commencement de fermentation de la masse pour obtenir la mise en liberté des matériaux biliaires, la solution de leucomaïnes actives ne peut avoir lieu qu'avec le début de fermentation ; aussi l'huile que l'on recueille alors, c'est-à-dire l'*huile blonde*, est-elle plus chargée en principes actifs que la première huile, ou huile vierge.

L'*huile blonde* est donc la seule huile de foie de morue réellement médicamenteuse. Les différents alcaloïdes qu'on y rencontre y sont à l'état de combinaisons formées avec les acides *phosphoriques* et *phosphoglycériques*.

Quant à l'huile *brune*, qui est recueillie à une époque où la fermentation est très voisine de la putréfaction, elle ne contient plus de principes actifs et ne peut être utilisée qu'industriellement.

Caractères. — La densité moyenne des huiles de foie de morue à 15 degrés centigrades est de 0,928. Les huiles s'épaississent et prennent une consistance analogue à celle du miel à — 8 degrés centigrades. Leur odeur forte et prononcée, *sui generis*, rappelle l'odeur du poisson.

On *falsifie* les huiles de foie de morue en y ajoutant des huiles végétales, ou des huiles de *dauphin*, de *phoque* ou de *jeune baleine*, mais ces dernières huiles se congelant à 0 degré centigrade, permettent jusqu'à un certain point de reconnaître la sophistication.

Usages. — Mode d'emploi. — L'huile de foie de morue est un médicament dont l'action paraît être complexe. Il n'est pas douteux en effet que les actions des alcaloïdes qu'elle contient ne viennent s'ajouter à l'action due aux corps gras qui constituent la majeure partie du produit et en font à ce titre un stimulant de la calorification et de la nutrition, un véritable élément d'épargne. Les expériences de Schœnbein, sur l'ozonisation de l'oxygène par les huiles fixes, ont montré que l'huile de foie de morue est un agent assez énergique d'ozonisation ; peut-être est-il possible d'attribuer à cette propriété de l'huile de foie de morue une part dans l'action pharmacodynamique de ce produit.

L'huile de foie de morue s'administre en nature à la dose de 20 à 60 grammes par vingt-quatre heures. On fait, pour faciliter l'administration de ce médicament, des émulsions. Il existe une huile de foie de morue créosotée, contenant 1 gramme de créosote pour 100 grammes d'huile.

CANTHARIDES

Provenance. — Les cantharides sont des insectes appartenant à la famille des Méloïdes ou Vésicants, du groupe des Coléoptères hétéromères.

Les méloïdes sont répandus sur tout le globe, en particulier dans les régions chaudes, et comprennent environ 800 espèces, remarquables par leurs propriétés vésicantes et leurs métamorphoses singulières. Les genres qui fournissent les Vésicants sont les genres *Meloe, Mylabris, Cantharis*.

L'espèce presque uniquement employée pour ses propriétés épispastiques, dans la pharmacopée française, est la cantharide officinale, *Cantharis vesicatoria*, Latr.

Garactères. — Ce bel insecte, long de 20 millimètres environ, large de 5, a les élytres teintes d'un beau vert doré, de longues antennes qui atteignent la moitié de la longueur totale du corps chez le mâle. La femelle est plus grande que le mâle. La cantharide habite les régions de l'Europe méridionale ; elle vit en compagnie et forme des essaims considérables qui s'abattent à certaines époques sur les frênes, les lilas, les troènes. Ce mode de vie permet une chasse facile, qui consiste simplement à secouer les arbres habités par le coléoptère, le matin, lorsqu'il est encore engourdi ; il tombe sur des toiles étendues sous les arbres. Pour les tuer on les expose aux vapeurs de vinaigre bouillant, puis on les dessèche. Il faut environ *quinze* cantharides sèches pour faire 1 *gramme*.

Principe actif. — La cantharide doit son action irritante à un principe actif particulier, la *cantharidine*, qu'on peut extraire des insectes en les faisant macérer dans du chloroforme pendant plusieurs jours, distillant le chloroforme, évaporant le résidu de la distillation, puis reprenant ce résidu par du sulfure de carbone qui dissout les matières grasses et laisse déposer la cantharidine insoluble.

Cette substance inodore est très soluble dans l'éther, le chloroforme, les huiles fixes et volatiles. Il existe environ 5 grammes de cantharidine par kilogramme d'insectes ; une cantharide possède environ $0^{gr},003$ de principe actif.

Beauregard a étudié la localisation de ce principe actif; il résulte de ses recherches que la cantharidine existe dans le sang de l'animal, plus particulièrement localisée chez le mâle dans les vésicules séminales et chez la femelle dans tous les organes génitaux.

On falsifie la cantharide, soit en y mélangeant des élytres d'insectes de même couleur, comme les cétoines par exemple, soit en leur enlevant la cantharidine en les plongeant dans l'alcool ou de l'essence de térébenthine, avant de les livrer au commerce.

Usages. Mode d'emploi. — Les cantharides ne sont pas employées en nature comme vésicants, mais entrent dans la composition de plusieurs préparations : *emplâtre vésicatoire, mouche de milan, pommades épispastiques jaune et verte.*

CHAPITRE II

SUBSTANCES MÉDICAMENTEUSES ADYNAMIQUES
D'ORIGINE ANIMALE

I. — PRODUITS DE FABRICATION ANIMALE

Un certain nombre d'insectes, les *Apides sociaux*, appartenant au groupe des Hyménoptères, élaborent des produits que l'homme utilise depuis la plus haute antiquité. Les abeilles, et en particulier l'abeille commune, *Apis mellifica*, sont l'objet d'un élevage raisonné et méthodique en raison des grandes quantités de miel et de cire qu'elles peuvent fournir.

L'abeille récolte sur les végétaux divers produits, le *propolis*, le *nectar* et le *pollen*.

Le *propolis* est une résine que l'insecte recueille sur les bourgeons de diverses essences d'arbres tels que le peuplier, le sapin, etc., et qu'il utilise à parfaire sa demeure.

Les deux autres produits servent à son alimentation et à l'élaboration du miel et de la cire.

MIEL

Provenance. — Le *nectar* que l'abeille récolte sur les fleurs est un liquide sucré, sécrété par certaines parties de la fleur, parfois même par des organes glanduleux placés sur le réceptacle floral, et présentant des formes très variées. Ce nectar élaboré dans le jabot de l'insecte forme le miel; il est ensuite dégorgé dans les alvéoles de la ruche, et y est gardé par l'animal comme réserve alimentaire, ou pour servir à la nourriture des larves.

On extrait le miel des ruches de plusieurs façons : en exposant au soleil ou à une douce chaleur les gâteaux, c'est-à-dire les différentes cloisons construites dans la ruche par l'animal et sur lesquelles se trouvent les alvéoles. Le miel devient liquide et coule, c'est le *miel vierge* ou le *miel blanc surfin*. En portant les gâteaux à une chaleur plus élevée et en les exprimant on obtient de nouvelles quantités de miel de moins en moins pur; ces miels sont vendus dans le commerce sous les noms de *miel blanc ordinaire, miel jaune, miel brun*.

La qualité du miel varie en outre avec les régions où on le récolte. Ces variations sont dues aux plantes particulières à chaque région, qui donnent au miel un goût plus ou moins délicat, conservant le parfum des fleurs sur lesquelles l'abeille a butiné. L'antique réputation du miel du mont Hymette est due aux Labiées qui croissent en grand nombre sur la montagne. En général, le miel récolté sur les collines sèches et chaudes est de qualité supérieure. En France, les produits les plus en renom sont ceux de Narbonne et du Gâtinais.

Caractères. — Le miel est à l'état liquide dans les alvéoles; mais, exposé à l'air, il ne tarde pas à s'épaissir et à se solidifier. Le miel, convenablement conservé, est sirupeux; sa couleur blond ambré se fonce plus ou moins selon son mode de fabrication. Sa saveur est sucrée et plus ou moins aromatique.

Le miel est soluble en toutes proportions dans l'eau et l'alcool. Il s'altère assez facilement, et comme tout liquide sucré peut entrer en fermentation.

Composition. — Le miel est surtout constitué par un mélange de *glucose dextrogyre*, de *sucre de canne* et de *sucre interverti*. Ces deux derniers principes varient avec l'époque à laquelle on examine le produit, le sucre de canne diminuant, le sucre interverti augmentant, avec la durée de la conservation. Il contient en outre un acide libre, des principes aromatiques, une matière colorante, des substances azotées, en quantités variables suivant le produit.

Usages. Mode d'emploi. — Le miel est employé comme aliment sucré, il sert à édulcorer certaines préparations pharmaceutiques. Sous le nom de *mellites* figurent au codex plusieurs préparations à base de miel.

Le miel est quelquefois prescrit comme purgatif doux, léger.

CIRE

Provenance. — Les gâteaux qui, dans la ruche, supportent les alvéoles, et les cloisons des alvéoles sont entièrement construits par l'abeille avec de la cire. Cette substance est le produit de sécrétion de quatre paires de glandes, *glandes cirières*, propres aux abeilles *dites ouvrières* et situées sous les segments de l'abdomen. La cire sécrétée se dépose dans l'espace compris entre chaque segment de l'abdomen, espace qui porte le nom d'*aire cirière*. L'insecte la recueille avec ses pattes postérieures, la pétrit dans ses mandibules, l'enduit de salive et s'en sert pour la construction de son nid.

La cire, comme l'ont montré les expériences d'Huber, de Dumas, de Milne-Edwards, est le produit de transformation du miel absorbé par l'abeille. Toute abeille en effet qui ne se nourrit ni de miel ni de sucre, est incapable de construire.

Après avoir retiré des gâteaux tout le miel qu'ils pouvaient contenir, on les fait fondre dans l'eau bouillante. Après refroidissement la cire solidifiée surnage, on la fait fondre à nouveau, et on l'exprime à travers une toile ; on obtient ainsi la *cire jaune*. Pour la purifier, on l'expose à l'air sur des toiles dans les prés ou au contact du chlore ; la cire blanchie par ce traitement est la *cire blanche* ou *vierge*.

Caractères. — Dans le commerce, la cire vierge se présente sous forme *de petites plaques rondes*.

Elle est solide, opaque, très cassante ; fond à 65 degrés. Elle est insoluble dans l'eau, mais soluble dans les corps gras, les huiles, la benzine, l'essence de térébenthine, le chloroforme, le sulfure de carbone.

Composition. — La cire est constituée par un mélange d'*acide cérotique* ou *cérine* et de *myricine* ou *palmitate de myricile*.

Usages. — Mode d'emploi. — La cire vierge entre dans la composition des cérats, des onguents et des emplâtres.

II. — PRODUITS EXTRAITS D'ORGANES
OU DE TISSUS ANIMAUX

BLANC DE BALEINE

Spermaceti.

Provenance. — Le blanc de baleine est un produit retiré d'un corps gras qui se trouve à l'état liquide dans d'immenses cavités formées par les os du crâne d'un Cétacé géant, regardé comme le plus grand des animaux actuels, le *cachalot macrocéphale, Physeter macrocephalus*. Lac. — Cet immense réservoir, nommé *case* par les pêcheurs, n'est autre que la narine droite transformée de l'animal (Pouchet) ; il peut contenir jusqu'à 20 tonneaux de matière grasse.

Liquide pendant la vie de l'animal, le spermaceti se dédouble par le refroidissement après la mort de l'animal, en deux parties, une huile liquide très riche en oléine, et un corps composé de lamelles cristallines. La matière solide retirée, puis exprimée fortement pour en séparer les parties liquides entraînées, est purifiée par un traitement à la potasse ou à l'alcool bouillant. Dans le premier cas on a du blanc de baleine ; dans le second cas, de la cétine de Chevreul.

Caractères. — Le blanc de baleine se présente sous l'aspect d'une substance grasse, constituée de paillettes nacrées. Il est onctueux au toucher, blanchâtre, légèrement translucide, doué d'une faible odeur.

Insoluble dans l'eau, le spermaceti est soluble dans l'alcool, l'éther et les huiles.

Composition. — D'après Heintz, il est constitué par un mélange d'éthers *cétyliques* formés par les acides *palmitique, stéarique, coccinique, myristique*.

Usages. Mode d'emploi. — Le spermaceti ne sert qu'à la préparation du *cold-cream* et des *cérats* composés.

AXONGE

Saindoux.

Provenance. — L'*axonge* ou *saindoux* est un corps gras fourni par le tissu graisseux accumulé autour des reins et par la couche adipeuse épaisse située sous la peau du cochon domestique.

On isole le tissu graisseux, on le coupe, on le broie au mortier. La masse, fondue au bain-marie, est passée sur un linge, la graisse liquide est malaxée dans un mortier de marbre jusqu'à consistance ferme et blancheur suffisante. Le corps gras obtenu est l'axonge. L'opacité et la blancheur du produit sont dues à l'interposition d'air dans la masse graisseuse.

Caractères. — L'axonge est blanche, inodore, d'une saveur spéciale. Sa densité est inférieure à celle de l'eau. Elle est insoluble dans l'eau et l'alcool, soluble dans la benzine et le sulfure de carbone. Elle fond vers 30 degrés et entre en ébullition vers 260 degrés.

Exposée au contact de l'air, elle rancit rapidement.

Composition. — L'axonge est constituée par le mélange de trois glycérines, la *tristéarine*, la *trioléine* et la *tripalmitine*. Ce dernier corps domine dans la composition de la graisse animale et c'est à lui qu'elle doit sa consistance.

Usages. Mode d'emploi. — L'axonge entre dans la composition des pommades médicamenteuses et de l'emplâtre simple.

SUIFS

Provenance. — Les suifs sont extraits de la graisse des Herbivores, en particulier de la graisse de bœuf, de mouton, de veau.

Le mode de préparation du suif est le même que celui de l'axonge.

Caractères. — Les caractères du suif changent avec l'espèce animale employée.

Le suif de bœuf est blanc jaunâtre, il fond vers 36 degrés.

Le suif de mouton est plus blanc et plus ferme que celui de bœuf.

Le suif de veau est blanc rosé; il fond vers 30 degrés.

Composition. — Les suifs, comme toutes les graisses animales, sont des mélanges, en proportions variables, d'acides gras de différents glycérides.

Usages. Mode d'emploi. — Les suifs sont employés

comme excipients pour les pommades médicamenteuses, certains onguents et emplâtres.

LANOLINE

Provenance. — La *lanoline* est une matière grasse retirée du suint de mouton. Le *suint* est le produit de la sueur du mouton, qui reste adhérent à la laine.

Caractères. — La lanoline est une substance visqueuse, inodore, jaunâtre. Elle fond vers 40 degrés, en donnant un liquide presque limpide. Mélangée avec 30 ou 40 p. 100 d'eau, elle forme une masse onctueuse et blanchâtre, c'est la lanoline proprement dite.

La lanoline absorbe son poids d'eau, elle est soluble dans le chloroforme et la benzine. Elle ne rancit pas.

Composition. — La lanoline est un mélange d'éthers gras d'une cholestérine.

Usages. Mode d'emploi. — La lanoline sert avantageusement comme excipient des pommades médicamenteuses.

LIVRE II

DROGUES D'ORIGINE VÉGÉTALE

De tous temps la Pharmacopée a fait un large emprunt au règne végétal. Certaines plantes ont eu des propriétés magiques, puis sont tombées dans l'oubli et ne figurent plus qu'à titre historique dans les collections; nous pourrions citer la Mandragore, par exemple, et bien d'autres plantes.

Dans les Pharmacopées des différents pays il existe une série de plantes indigènes jouissant de soi-disant propriétés thérapeutiques; nous n'étudierons que celles qui sont couramment employées en France et par cela même méritent d'être connues.

Dans les Pharmacopées modernes, la flore des régions exotiques fournit un large tribut à notre matière médicale. Les drogues que nous empruntons à la flore exotique sont pour la plupart très actives et douées de propriétés énergiques : citons les *quinquinas*, les *strychnées*, la *coca*, etc.

I. — La description d'une drogue tirée du règne végétal nécessite quelques aperçus botaniques; aussi étudierons-nous la matière médicale d'origine végétale, en suivant la classification botanique.

Les végétaux sont répartis en plusieurs groupes conformes et en rapport avec les divers degrés de la différenciation externe du corps, conséquence d'une division plus marquée, d'un perfectionnement plus grand du travail et d'une délimitation plus précise de deux fonctions, la *nutrition* et la *reproduction*. Les caractères de chaque groupe sont tirés de la présence ou de l'absence de racines, et du degré de complexité anatomique de la racine; de la présence ou de l'absence de fleurs et du degré de complexité organographique de la fleur.

Il existe quatre groupes dans le règne végétal :

1º Les plantes sans racine proprement dite et sans fleur, les *Thallophytes ;*

2º Les plantes dont le corps est formé de tiges et de feuilles, mais sans racine et sans fleur, les *Muscinées ;*

3º Les plantes dont le corps est formé de tiges, de feuilles et de racines, mais sans fleur, les *Cryptogames vasculaires ;*

4º Les plantes ayant tige, feuilles, racines, fleur et graines, les *Phanérogames.*

Nous ne comprendrons pas dans notre étude le groupe des Muscinées qui ne fournit aucun représentant à la matière médicale.

II. — Les drogues d'origine végétale se présentent sous différentes formes. Tantôt on emploie la plante entière, ou les sommités fleuries ; tantôt on n'utilise qu'une partie de la plante, la racine, la tige, le bois, l'écorce, la feuille, la fleur, le fruit ou la graine. Tantôt on se sert des produits sécrétés par les tissus particuliers de certaines plantes ; ce sont les gommes, les gommes-résine, les térébenthines, les sucs, etc...

Un certain nombre de ces produits sont tombés en désuétude, nous ne ferons que citer les plus importants d'entre eux, qui entrent encore toutefois dans la composition de certaines formules d'un usage courant.

PREMIÈRE SECTION

THALLOPHYTES

Les Thallophytes ont pour tout organe végétatif un *thalle*. Le thalle est une réunion de filaments cellulaires plus ou moins ramifiés qui, à certains moments, supportent çà et là des appareils reproducteurs.

On distingue parmi les Thallophytes deux ordres de végétaux,

Les uns, *privés* de chlorophylle, empruntent leur carbone aux composés complexes des végétaux verts, ce sont les *Champignons.*

Les autres, *pourvus* de chlorophylle, empruntent leur carbone au milieu ambiant, ce sont les *Algues.*

Il existe enfin parmi les Thallophytes un troisième ordre de végétaux, les *Lichens* ; ils n'ont aucun caractère propre, aucune autonomie et résultent de l'association d'une algue et d'un champignon.

CHAPITRE PREMIER

CHAMPIGNONS

I. — POLYPORES

Champignons caractérisés par un hymenium poreux, tubuleux.

AGARIC BLANC

Polyporus officinalis, FRIES.

Provenance. — L'*agaric blanc* est un champignon dont le chapeau peut atteindre 30 à 40 centimètres de large. Il croît sur les troncs de sapin et de mélèze, dans les Alpes et le Dauphiné.

Le chapeau jaunâtre devient blanc, il est recouvert d'une croûte fendillée et friable ; les pores sont jaunâtres. La chair molle, coriace, friable, a une odeur de farine et une saveur amère.

Matière médicale. — L'agaric blanc que l'on rencontre dans le commerce est en gros morceaux irréguliers, blancs, dépouillés de toute écorce. Ces morceaux sont spongieux, et laissent tomber à la cassure une poussière blanche.

Usages. Mode d'emploi. — L'agaric blanc est, à haute dose, un purgatif drastique énergique. A des doses de 25 centigr. à 1 gramme, il a été très préconisé contre les sueurs profuses rebelles des phtisiques.

AMADOU

Polyporus fomentarius, FRIES.

Provenance. — Le *Polyporus fomentarius* se récolte sur les troncs des vieux arbres, principalement sur ceux de hêtre et de chêne. C'est un champignon qui atteint des dimensions plus considérables que le Polyporus officinalis ; il dépasse parfois 30 centimètres de large. Les pores sont ferrugineux, la chair brun fauve est cotonneuse, molle, sans odeur.

Matière médicale. — L'*amadou* des pharmacies est le

produit d'un traitement particulier qu'on fait subir au Polyporus fomentarius. On n'utilise que la couche moyenne, lavée, trempée à l'eau, puis battue.

Le *Polyporus fomentarius* a alors la forme de feuilles minces, souples, moelleuses, de couleur fauve.

Usages. — L'amadou sert comme hémostatique.

Des espèces voisines du Polyporus fomentarius sont utilisées industriellement à la fabrication d'amadous divers, amadou à briquet, etc.

II. — PYRÉNOMYCÈTES

ERGOT DE SEIGLE
Claviceps purpurea, Tul.

Provenance. Habitat. — Le *Claviceps purpurea* est un champignon qui croît sur les épis des céréales et en particulier du seigle, *Secale cereale*, L.

Le Claviceps purpurea présente trois modes de vie différents, qui ne sont que les phases particulières de son développement complet.

Les *ergots* forment le *deuxième stade* de développement dans la vie du claviceps.

A la fin du printemps, *avant la fécondation des graminées*, alors que les épis sont encore fermés, on voit, sur certains d'entre eux, *sourdre des gouttelettes jaunâtres*, d'odeur de champignon. C'est là ce qu'on appelle le *miel du seigle*. Si l'on examine alors l'épillet sur lequel on remarque le miel, on voit que le grain est déjà attaqué par un champignon qui se développe aux dépens du tissu de la couche externe de l'ovaire. L'ovaire est entièrement tapissé d'un tissu mou, homogène, spongieux, portant des appareils fructifères particuliers susceptibles d'engendrer de nouveaux champignons. C'est là le *premier stade* de développement du claviceps : c'est la *sphacélie*.

Dans cette masse naît alors un bourgeon constitué par du tissu condensé du mycélium précédent ; ce bourgeon croît, repousse et absorbe tout devant lui, prend une forme allongée et légèrement cintrée, se colore en brun violacé et acquiert une consistance ferme. C'est là le *deuxième stade* de développement, *sclérote* ou *ergot*, nom qui lui a été donné à cause de sa forme.

Cet ergot tombant sur un sol humide ne tarde pas à se recouvrir de petits points blanchâtres, surmontés de pédicules grêles portant un appareil fructifère spécial qui émet des spores. Les spores disséminées sur les épis germent et se développent en passant par les stades successifs que nous venons de décrire.

Le premier stade a lieu au *printemps;* le second, l'*été;* le troisième au *printemps suivant,* coïncidant avec le commencement de la floraison des graminées.

C'est TULASNE le premier, en 1853, qui trouva et exposa le développement du claviceps, montra que l'ergot était le mycélium condensé du champignon, attendant les conditions nécessaires et suffisantes à son développement.

Le claviceps est également parasite du blé.

Matière médicale. — L'ergot de seigle qu'on trouve dans le commerce est un corps de forme allongée, légèrement triangulaire, aminci aux extrémités, un peu arqué. L'ergot présente sur chaque face un sillon longitudinal. Sa couleur est brun violacé. Ses dimensions sont de 3 à 6 centimètres de long sur 2 à 5 millimètres de large. En masse l'ergot de seigle frais a une odeur particulière qui n'est pas désagréable; sa saveur est légèrement âcre et nauséeuse.

L'ergot est corné, élastique, sa cassure est nette et montre à l'intérieur un tissu compact blanc entouré d'une zone de couleur vineuse.

Exposé à l'air le seigle ergoté s'altère facilement. Le vieil ergot de seigle, ou l'ergot mal conservé, a une odeur nauséeuse très prononcée de *triméthylamine*. La conservation de l'ergot est *très délicate;* aussi ne devrait-on se servir que d'ergot récolté l'année même.

Composition chimique. — La composition chimique de l'ergot de seigle est fort complexe. De tous les travaux entrepris, seuls ceux de TANRET ont une valeur positive non douteuse, quoique encore incomplète. A côté de sels, d'hydrates de carbone, de corps gras en forte proportion, il existe différents principes immédiats spéciaux, des matières colorantes et un alcaloïde cristallisé ou amorphe, l'*ergoti-nine* de TANRET, principe actif vrai de l'ergot de seigle.

Quant à l'*acide sphacélinique* ou *sphacélotoxine* de SCHMIE-DEBERG, son existence est certaine; mais il n'en est pas de même de la *Cornutine* de KOBERT, qui paraît être un produit de *transformation de l'ergotinine* de TANRET.

La discussion au sujet des principes immédiats de l'ergot de seigle est faite dans un chapitre ultérieur (Voir *Ergotine*).

Des différents ergots employés en thérapeutique, *ergot de blé, ergot du diss, ergot du maïs*, seul l'ergot de seigle a été l'objet d'une étude spéciale. Ces ergots paraissent ne pas présenter la même composition, toutefois les résultats obtenus ne permettent pas de résoudre la question; cette différence de composition paraîtrait être en rapport avec la graminée envahie par le champignon.

Un bon ergot de seigle doit donner 1 gramme à 1^{gr},50 d'ergotinine par kilogramme de substance.

Usages. Mode d'emploi. — On prescrit l'ergot de seigle sous plusieurs formes : sous forme de poudre ou d'extrait mou.

On fabrique également des *extraits*, connus dans le commerce sous le nom d'*Ergotine Bonjean* et d'*Ergotine Yvon*. Ces produits seront l'objet d'une étude spéciale dans un chapitre particulier.

CHAPITRE II

ALGUES

Les applications nombreuses que les algues ont reçues dans l'industrie, l'alimentation, la médecine, leur donnent parmi les Thallophytes un rôle très important. Les algues en effet sont une nourriture recherchée des peuples de l'Asie orientale. Dans l'industrie, elles servent à l'extraction de la *potasse*, de la *soude*, de l'*iode*, du *brome*, du *phycocolle* ou *gélatine végétale*, de l'*agar-agar*.

En médecine on utilise encore les propriétés de la mousse de Corse et des Laminaires.

MOUSSE DE CORSE

Provenance. Habitat. — La *Mousse de Corse* est un mélange d'un nombre considérable d'espèces d'algues dont la principale est l'*Alsidium helmintocorton* Kuetz et dont la composition varie avec le lieu de la récolte. Cette récolte se fait, comme le nom vulgaire du produit l'indique, sur les côtes de Corse.

Matière médicale. — Cette drogue se présente dans le commerce sous l'aspect d'un amas de filaments grêles, plus ou moins foncés, entremêlés de débris de terre et de petits cailloux. La saveur en est salée; l'odeur rappelle celle des plantes marines.

Usages. Mode d'emploi. — La mousse de Corse est utilisée en médecine comme vermifuge; son emploi remonte à une haute antiquité; Théophraste, Dioscoride s'en servaient, et Pline en parle sous le nom de *muscus marinus*.

Elle se prescrit à la dose de 5 à 25 grammes en décoction.

LAMINAIRE

Laminaria digitata.

Provenance. Habitat. — La laminaire croît sur les côtes de l'Océan. C'est une algue fixée aux rochers par des crampons partant des extrémités d'une longue tige dont la partie libre et flottante est terminée par un thalle découpé en lanières larges et plates.

Matière médicale. — La tige séchée est vert foncé tirant sur le noir, striée, de la grosseur d'une plume d'oie et longue de 10 à 20 centimètres. Cette tige desséchée, mise au contact des liquides de l'économie, a la propriété de gonfler au point de sextupler son volume. Cette dilatation est due à une absorption considérable d'eau par les cellules centrales et moyennes de la tige.

Usages. — Cette plante est particulièrement utilisée en gynécologie pour dilater le col de l'utérus.

AGAR-AGAR

L'agar-agar est une gélose préparée en Extrême-Orient avec diverses espèces d'algues et en particulier des *Gelidium*, *Porphyra*, etc.

Ces drogues se trouvent dans le commerce sous la forme de longs filaments blanc jaunâtre, plus ou moins ondulés, cassants, agglomérés en petits paquets.

Elle est utilisée en bactériologie pour la fabrication des milieux

solides et en industrie pour donner de la consistance à différents
produits.

CHAPITRE III

LICHENS

Les lichens, comme nous l'avons déjà dit, ne sont pas des
plantes autonomes; ils résultent de l'association d'une algue
et d'un champignon, d'une plante libre et d'une plante sapro-
phyte. Les plantes sans chlorophylle ne peuvent former de
toutes pièces des composés organiques, n'assimilant directement
que des produits minéraux insuffisants pour la constitution et la
nutrition de tissus vivants ; il est donc nécessaire que ces
plantes, pour parfaire à leurs besoins, empruntent à des débris ou
à des tissus vivants d'animaux ou de végétaux les substances
complémentaires indispensables à leur vie. C'est le cas des champignons.

Dans le *Lichen*, le *champignon* emprunte les hydrates de carbone nécessaires à la vie aux *gonidies*, c'est-à-dire aux chape-
lets de cellules vertes que l'on remarque, sur une coupe de thalle
de lichen, dispersées au milieu de filaments mycéliens incolores.
Les *gonidies* sont les cellules des algues qui assimilent à la fois
pour elles et pour les champignons.

Les représentants qui, en s'associant, constituent les lichens
appartiennent à certaines familles déterminées de champignons
et d'algues; la prédominance de l'un ou de l'autre des composants imprime au lichen des caractères spéciaux.

Les lichens utiles sont très peu nombreux.

En industrie on les emploie pour leurs *principes colorants*,
dans certaines régions surtout du nord, ils servent comme *aliment*. Le lichen le plus employé en médecine est le *lichen d'Islande*.

LICHEN D'ISLANDE

Cetraria islandica, Ach.

Provenance. — Le *Lichen d'Islande* croît dans les régions
septentrionales et alpestres de l'Europe et de l'Amérique. Il
est récolté principalement en Suisse, en Suède, en Espagne,
mais ne provient nullement d'Islande.

Matière médicale. — Le lichen se présente sous forme

d'expansions membraneuses, minces, cartilagineuses, plus ou moins régulièrement divisées en lobes. La surface colorée présente de nombreuses teintes variant du vert olivâtre jusqu'au brun marron.

La saveur du lichen est amère ; son odeur nulle.

Composition chimique. — Le lichen contient un principe mucilagineux, la *lichenine*, et un principe amer particulier le *cetrarin*.

Usages. Mode d'emploi. — Le lichen se prescrit en décoction comme amer et mucilagineux à la dose de 2 à 4 grammes.

Lorsqu'on veut utiliser les principes mucilagineux du lichen, il est au préalable nécessaire de traiter le lichen par l'eau bouillante. L'eau provenant de ce traitement contient le principe amer, et la décoction faite avec le lichen lavé jouit des propriétés mucilagineuses.

DEUXIÈME SECTION

CRYPTOGAMES VASCULAIRES

Les Cryptogames vasculaires sont caractérisés par une différenciation plus avancée de leurs fonctions. Ils sont en effet constitués par une tige, des feuilles, des racines et un appareil vasculaire assez complet pour porter aux différents organes les liquides absorbés dans le sol par les racines.

Si l'on considère le mode de ramification et la constitution des plantes qui composent l'embranchement des Cryptogames vasculaires, on voit qu'il peut en être fait trois classes distinctes : 1º les *Filicinées ;* 2º les *Equisetinées ;* 3º les *Lycopodinées.*

I. — FILICINÉES

Fougères.

POLYPODIACÉES

La famille des Polypodiacées fournit à elle seule toutes les Fougères employées en matière médicale. Parmi celles-ci, une seule est réellement intéressante, la Fougère mâle.

FOUGÈRE MALE

Polystichum Filix mas, Roth.

Provenance. Habitat. — La Fougère mâle est une plante indigène qui habite les bois, les clairières, les chemins creux. La souche souterraine traçante et vivace est la seule partie utilisée de la plante.

Matière médicale. — Le *rhizome* tel qu'il est livré par le commerce se présente sous forme de tronçons coniques, de 10 à 15 centimètres de longueur. Ces tronçons ont leur surface hérissée par la base des frondes, des fibres radicales et des écailles. Il existe dans le commerce une variété de Fougère mâle, connue sous le nom de *Fougère en doigt*, sous forme d'écailles, épaisses, brunes, en arc, constituées par les bases des frondes détachées du rhizome.

On ne doit employer que des *rhizomes frais* ou tout au moins de récolte assez récente pour que *l'intérieur en soit encore vert*.

Composition chimique. — Le rhizome de fougère mâle contient une *huile grasse*, une *huile volatile*, un *tanin*, un acide, l'*acide filicique*, et divers autres produits de peu d'importance.

La composition du rhizome varie avec l'époque de la récolte ; le mois d'*avril* paraît être la saison la plus favorable.

Usages. Mode d'emploi. — On fait avec le rhizome une poudre, un extrait éthéré qu'on emploie comme vermifuge à la dose de 1 à 3 grammes.

CAPILLAIRES

Les Capillaires formaient autrefois un groupe de fougères jouissant d'une grande réputation thérapeutique. Les genres *Adiantum* et *Asplenium* composaient ce groupe. On se sert encore aujourd'hui d'un petit capillaire, le *Capillaire de Montpellier*, caractérisé par des frondes cunéiformes plus ou moins dentelées, portées par des pétioles grêles et noirs. Les frondes sont douées d'une odeur faible, qui s'exalte surtout lorsqu'on les froisse à la chaleur. On les utilise pour faire un sirop aromatique, *sirop de capillaire*, qui passe pour être béchique.

II. — LYCOPODINÉES

LYCOPODE

Lycopodium clavatum, L.

Provenance. Habitat. — Le lycopode est une petite plante vivace répartie dans toutes les parties du monde. Sa tige rampante émet de place en place des rameaux fructifères terminés par des épis.

Matière médicale. — On utilise les *spores* du lycopode. Elles sont recueillies en Suisse et en Allemagne. Ces spores très fines forment une poudre légère. Examinées au microscope, elles ont une forme tétraédrique : l'une des faces est sphérique, les trois autres se réunissent de façon à former une pyramide triangulaire. Des bords de chaque face partent des côtes qui forment des mailles plus ou moins régulières.

La poudre de lycopode, bien que d'une densité assez élevée, ne se mouille pas et flotte sur l'eau. Elle est mouillée par les huiles, l'alcool et le chloroforme. C'est une poudre fine, insipide, très mobile. Projetée dans une *flamme*, elle brûle instantanément en produisant une assez vive lumière.

La falsification de la poudre de lycopode est fréquente, mais la forme caractéristique des spores permet à un simple examen microscopique de reconnaître la sophistication.

Usages. Mode d'emploi. — La poudre de lycopode est utilisée comme préservatif de la peau chez les enfants et dans certaines affections cutanées. Il faut être prudent lorsqu'on s'en sert auprès d'une flamme, à cause de la facilité avec laquelle elle prend feu.

En pharmacie on s'en sert pour rouler les pilules et les empêcher d'adhérer les unes aux autres.

PILIGAN

Le *Piligan*, plante du Brésil est le *Lycopodium saururus*, LAMK. Cette plante est douée de propriétés toxiques et éméto-cathartiques fort connues des indigènes. Elle contient en effet un alcaloïde particulier, non cristallisé, isolé par MM. ADRIAN et BARDET, doué d'une action physiologique énergique et très toxique ; une résine purgative. Un kilogramme de piligan donne 1 gramme de *piliganine*.

Le piligan est employé empiriquement au Brésil et dans la République Argentine, en infusion dans les états gastriques d'origines les plus diverses.

TROISIÈME SECTION

PHANÉROGAMES

Les Phanérogames sont des plantes à racines et par conséquent vasculaires, à tiges, à feuilles, et à appareil de reproduction visible et apparent, la *fleur*; c'est là ce qui différencie ces plantes de toutes les plantes qui composent les embranchements que nous avons déjà étudiés et qui ont été longtemps réunis sous le nom général de *Cryptogames*, c'est-à-dire plantes à appareil de reproduction caché. Toutefois, comme nous l'avons vu, les différences qui existent entre chaque embranchement ne sont pas tranchées, et depuis les Cryptogames inférieurs, les Thallophytes, jusqu'aux Phanérogames supérieurs, c'est-à-dire les Angiospermes dicotylédones, la différenciation de constitution de la plante va progressivement.

Parmi les *Phanérogames* on peut distinguer deux sous-embranchements constitués par ce fait que certaines plantes ont un ovaire ouvert, sans style ni stigmate, portant et nourrissant simplement les ovules, sans les protéger, la fécondation étant directe, le grain de pollen tombant sur l'ovule. Pour toutes les autres Phanérogames l'ovaire est clos, surmonté d'un style et d'un stigmate que les grains de pollen sont obligés de suivre pour parvenir à l'ovule ; l'ovaire y est donc un organe beaucoup plus différencié. Le premier groupe forme le sous-embranchement des *Gymnospermes*, le second celui des *Angiospermes*.

ART. 1. — GYMNOSPERMES

Une seule famille parmi les Gymnospermes fournit des représentants à la matière médicale, c'est la famille des *Conifères*.

CONIFÈRES

La famille des Conifères compte encore de très nombreux représentants, après avoir imprimé à toutes les époques géolo-

giques un caractère si spécial et avoir tenu une place prépondérante dans le règne végétal. A l'époque actuelle, les Conifères
ont un emploi industriel très important et donnent à la matière
médicale quelques substances médicamenteuses notables, appartenant principalement à la tribu des *Abiétinées :* la tribu des *Cu-
pressinées* fournit entre autres une substance dangereuse, la *sabine.*

I. — ABIÉTINÉES

PINS ET SAPINS

Provenance. Habitat. — Les *pins* et les *sapins* sont des
arbres toujours verts. à feuilles persistantes tubulées, c'est-
à-dire en *forme d'alène,* qui habitent les régions septentrionales ou montagneuses des deux mondes, et le nord de
l'Afrique et de l'Asie tempérée.

Ces arbres fournissent de nombreux produits, utilisés
pharmaceutiquement ou industriellement, telles sont les
résines, les térébenthines. Quelques essences d'arbres de
cette tribu fournissent du bois à l'industrie.

On n'emploie guère en médecine qu'une seule partie de
la plante, les *bourgeons* qui sont fournis principalement par
le *Pinus sylvestris,* L. (pin du Nord ou de Russie), et *improprement* appelés bourgeons de sapin.

Matière médicale. — Les bourgeons sont par groupes
de 4 ou 5 réunis autour d'un bourgeon terminal plus fort,
et supportés sur une petite branche rougeâtre, luisante,
ridée. Ils sont formés de bractées serrées les unes sur les
autres, d'autant plus longues qu'elles sont extérieures, lancéolées, déchiquetées sur les bords, légèrement brunâtres ;
entre chaque bractée on voit exsuder une résine blanc
jaunâtre plus ou moins abondante, qui communique aux
bourgeons leur odeur térébenthinée agréable. La saveur de
ces bourgeons est amère.

Les bourgeons de pin, qui doivent leurs propriétés thérapeutiques à l'oléo-résine qu'on voit entre les écailles, sont
recueillis en septembre, octobre et mars dans les cultures
de pins des départements de l'Yonne et de la Côte-d'Or.

Usages. Mode d'emploi. — On les emploie en thérapeutique comme balsamiques, sous forme d'infusions.

TÉRÉBENTHINES

Provenance. — Les *térébenthines* sont des mélanges complexes résultant de l'exsudation naturelle ou provoquée des Abiétinées. Le procédé d'extraction qui varie un peu dans ses détails est analogue dans toutes les contrées où l'on recueille les térébenthines. On incise ou on perce les arbres et l'on recueille la térébenthine brute qui coule des incisions dans des auges. Elle est livrée au commerce après filtration.

Composition chimique. — Ces composés naturels de consistance molle sont formés par un mélange d'une ou de plusieurs résines, d'acides, de carbures en $C^{10}H^{16}$ et d'huiles volatiles.

Les térébenthines varient avec l'espèce de pin ou de sapin qui les produit.

Variétés commerciales. — On utilise surtout en France les térébenthines de Venise, d'Alsace et de Bordeaux.

Térébenthine de Venise. — La térébenthine de Venise, produit du *Pinus larix*, L., sur le tronc duquel croît également l'Agaric blanc, est récoltée dans le Tyrol, le Piémont, et en France aux environs de Briançon. C'est un liquide épais, filant, de couleur jaune pâle, translucide et très légèrement louche ; son odeur rappelle celle de la noix muscade, sa saveur est âcre et amère. Exposée à l'air, elle ne s'épaissit pas.

Térébenthine d'Alsace. — La térébenthine d'Alsace ou de Strasbourg, produit du sapin argenté, *Abies pectinata*, D. C., est récoltée dans les Alpes et en particulier dans les Vosges. A l'état frais, c'est un produit assez liquide, peu coloré, trouble, mais se clarifiant par le repos. Cette térébenthine augmente de consistance avec le temps et se fonce légèrement. Son odeur très agréable l'a fait appeler térébenthine au citron.

Térébenthine de Bordeaux. — La térébenthine de Bordeaux ou *térébenthine commune* est le produit de diverses essences de pins. Elle est récoltée en France aux environs de Bordeaux ; elle est alors le produit du *Pinus pinaster*, Sol.

C'est un liquide épais, trouble, très coloré, d'odeur forte et désagréable. Conservé en vase clos et abandonné au repos, il laisse un dépôt résineux cristallin. Exposée à l'air, cette térébenthine durcit rapidement.

Caractères différentiels. — Les térébenthines de Venise et de Bordeaux sont solubles dans l'alcool ; celle d'Alsace ne l'est que difficilement.

En mélangeant ces produits avec de la magnésie calcinée, la térébenthine de Venise ne se solidifie pas, tandis qu'en ajoutant à la térébenthine d'Alsace 6,25 p. 100 de magnésie et à la térébenthine de Bordeaux 3,125 p. 100, elles se durcissent.

Produits secondaires. — La distillation des térébenthines donne les *essences de térébenthine*, variables suivant la provenance.

Le résidu de la distillation repris par l'eau fournit la *poix résine*.

Les résidus des filtres et les filtres eux-mêmes qui ont servi à la purification des térébenthines, fondus et brûlés sur le lieu de la récolte, donnent la *poix noire*.

Usages. Mode d'emploi. — Les térébenthines, leurs essences, la poix résine, la poix noire, entrent dans la composition de certains emplâtres tels que l'*emplâtre de Vigo*, le *diachylon gommé*, etc., et de certains baumes, tel le *baume de Fioraventi*.

POIX DE BOURGOGNE

La poix de Bourgogne est une térébenthine recueillie sur le faux sapin, *Abies excelsa*, D. C., qui croît dans les Vosges, le Jura, les Pyrénées. C'est une substance brune, dure et cassante quand elle est froide, douce, d'une odeur balsamique spéciale. Elle est utilisée dans la confection des emplâtres,

GOUDRON VÉGÉTAL

Le goudron végétal est le produit de la distillation sèche des pins ou des sapins qui ont servi à la récolte des térébenthines et sont devenus, à cause de l'âge, impropres à l'extraction de ce produit.

Caractères. — Le goudron est une substance demi-fluide, visqueuse, épaisse, noirâtre quand il est vu sous une forte épaisseur, et brun rougeâtre en couches minces. Son odeur spéciale est forte, tenace ; sa saveur âcre. Il est insoluble dans l'eau, mais soluble dans l'éther, le chloroforme, les huiles fixes et volatiles, et les solutions alcalines. Sa réaction est acide.

Le goudron est un composé éminemment complexe, contenant entre autres produits de la *pyrocatéchine*.

Usages. Mode d'emploi. — Surtout employé industriellement, il sert en thérapeutique comme anticatarrheux, et dans certaines affections cutanées.

II. — CUPRESSINÉES

SABINE

Juniperus Sabina, L.

Provenance. Habitat. — La sabine est un arbuste qui croît en Europe, en Asie, en Afrique septentrionale, en Amérique. On le trouve en France dans les Pyrénées et les Alpes du Dauphiné. Il fournit à la matière médicale ses rameaux coupés. A l'état frais ces rameaux sont vert pâle, mais en vieillissant passent au vert jaune.

Matière médicale. — Ils se trouvent dans le commerce en morceaux de 1 à 2 centimètres ; les feuilles très petites, opposées deux à deux et alternant, sont serrées et appliquées le long de la tige et lui donnent une forme quadrangulaire. Froissée entre les doigts, la sabine dégage une odeur térébenthinée agréable.

Composition chimique. — La sabine contient une *huile essentielle*, à laquelle elle doit ses propriétés irritantes. C'est un mélange de carbures voisins de l'essence de térébenthine.

Usages. Mode d'emploi. — La sabine a surtout joui de propriétés emménagogues et abortives ; on ne l'emploie plus guère que dans le pansement des plaies ou des végétations vénériennes, à l'état de poudre. On en fait un extrait. Elle a été en effet vantée dans le traitement de certaines affections diathésiques.

BAIES DE GENIÈVRE

Juniperus communis, L.

Provenance. Habitat. — Le genévrier est un arbuste ou un petit arbre que l'on trouve en Europe et dans la Russie d'Asie et dont on utilise les fruits.

Matière médicale. — Les fruits, *improprement* appelés *baies*, bien qu'ils ne présentent aucun des caractères de ce fruit, sont de la grosseur d'un pois. Ils sont formés par trois écailles qu s'accolent, et dont on voit encore les sutures et les extrémités à la partie supérieure du fruit mûr. Ces écailles, avec la maturité du fruit qui n'a lieu que la seconde année, deviennent charnues et épaisses. Le fruit contient une graine par écaille.

Les baies de genièvre mûres ont une couleur brun violacé exhalent une odeur très aromatique lorsqu'on les écrase. Elles contiennent en effet une *huile essentielle*.

Usages. Mode d'emploi. — Les fruits fermentés et distillés donnent une eau-de-vie connue sous le nom de *gin*, en Angleterre; des préparations analogues donnent le *genièvre français* et le *schiedam hollandais*.

En thérapeutique on utilise les propriétés diurétiques des baies de genièvre et c'est à ce titre qu'on les voit figurer dans les formules des *vins composés de la Charité* et de *l'Hôtel-Dieu*.

HUILE DE CADE

Provenance. — L'*huile de cade* est le produit de la distillation du bois et des racines du *Juniperus oxycedrus*, L., distillation analogue à celle du goudron. En distillant les pins pour extraire le goudron, on obtient deux variétés de produits, l'un plus fluide qui surnage la partie la plus dense ou goudron. La partie *la plus fluide* est l'*huile de cade fausse*, que l'on mélange souvent au produit de la distillation du Juniperus oxycedrus qui donne l'huile de cade vraie. Ces deux produits différents obtenus avec des essences de bois très voisines, contenant à peu près les mêmes principes et présentant les mêmes caractères phy-

siques, sont très difficiles à distinguer l'un de l'autre, et
alors même qu'il y aurait sophistication, leur analogie de
composition et de caractère doit leur donner une valeur
thérapeutique équivalente, surtout pour l'usage externe.

Caractères. — L'huile de cade est un liquide brunâtre,
de la consistance d'une huile épaisse, de coloration brune,
à odeur forte, rappelant l'odeur de viande fumée ; de
saveur âcre et caustique. Sur la peau saine elle est sans
action, mais elle est très irritante sur la peau et sur les
muqueuses enflammées.

Usages. Mode d'emploi. — Elle a été avantageusement
employée dans le traitement de certaines affections cutanées, en nature ou sous forme de pommades.

Art. 2. — ANGIOSPERMES

Les Angiospermes forment le groupe le plus vaste, le plus
répandu et le plus important du règne végétal. C'est à ce sous-
embranchement qu'appartiennent les plantes les plus différenciées, tant par leur structure que par leurs fonctions. Chez certaines Angiospermes, l'embryon contenu dans la graine porte au
premier nœud de sa tige deux feuilles opposées, nommées *cotylédons*, chez d'autres il n'y a au premier nœud qu'un cotylédon ;
cette disposition particulière a fait établir chez les Angiospermes
deux grandes classes, la classe des *Monocotylédones*, plantes
n'ayant qu'un cotylédon, et celle des *Dicotylédones*, plantes à
deux cotylédons. Ces caractères ne sont pas les seuls qui permettent de différencier ces deux classes ; la structure anatomique
des racines, des tiges, des feuilles est en effet tout à fait autre
dans les deux classes, mais nous ne pouvons pas insister davantage sur ces caractères d'ordre purement botanique et en dehors
des questions que nous avons à traiter ici.

I. ANGIOSPERMES. — MONOCOTYLÉDONES

PREMIER GROUPE

MONOCOTYLÉDONES A COROLLE NULLE

I. — GRAMINÉES

L'immense famille des Graminées, qui compte des représentants
sur toute la terre, fournit surtout des plantes dont l'intérêt est

considérable au point de vue agricole, alimentaire et industriel, mais ne donne pas à proprement parler de représentants médicamenteux vrais; aussi n'en donnerons-nous qu'une description sommaire.

CHIENDENT

Agropyrum repens, P. B. — *Triticum repens*, L.

Matière médicale. — On utilise le rhizome du chiendent vulgaire qui croît dans les champs et les lieux incultes. Ce rhizome tel qu'on le rencontre dans le commerce est pour la plupart du temps débité en petits morceaux de 1 à 2 centimètres toujours dépourvus de racines. Ce sont des fragments luisants, tubuleux, d'une coloration jaune paille, à plusieurs faces, sans odeur, et presque sans saveur.

Usage. — On l'emploie en infusion, comme diurétique.

STIGMATES DE MAIS

Zea maïs, L.

Matière médicale. — Sous le nom de stigmate de maïs, on utilise les *styles* des fleurs du maïs, *Zéa maïs*, L. Ce sont de longs filaments, enchevêtrés, de couleur variable, inégalement répartie, variant du jaune au jaune brun.

Composition. — Les stigmates de maïs renfermeraient une matière extractive amère, à odeur animalisée, soluble dans l'eau et l'alcool, et à laquelle les stigmates seraient redevables de leur action physiologique.

Usages. Mode d'emploi. — On fait avec les stigmates de maïs un extrait aqueux, qui, comme les infusions de la drogue, est employé pour ses propriétés diurétiques.

CANNE DE PROVENCE

Arundo Donax, L.

La canne de Provence est un grand roseau de la région méditerranéenne, l'*Arundo Donax*, L. Le peuple emploie couramment le rhizome de ce roseau pour ses propriétés antilaiteuses. On le trouve dans le commerce, en grands morceaux de 10 à 15 centimètres de long et de 4 à 5 de large ou en rouelles minces ; il est formé d'un tissu d'apparence spongieuse, d'une teinte grisâtre.

ORGE PERLÉ

L'*hordeum perlatum* des pharmacies est de l'orge débarrassé de son périsperme. Le traitement qu'on lui fait subir entre des meules a légèrement modifié sa forme, qui est devenue ronde, d'elliptique qu'elle était naturellement. On emploie l'orge comme émollient dans les gargarismes, en infusion ou en décoction.

RIZ

Le *riz*, fruit de l'*Oriza sativa*, L., sert en thérapeutique comme antidiarrhéique. On l'utilise en décoction.

DEUXIÈME GROUPE

MONOCOTYLÉDONES A COROLLE SÉPALOÏDE

II. — PALMIERS

AREC

Areca catechu, L.

Provenance. Habitat. — L'*Areca catechu* est un palmier élégant cultivé dans l'archipel Malais, en Indo-Chine, à Ceylan, dans les Philippines. Le fruit de l'aréquier ou *noix d'arec* est très estimé des Asiatiques comme masticatoire, mais n'était pas considéré jusqu'ici comme jouissant de propriétés médicinales particulières.

Matière médicale. — La noix d'arec est ovoïde, a 2 centimètres environ dans toutes ses dimensions ; au centre de sa base elle est déprimée. La surface extérieure est d'un brun clair, couverte de nombreux sillons anastomosés. La noix d'arec est dure, pesante, difficile à entamer au couteau.

Composition chimique. — JAHNS a donné une composition de la noix d'arec, qui n'est pas à l'abri de toute critique. JAHNS en effet a trouvé dans la noix d'arec cinq alcaloïdes, la *choline*, l'*arécoline*, l'*arécaïdine*, la *guvacine* et l'*arécaïne*.

Usages. Mode d'emploi. — La poudre de noix d'arec utilisée seulement jusqu'ici en médecine vétérinaire, suivant les conclusions de M. Ricapet, peut être regardée comme jouissant d'une toxicité presque nulle ; son emploi paraît donc pleinement justifié en médecine humaine.

Il n'en est pas de même soit de l'extrait fluide, soit des principes retirés de l'arec, dans la préparation desquels interviennent des agents physico-chimiques donnant naissance à des produits de métamorphose analogues à ceux obtenus par Jahns. La toxicité de ces différents produits est assez énergique pour que leur administration chez l'homme doive être faite avec la plus grande prudence.

L'arec est un excellent vermifuge.

Le meilleur mode d'emploi paraît être la poudre récemment préparée à la dose de 4 grammes. La poudre semble être plus efficace lorsqu'elle est récemment préparée.

TROISIÈME GROUPE

MONOCOTYLÉDONES A COROLLE PÉTALOIDE ET OVAIRE SUPÈRE

III. — LILIACÉES

ALOÈS

Provenance. Habitat. — L'*aloès* est un suc extrait des feuilles de différentes espèces du genre *Aloè*. Les aloès sont originaires des pays chauds. La plupart croissent au Cap de Bonne-Espérance et dans les autres régions de l'Afrique tropicale ; quelques espèces se trouvent en Asie et en Amérique méridionale.

Les aloès sont des plantes rarement herbacées, plus souvent ligneuses. Leurs feuilles sont charnues, épaisses, lisses ou chargées d'aiguillons. Le suc particulier que l'on extrait de l'aloès est contenu dans les feuilles, dans des cellules spéciales allongées qui accompagnent les faisceaux fibrovasculaires, leur sont parallèles, placés bout à bout dans le sens longitudinal. En laissant sécher les feuilles, on voit ces traînées longitudinales de cellules se dessiner par la matière brunâtre qui se concrète dans leur intérieur. Sur une coupe transversale, l'ensemble des réservoirs qui renferment le suc médicamenteux forme un arc très prononcé vers la portion dorsale des faisceaux fibro-vasculaires.

Les espèces les plus employées sont l'*Aloe vulgaris*, Lam. (Madère, Barbades, Jamaïque) ; l'*Aloe socotrina*, Lam. (Rivages méridionaux de la mer Rouge, îles de l'Océan Indien, Socotaru) ; l'*Aloe spicata*, L. ; l'*Aloe ferox*, L. (Cap de Bonne-Espérance).

Mode d'extraction. — Deux préparations sont nécessaires pour obtenir l'aloès : une première pour l'*extraire*, une seconde pour le *concentrer à un degré voulu*.

L'extraction du suc de la plante varie avec les régions où on l'exploite. Tantôt on coupe les feuilles à la base et on laisse couler le suc ; tantôt on hache les feuilles et on les exprime. Le suc ainsi obtenu est abandonné, au soleil, dans des vases plats où on le laisse évaporer jusqu'à consistance convenable.

Les feuilles hachées au lieu d'être simplement exprimées, sont quelquefois plongées dans l'eau bouillante, ou mises à macérer. La quantité considérable de liquide ne permettant plus l'évaporation spontanée, on évapore les eaux mères dans des marmites que l'on chauffe.

Matière médicale. — L'aloès est une substance sèche, cassante, à coloration brune plus ou moins foncée, quelquefois translucide, quelquefois opaque, à cassure tantôt conchoïdale, tantôt cireuse ; à odeur plutôt désagréable, à saveur extrêmement amère.

L'aloès est soluble dans l'alcool à 80 degrés, dans l'eau chaude ; insoluble dans l'éther et le chloroforme.

Composition chimique. — Au point de vue chimique l'aloès est un mélange d'une *résine soluble* dans l'eau, d'un principe cristallisable, l'*aloïne*, et de produits divers. L'*aloïne*, varierait avec les différentes variétés commerciales d'aloès.

Variétés commerciales. — Les variétés commerciales les plus importantes sont l'*aloès succotrin*, l'*aloès du Cap* et l'*aloès des Barbades*.

On falsifie l'aloès, soit avec l'extrait de réglisse, soit avec de la poix-résine ou de la colophane, mais ces sophistications sont facilement reconnaissables.

Usages. Mode d'emploi. — L'aloès est employé en thérapeutique comme stomachique, purgatif, cholagogue, fluxionnaire des organes pelviens.

Il s'emploie à l'état de poudre ou à l'état naturel. A la dose de 5 à 25 centigr., il entre dans les formules d'un certain nombre de médicaments composés, notamment sous forme de pilules, comme dans les *pilules écossaises* ou d'*Anderson*, et les pilules *ante cibum ;* sous forme d'élixir, l'*élixir de Longue Vie*, ou teinture d'aloès composé, et nombre d'autres formules particulières.

BULBE DE SCILLE

Scilla maritima, L.

Provenance. Habitat. — La scille est une plante qui croît dans les sables, principalement sur les bords de la mer, dans toute la région méditerranéenne, les côtes de l'Atlantique, etc. La plante est formée d'un volumineux bulbe ovoïde, d'où s'échappent de longues feuilles lancéolées, portant à la base de nombreuses racines adventives. La partie convexe du bulbe est formée par des écailles ou squames, représentant les bases d'anciennes feuilles.

Matière médicale. — On distingue deux variétés d'écailles, la *rouge* et la *blanche ;* la première uniquement employée en France, la seconde plus particulièrement utilisée en Angleterre. La récolte des bulbes se fait en automne. Les squames utilisées sont les *squames de la région moyenne du bulbe*. Les squames coupées transversalement sont séchées, puis livrées au commerce ; elles se présentent alors sous forme de lanières de quelques centimètres de longueur, assez étroites, plus ou moins contournées, minces, flexibles, de couleur rose quand elles sont le produit de la variété rouge, et jaune pâle, pour la variété blanche.

Composition chimique. — Merck a retiré de la scille trois substances qui seraient actives ; la *scillipicrine*, la *scillitoxine* et la *scilline ;* la scillitoxine serait le principe actif de la scille. D'autres produits ont été signalés également ; mais les analyses faites varient beaucoup et le principe actif vrai ne paraît pas encore déterminé.

Usages. Mode d'emploi. — La scille s'emploie sous différentes formes pharmaceutiques : extrait, teinture, mellite, vinaigre, et entre dans la formule du *vin diurétique
amer de la Charité.*

La scille est un médicament diurétique, connu des
anciens (CELSE, PLINE, DIOSCORIDE, GALIEN).

IV. — ASPARAGINÉES

Les Asparaginées sont surtout des plantes qui habitent le nouveau continent ; quelques espèces seulement se trouvent en
Europe et en Asie.

SALSEPAREILLES

Smilax.

Provenance. Habitat. — Les *salsepareilles*, importées
en Espagne en 1545 et en France vers 1553, ont donné leur
nom au groupe des *Smilax*, qui se trouvent surtout dans le
nouveau continent et en Asie, mais dont quelques espèces
croissent en Afrique et en Europe. Le nombre des espèces
en est considérable. Les salsepareilles médicamenteuses
peuvent se diviser en deux grands groupes : les *salsepareilles* et les *squines.* Ces deux groupes se distinguent par
la partie de la plante employée et également par leur origine. On utilise en effet pour les premières les racines
adventives et pour les secondes les rhizomes des smilax. En
outre les *salsepareilles* sont d'*origine américaine*, alors que
les *squines vraies* sont d'*origine asiatique*, provenant du
Japon, de la Chine et de l'Inde. Nous ne nous occupons
pas de ce dernier groupe. Les squines en effet, après avoir
été vantées outre mesure comme antisyphilitiques, n'ont
plus aujourd'hui d'importance au point de vue pratique.

Les salsepareilles se trouvent dans toute la région inter-
arctique de l'Amérique, s'étendant du sud des États-Unis
jusqu'au Brésil et au Pérou. Ce sont des plantes à tige
ligneuse, à rhizome plus ou moins développé, portant des
racines adventives, d'ordinaire nombreuses, volumineuses,

très longues et très traçantes; les rameaux aériens sont sarmenteux, pourvus d'aiguillons.

Matière médicale. — La détermination spécifique des salsepareilles importées est très difficile, vu le nombre considérable d'espèces que nous recevons, et la difficulté énorme que l'on rencontre à explorer les endroits malsains où elles croissent.

Ces plantes habitent en effet les lieux marécageux de la région que nous avons délimitée, sont recueillies par les indigènes de ces contrées qui ne donnent aucun détail sur leur récolte. Une seule sorte peut être attribuée à une espèce certaine, c'est le *Smilax medica*, SCHL., qui est importée de Vera-Cruz.

Les différentes salsepareilles se distinguent en droguerie par le *lieu d'exportation*; les principales sont les *salsepareilles de Vera-Cruz*, de *Honduras*, de la *Jamaïque anglaise*, du *Brésil*.

Ces diverses sortes de produits présentent des caractères qui servent à les différencier; ces caractères sont très approximatifs, et empruntés surtout au *mode d'emballage* bien distinct pour chacun de ces produits.

Les salsepareilles qu'on trouve dans les officines sont débitées en petits morceaux de 1 à 2 centimètres de long, fendus par moitié, de telle sorte que les deux faces diffèrent; la face externe, qui a conservé l'écorce, est de teinte variant du gris au gris rougeâtre. La face interne creusée légèrement, trace du cylindre central, est de teinte jaune pâle.

Composition chimique. — On a isolé principalement des racines de salsepareille un principe spécial, la *smilacine*, dont l'étude physiologique fort incertaine ne permet pas de préjuger de l'action thérapeutique de la plante, action thérapeutique fort contestée et se résumant en une action excito-tonique sur le tube digestif.

La smilacine est une saponine.

Usages. Mode d'emploi. — On fait avec ces racines un sirop composé, le *sirop de Cuisinier*, dont les propriétés curatives ne sont rien moins que problématiques, mais d'un usage populaire courant.

RACINE D'ASPERGE

Asparagus officinalis, L.

Provenance. Habitat. — La plante qui fournit cette drogue est universellement connue, depuis que son usage alimentaire a répandu sa culture.

Matière médicale. — Les racines dont on utilise les propriétés se trouvent dans le commerce par petits paquets de radicules, tenant toutes à un rhizome. Ces radicules, assez longues, de la grosseur d'une plume d'oie, de teinte grise extérieurement et blanche intérieurement, sont peu résistantes et s'aplatissent quand on les presse entre les doigts.

Composition chimique. — Les racines d'asperge contiennent une substance particulière, l'*asparagine*.

Usages. Mode d'emploi. — Elles sont employées comme diurétiques et entrent dans la composition des *espèces diurétiques du codex*, avec lesquelles on fait un sirop diurétique, connu sous le nom de *sirop des cinq racines*.

Les *espèces diurétiques* du Codex sont composées par les racines d'ache, d'asperge, de fenouil, de persil et de petit houx.

MUGUET

Convallaria maialis, L.

Provenance. Habitat. — Le muguet est une plante commune des bois ; plante vivace fleurissant au mois de mai. La tige est nue, les feuilles toutes radicales, au nombre de deux ou trois sont entourées à la base par plusieurs gaines membraneuses dépassant la tige, les fleurs hermaphrodites forment une grappe terminale ; elles sont blanches, pendantes, très odorantes ; les fruits sont des baies rouges ; sèches, les fleurs perdent leur odeur, mais conservent leur saveur amère et nauséeuse.

Composition chimique. — Le muguet renferme deux substances, deux glucosides, un cristallisé, la *convallarine*, et un amorphe, la *convallamarine*. Sans empiéter ici sur l'étude physiologique du muguet, nous ferons remarquer simplement que c'est un *poison cardiaque*, et que ses effets sont assez énergiques.

Usages. Mode d'emploi. — Le muguet commence à entrer d'une façon un peu sérieuse dans la pratique thérapeutique. En Allemagne et en Russie surtout ses propriétés diurétiques étaient connues depuis longtemps.

V. — COLCHICÉES

BULBES DE COLCHIQUE

Colchicum autumnale, L.

Provenance. Habitat. — Le colchique est une plante qui se rencontre communément dans les prairies humides de l'Europe.

Les organes de végétation consistent en un bulbe souterrain plein qui émet quelques racines et est surmonté d'une tige courte. A la floraison la plante n'a plus de feuilles et on ne voit au-dessus terre qu'une ou plusieurs grandes fleurs, rose lilas. Les feuilles ne réapparaissent qu'au printemps suivant ; elles sont dressées, grandes, lancéolées, entourant le fruit autour duquel elles se développent et se fanent à la fin de l'été.

Matière médicale. — La matière médicale utilise les bulbes, les fleurs et les semences. Le bulbe se récolte au *printemps* ou à l'*automne*, alors que sa présence est indiquée soit par les feuilles ou les fleurs ; toutefois l'époque à laquelle le bulbe devrait être recueilli serait le mois d'*août*, moment où il atteint son complet développement, la poussée des feuilles ou des fleurs ne lui ayant encore enlevé aucune partie du suc qu'il tient en réserve.

Les fleurs sont récoltées avant leur épanouissement.

Le bulbe de colchique sec est de la grosseur d'un marron, ovoïde, terminé en pointe, convexe d'un côté, plan de l'autre côté, et *creusé d'un profond sillon*, situé sur la ligne médiane. La surface, d'un gris brun, est striée longitudinalement. L'intérieur du bulbe est blanc et farineux. Dans le commerce le bulbe est vendu, débité en tranches transversales de quelques millimètres d'épaisseur, ayant plus ou moins la forme rénale et sur lesquelles on voit tout le centre blanc, bordé par une zone mince externe d'un gris brun. L'odeur du bulbe est nulle, sa saveur âcre et mordicante.

Les semences de colchique sont relativement grosses, mesurent 2 millimètres de diamètre, elles sont globuleuses, mates, ponctuées, de teinte brun foncé.

De toutes les parties de la plante ce sont les semences les plus énergiques. Les fleurs, plus énergiques que le bulbe, perdent leurs propriétés par la dessiccation, aussi demandent-elles à être employées fraîches. Quant au bulbe, l'époque à laquelle on est obligé de le recueillir fait qu'une partie de son suc est perdue et que son action est fort inconstante ; la seule partie offrant des propriétés est donc la semence.

Composition chimique. — La substance active qui existe dans le colchique est la *colchicine*, substance cristallisable, glucoside.

Usages. Mode d'emploi. — On fait une alcoolature avec le bulbe et les fleurs, un vin avec les bulbes et les semences, et une teinture avec les semences. Nous avons dit les raisons qui doivent motiver la préférence des préparations à base de semences, dont la teneur en principe actif peut être plus rigoureusement constante.

Le colchique, dont la toxicité était connue des anciens, ne prit d'importance en thérapeutique que vers la fin du XVIIIe siècle (1763); c'est un médicament antigoutteux et antihydropique, mais dont l'action demande encore à être étudiée.

ELLÉBORE BLANC

Veratrum album, L.

Provenance. Habitat. — L'ellébore blanc est une grande herbe vivace, qui peut atteindre 1^m,50 et habite les prairies basses et humides des montagnes dans la région alpine de l'Europe centrale et méridionale. La tige de l'ellébore est formée par un rhizome, récolté surtout dans les Alpes suisses et autrichiennes pour les besoins de la matière médicale.

Matière médicale. — Le rhizome sec est cylindrique ou légèrement conique, assez fort, de 2 centimètres environ de diamètre, très rugueux, de coloration brun noirâtre. Sa saveur est âcre, amère, irritante ; il est sternutatoire quand on en respire la poudre.

Composition chimique. — L'ellébore blanc contient un principe très actif, la *vératrine*.

Il s'emploie sous forme de poudre ou de teinture.

Usages. Mode d'emploi. — L'action thérapeutique de l'ellébore est complexe ; il agit comme éméto-cathartique, sialagogue, sédatif.

CÉVADILLE

La *cévadille* est le fruit d'une Colchicacée mexicaine ; c'est une petite capsule gris-jaune dont le principe actif est le même que celui de l'ellébore blanc, la *vératrine*. Ce fruit, utilisé autrefois comme parasiticide, ne sert plus aujourd'hui qu'à l'extraction de la vératrine.

QUATRIÈME GROUPE

MONOCOTYLÉDONES A COROLLE PÉTALOIDE ET A OVAIRE INFÈRE

VI. — IRIDÉES

SAFRAN

Crocus sativus, L.

Provenance. Habitat. — Le safran est une petite plante bulbeuse qui est l'objet d'une culture spéciale dans tout l'Orient, depuis des temps très anciens : cette culture a été importée en Espagne au xe siècle, puis en France au xvie siècle. Il est connu dans le commerce sous différents noms, empruntés aux régions où on le cultive. En France, le plus réputé est le *safran du Gâtinais*, récolté dans une partie des départements de Seine-et-Marne et d'Eure-et-Loir et dans tout le Loiret.

La partie de la plante employée est le *style* de la fleur qu'on dessèche. Il ne faut pas moins de 140 à 150 styles secs pour faire 1 gramme de substance.

Matière médicale. — Il se présente dans le commerce sous la forme de petits brins flexueux et flexibles, d'un rouge orangé sombre, à odeur forte mais agréable, et colorant la salive en jaune. Les falsifications du safran sont assez nombreuses mais ne présentent pas ici d'intérêt pratique.

Composition chimique. — Le safran contient une *huile volatile* et une *matière colorante* à laquelle les anciens thérapeutes attribuaient une action médicamenteuse, la *crocine*.

Usages. Mode d'emploi. — Le safran, utilisé comme condiment, a été regardé comme stimulant, tonique, carminatif, etc. Il entre dans la composition du *laudanum de Sydenham*, de la *thériaque*, des *pilules de cynoglosse*, de l'*élixir de Garus*.

VII. — ZINGIBÉRACÉES

GINGEMBRE

Zingiber officinale, Rosc.

Provenance. Habitat. — Le gingembre est le rhizome fourni par une plante originaire probablement de l'Asie tropicale et cultivée au Bengale, à Malabar. C'est une plante vivace qui ressemble assez par son port au roseau.

Matière médicale. — Le rhizome que l'on trouve dans le commerce se présente sous deux formes différentes, le *gingembre gris* et le *gingembre blanc* ou décortiqué.

Le *gingembre gris* ou cortiqué est en fragments assez longs, comprimés latéralement, portant sur les bords trois ou quatre processus également aplatis. L'épiderme brun, ridé, rugueux, est fendu longitudinalement sur le côté et laisse apercevoir une traînée gris noirâtre. Il est pesant, dur, sa saveur est chaude, âcre, son odeur très aromatique.

Le *gingembre décortiqué* offre à peu près la même forme aplatie, mais a une surface plus unie, de teinte claire légèrement chamois, quelquefois même blanchâtre, il est moins aromatique que le précédent.

Usages. Mode d'emploi. — Le gingembre, surtout utilisé en Angleterre pour la préparation de bières, de boissons, comme condiment, est un stimulant ; il a été vanté comme emménagogue et aphrodisiaque.

La famille des Zingibéracées fournit d'autres rhizomes, le *Galanga*, le *Curcuma*, le *Zedoaire*, qui tous servent comme condiments, le curcuma même comme matière tinctoriale. Les fruits de quelques plantes de cette famille ont un emploi industriel assez important, les *Cardamomes* entrent pour leurs propriétés aromatiques dans un grand nombre de liqueurs dites apéritives, telles que l'absinthe, etc. La *Maniguette* sert à donner du montant au poivre qui a été falsifié et additionné de matières féculentes.

VIII. — ORCHIDÉES

VANILLE

Vanilla planifolia, ANDREWS.

La vanille est le fruit d'une plante cultivée dans certaines régions tropicales, le Brésil, les Antilles, Madagascar, etc. C'est une plante à tige rampante se fixant aux arbres par les racines adventives. Le fruit cueilli avant sa maturité est soumis à différentes manipulations variant suivant les localités, puis séché et livré au commerce. Ce fruit est doué d'une odeur douce et agréable due à un principe cristallin, la *vanilline*. Il n'a que des propriétés thérapeutiques peu accentuées. C'est un stimulant qui a de nombreuses applications industrielles comme aromate.

SALEP

Le *Salep* est un produit oriental formé par les tubercules de *plusieurs espèces* d'Orchidées desséchés dans certaines conditions. Dans le commerce on trouve le salep en petits tubercules secs de 1 à 2 centimètres, enfilés comme un chapelet sur une corde. Cette drogue, qui a passé pour avoir des propriétés thérapeutiques et aphrodisiaques, est regardée en Orient comme un aliment analeptique, et très recherché en Perse.

II. ANGIOSPERMES. — DICOTYLÉDONES

Les Dicotylédones qui se trouvent au sommet de l'échelle végétale sont des plantes très différenciées, atteignant le développement parfait, distinction des fonctions et des organes. Sans entrer ici dans les caractères anatomiques qui sont l'objet d'une étude spéciale, nous nous bornerons à indiquer les caractères différents que l'on peut observer chez certaines fleurs de dicotylédones, caractères qui ont servi à établir un certain nombre de groupes rationnels dans un aussi vaste embranchement. Une fleur de dicotylédones est constituée par un ensemble de parties, le *calice*, la *corolle*, l'*androcée* et le *gynécée*. Chez certaines plantes la corolle n'existe pas, et la fleur n'a qu'un verticille ; chez d'autres les différentes parties de la corolle sont soudées entre elles de façon à former un sac, ou un tube, etc. Enfin chez d'autres plantes tous les pétales sont libres. On a ainsi trois groupes : les *Apétales*, les *Gamopétales* et les *Dialypétales*. Nous suivrons cet ordre pour exposer les caractères des plantes qui fournissent à la matière médicale les drogues que nous devons étudier.

PREMIER GROUPE

APÉTALES

I. — SALICINÉES

BOURGEONS DE PEUPLIER

Populus nigra, L.

Provenance. Habitat. — Les bourgeons de peuplier sont récoltés sur le *Populus nigra*, L., peuplier noir, qui habite toute l'Europe.

Matière médicale. — Ces bourgeons desséchés sont coniques, pointus, longs de 2 à 3 centimètres, et ont 6 millimètres de diamètre à la base. Les bractées qui les forment sont jaune-brun. Secs ces bourgeons sont lisses et présentent quelques rides.

Composition chimique. — Ils contiennent différents principes chimiques, tels que la *populine*, *chrysine*, *salicine*, etc.

Usages. Mode d'emploi. — Ils servent à préparer l'*onguent populeum*. Calcinés en vase clos, puis bouillis dans de l'eau acidulée par de l'acide chlorhydrique, lavés, séchés, pulvérisés en poudre impalpable, ils constituent la *poudre de charbon végétal*, employée comme antiputride et absorbant dans les affections du tube digestif.

La calcination de jeunes brandes de peuplier fournit le charbon dit *charbon de Belloc*.

II. — CUPULIFÈRES

CHÊNE

Quercus robur, L.

Le chêne fournit à la matière médicale deux produits, son écorce et son fruit, le gland.

L'*écorce de chêne* et le *gland* sont récoltés sur deux variétés du chêne, *Quercus robur*, L., arbre indigène ; ce sont les *Quercus sessiliflora*, Sm., et *Quercus pedunculata*, Ehr.

L'écorce est recueillie sur les jeunes rameaux, elle se présente dans le commerce sous forme de tuyaux ou de gouttières, de 2 à 3 millimètres d'épaisseur et de longueurs variables. La surface externe est lisse, d'une teinte grise, maculée de taches brunes. La face interne est brun roux et striée. La cassure de l'écorce est fibreuse. Sèche, elle est inodore.

L'écorce et les glands contiennent du tanin en particulier ; ils sont utilisés comme astringents, bien que les glands servent plutôt industriellement, pour être torréfiés et vendus sous le nom de *café de glands doux*.

GALLES DE CHÊNE

Provenance. Habitat. — Les galles de chêne sont une production morbide du *Quercus lusitanica*, Lamk., var. *infectoria*, qui croît dans toute la région méditerranéenne orientale. Nous empruntons à la thèse d'agrégation du Dr Beauvisage la définition même d'une galle.

« *Les galles sont un néoplasme végétal provoqué par la piqûre d'un animal, plus particulièrement d'un insecte, et dont le développement et la vitalité sont intimement liés au développement et à la vitalité de l'animal ou des animaux qu'elles renferment.* »

L'insecte en effet pique l'arbre, en enfonçant son aiguillon qui sert à la fois d'appareil conducteur, de gouttière pour laisser glisser l'œuf et le déposer dans le tissu de la plante. Lorsque l'œuf éclôt, la galle apparaît et tous deux se développent simultanément. Si l'animal meurt, la galle s'arrête dans son développement. Les galles qui contiennent une larve ou un insecte sont produites surtout par des Hyménoptères. Les piqûres faites par d'autres insectes produisent également des galles particulières, mais dont l'étude est en dehors de notre sujet.

Les galles de chêne résultent de la piqûre des bourgeons du Quercus infectoria par le *Cynips gallæ tinctoriæ*, Oliv. Cette espèce de galle est connue commercialement sous le nom de *galle d'Alep*. Dans nos régions les chênes portent des galles variées suivant l'espèce du Quercus, dues également à des piqûres de Cynipides. La galle d'Alep est la plus estimée.

Matière médicale. — Cette galle est sphérique, de la grosseur d'une noisette. La surface lisse est couverte de petits tubercules pointus à arêtes saillantes dans sa moitié supérieure et unie dans sa moitié inférieure. Elle est dure, cassante, de couleur variable suivant le moment auquel on l'a récoltée, avant ou après la sortie de l'insecte. Vert olive, noirâtre, imperforée et lourde dans le premier cas, brun-jaune dans le second cas, perforée et légère. De là la distinction établie entre les noix de galle, les premières nommées *noix de galle vertes* ou *noires*: les secondes, *galles blanches*. Ces dernières sont moins estimées.

Composition. — La noix de galle contient un tanin particulier.

Usages. — La galle d'Alep est un astringent énergique, peu employé en thérapeutique, mais servant à l'extraction du tanin.

III. — JUGLANDÉES

NOYER

Juglans regia, L.

Provenance. Habitat. — Le noyer est un arbre qui croît dans l'Europe méridionale. Ses feuilles, qu'on emploie en médecine, sont récoltées à la fin du printemps avant qu'elles ne soient arrivées à leur complet développement.

Matière médicale. — Ces feuilles sont alternes, sans stipules, grandes, glabres, d'un beau vert, composées à 7-9 folioles ; les folioles sont ovales, aigus, coriaces, mesurant chacun de 6 à 10 centimètres de longueur. A l'état sec ces feuilles sont d'un beau vert sur la face supérieure et d'un vert moins foncé à la face inférieure. Leur odeur aromatique, leur saveur amère et astringente se perdent à la longue.

Composition chimique. — Les feuilles de noyer contiennent un *tanin*, une matière âcre, amère, la *juglandine*.

Usages. Mode d'emploi. — Les feuilles servent en infusion ou en décoction, comme astringent, et donnent de bons résultats dans les cas de scrofule. On en fait un extrait.

Avec la partie charnue, verte, qui entoure le fruit, le *brou*, on fait une liqueur qui jouit de propriétés stomachiques.

La semence exprimée fournit une *huile réputée* et très employée dans certaines contrées, l'*huile de noix*.

IV. — URTICÉES

PARIÉTAIRE

Parietaria officinalis, L.

La pariétaire est une herbe vivace, indigène, qui croît communément sur les vieux murs, sur les décombres. C'est une plante velue, à tiges verdâtres quelquefois rougeâtres, très rameuses, couchées, à feuilles ovales, stipulées, entières, simples velues, à fleurs très petites axillaires.

Cette plante, qui contient en notable quantité du *nitre*, qu'elle emprunte aux matériaux sur lesquels elle croît, s'emploie en infusion comme diurétique.

V. — MORÉES

MURES

Morus nigra. L.

Le mûrier noir est un arbre d'origine asiatique cultivé chez nous principalement pour son fruit légèrement astringent et acidulé. Les fleurs sont disposées en épis axillaires, très pressées les unes contre les autres : il en résulte que les fruits sont accolés les uns aux autres autour d'une tige et forment une fausse baie, un fruit en apparence unique, mesurant environ 2 centimètres et demi et se colorant en pourpre à la maturité, mais composé en réalité par une agglomération de petites drupes.

On cultive également dans nos régions une espèce voisine, le *mûrier blanc*, dont les fruits blanc jaunâtre sont comestibles, et dont les feuilles servent à l'élevage des vers à soie.

On fait avec les mûres noires un suc et un sirop très utilisés dans les affections de la gorge comme astringents, et entrant dans la formule de certains gargarismes.

VI. — CANNABINÉES

HOUBLON

Humulus lupulus, L.

Provenance. Habitat. — Le houblon, plante sauvage de toute l'Europe, est vivace, à tiges volubiles, grimpantes, atteignant plusieurs mètres de longueur, à fleurs dioïques, fleurs mâles et fleurs femelles sur des pieds différents ; les feuilles et les tiges sont couvertes de poils rudes.

Matière médicale. — Le houblon fournit deux produits à la matière médicale, les *cônes* et le *lupulin.*

Cônes. — Les cônes de houblon sont les inflorescences femelles, arrivées à maturité. Le cône, ovoïde, de 2 à 3 centimètres de haut, sur 2 centimètres de large environ, est formé d'un axe central, court, portant des stipules et des bractées qui après la floraison augmentent beaucoup de taille, et donnent à ce fruit l'aspect d'un épi très court. Les

cônes, à maturité, de couleur jaune verdâtre, sont revêtus
d'une matière poisseuse, à odeur agréable, à saveur aromatique, amère. À la longue la teinte change, passe au jaune-
brun, l'odeur s'efface. Dans le commerce les cônes ne gardent pas leur forme primitive, mais sont aplatis et comprimés.

Usages. Mode d'emploi. — Les cônes sont employés
comme toniques amers, antiscorbutiques, en décoction ; ils
servent à préparer la bière à laquelle ils communiquent
l'arome et l'amertume.

Lupulin. — L'odeur et la saveur particulières des cônes
sont dues à de petites glandes brillantes situées à la base
des bractées. Ces glandes qui se détachent facilement des
cônes secs, forment une *poussière jaune* connue sous le
nom de *lupulin*. Pour obtenir cette poudre, on sépare les
bractées, qu'on frotte et secoue sur des tamis ; la poudre qui
tombe est lavée, desséchée, et livrée au commerce.

Le lupulin forme une poudre jaune-brun, à odeur et
saveur des cônes, qui triturée dans le mortier forme une
masse plastique.

Usages. Mode d'emploi. — Le lupulin est employé
comme sédatif à la dose de 50 centig. à 2 grammes.

Composition. — Le houblon doit ses propriétés à une
essence constituée par un carbure, l'*humulène*, polymère de
l'essence de térébenthine.

HASCHICH. — CHANVRE INDIEN

Provenance. Habitat. — Le chanvre indien est une
variété particulière du chanvre ordinaire ou *Cannabis sativa*, L., variété dont certains botanistes ont voulu faire une
espèce spéciale, le Cannabis indica, mais qui n'est certainement qu'une transformation de l'espèce textile, en rapport
avec le mode de culture et le climat sous lequel elle végète.

Les sommités fleuries, les feuilles, recueillies à l'époque
de la floraison, mises en paquet, séchées à l'ombre, constituent le produit connu par les Indiens, les Arabes, les
Persans, sous les noms de *ganja, bhang, haschich*.

Haschich. — Ce produit a une odeur vireuse et narcotique très prononcée, due à une exsudation résineuse très

abondante. Dans cet état, ce produit est consommé comme le tabac et fumé dans des pipes, il est doué de propriétés enivrantes qui le font rechercher par les Orientaux, comme l'opium chez les Chinois.

Matière médicale. — Le chanvre indien, tel qu'on le trouve dans le commerce de la droguerie, se présente quelquefois sous la forme de sommités fleuries plus ou moins grandes, d'une teinte vert jaunâtre. Le chanvre ainsi importé est récolté un peu après la floraison, lorsque les graines sont déjà formées. A ce moment se sécrète abondamment la résine qui est le principe actif du haschich. Le plus souvent le chanvre indien du commerce est en débris, mélangé de feuilles, de fruits et de tiges, les fruits formant de petites graines blanchâtres au milieu de la masse.

La résine, qui est recueillie à part dans certaines régions, ne vient pas sur les marchés européens.

Composition chimique. — Le chanvre indien contient comme principes spéciaux un hydrocarbure liquide, le *cannabène*, un hydrocarbure solide cristallisant, ou *hydrure de cannabène*, une résine verdâtre ou *cannabine*.

Usage. Mode d'emploi. — On fait avec le chanvre indien un extrait alcoolique, une teinture, employés thérapeutiquement comme antispasmodiques et comme stimulants du système nerveux dans certains cas.

VII. — EUPHORBIACÉES

GRAINES D'ÉPURGE

Euphorbia lathyris, L.

Provenance. Habitat. — Les graines d'Épurge sont fournies par une Euphorbe commune dans l'Europe méridionale, et qu'on rencontre quelquefois dans les environs de Paris. Cette Euphorbe ou *Euphorbia lathyris,* L., est une plante à tige assez élevée, épaisse, raide, dressée, un peu rameuse vers le haut, à feuilles épaisses, opposées par paires en croix, fleurissant de mai à juillet. Son inflorescence est une forme d'ombelle, portant des fleurs jaunâtres.

Matière médicale. — Les graines d'épurge mesurent de 5 à 6 millimètres, sont ovoïdes, subanguleuses, ont les extrémités tronquées, mais l'une d'elles surmontée d'une petite caroncule. Leur surface extérieure, réticulée, a une teinte variant du gris bleu au brun.

Composition chimique. — Ces graines contiennent une huile à odeur très prononcée, et saveur très âcre.

Usages. Mode d'emploi. — Cette huile est un purgatif drastique très énergique qui ne s'emploie qu'*à la dose de 1 gramme* pour un adulte. A haute dose les effets sont très toxiques, et dans certaines régions où la plante est commune, la toxicité du principe actif doit mettre en garde contre un maniement imprudent des graines : le rendement de la graine en huile étant de 40 p. 100. 2 gr. 50 *de graine* équivalent à 1 *gramme d'huile*; il est donc facile avec quelques graines d'arriver à des effets toxiques.

Les faits que nous signalons pour les graines d'Epurge pourraient jusqu'à un certain point s'appliquer aux Euphorbes vraies, telles que les *réveille-matin*, qui toutes communes dans nos régions sont actives par l'huile de leurs semences et par le latex âcre qu'elles renferment. Presque toutes ces euphorbes indigènes pourraient être employées comme médicamenteuses et comme médicamenteuses assez énergiques; aussi doit-on toujours regarder ces plantes comme suspectes, et les manier très prudemment.

SEMENCES DE CROTON

Croton tiglium, L.

Provenance. Habitat. — Le croton est une Euphorbiacée des régions tropicales, de Java, Bornéo, des îles Philippines, etc. C'est un arbuste ou un petit arbre qui fleurit parfois dans nos serres. Les graines de croton nous sont particulièrement expédiées de Bombay.

Matière médicale. — Les graines de croton sont ovoïdes, oblongues, mesurent 1 centimètre et demi de long sur 7 à 10 millimètres de large, présentent une certaine ressemblance avec les graines de ricin. Leur surface est divisée longitudinalement par une petite crête circulaire en deux faces, une face plate correspondant à la partie ventrale, une face convexe correspondant à la partie dorsale. Leur surface extérieure, de couleur brun cannelle, est formée par une enveloppe mince facile à détacher de la graine, et recouvrant un tégument noirâtre.

L'enveloppe externe est généralement incomplète et laisse voir l'enveloppe sous-jacente. Inodores, les graines de croton ont une saveur oléagineuse tout d'abord, puis désagréable, âcre et très persistante.

Composition chimique. — Les semences de croton sont très oléagineuses; exprimées, ou traitées par l'éther, on obtient en effet une huile grasse assez abondante, et qui forme les 50 ou 60 centièmes de la graine. Ces graines contiennent en outre une matière brunâtre, une résine, de l'acide crotonique.

Le principe vésicant de l'huile de croton paraît être dû au *crotonol*, SCHLIPPE, mais son existence est contestée. Sous le nom de *crotine* on désigne un mélange de deux albumines toxiques contenues dans les graines de croton. On n'utilise pas en thérapeutique les graines, on se sert de l'huile.

L'*huile de croton* est transparente, visqueuse, de couleur jaune ambré ou brunâtre, à odeur désagréable et d'excessive âcreté, légèrement fluorescente.

Usages. Mode d'emploi. — L'huile de croton s'emploie comme rubéfiant et cathartique. C'est une substance extrêmement active, un irritant et un purgatif des plus énergiques, qui à doses minimes peut occasionner des accidents mortels. Aussi ne prescrit-on l'huile de croton que *par gouttes*, en potion ou en pilules ; *deux gouttes* d'huile dans une potion constituent un purgatif déjà très énergique.

SEMENCES DE RICIN

Ricinus communis, L.

Provenance. Habitat. — Le ricin, probablement originaire de l'Inde, est une plante cultivée dans nos pays comme plante ornementale, mais alors il est annuel, ne dépasse guère la hauteur de 1^m,50, et reste herbacé. Dans les pays chauds au contraire, et dans toute la région méditerranéenne, sa tige devient ligneuse et il peut former un arbuste et même un petit arbre.

De toutes les espèces décrites dans ce genre, BAILLON n'en a conservé qu'une, le *Ricinus communis*, L., très connu sous le nom vulgaire de *Palma Christi* et célèbre pour son huile purgative, qui porte les différents noms d'huile de Castor, d'Amérique, de Paume-Dan, de Cerva.

On cultive le ricin, en dehors de l'horticulture, pour ses graines, qui sont la seule partie employée.

Matière médicale. — Les graines de ricin, très variables comme dimensions, variant du simple au double, présentent une coloration très peu constante; les taches, mouchetures du tégument, sont extrêmement diverses. Telles qu'on les trouve dans le commerce, les graines de ricin sont ovoïdes, arrondies, légèrement comprimées sur le dos, aplaties et angulaires sur la face ventrale; l'extrémité supérieure est surmontée d'un petit caroncule grisâtre. La surface de la graine, lisse, d'une teinte générale grise ou gris rougeâtre, porte des marbrures, des mouchetures d'un brun plus ou moins noirâtre. L'enveloppe de la graine est triple; au-dessous de l'enveloppe superficielle qui se détache facilement par macération, existe une deuxième enveloppe, dure, crustacée, noire. Le troisième tégument, mince, blanchâtre, entoure l'albumen dont les cellules sont très riches en matière grasse.

L'amande du ricin récente a une saveur douce, huileuse, très légèrement âcre.

Huile de ricin. — Les graines de ricin, décortiquées et nettoyées, exprimées à froid, abandonnent une huile incolore ou jaune pâle, visqueuse. Cette huile existe dans les graines dans la proportion de 50 p. 100. L'odeur de l'huile de ricin est très peu prononcée, sa saveur est faible, fade, sans âcreté. Exposée à l'air, elle devient rance et très visqueuse, sa saveur devient amère et mordicante. En couches minces, elle est siccative. Exposée au froid, elle laisse déposer un précipité granuleux. Elle se dissout en toutes proportions dans l'alcool absolu, elle est soluble dans l'alcool à 90°.

La préparation de l'huile de ricin se fait par divers procédés, mais le seul moyen convenable de l'obtenir à l'état de pureté, nécessaire pour son emploi médical, est l'expression à froid.

Composition chimique. — La majeure partie de l'huile de ricin est formée par un corps gras particulier la *ricinoléine*, qui donne l'acide *ricinolique*. Saponifiée, l'huile donne les acides ricinicolique, ricinique et palmitique. PETIT avait isolé en 1860 des graines de ricin un produit, blanc grisâtre, poisseux, qu'il regardait comme un alcaloïde, mais qui n'est qu'un corps indéfini. TUSON isola de même un corps formant des prismes rectangulaires, de saveur amère, la *ricinine*. ROBERT et STILLMARCK ont signalé en 1890, dans les graines, un corps albuminoïde auquel ils ont donné le nom de *ricine*, dont ils font un ferment non figuré, susceptible de donner lieu à des phénomènes d'intoxication et imputables à des intoxications causées par les graines. Ce fait nous paraît être le même que celui qui avait été déjà signalé en 1854 par BOWER et en 1876 par BOERNER. Ces auteurs ont en effet signalé dans les graines de ricin un corps analogue à l'émulsine, et un corps semblable à l'amygdaline, qui en réagissant l'un sur l'autre amènent la formation d'une substance fétide, toxique.

Usages. Mode d'emploi. — L'huile de ricin est employée comme purgatif évacuant, son action est due probablement à l'acide ricinolique.

MANIOC

Les racines de deux Euphorbiacées fournissent une abondante fécule qui est un des principaux aliments des indigènes de l'Amérique et des Antilles. Ces deux plantes sont le *Manihot dulcis*, H. Bn. et le *Manihot utilissima*, POHL., l'un le manioc doux, l'autre le manioc amer, qui contient quelques principes toxiques mais volatils, facilement décomposables par fermentation et disparaissant dans les manipulations nécessaires à la fabrication de la fécule particulière qui parvient sur nos marchés sous le nom de tapioca.

Le *tapioca* est la fécule de manioc de choix, utilisée comme aliment et analeptique.

MERCURIALES

Provenance. Habitat. — Les mercuriales qui croissent spontanément dans nos régions forment deux espèces, l'une la *foirolle*.

mercuriale annuelle, *Mercurialis annua*, L., l'autre la *mercuriale des chiens* ou *vivace*, *Mercurialis perennis*, L. La première seule est utilisée et récoltée au moment de la floraison, la seconde est trop irritante et provoque des vomissements et une superpurgation. On a déjà même signalé des effets toxiques.

Description. — La *Mercurialis annua*, L., plante herbacée annuelle très commune dans les lieux cultivés et incultes, a une racine grêle, pivotante. Sa tige dressée, rameuse dès la base, porte des feuilles opposées, pétiolées, ciliées, crénelées, d'un vert pâle ; les fleurs mâles sont en glomérules portés par un pédoncule axillaire, les fleurs femelles sont solitaires presque sessiles.

La *Mercurialis perennis* se distingue de la précédente par une souche longuement rampante, par ses feuilles d'un vert foncé, bleuissant par la dessiccation, par ses fleurs femelles solitaires longuement pédonculées.

Usages. Mode d'emploi. — La mercuriale annuelle fraîche est un purgatif populaire, qu'on regarde comme antilaiteux. On prépare avec la mercuriale annuelle un miel, le *miel de mercuriale*, entrant dans la composition du *lavement laxatif du Codex* et se prescrivant à la dose de 50 à 60 grammes.

VIII. — SANTALACÉES

BOIS ET ESSENCE DE SANTAL

Santalum album, L.

Provenance. Habitat. — Le bois de santal est le bois odorant d'un arbre qui habite l'Inde, le sud de la Chine et l'Amérique du Sud. Le santal blanc, *Santalum album*, L., est un arbre de 8 à 10 mètres, qui depuis l'accroissement de sa consommation est l'objet d'une culture spéciale dans la province de Madras.

Matière médicale. — Le bois de santal blanc est lourd ; tel qu'on le trouve dans le commerce, il est en petites bûches privées de l'écorce et de l'aubier, de couleur jaune pâle plus ou moins foncé ; sur une coupe transversale on distingue nettement les rayons médullaires ; à la loupe, on remarque des pores nombreux disposés en files radiales. Il se fend facilement. Quand on le frotte, il exhale une odeur très aromatique, très agréable et persistante ; il en est de même lorsqu'on le brûle. Sa saveur est aromatique forte.

Composition chimique. — Le santal renferme un principe très important, une *huile essentielle* qui se trouve dans la proportion de 1 à 4 p. 100. Cette essence est jaune clair, épaisse, de même odeur que le bois de santal, à saveur âcre et aromatique. Elle est très soluble dans l'alcool.

Usages. Mode d'emploi. — Le bois de santal, usité dans les pays d'origine comme bois odorant, est brûlé dans les cérémonies religieuses. Il a pris une importance considérable depuis l'emploi en thérapeutique de son essence plus agréable que le copahu dans le traitement de la blennorrhagie et des affections vésicales.

L'essence de santal se prescrit à la dose de 4 ou 5 grammes par vingt-quatre heures en capsules.

IX. — THYMÉLÉACÉES

ÉCORCE DE GAROU

Daphne gnidium, L.

Provenance. Habitat. — L'écorce de Garou utilisée en France est l'écorce d'un petit arbrisseau, de 80 centimètres à 1^m.50, assez commun dans les régions boisées de la région méditerranéenne, c'est le *sain bois* ou *Daphne gnidium,* L.

Matière médicale. — L'écorce qu'on trouve dans le commerce se présente sous deux formes, ou en *boules* de la grosseur du poing, ou en *petits paquets* de 8 à 9 centimètres de long, et de 4 à 5 de large, du poids d'une vingtaine de grammes. Ces boules et ces paquets sont formés par des lanières de 4 à 5 centimètres de large, faites dans l'écorce, repliées ou enroulées sur elles-mêmes. La surface extérieure de l'écorce est gris-brun plus ou moins foncé et ridée, la surface interne jaune paille, mais la dessiccation peut altérer plus ou moins ces couleurs. Les fibres très tenaces qui constituent cette écorce la rendent difficilement déchirable. L'odeur est peu prononcée, mais la saveur de cette écorce tout d'abord presque nulle ne tarde pas à devenir très âcre et corrosive.

Composition chimique. — L'écorce de garou contient un glucoside inactif, la *Daphnine*, une résine active, dans la proportion de 7 à 9 p. 100, une matière grasse.

Usages. Mode d'emploi. — On fait avec cette écorce un extrait éthéré et une pommade épispastique, employés comme vésicants.

Sous le nom de garou on utilise également l'écorce de deux autres daphne, le *Daphne mezereum*, L., ou *bois gentil*, faux garou qui habite également l'Europe septentrionale ; c'est l'espèce de la Pharmacopée allemande.

Le *Daphne laureola*, L., *lauréole*, espèce également européenne, algérienne, est utilisée en Angleterre.

Ces produits ont une composition analogue au Daphne gnidium, ou vrai garou.

X. — LAURACÉES

CANNELLES

Provenance. Habitat. — Sous le nom de cannelles on désigne un certain nombre d'écorces d'arbustes ou d'arbres, utilisées en thérapeutique, et comme condiments à cause de leur saveur aromatique et piquante, leur odeur agréable et particulière. Les cannelles sont nombreuses et appartiennent à des plantes de familles différentes. Nous ne nous occuperons que des espèces qui présentent quelque intérêt en matière médicale. La cannelle la plus recherchée est la *cannelle de Ceylan* à laquelle on substitue souvent la *cannelle de Chine*. Ces deux espèces sont fournies, la première par le *Cinnamomum zeylanicum*, BREYN, originaire de Ceylan, la seconde par le *Cinnamomum cassia*, BL., originaire de Chine.

Matière médicale. — Les écorces de ces végétaux se présentent dans le commerce en cylindres ou en rouleaux de couleur fauve ou brune, de saveur sucrée, puis chaude et piquante.

La *cannelle de Ceylan* est en cylindres petits, étroits, en
baguettes de 1 centimètre de diamètre et de longueur
variable pouvant atteindre 1 mètre. Ces cylindres sont
formés d'un certain nombre d'écorces enroulées les unes
dans les autres. La couleur de cette écorce est fauve pâle.
Son épaisseur est très faible, au maximum de 1/4 de millimètre ; sa cassure est esquilleuse, son odeur franche ; sa
saveur sucrée, chaude, est très fine et très aromatique.

La *cannelle de Chine* est en cylindres plus gros et moins
longs que la cannelle de Ceylan. Chaque cylindre est
formé d'une seule écorce épaisse d'environ 1 millimètre,
enroulée sur elle-même. La surface extérieure, fauve-brun,
présente quelques taches grisâtres et quelques taches
brunes verruqueuses ; la face interne est lisse, la cassure
nette. L'odeur de cette écorce est beaucoup moins fine et
agréable.

E. Perrot[1] a démontré que les essences des Laurinées
se rencontraient principalement dans des *cellules spéciales*
localisées dans le *tissu cortical* et le *tissu libérien*, pouvant
également se trouver en gouttelettes isolées dans quelques
cellules du parenchyme ordinaire.

Composition chimique. — Les cannelles contiennent
entre autres principes une *huile essentielle volatile*, à odeur
de la plante, et qui forme sans doute le principe actif de ces
écorces.

Usages et mode d'emploi. — Les cannelles sont employées sous forme de poudre, à la dose de 50 centigr. à
2 grammes de teinture, d'hydrolat, d'alcoolat, de vins,
comme tonique, stomachique, cordial.

CAMPHRE

Provenance. Habitat. — Le camphre est une essence
concrète, blanche à aspect cristallin, retirée d'un arbre de la
Chine centrale, du Japon, le *Cinnamomum camphora*, Nees.

Le camphrier est un arbre de grandes dimensions à port
de tilleul, qui forme des forêts entières dans l'île de For-

---

[1] E. Perrot. *Contribution à l'étude histologique des Laurinées.* Thèse École
sup. de Pharmacie, Paris, 1892.

mose. Le tissu de tous les organes de cette plante contient des *glandes unicellulaires* qui sécrètent le camphre, accumulé surtout dans le bois de la racine et de la tige, d'où on le retire. Le camphre s'obtient par distillation du bois où il est contenu. L'exploitation des camphriers a lieu en Chine, où on coupe les arbres sans se préoccuper de replanter, de telle sorte que certaines forêts ont déjà disparu. Au Japon, l'exploitation du camphrier est méthodique et réglementée.

Matière médicale. — Le camphre venant de Formose est en petits grains brun clair ; le camphre du Japon, supérieur, est plus clair et plus volumineux.

En Europe le camphre est purifié par sublimation ou raffiné. Il est ensuite livré au commerce en pains de 2 à 3 kilogrammes, larges, ronds, concaves sur une face et convexes sur l'autre, percés d'un trou à leur centre.

Le camphre purifié forme une masse solide, blanche, translucide, à structure grenue. Il est élastique, et ne se pulvérise pas. Pour le réduire en poudre on est obligé de l'humecter d'alcool, d'éther, de chloroforme, d'huile fixe ; il n'adhère plus alors au pilon. Son odeur est forte et pénétrante, un petit morceau abandonné à l'air se volatilise peu à peu, en ne laissant aucune trace. Sa saveur est fraîche et âcre, très peu soluble dans l'eau, 1 pour 1.300 ; il surnage animé d'un mouvement giratoire tant qu'il n'est pas mouillé ; écrasé sous la dent, il est à peine soluble dans la salive ; il est au contraire très soluble dans l'alcool, l'éther, les huiles fixes et essentielles. Si l'on verse dans de l'eau une solution alcoolique de camphre, on obtient un précipité léger, spongieux, facile à pulvériser, et qui est le *magister de camphre* des alchimistes. Le camphre brûle à l'air avec une flamme fuligineuse.

Pour sa constitution chimique, voir *Médicaments chimiques.*

Usages. Mode d'emploi. — Le camphre est un médicament très populaire, qui a joui d'une réputation très considérable. Il sert de base à une méthode encore employée couramment par le peuple, la méthode Raspail. Le camphre, qui a été employé en thérapeutique d'une façon tout à fait empirique, sert surtout pour l'usage externe comme analgésique, résolutif. C'est un hyposthénisant en usage interne, imputable d'intoxications sérieuses suivies de mort.

On emploie le camphre en solutions huileuses ou alcooliques, il entre dans la composition du *baume Opodeldoch*.

BEBERU

Le beberu ou bibiru, ou green heart tree (arbre à cœur vert), nom donné par les ébénistes en Angleterre, est un grand arbre de la Guyane anglaise.

L'écorce de cet arbre contient deux alcaloïdes spéciaux, la *beberine* et la *nectandrine*. Seul le premier est employé à l'état de sulfate, comme le sulfate de quinine, et jouit d'une certaine réputation dans le traitement des fièvres intermittentes, parmi les médecins anglais.

XI. — MYRISTICÉES

NOIX MUSCADE

Myristica fragrans, HOUTT.

Provenance. Habitat. — La noix muscade est la graine d'un arbre, *Myristica fragrans*, HOUTT., originaire de la Nouvelle-Guinée et transporté à Sumatra, au Brésil, à l'île Bourbon.

Matière médicale. — Le fruit du Myristica est une baie charnue, pendante, globuleuse, s'ouvrant à maturité en deux valves suivant la longueur. La graine unique est entourée d'un arille lacinié [1], connu sous le nom de *macis;* à l'intérieur de l'arille se trouve une amande, ovoïde, arrondie, ridée, de la grosseur d'une petite noix, qui constitue la *noix muscade* du commerce. La couleur de ces amandes est brun cendré, ou brune dans les parties saillantes et blanche dans les dépressions, quand elles ont été roulées

---

[1] Un *arille* est une production surajoutée à la graine, due à une hypertrophie tardive plus ou moins considérable de son enveloppe superficielle.

dans de la chaux, le procédé de conservation variant avec les pays de récolte. L'enveloppe de l'amande pénètre dans l'intérieur de l'albumen blanc, en formant des bandes sinueuses brunes qui forment un réticulum particulier et caractéristique lorsqu'on fend la graine.

La description que nous venons de donner de l'amande suffit à sa reconnaissance, elle se trouve en effet entière dans le commerce, dépourvue du macis.

Composition chimique. — La noix muscade contient 25 p. 100 de matière grasse, une huile volatile, de l'*acide myristique* et de l'amidon.

Usages. Mode d'emploi. — La noix muscade est un excitant, et, comme tel, employée dans l'atonie du tube digestif, et surtout comme condiment.

MACIS

L'arille charnu qui entoure la graine est un condiment, et entre dans la composition de quelques liqueurs dites digestives. Il se présente dans le commerce comme un corps membraneux irrégulier formé généralement de quatre parties divisées en lanières d'inégales longueurs; sa teinte uniforme est brun orange : il est lustré, graisseux ; son odeur et sa saveur rappellent celles de la noix.

BEURRE DE MUSCADE

Si l'on exprime les amandes du muscadier, on extrait le corps gras, que nous avons vu exister en grande quantité. Cette matière, froide, est solide, jaune-brun, marbrée de rouge, onctueuse au toucher, fondant de 41 à 51 degrés, à odeur aromatique. Le beurre de muscade est très peu soluble dans l'alcool bouillant, mais soluble dans l'éther, le chloroforme, la benzine. Il entre dans la préparation de certains baumes et en particulier du *baume Nerval*, il est employé en friction dans les engorgements glandulaires et articulaires.

XII. — PIPÉRITÉES

A la famille des Pipéritées appartiennent quelques plantes dont les fruits, le *poivre noir*, le *poivre long*, sont employés comme condiments, ou dont les feuilles associées à un autre produit tel que la noix d'Arec, forment un masticatoire très en renom parmi les peuples de l'Extrême-Orient ; nous citerons encore une racine particulière, le *kawa-kawa*, qui jouit depuis longtemps en Océanie de propriétés antiblennorrhagiques remarquables, dont l'emploi a été tenté en Europe, mais dont la composition chimique et l'action physiologique demandent à être reprises et complétées. Les plantes de cette famille qui sont représentées dans notre matière médicale sont le *poivre cubèbe* et le *matico*.

POIVRE CUBÈBE

Piper cubeba, L.

Provenance. Habitat. — Le poivre cubèbe ou *poivre à queue* est le fruit d'une plante grimpante indigène de Java, de Bornéo et de Sumatra ; elle est l'objet d'une culture spéciale dans ces pays.

Matière médicale. — Les fruits qu'on trouve dans le commerce sont sphériques, déprimés à leur base, qui se continue par un prolongement simulant un pédoncule, mais qui n'en est pas un et appartient au péricarpe du fruit ; de là le nom vulgaire de *poivre à queue*. La surface extérieure des fruits est couverte de rides saillantes qui s'anastomosent et forment un reticulum à mailles polygonales. La teinte générale du poivre cubèbe est brun noirâtre. Chaque fruit contient une seule graine. Leur saveur est amère et âcre, chaude et camphrée ; leur odeur aromatique et non désagréable.

Composition chimique. — Le poivre à queue contient une *huile volatile*, un principe particulier cristallisable, la *cubébine*, une résine acide, *acide cubébique*, une gomme et d'autres principes inactifs. Les vieux fruits ou l'huile volatile ancienne contiennent un camphre particulier, *camphre de cubèbe*, dû à l'oxydation des hydrocarbures.

Plusieurs espèces d'un genre voisin du genre Piper, le genre Cubeba, utilisées dans les pays d'origine, arrivent sur nos marchés depuis quelques années et servent à falsifier le poivre cubèbe, mais la sophistication est de peu d'importance.

Usages. Mode d'emploi. — Le poivre cubèbe jouit de propriétés excitantes, agit sur les sécrétions, est sialagogue, et rend d'utiles services dans le traitement de la blennorrhagie. On l'emploie en pilules, en bols; il entre dans la formule de l'*électuaire de copahu composé*. Il se prescrit à la dose de 10 à 20 grammes par jour.

MATICO

Piper angustifolium, R. et P.

Provenance. Habitat. — Le matico ou *Piper angustifolium*, R. et P., est un arbuste qui croît dans les forêts humides de l'Amérique du Sud. Les feuilles de cette plante exportées de Panama sont employées au même titre que le cubèbe en thérapeutique.

Matière médicale. — Les feuilles de matico sont simples, entières, à pétiole court, ovales lancéolées, acuminées au sommet, le limbe insymétrique à la base, est obtus d'un côté et auriculé de l'autre. La face supérieure, d'une teinte verte, présente un reticulum à mailles carrées, formées par des nervures déprimées; la face inférieure plus pâle a des nervures saillantes, même reticulum, chargées de poils fins sarmenteux recouvrant les mailles du réseau. Cette disposition spéciale donne un aspect tout à fait caractéristique à la feuille. Les feuilles de matico sont épaisses, grandes de 10 à 15 centimètres et plus de long sur 4 à 5 de large; leur odeur est aromatique, leur saveur aromatique, un peu amère, térébenthacée. Elles arrivent dans le commerce en paquets comprimés, et mélangées de débris de tiges et d'inflorescences.

Composition chimique. — Elles renferment une huile essentielle, un acide cristallisable, l'*acide arthantique*, un principe amer, la *maticine*, HODGES, une résine, un tanin.

Usages. Mode d'emploi. — Elles sont employées en poudre en extrait, en teinture; l'essence seule peut même entrer dans certaines formules d'électuaires ou de pilules.

Son usage médical est le même que celui du cubèbe, c'est un remède antiblennorrhagique, les feuilles ont été employées comme hémostatiques.

L'*essence* associée au copahu et au cubèbe se prescrit à la dose de 25 centigr. à 2 grammes par jour. La poudre à la dose de 4 à 8 grammes.

XIII. — ARISTOLOCHIÉES

Les Aristolochiées ont fourni à la matière médicale des échantillons importants, tel est l'*Asarum europæum*, L., *cabaret* ou oreille d'homme, excellent éméto-cathartique, très usité autrefois mais détrôné depuis par l'ipéca. Cette famille fournit en outre dans les pays tropicaux, au Brésil, en Amérique, des produits qui n'ont reçu encore que peu d'usages dans notre pharmacopée ; aussi ne ferons-nous que signaler l'Aristoloche clématite qui est indigène, et a la réputation d'être stimulante et emménagogue, mais dont il faut se méfier, car à hautes doses elle est vénéneuse.

ARISTOLOCHE CLÉMATITE

Aristolochia clematitis, L.

Provenance. Habitat. — L'aristoloche clématite est une plante commune, qui croît dans les haies, les buissons, l'été, et dont l'odeur est désagréable.

Description. — C'est une plante à rhizome pivotant. Les tiges simples, dressées portent des feuilles alternes pétiolées, ovales, obtuses au sommet, fortement cordées à la base. Les fleurs jaunâtres sont axillaires, subsessiles ; le périanthe irrégulier caduc, longuement tubuleux, renflé à la base. Le fruit est une capsule piriforme, pendante, de la grosseur d'une noix.

Matière médicale. — La souche, partie de la plante surtout employée, est cylindrique, tortueuse, à nombreuses racines adventives ; la surface est jaune-brun, noircissant par la dessiccation.

Composition chimique. — Cette plante contiendrait, d'après CHEVALIER et WATZ, une essence, l'*aristolochine*.

Usages. Mode d'emploi. — La plante est employée en Angleterre contre la goutte et le rhumatisme ; les fruits sont vantés en Russie comme fébrifuges ; les feuilles servent dans le peuple à panser certaines plaies.

A certaines doses, c'est une plante toxique, dont l'étude physiologique est incomplète.

XIV. — POLYGONÉES

RHUBARBES

Provenance. Habitat. — La rhubarbe, employée en médecine depuis les temps les plus reculés, est une drogue dont les origines ont été entourées de mystère. Jusqu'en 1869, époque à laquelle elle a été introduite dans le Jardin de la Faculté de Médecine de Paris, on ignorait quelle était la plante qui fournissait cette drogue. On savait seulement que cette plante était originaire du Thibet et des parties occidentales de la Chine. BAILLON en donna la première description sous le nom de *Rheum officinale*, H. Bn. Aujourd'hui cette plante est assez souvent cultivée comme plante d'ornement.

Une autre espèce fournit également la rhubarbe, c'est le *Rheum palmatum*, L.

D'autres espèces du genre Rhéum, toutes originaires d'Asie tempérée, sont cultivées en Europe, pour la production des sortes de rhubarbes *dites indigènes*. Quelques-unes même sont potagères, notamment le *Rheum undulatum*, en Angleterre. En France le *Rheum rhaponticum*, L., fournit au commerce la *rhubarbe de France*, qui porte le nom générique de *rhapontic*, appliqué également à toutes les rhubarbes obtenues d'espèces dites indigènes.

Matière médicale. — La rhubarbe, telle qu'on l'emploie en médecine, est la racine desséchée, et débitée en morceaux, ou pulvérisée, des différentes plantes que nous venons de signaler.

Dans le commerce on distingue, suivant l'origine de la drogue, différentes sortes de produits, dont les principaux sont : la *rhubarbe de Chine*, la *rhubarbe de France*, la *rhubarbe d'Angleterre*.

Toutes ces drogues présentent les caractères généraux suivants : elles sont en morceaux cylindriques, coniques ou plans-convexes, de dimensions et de poids très variables ; leur surface extérieure, striée différemment suivant l'espèce, est d'une teinte jaune ou jaune roux. Le tissu qui les compose est d'une consistance spéciale, assez compact, légèrement friable, se colorant en jaune par l'eau, colorant la salive en jaune orange. L'odeur est caractéristique et spéciale, la saveur amère et astringente.

Composition chimique. — Un grand nombre d'analyses ont été tentées pour déterminer la composition chimique de la rhubarbe. Les principes particuliers que cette plante renferme sont des acides *chrysophanique*, *rhéumique*, *rhéotannique*, l'*émodine*, la *phéorétine*, l'*érythrorétine*; ces deux dernières sont des matières résineuses dont l'existence est douteuse.

Le principe *actif* vrai de la rhubarbe est l'*acide chrysophanique*.

Usages. Mode d'emploi. — La rhubarbe à petites doses régularise les fonctions digestives ; à doses un peu élevées, c'est un purgatif doux. Elle se prescrit à la dose de 20 à 60 centigrammes. On l'emploie sous forme de poudre, d'extrait, de vin ; elle entre dans la constitution de nombreuses formules pharmaceutiques, entre autres dans le *sirop de rhubarbe composé du Codex*.

DEUXIÈME GROUPE

GAMOPÉTALES

I. — LABIÉES

MENTHES

Provenance. Habitat. — Les menthes, qui fournissent plusieurs espèces à la matière médicale, sont des herbes vivaces à tiges couchées ou dressées, à feuilles opposées, à fleurs disposées dans l'aisselle des feuilles en cymes contractées, à pédicules courts, ou groupées au sommet des branches en épis simples ou rameux. Ce sont des plantes très odorantes, à odeur *sui generis* agréable, à saveur chaude et piquante. Les fleurs ont un calice tubuleux ou campanulé à cinq dents régulières, une corolle infundibuliforme à quatre lobes, à quatre étamines fertiles, égales. Les menthes habitent les régions tempérées des deux mondes.

Les espèces utilisées en médecine sont la *menthe poivrée* ou *menthe anglaise*, *Mentha piperita*, S. M. nec L. ; la *menthe crépue*, *Mentha aquatica*, L. ; la *menthe pouliot*, *Mentha pulegium*, L.

Description. Matière médicale. — Elles se distinguent par les caractères suivants :

Rameaux verts ou rougeâtres, feuilles pétiolées, ovales, lancéolées, découpées en dents de scie sur les bords, lisses ou à peu près, calice régulier, corolle pourpre ou violacée pâle. } Menthe poivrée.

Tiges couchées ascendantes, à rameaux radicants, feuilles oblongues, elliptiques, brièvement pétiolées, fleurs rose lilas ou blanches en glomérules axillaires, calice tubuleux, subbilabée, corolle munie d'une gibbosité latérale à la base. } Menthe pouliot.

Souche rampante, tiges dressées, feuilles ovales aiguës longuement pétiolées, fleurs roses ou blanches en glomérules espacés, calice tubuleux régulier, corolle velue intérieurement. Plante plus ou moins velue-hérissée. } Menthe crépue.

La menthe poivrée, qui ne se trouve probablement nulle part à l'état sauvage, est une race cultivée du *Mentha hirta*, L. La culture en a formé plusieurs variétés ; la vraie menthe poivrée, qui se cultive principalement en Angleterre, se reconnaît à une odeur plus vive, plus aromatique et à une saveur plus chaude et plus brûlante que les autres.

Les menthes crépue et pouliot sont des herbes indigènes très communes dans les lieux humides et sur le bord des eaux.

Composition chimique. — Les menthes renferment différents principes et principalement une *huile essentielle* connue sous le nom d'*essence de menthe*. C'est un liquide incolore, ou jaune verdâtre très faible à consistance légèrement huileuse, transparent, à odeur forte, agréable, à saveur aromatique et fraîche. Sous l'action de températures basses, de 5 à 8 degrés, l'essence abandonne des cristaux incolores de *camphre de menthe* ou *menthol*, en quantité variable en rapport avec l'origine de l'essence.

Usages. — Les menthes sont cultivées pour leur essence, en Angleterre, en France, aux États-Unis. Le produit le plus estimé et supérieur à tous les autres est l'*essence anglaise de Mitcham*.

Les menthes crépue et pouliot fournissent également une essence, mais moins estimée et moins agréable.

Mode d'emploi. — Les menthes ont des propriétés stomachiques, carminatives, antispasmodiques. On les emploie en infusion, ou on en fait une eau distillée qui sert à aromatiser les potions, un sirop ; l'essence de menthe offre des emplois multiples.

SAUGES

Les sauges, peu usitées aujourd'hui en médecine, jouissaient d'une immense réputation comme médicament. L'espèce la plus employée et qui entre encore dans la composition du vinaigre aromatique des hôpitaux, du *baume tranquille*, de l'*alcoolat vulnéraire*, etc., est la *Salvia officinalis*. L. C'est une espèce méditerranéenne, de 30 à 80 centimètres de haut, introduite depuis deux siècles dans les jardins des régions du Nord. La tige frutescente est divisée dès sa base en rameaux dressés nombreux. Les feuilles inférieures pétiolées, les inférieures sessiles, sont oblongues, crénelées, d'un vert blanchâtre, pubescentes. Les fleurs ont un calice irrégulier, partagé en deux lèvres, une corolle également bilabiée, bleue, plus rarement rosée ou blanche.

La sauge, regardée autrefois presque comme une panacée, a été préconisée récemment sous forme de teinture alcoolique à la dose de 30 à 60 gouttes contre les sueurs des tuberculeux.

ROMARIN

Provenance. Description. — Le romarin, herbe aux couronnes, *Rosmarinus officinalis*, L., est un arbuste de 1 à 2 mètres de haut à feuilles opposées nombreuses, sessiles, linéaires, de 2 centimètres de long, coriaces, d'un vert sombre au-dessus, blanches et tomenteuses au-dessous, portées sur de courts rameaux quadrangulaires, opposés et pubescents. Les fleurs sont disposées au sommet des rameaux axillaires, le calice est bilabié, la corolle blanche, ou bleu pâle, tachetée de macules violettes en dedans, également bilabiée, a la lèvre inférieure divisée en trois lobes, et la supérieure bifide. Le romarin est doué d'une odeur aromatique, camphrée, très intense.

Cette plante croît dans toute la région méditerranéenne et se rencontre également aux Canaries, à Madère ; cultivée dans nos jardins, elle y gèle pendant les hivers rigoureux.

Composition chimique. — Le romarin contient une essence qu'on retire par distillation surtout en Italie ou dans le midi de la France ; la plante entière est employée pour la préparation de l'essence.

Cette *essence* est incolore et liquide quand elle est récente, mais brunit assez rapidement et s'épaissit. Son odeur et sa saveur sont celles du romarin. Elle est miscible en toutes proportions à l'alcool à 85°, elle renferme un hydrocarbure et un camphre particuliers.

Usages. Mode d'emploi. — Le romarin est un carminatif, un stimulant, qui peut rendre d'utiles services, bien qu'un peu délaissé aujourd'hui. Il entre dans la composition de l'*alcoolat vulnéraire*, et son essence fait partie de la formule du *baume Opodeldoch*.

LAVANDES

Provenance. Habitat. — Comme presque toutes les Labiées, les lavandes sont des plantes à huile essentielle spéciale, à laquelle elles doivent leur activité. Plusieurs espèces sont utilisées, la *Lavandula spica*, C., est plus particulière à la médecine vétérinaire ; la *Lavandula stœchas*, L., qui habite la région méditerranéenne, sert à préparer un sirop composé, et passe pour être pectorale. Enfin la *lavande vraie* ou femelle, *Lavandula vera*, DC., qui croît dans le Midi de la France, jusque vers Lyon où elle est indigène, est cultivée en Angleterre pour l'obtention de l'essence qu'elle renferme.

Description. Matière médicale. — La lavande vraie est une petite plante ligneuse, qui peut atteindre d'assez grandes dimensions, à nombreux rameaux dressés, herbacés, quadrangulaires, portant des feuilles entières, linéaires, sessiles, aiguës, opposées. Les fleurs rapprochées forment comme un épi terminal, sont irrégulières, à calice et corolle bilabiées, de petites dimensions (1 demi-centi-mètre) et de couleur bleue. Ce sont les fleurs que l'on rencontre dans le commerce mélangées à des débris de tiges et de feuilles, d'un joli bleu quand elles sont desséchées depuis peu de temps; à la longue la couleur passe et elles deviennent brunâtres. Facilement reconnaissables à leur taille et à leur forme, elles possèdent encore une odeur aromatique, fine, agréable, et une saveur chaude et amère.

Composition chimique. — Les sommités fleuries soumises à la distillation fournissent *une huile volatile* dans la proportion de 1 à 3 p. 100. Cette *essence* liquide, d'un jaune pâle ou légèrement verdâtre, à odeur très aromatique et très forte, est analogue quant à sa composition à l'essence de romarin; elle est inscrite au Codex, et sert à la préparation de divers produits de parfumerie.

Usages. Mode d'emploi. — Les fleurs de lavande vraie sont employées comme toniques, stimulantes, antispasmodiques. L'*essence* entre dans la formule de certaines pommades pour frictions à la dose de quelques gouttes.

THYMS

Provenance. Habitat. — Le thym commun, *Thymus vulgaris*, L., n'est guère employé que comme condiment; il est cultivé dans presque tous les jardins comme plante de bordures. Son huile essentielle est au contraire fort répandue en médecine. Il en est de même aujourd'hui du *serpolet* ou thym sauvage, *Thymus serpyllum*, L., qui était employé autrefois dans les campagnes comme stimulant.

Description. Matière médicale. — Le thym est une petite plante, abondante, de 10 à 20 centimètres, à tiges nombreuses serrées, recouvertes de petites feuilles d'un centimètre de long, lancéolées, linéaires, de teinte vert gris; les fleurs petites, disposées en capitules, sont blanches. Lorsqu'on froisse la plante, elle exhale une odeur vive, aromatique et fraîche, sa saveur est de même nature.

Composition chimique. — Le thym abandonne par distillation une *huile essentielle*, rouge brunâtre, mais devenant incolore après rectification. De là dans le commerce *deux* sortes d'huile de thym : l'huile *rouge* et l'huile *blanche*. La plante abandonne à la distillation, de 0,6 à 1 p. 100 d'essence. On fabrique cette essence surtout dans le midi de la France, aux environs de Nîmes où l'on cultive en grand le thym à un point de vue industriel.

L'*essence* de thym est un mélange d'hydrocarbures, le *thymène* et le *cymène*, et d'un corps particulier improprement appelé acide *thymique*, le *thymol*, qui constitue à lui seul à peu près la moitié de l'essence ; le thymol est un phénol, et jouit de propriétés analogues. (Voir *Médicaments chimiques*.)

Usages. Mode d'emploi. — Le thym fait partie des *espèces aromatiques* du Codex, entre dans un certain nombre de préparations, telles que le baume *Opodeldoch*, l'*alcoolat vulnéraire*. L'*huile essentielle* prescrite par gouttes entre dans la formule de certaines potions, et à la dose de 1 à 2 grammes sert à faire des bains stimulants et des liqueurs désinfectantes.

De même que le serpolet et le romarin, le thym est un tonique, stimulant.

HYSOPE

Hyssopus officinalis, L.

Provenance. Habitat. Description. — L'hysope, *Hyssopus officinalis*, L., est une petite plante à rhizome traçant, à tige ligneuse à la base et très rameuse, portant des feuilles linéaires lancéolées ; les fleurs d'un beau bleu, forment un épi terminal, unilatéral. Le calice tubuleux strié, porte cinq dents presque égales ; la corolle bilabiée a la lèvre supérieure bilobée et l'inférieure trilobée, le lobe médian émarginé beaucoup plus grand que les latéraux.

L'hysope, plante indigène de la région méditerranéenne, est à l'état subspontané dans les environs de Paris, où elle se rencontre rarement, sur les vieux murs et les ruines des anciennes habitations, des anciens châteaux.

L'hysope a une odeur aromatique agréable et pénétrante, sa saveur est légèrement âcre.

Matière médicale. — Les sommités fleuries, qui sont employées en médecine, renferment surtout une huile essentielle, accompagnée de principes amers ; cette *essence* est, comme pour toutes les labiées, un mélange d'un *hydrocarbure liquide* et *d'un camphre*.

Usages. Mode d'emploi. — Les feuilles et sommités fleuries s'emploient en infusion à la dose de 4 à 8 grammes pour 500 grammes d'eau bouillante, comme toniques et pectorales. L'*huile essentielle* entre dans la composition du *baume tranquille*.

MÉLISSE

Melissa officinalis, L.

Provenance. Habitat. — La mélisse officinale ou citronnelle, l'herbe du citron, piment des ruches, *thé de France*, *Melissa officinalis*, L., est une plante d'origine méridionale, mais souvent cultivée dans nos régions où elle se rencontre à l'état subspontané et toujours au voisinage des habitations.

Description. — Cette plante herbacée, haute de 30 à 80 centimètres, garnie de feuilles toutes pétiolées, ovales-cunéiformes, dentées en scie, rugueuses, pubescentes, ridées, a des fleurs petites, blanches, tachées de rose, réunies par groupes de 6 à 12 en cymes axillaires. Ces fleurs irrégulières ont un calice bilabié, campanulé, une corolle bilabiée à lèvre supérieure concave. La plante entière a une odeur agréable, analogue à celle du citron, due à une *essence* spéciale qui donne à la plante ses propriétés.

Usages. Mode d'emploi. — Les feuilles sont la partie de la plante employée en pharmacie. Elles servent en infusion à préparer un hydrolat, un alcoolat composé, connu sous le nom d'*eau de mélisse des Carmes*, et entrent dans la formule de l'*alcoolat vulnéraire*.

Les feuilles de mélisse et l'eau de mélisse sont stomachiques, carminatives et antispasmodiques.

LIERRE TERRESTRE

Glechoma hederacea, L.

Le lierre terrestre, rondette, *Glechoma hederacea*, L., est une plante commune sur le bord des chemins, les décombres, les

pelouses, dans les bois. Elle se fait remarquer par ses tiges traçantes, ses feuilles toutes pétiolées triangulaires, légèrement
cordiformes, crénelées, d'un vert sombre, souvent rougeâtres ou
violacées, plus claires en dessous, tomenteuses, et ses glomérules
axillaires de fleurs petites, blanches tachées de rouge, à calice
quinquedenté et corolle labiée.

Cette plante vivace à odeur aromatique a une saveur balsamique, amère et légèrement âcre : elle est fréquemment employée
dans les affections catarrhales des bronches et comme antiscor
butique sous forme d'infusion ou de tisane.

II. — SCROFULARIACÉES

Les Scrofulariacées forment une famille très voisine de celle
des Solanées et peuvent être même considérées comme des Solanées à fleurs irrégulières ; on connaît entre les deux familles un
certain nombre de types de passage ; nous citerons comme
exemple la tribu des Salpiglosseæ, qui fournit à la matière médicale une plante à principe très actif, le *Duboisia myoporoïdes :*
plante tour à tour considérée comme une Solanée ou comme
une Scrophulariacée. Les caractères botaniques ne sont pas les
seuls liens de parenté entre ces deux familles, leurs principes
actifs sont très semblables, pour ne citer que ceux de la digitale.
Nous étudierons les *digitales,* le *bouillon blanc*, réservant l'étude
de la Duboisia parmi les Solanées.

BOUILLON BLANC

Verbascum thapsus, L.

Le bouillon blanc, herbe Saint-Fiacre, *cierge de Notre-
Dame,* croît dans les lieux incultes, et habite toute l'Europe. C'est une espèce vivace, assez élevée, à tige simple,
couverte d'un duvet épais. Les feuilles inférieures, grandes,
oblongues, les supérieures lancéolées, sont recouvertes sur
leurs deux faces de duvet épais formé par de longs poils ;
elles sont moelleuses au toucher, et ont une odeur douce.
Les fleurs, réunies en grappe au sommet de la tige, sont
d'un beau jaune d'or.

Les feuilles et les fleurs sont quelquefois employées
comme pectorales. Toutefois il est nécessaire de connaître

les caractères des feuilles de bouillon blanc, car elles ont servi à falsifier dans certains cas les feuilles de digitale auxquelles on les avait mélangées. Mais ces deux feuilles ont des caractères très nets; il n'est pas possible de les confondre, fussent-elles en débris.

DIGITALES

Digitalis purpurea, L.

Provenance. Habitat. — La digitale appartient au genre *Digitalis,* série des *Digitales,* de la famille des *Scrophulariacées.* Le genre *Digitalis* est formé de vingt-six espèces. Une seule nous intéresse directement, la *Digitale pourprée, Digitalis purpurea,* L. Certaines espèces voisines de la Digitale pourprée jouissent de propriétés médicamenteuses sur lesquelles nous reviendrons. Le nom de *Digitale* a été donné à ces plantes par Fuschius (1535), à cause de la forme de leur fleur en doigt de gant.

La digitale pourprée, *Digitalis purpurea,* L , connue communément sous les noms de *gant de Notre-Dame, doiglier, queue de loup,* etc., était déjà désignée, à la fin du xvie siècle, *Digitalis purpurea folio aspero.* Le nom allemand est *Fingerhut,* le nom anglais *Foxglove.*

C'est une plante herbacée, bisannuelle ou vivace, croissant dans des terrains secs, incultes, siliceux (bois et collines), habitant toute l'Europe jusqu'au 62° latitude nord, manquant dans le Jura et les Alpes Suisses.

Description. — La tige, d'un mètre environ, est ordinairement anguleuse, velue, d'un vert grisâtre, à feuilles alternes, ovales-lancéolées. Les plus inférieures sont très grandes (de 15 à 30 centimètres), rassemblées à la base en rosette; les supérieures de plus en plus petites. Les fleurs, réunies au sommet de la tige en une grande grappe simple, s'épanouissent de juin en août. Le calice court, persistant, est formé de cinq sépales égaux; la corolle gamopétale est irrégulièrement tubuleuse, cylindrique à la base, dilatée à l'ouverture où elle forme deux lèvres. Les fleurs sont pendantes, le calice est poilu; la corolle est très grande, pourprée, rarement blanche. Le fruit est une capsule et contient des graines très petites (1 millimètre de long) de teinte brun pâle.

Matière médicale. — Les feuilles, qui sont seules employées en thérapeutique, présentent les caractères suivants : elles sont ovales, lancéolées, toutes sessiles, même les inférieures, simulant un pétiole ailé, crénelées, pubescentes en dessus; blanches, tomenteuses en dessous; douces au toucher. A la face inférieure, les nervures forment un relief; les nervures primaires se détachent de la nervure médiane, sous un angle de 30 degrés environ, légèrement courbes; les nervures secondaires s'anastomosent et forment un réticulum assez serré et apparent. Les poils, en plus grande quantité qu'à la face supérieure, donnent à cette partie de la feuille une couleur argentée.

Les feuilles de digitale peuvent se confondre avec les feuilles de certaines plantes, qui ont parfois servi à les falsifier. Ces feuilles sont celles de *Bouillon blanc*, *Verbascum thapsus* (Scrophulariacées); de *Bourrache*, *Borrago officinalis*; de *Grande Consoude*, *Symphytum officinale* (Borraginées) ; de *Conyze*, *Conyza squarrosa* (Composées).

Les feuilles de *Bouillon blanc* sont cotonneuses, ont les deux faces couvertes de longs poils, serrés, étoilés; le pétiole est triangulaire. Leur saveur est légèrement amère.

Les feuilles de *Bourrache* sont rugueuses, à poils cassants, et donnent au toucher la sensation d'une râpe.

Les feuilles de *Consoude* ont des poils rudes et une saveur mucilagineuse.

Les feuilles de *Conyze* seules *exigent l'emploi des caractères précis pour permettre de les distinguer des feuilles de digitale*. A la face supérieure, les nervures sont planes, tandis qu'elles sont canaliculées dans la digitale. Le réticulum, formé par des nervures secondaires, est lâche, peu apparent, alors qu'il est très serré, très apparent dans la digitale. A la cassure du pétiole on remarque une disposition particulière des faisceaux libéro-ligneux, très nettement visibles à la loupe; la digitale présente un faisceau unique en forme de croissant, à concavité supérieure ; la conyze a trois faisceaux. Enfin, l'odeur de la conyze, quand on en froisse la feuille, est désagréable; la digitale, au contraire, possède une odeur vanillée, agréable, rappelant l'odeur du thé, odeur *qu'elle ne perd pas par la dessiccation*.

Le climat, le terrain, l'état sauvage ou la culture sont autant de modificateurs naturels de la valeur thérapeutique de la plante. A Edimbourg, « la dose usuelle de 15 grammes de feuilles en infusion est bien tolérée; tandis qu'à Londres, on observe des troubles gastriques avec des quantités beaucoup moindres, quoique encore très élevées, de 4 à 8 grammes. Cette différence considérable d'action de la digitale, d'après la contrée où elle a été recueillie, explique l'innocuité relative des colossales doses de digitale, 8 à 12 grammes, employées en Roumanie dans le traitement de la pneumonie[1] ». La variabilité d'action de la digitale est extrême; l'un de nous, qui s'occupe d'une façon toute particulière de la question, peut citer ces faits : une digitale, de Hongrie, récoltée dans les conditions les plus favorables, ne contenait pour ainsi dire pas de principes actifs. Des digitales d'Allemagne, de provenances différentes, variaient dans leur teneur en principes immédiats du simple au triple. La digitale des Vosges, celles du Morvan, d'Auvergne, de Bretagne, de Rambouillet présentent chacune une composition différente.

Il y a en somme pour la digitale un certain nombre de facteurs naturels, le terrain, l'humidité, la température, l'exposition solaire, les variations atmosphériques, etc., qui modifient, chacun pour leur part, l'activité vitale de la plante et partant sa teneur en principes actifs. Les modifications vitales apportées par la culture détruisent toute la valeur thérapeutique de la plante. Ce problème de biologie végétale présente ici un intérêt tout spécial; il est à rapprocher de la variabilité bien connue d'action des Aconits de différentes provenances; aussi est-on en droit de se demander quelle est la digitale qu'il faut prescrire. La digitale des Vosges est la seule qui paraisse présenter une composition à peu près constante, mais à une condition, c'est d'être récoltée à une époque voulue et desséchée dans des conditions données.

L'âge de la plante est en effet de première importance;

[1] HUCHARD. — *Traité de thérapeutique appliquée*, fascicule X.

les feuilles de deuxième année, récoltées au moment de la floraison, contiennent seules des principes actifs; les feuilles de première année n'en renferment pas. La teneur des feuilles varie en outre suivant qu'on les cueille à la base ou au sommet, la quantité de principes immédiats allant en diminuant à mesure qu'on se rapproche du sommet.

La dessiccation influe sur la valeur pharmacodynamique de la digitale. Pour que des feuilles de digitale conservent leurs propriétés, il faut les sécher à l'ombre, puis à l'étuve, mais sans dépasser une température de 30°.

La conservation de la plante sèche mérite également une attention particulière : les feuilles sèches de digitale doivent être gardées à l'abri de l'humidité et de la lumière; et malgré ces précautions, elles ne conservent leurs propriétés médicamenteuses guère plus d'un an.

On fait, avec les feuilles de digitale, une poudre reconnaissable à sa couleur verte, à son odeur agréable rappelant celle de la plante, et à son amertume spéciale.

La répartition des principes actifs dans la plante, peu connue au point de vue de la localisation, paraît être la suivant : la tige, les pétioles et les nervures ne contiennent aucun principe ; le limbe seul dans la feuille, les capsules et les graines renferment les principes actifs.

Composition chimique. — La question des principes actifs contenus dans les digitales étant une question encore fort complexe, cette étude particulière sera faite au chapitre des glucosides.

Usages. Mode d'emploi. — La digitale s'emploie en nature sous forme de poudre de limbes de feuilles, à la dose de 10 à 20 centigr. en infusion ou macération. On fait avec les feuilles de digitale un extrait, une teinture ; elles entrent dans la composition du *vin de l'Hôtel-Dieu*.

III. — SOLANACÉES

Les espèces de Solanacées non employées aux usages médicaux sont en nombre très restreint. Certains organes de quelques

espèces sont comestibles ; les tubercules de la *pomme de terre,*
Solanum nigrum. L, les fruits de la *tomate,* L, *Lycopersicum escu-*
lentum. L.. de l'*aubergine, Solanum melongena,* L. Mais toutes les
Solanacées doivent être regardées comme *suspectes* sinon comme
vénéneuses : les organes aériens de la pomme de terre contiennent de la *solanine,* principe actif assez énergique ; 80 centigrammes suffisent pour tuer un lapin. Toutes les Solanées contiennent soit un principe actif, soit un alcaloïde, figurant parmi
les médicaments ou les poisons les plus énergiques. Les représentants de cette famille existent en assez grand nombre dans la
flore de nos pays, quelques-uns même, les *mandragores,* plantes
de la région méditerranéenne, ont joui à certaine époque de propriétés tout à fait remarquables. Certains genres, les *Solanum,*
es *Datura,* etc., fournissent à l'horticulture des plantes très
recherchées à cause de leurs fleurs volumineuses à couleur très
vive et très ornementales.

Un autre genre, *Nicotiana,* est l'objet d'une culture très importante par suite de l'usage du tabac.

Les Solanacées de nos pays, étant assez communes, méritent
une étude détaillée, tant par leur emploi thérapeutique que par
la toxicité de leurs principes actifs. Il est en effet nécessaire de
pouvoir reconnaître les espèces de nos régions, espèces qui ont
à différentes reprises occasionné des accidents quelquefois mortels.

BELLADONE

Atropa belladona, L.

Provenance. Habitat. — La belladone, belle-dame,
morelle furieuse, meurtrière, *Atropa belladona,* L., solanée
à souche vivace, espèce unique du genre Atropa, plante
indigène du sud et du centre de l'Europe, de l'Asie occidentale et centrale, assez rare dans les environs de Paris, croît
spontanément, surtout dans les bois et les taillis, et est
l'objet d'une culture en grand dans les champs pour l'usage
pharmaceutique.

Description. — La belladone, plante herbacée, vivace, à
tiges annuelles, atteint une hauteur de 1 mètre à 1^m,50. Les
tiges dressées sont robustes, épaisses, glabres, vertes, parfois rougeâtres à la base. Les jeunes pousses sont couvertes
de poils, courts, mous, agglutinés ; de même l'extrémité des
tiges et des branches est légèrement pubescente et glandu-

leuse. Les tiges bi ou trifurquées présentent un grand nombre de feuilles alternes, mais paraissant opposées ou verticillées.

Les feuilles, grandes de 10 à 20 centimètres, sont entières, pétiolées, d'un vert foncé, glabres ou finement pubescentes. Le limbe ovale, acuminé, penninerve, à nervures secondaires obliques et légèrement arquées offre un réticulum irrégulier et taché, formé par des nervures tertiaires.

Les fleurs, grandes, d'un brun rougeâtre, sont solitaires, à pédoncules penchés, s'insérant à l'aisselle des feuilles, qui à ce niveau sont généralement géminées, l'une grande et l'autre petite. Le calice gamosépale à cinq lobes est foliacé persistant. La corolle gamopétale est campanulée, rétrécie à sa base en un tube large, veinée, découpée sur son bord en cinq lobes peu profonds arrondis et réfléchis extérieurement. L'androcée est composée de cinq étamines inégales, et le gynécée d'un ovaire libre surmonté d'un style long à stigmate renflé.

Le fruit est une baie de la grosseur d'une grosse cerise, entourée du calice persistant vert, enveloppant presque le fruit dont il a suivi le développement et avec lequel il s'est accru. Les baies, d'un rouge noir, pulpeuses, laissent couler, quand elles sont écrasées, un suc de couleur vineuse. La racine qui se confond insensiblement avec la tige est plutôt un rhizome, une tige souterraine, plus ou moins ramifiée, avec racines adventives de différentes grosseurs.

Toute la plante exhale une odeur vireuse très prononcée, désagréable, surtout quand on la froisse.

Matière médicale. — A l'état sec, les feuilles ont perdu leur couleur ; sont brunâtres à la face supérieure et d'un vert gris à la face inférieure ; de plus, elles ont presque totalement perdu l'odeur de la plante. Les fruits secs sont noirâtres, se brisent facilement et sont reconnaissables au calice persistant qui les accompagne ; à l'état sec, ils conservent ainsi que les graines l'odeur vireuse de la belladone.

Les racines qu'on trouve dans le commerce sont en morceaux irréguliers, rugueux, de 1 à 2 centimètres d'épaisseur. Gris sale superficiellement, cette racine est d'un blanc crémeux intérieurement. Sa cassure est courte ; elle laisse tomber quand on la brise une fine poudre blanche en grande partie composée par de l'amidon.

Composition chimique. — La belladone, qui est très toxique, puisqu'un fruit a pu occasionner la mort d'enfant, doit sa toxicité à un alcaloïde bien défini, *l'atropine*, alcaloïde répandu dans tous les organes de la plante. Les racines toutefois qui servent surtout à son extraction en contiennent d'assez fortes proportions et principalement les racines jeunes, de grosseur moyenne, et les souches ; les grosses souches n'en contiennent presque pas, l'écorce y étant très réduite. C'est en effet dans l'écorce que l'alcaloïde paraît être localisé.

Les feuilles contiennent environ 0,40 p. 100 d'atropine.

Il existerait en outre, d'après HUELSCHMANN, LUBEKIND, un principe alcaloïdique incristallisable, la *belladonine;* d'après LADENBURG, de petites quantités *d'atropidine*, improprement nommée en Allemagne, *hyoscyamine*, et BILTZ y aurait rencontré de *l'asparagine*.

Usages. Mode d'emploi. — Les feuilles fraîches entrent dans la préparation du *baume tranquille*, et servent à faire un extrait de feuilles. Les feuilles sèches entrent dans la composition des *espèces narcotiques du Codex*, servent à faire une poudre, une teinture, des cigarettes antiasthmatiques.

Les racines sont utilisées à l'extraction de l'atropine, et à la préparation d'un extrait de racine.

Les différentes préparations galéniques de belladone entrent dans une foule de formules médicamenteuses.

La belladone est un mydriatique, un modérateur des sécrétions, un modificateur du système nerveux.

DATURA

Datura stramonium, L.

Description. — Le datura, *herbe du Diable*, herbe des sorciers, *Datura stramonium*, L., est annuel, mais non originaire de nos pays où il a été introduit vers le XVIe siècle, s'y est acclimaté et est devenu sauvage à présent. Cette plante à tige dressée ligneuse et fistuleuse, atteint

1 mètre et plus. La tige vert clair est glabre, à rameaux nombreux, simulant une dichotomie, car à chaque division il se trouve une fleur ou un fruit qui paraît terminer l'axe primitif. Les feuilles alternes, mais pouvant paraître opposées dans certains cas, fait qui se renouvelle dans toute la famille des Solanacées, sont grandes, d'un vert sombre, longuement pétiolées. Le limbe ovale, arrondi à la base, très aigu au sommet, est sinué et découpé sur les bords par de larges dentelures à sommets aigus, chaque sommet étant à la terminaison d'une nervure secondaire. La nervation est pennée ; les nervures, saillantes à la face inférieure, sont concaves à la face supérieure. Les feuilles âgées sont glabres, les jeunes poilues. Les fleurs grandes à calice longuement tubuleux surmonté de cinq dents, atteignant presque la moitié de la fleur, à corolle blanche infundibuliforme, découpée sur ses bords en cinq lobes aigus, sinués et plissés, sont gamopétales, très brièvement pédonculées et légèrement odorantes.

Le fruit, *pomme épineuse*, est une capsule ovoïde, longue de 4 à 5 centimètres, verte, charnue, garnie de piquants, présentant quatre sillons verticaux suivant lesquels se fait la déhiscence. A la base il est orné d'une collerette formée par le calice persistant. Il contient un grand nombre de graines (environ 400) de 4 millimètres sur 2, ovales, réniformes, aplaties, de teinte foncée variant du gris au noir, creusées de fossettes.

Toute la plante exhale une odeur vireuse, désagréable, qu'elle perd en partie à la dessiccation.

Matière médicale. — A l'état sec les feuilles ont perdu en partie leur couleur et leur odeur, mais restent facilement reconnaissables à leur long pétiole, aux caractères de leur nervure et de leur limbe uni et glabre.

Composition chimique. — La toxicité du datura est due à de l'atropine.

Usages. Mode d'emploi. — Le datura est employé pour son action sur le système nerveux.

Les feuilles de stramoine servent à la préparation d'une poudre, d'un extrait, d'une alcoolature, d'une teinture, d'une huile, tous au Codex ; elles entrent dans la composition du *baume tranquille*. Avec les fruits on fait un extrait.

JUSQUIAME

Hyoscyamus niger, L.

Provenance. Habitat. — La jusquiame, *Hyoscyamus niger*, L., plante indigène, assez commune, habite les terrains sablonneux et se rencontre dans toute l'Europe. De même que la belladone, la jusquiame est l'objet d'une culture particulière en grand dans les champs.

Description. — Cette plante bisannuelle, à tige herbacée, de 50 centimètres à 1 mètre de haut, cylindrique, couverte comme toute la plante de poils mous, blanchâtres et visqueux, est représentée la première année de végétation par une rosette de feuilles pétiolées ; à la seconde végétation, la tige monte, les feuilles caulinaires disparaissent. Les feuilles changent d'aspect suivant l'endroit de la tige où on les cueille ; pétiolées à la partie inférieure, puis sessiles, elles deviennent amplexicaules au sommet de la plante. Le limbe mou, velu, ondulé, est entaillé sur ses bords par de profondes divisions inégales, triangulaires ; la nervation est pennée, la nervure médiane saillante à la face inférieure, très large à la base et allant en s'amincissant jusqu'au sommet, donne des nervures secondaires également saillantes, inégalement distancées. Les nervures sont également pubescentes blanchâtres.

Les fleurs sessiles, à calice gamosépale assez long, à corolle gamopétale infundibuliforme, divisée sur son bord en cinq lobes obtus, arrondis, inégaux, d'une teinte générale jaune terne, mais veinée intérieurement de pourpre violet, sont situées sur la tige très près les unes des autres, formant dans leur ensemble une sorte d'épi enroulé en croix au sommet (cyme scorpioïde). Au moment de la fructification, la tige s'allonge, les fruits sont espacés, situés d'un même côté de la tige sur deux rangées verticales.

Le fruit presque caché au fond du calice persistant, sec et rigide, quinquedenté, est une *pixide* lisse, c'est-à-dire une capsule à déhiscence transversale et s'ouvrant comme le couvercle d'une boîte. Les semences que le fruit renferme sont petites (1 millimètre de long), réniformes, aplaties, d'un gris brun, à surface très finement réticulée.

Toute la plante à l'état frais exhale une odeur vireuse très prononcée, qu'elle perd en grande partie à la dessiccation. Les feuilles vert pâle deviennent vert gris en se desséchant et quelques-unes se foncent.

Composition chimique. — La jusquiame contient un principe actif réparti très inégalement dans les différents organes. Ce principe actif est l'*atropidine*. On le rencontre dans les feuilles et les fruits principalement, dans la proportion de 0,132 à 0,275 pour les premiers, et de 0,144 à 0,110 pour les seconds, par 100 grammes de matière sèche.

Toutefois ici encore ces chiffres n'ont qu'une valeur relative, car ils varient beaucoup suivant l'époque à laquelle on récolte les feuilles, qui, très riches avant la floraison, deviennent pauvres au moment de la fructification ; l'alcaloïde à cette époque est localisé surtout dans les graines. La récolte des feuilles doit donc avoir lieu avant la floraison et celle des graines à la maturité.

Les feuilles contiennent en outre une notable quantité d'*azotate de potasse*.

Usages. Mode d'emploi. — L'emploi de la jusquiame en thérapeutique remonte à une époque très reculée. Dioscoride recommande particulièrement ce remède, et depuis son emploi a été constant. Introduite dans les pharmacopées vers la moitié du siècle dernier, elle figure au Codex dans différentes préparations. Les semences sont employées sous forme de poudre, d'extrait, mais sont surtout utilisées à l'extraction de l'alcaloide ; les feuilles sont employées également sous forme de poudre, mais surtout sous forme d'extrait, d'alcoolature, de teintures alcoolique et éthérée, entrant dans la préparation d'une huile simple et d'une *huile composée*, le *baume tranquille*.

DOUCE-AMÈRE

Solanum dulcamara, L.

Habitat. Description. — La douce-amère, *vigne de Judée*, herbe à la fièvre, *Solanum dulcamara*, L., Solanée vivace

d'Europe, d'Asie, est une plante sarmenteuse, commune
dans les endroits ombragés, près des haies, des taillis qui lui
servent de soutien. La tige verte est ligneuse et cylindrique,
longue de 2 à 3 mètres ; les feuilles pétiolées, d'un vert
foncé, varient de forme, tantôt simples et ovales plus ou
moins divisées. Les fleurs pédonculées, à corolle gamopétale divisée en cinq lobes profonds triangulaires, sont violettes. Les étamines à anthères grandes et jaunes appliquées les unes aux autres émergent de la fleur toutes
réunies et lui donnent un cachet particulier. Les fruits sont
des baies ovoïdes vertes, puis rouges à maturité.

Matière médicale. — La tige desséchée livrée dans le
commerce est coupée en *petits tronçons* de quelques centimètres de long et de la grosseur d'une plume d'oie. Sa couleur est pâle, gris cendré ; elle est souvent creuse, striée
longitudinalement à sa surface ; quand la moelle a persisté,
l'intérieur de la tige est blanchâtre. Elle a perdu l'odeur
vireuse qu'elle avait à l'état frais et sa couleur. La saveur
est caractéristique ; amère au début, elle ne tarde pas à devenir douceâtre.

Composition chimique. — Les feuilles et les tiges contiennent un alcaloïde, la *solanine*, et un principe présentant
les caractères particuliers de la saveur de la plante, la *dulcamarine*.

Usages. Mode d'emploi. — Très employée autrefois la
douce-amère est moins en faveur aujourd'hui. Elle est inscrite au codex pour la préparation d'un extrait, mais sert
surtout en infusion comme tisane.

MORELLE NOIRE

Solanum nigrum. L.

Provenance. Nature médicale. — Crève-loup, *Solanum
nigrum*, L., la morelle, mauvaise herbe commune des champs,
est une petite plante à tige rameuse anguleuse, à feuilles
pétiolées, de quelques centimètres, ovales, dentées, d'un
vert sombre. Les fleurs réunies en petites ombelles sont
petites, à corolle blanche, étalée, d'où sortent les étamines

réunies. Les fruits sont des baies vertes, puis noires à la maturité. Toute la plante a une odeur vireuse à l'état frais.

Composition. — On a isolé des différents organes de cette herbe, en particulier des baies, un alcaloïde commun à tout le groupe des morelles, la *solonine*.

Usages. — Les feuilles, seules employées, ne servent guère qu'à la préparation du *baume tranquille* et de l'onguent populeum.

Cuite, la morelle serait comestible; on l'emploie comme telle dans les colonies.

COQUERET
Physalis alkekengi, L.

Description. Habitat. — Le coqueret, *Physalis alkekengi*, L., plante annuelle ou vivace commune dans certaines contrées du Midi, habite toute l'Europe. Plante à feuilles pétiolées, entières, à fleurs solitaires pédonculées rosacées, elle est intéressante par la forme de son fruit. C'est une baie sphérique, lisse, glabre, de couleur minium, entourée totalement par le calice qui s'est considérablement accru, coloré en rouge, enfermant presque ainsi le fruit dans un gros sac globuleux et vésiculeux.

Matière médicale. — Les baies qu'on trouve dans le commerce sont détachées de leur enveloppe, et desséchées. Elles se présentent alors sous un aspect plus ou moins sphérique, à surface très ridée, ayant conservé leur couleur ou bruni.

Composition chimique. — On n'a extrait du coqueret qu'un principe amer, la *physaline*.

Usages. Mode d'emploi. — L'alkekenge est une solanacée inoffensive, peu employée. Les baies, qui sont seules utilisées, entrent dans la composition du *sirop de rhubarbe composé du Codex*, et ne prêtent à aucune confusion.

NICOTIANE
Nicotiana tabacum, L.

Provenance. Matière médicale. — Le *Nicotiana tabacum*, L., *tabac*, originaire d'Amérique, est acclimaté en

Europe où il est l'objet d'une culture spéciale et réglementée. C'est une grande plante annuelle atteignant jusqu'à
2 mètres de haut. Les feuilles, qui sont seules employées
en médecine, sont grandes en général, entières, à nervures
saillantes toutes pubescentes. D'un beau vert clair à l'état
frais, elles brunissent en séchant et gardent leur odeur.

Composition chimique. — La composition des feuilles
de tabac est assez complexe ; elles contiennent toutefois un
alcaloïde important, la *nicotine*, et un principe particulier
qui rappelle beaucoup, par son odeur, l'odeur de la plante,
la *nicotianine* ou camphre de tabac.

Usages. Mode d'emploi. — Les feuilles de tabac, très
peu employées en thérapeutique, entrent dans la composition du baume tranquille. Elles servent surtout à la préparation du tabac à fumer.

DUBOISIA

Duboisia myoporoides, R. Br.

A côté des Solanacées indigènes acclimatées nous citerons une plante d'origine australienne, *Duboisia myopo-
roides*, R. Br., assez en faveur. Cette duboisia a été employée
avec succès surtout en oculistique et doit son action à de
l'*atropidine*.

IV. — CONVOLVULACÉES

Les Convolvulacées existent dans toutes les régions du globe.
plus nombreuses dans les pays chauds. Ce sont des *plantes purgatives*, contenant un *latex* riche en principes résineux drastiques,
principalement localisé dans les renflements souterrains. Les
plantes les plus usitées de cette famille sont le *Jalap*, le *Turbith
végétal*, la *Scammonée*.

JALAP

Provenance. Habitat. — Le *jalap* est un nom générique en matière médicale sous lequel on range les racines,

ou plutôt les tubercules d'un certain nombre d'espèces botaniques, nom emprunté à la ville même où se fait le principal marché de ce produit, à *Jalapa* (*Mexique*). Les propriétés de ces tubercules sont variables en intensité, avec les différentes espèces. Le véritable Jalap, *Jalap tubéreux*, *Ipomœa Purga*, WENDER, ou *Exogonium Jalapa*, H. Bn., est la seule espèce vraiment officinale en France.

Le jalap officinal rappelle par son port nos liserons indigènes ; sa souche porte de nombreux rameaux souterrains, à la surface desquels se montrent de nombreuses racines filiformes ; quelques-unes de ces racines se gorgent de suc, grossissent et prennent la forme de navet ou de fuseau élargi, qui caractérise le jalap du commerce.

La récolte du jalap a lieu après la saison des pluies, c'est-à-dire au mois de mai. Les tubercules mondés sont mis à sécher au soleil ou au feu ; les plus gros portent quelques incisions pour hâter la dessiccation.

Matière médicale. — Le jalap du commerce est formé par un mélange en quantités variables de tubercules de différentes grosseurs : tantôt de la grosseur d'une noisette, ils peuvent atteindre les dimensions d'un gros œuf ou même du poing. Ces tubérosités sont tantôt entières, tantôt incisées, tantôt en fragments, d'une couleur brun noirâtre ou brun clair, avec une surface extérieure couverte de rides plus ou moins profondes, longitudinales ou allant dans tous les sens, et portant parfois des verrues tubéreuses. Le jalap est corné, dur et pesant, caractères variables et en rapport avec la plus ou moins grande quantité de résine qu'il renferme. Son odeur est prononcée, nauséeuse, s'exhalant par la chaleur. Sa saveur douce est bientôt âcre, persistante.

Composition chimique. — Les tubercules de jalap renferment en plus de l'*amidon*, de l'*oxalate de chaux*, de la *gomme*, de la matière colorante, une résine spéciale composée de deux principes définis, la *convolvuline* et la *jalapine*.

Usages. Mode d'emploi. — Le jalap employé comme purgatif, drastique, se prescrit à la dose de 1 gr. 50 à 2 grammes en poudre, ou sous forme de *teinture de jalap composée* ou *eau-de-vie allemande*.

TURBITH

Ipomæa turpethum, R. Brown.

Le turbith végétal, *Ipomæa turpethum*, R. Brown, est une plante vivace, volubile, qui habite l'Inde, l'archipel Malais. La racine de cette plante fournit le turbith des pharmacies. Il se présente en morceaux droits ou pliés, souvent contournés sur eux-mêmes, longs de 15 à 20 centimètres et d'un diamètre de 1 à 3 centimètres. La surface extérieure a une teinte jaune fauve cendré ou rougeâtre, marquée de sillons longitudinaux assez profonds.

Le turbith renferme une matière résineuse et un principe insoluble, la *turpethine*.

Le turbith, rarement employé seul, est un purgatif drastique qui entre dans la composition de la *teinture de jalap composée* ou *eau-de-vie allemande*.

SCAMMONÉE

Convolvulus scammonia, L.

Provenance. Habitat. — La racine de scammonée est fournie par le *Convolvulus scammonia*, L., plante qui ressemble beaucoup au liseron, et qui croît en Asie Mineure, en Grèce, en Crimée. La racine qu'on trouve dans le commerce n'a pas d'applications médicales directes; elle sert uniquement à l'extraction de la résine qu'elle contient.

Matière médicale. — La *scammonée*, nom plus particulièrement réservé à la gomme résine que fournit la racine de Convolvulus scammonia, est recueillie principalement dans les pays d'origine de la plante. Les indigènes mettent à nu les racines, les incisent, recueillent dans des coquilles le suc qui coule des incisions, et le font sécher. Ce suc est la scammonée; pur, il est amorphe, transparent, cassant, d'aspect résineux, d'une couleur brun jaunâtre et à cassure luisante. Brun marron en masse, il est brun jaunâtre pâle en petits fragments. Sa poudre est couleur chamois. Si on le frotte avec un doigt mouillé, il forme une émulsion blanche.

La scammonée importée d'Alep et de Smyrne en Europe étant l'objet de nombreuses falsifications, on lui substitue dans la pratique pharmaceutique la *résine* spéciale qu'elle contient et qu'on peut obtenir dans un état de pureté parfaite. Cette résine blanche s'obtient en traitant les scammonées du commerce par l'alcool à 90°.

Usages. Mode d'emploi. — Cette résine est un drastique analogue au jalap, qui est rarement employé directement, mais sous la forme officinale de teinture. Elle entre dans la composition de la *teinture de jalap composée* ou *eau-de-vie allemande.*

V. — BORRAGINACÉES

La rudesse des feuilles des Borraginacées avait été remarquée depuis longtemps et avait servi de caractère principal avec l'inflorescence pour établir avec ces plantes une famille spéciale. Ce sont en général des plantes mucilagineuses, parfois un peu amères et astringentes, ce qui fait qu'elles sont en réalité peu actives. La *bourrache*, la *grande consoude*, la *buglosse*, la *pulmonaire*, etc., ne sont que des émollients, la cynoglosse officinale est un peu amère. Quelques-unes contiennent une matière colorante, l'*orcanette* par exemple. Les plantes de cette famille ont surtout une renommée populaire, mais peu d'action physiologique réelle.

BOURRACHE

Borrago officinalis, L.

La bourrache, *Borrago officinalis. L.*, est une plante herbacée naturalisée, indigène, à tige hérissée, rameuse, à feuilles velues, ridées, les inférieures longuement pétiolées, les supérieures embrassantes, à grandes fleurs bleues, rotacées, disposées en cymes scorpioïdes. La plante fraîche a une odeur légèrement vireuse et une saveur fade.

Les fleurs sont employées comme pectorales et sudorifiques, les feuilles comme émollientes, sous forme de tisane.

CYNOGLOSSE

Cynoglossum officinale, L.

La racine de cynoglosse est fournie par le *Cynoglossum officinale, L.*, plante commune dans les lieux incultes et sur les bords des chemins. Cette racine, qui a joui de propriétés astringentes et antidiarrhéiques, est à peu près inerte, contient un principe odorant vireux, une matière résineuse, et n'est plus guère employée qu'à la préparation des *pilules de cynoglosse*.

VI. — GENTIANÉES

Presque toutes les plantes de cette famille doivent leurs propriétés à un principe amer. Presque toutes elles sont toniques, excitantes des fonctions digestives. Certaines d'entre elles sont astringentes, antiscorbutiques, quelques-unes même ont servi autrefois aux mêmes usages que le quinquina, telle est la petite centaurée, par exemple ; il existe même aux Etats-Unis une espèce populaire dans le traitement des fièvres intermittentes, le *Sabbatia angularis*, Pursh, assez semblable à notre petite centaurée, et le *Sabbatia Elliotii* Sturd, connue sous le nom de *quinine Flower*, qui a les propriétés fébrifuges de la quinine. Le nombre des espèces utilisées dans les pharmacopées étrangères est assez considérable ; en France on n'emploie plus guère que la racine de *Gentiane* et le *Menyanthe*.

GENTIANE

Gentiana lutea, L.

Provenance. Habitat. — Les espèces de gentiane sont assez nombreuses et pourraient toutes à peu près servir au même usage ; toutefois la gentiane qui sert en pharmacie, et qui est la plus employée, est la *Gentiana lutea*, L., la *grande gentiane* ou *gentiane jaune*. Cette plante est une grande herbe vivace, d'un mètre et plus, à grandes feuilles, de 20 à 40 centimètres, opposées, portant une hampe florale garnie de belles fleurs jaunes à corolle très profondément divisée. Elles croissent à l'état sauvage dans la Côte-d'Or, les Vosges, le Jura, l'Auvergne, les Alpes, les Pyrénées, en Europe centrale.

Matière médicale. — Cette plante fournit à la matière médicale sa racine. Cette racine, grosse comme le pouce ou plus, est en morceaux de longueur variable, cylindriques, tortueux, souvent tordus sur eux-mêmes, parcourus de sillons longitudinaux. La racine de gentiane fraîche est gris jaunâtre à l'extérieur, blanche intérieurement; desséchée, elle prend une teinte jaune, qui avec le temps passe au brun jaunâtre ou rougeâtre. Son odeur est un peu nauséeuse et disparaît en partie par la dessiccation; sa saveur est très amère et d'une amertume particulière. Sur la cassure on peut remarquer une écorce de la teinte que nous avons signalée entourant un bois de teinte fauve cannelle.

Composition chimique. — La gentiane (racine) doit son amertume à un glucoside, la *gentiopicrine*, sa couleur à un tannoïde, la *gentisine*. Elle renferme en outre un sucre particulier la *gentianose*.

Usages. Mode d'emploi. — La gentiane est employée en thérapeutique surtout comme amer et excitant des fonctions digestives. On la prescrit sous forme de poudre, de teinture, d'extrait, de vin, de bière, de tisane. La poudre se prescrit à la dose de 1 à 4 grammes, le bois à la dose de 30 grammes pour un litre de vin.

PETITE CENTAURÉE

Erythræa centaurium, Pers.

La petite centaurée, *Erythræa centaurium*, Pers, est une plante commune dans les bois, au milieu des bruyères, à tige simple, quadrangulaire, rameuse au sommet, à feuilles elliptiques, à fleurs sessiles roses pourvues de bractées et disposées en cymes compactes terminales. Les sommités fleuries de cette plante sont utilisées à la dose de 8 à 15 grammes pour 500 d'eau comme tonique amer, après avoir été considérées autrefois comme fébrifuges, et avoir eu, chez les anciens, une *réputation alexipharmaque*.

MENYANTHE

Menyanthes trifoliata, L.

Le *Menyanthes trifoliata*, L., ou *trèfle d'eau*, est une gentiane aquatique assez commune dans les marais et les tourbières. Ses feuilles qui sont la partie employée en pharmacie sont trifoliolées, à folioles obovales, obtuses, de 2 centimètres de long, portées sur un long pédicule, inodores et très amères. Les fleurs forment une grappe de 15 à 20 centimètres de long, elles ont une corolle rosée infundibuliforme, à cinq divisions ouvertes, étalées et recouvertes à la partie supérieure de poils denses, charnus et obtus qui les font paraître frangées.

Le principe actif du menyanthe est la *menyanthine* (BRANDES), principe cristallisable.

Les feuilles de menyanthe sont utilisées comme tonique amer antiscorbutique, et à ce titre font partie de la formule de sirop de Raifort composé ou *sirop antiscorbutique*.

VII. — STRYCHNÉES

Les Strychnées forment une famille à laquelle appartiennent quelques-unes des plantes les plus actives que l'on connaisse. Parmi celles-ci certaines sont très célèbres, non pas par leur emploi thérapeutique, mais par l'emploi qu'en ont fait les indigènes des pays tropicaux pour empoisonner les flèches dont ils se servent. Ces espèces, dites *espèces à curare*, sont assez nombreuses, réparties surtout en Amérique tropicale, et dont une espèce, le *Strychnos Icaja*, est un des poisons les plus redoutables de l'Afrique tropicale occidentale. Quelques Strychnées ont en Amérique une application thérapeutique assez répandue ; tel est le *Gelsemium sempervirens*, AIT. ou *jasmin de Virginie*, *False jessamine*, dont l'extrait fluide surtout utilisé est prescrit principalement contre les douleurs névralgiques, ayant une action analgésique due à un alcaloïde particulier, la *gelsémine* : telles sont les Spigélies, *Spigelia anthelmia*, L., et *Spigelia marylandica*, L., qui jouissent de propriétés vermifuges, surtout à l'état frais, et qui, très énergiques, demandent à être maniées avec beaucoup de prudence ; elles donnent lieu dans les cas d'intoxication à des symptômes qui rappellent ceux produits par les Solanées vireuses.

Les Strychnées sont indigènes dans les régions tropicales de l'Asie, de l'Afrique, de l'Amérique.

En France, les seules strychnées utilisées sont : la *noix vomique*, la *fève de Saint-Ignace* et l'*écorce de fausse angusture*. Quant au *curare*, c'est surtout une substance utilisée en physiologie expérimentale et non un médicament vrai.

NOIX VOMIQUE

Strychnos nux vomica, L.

Provenance. Habitat. — La Noix vomique est la graine du *Strychnos nux vomica*, L. Ce Strychnos est une espèce arborescente, de taille peu élevée, indigène des parties les plus chaudes de l'Inde tropicale, Malabar, Ceylan, Java, Siam, Cochinchine.

Matière médicale. — La noix vomique est une graine aplatie, nummuliforme, de 5 millimètres d'épaisseur. La face dorsale est légèrement concave ou plane, la face ventrale plutôt convexe. Les bords sont mousses. La graine est de teinte grise ou gris blanchâtre, d'aspect luisant et soyeux dû à la présence de poils nombreux rayonnants et couchés qui donnent en même temps à la graine un toucher doux. Les graines n'ont aucune odeur, et leur saveur est très amère.

Composition chimique. — La noix vomique renferme trois alcaloïdes dont deux très importants, la *strychnine* et la *brucine*, un troisième, l'*igasurine*, et enfin un glucoside qui existe surtout dans la pulpe des fruits, la *loganine*. La composition et la quantité d'alcaloïdes contenus dans la noix vomique sont sujettes à des variations en rapport avec la grosseur et la provenance des graines. Cette question sera d'ailleurs traitée dans un chapitre ultérieur.

Usages. Mode d'emploi. — La noix vomique s'emploie sous forme de poudre, de teinture ou d'extraits. La poudre se prescrit à la dose de 5 à 20 centigr. par vingt-quatre heures.

FAUSSE ANGUSTURE

Strychnos nux vomica, L.

Provenance. Habitat. — La fausse angusture est l'*écorce* du vomiquier ou *Strychnos nux vomica*, L. Ce nom particulier, qui lui a été donné, est dû à la confusion à laquelle cette écorce a donné lieu dans son emploi avec une écorce en apparence similaire, l'*angusture vraie*, écorce qui n'est plus usitée à cause des accidents graves qui pouvaient survenir dans le maniement de ces écorces, la fausse angusture étant très toxique, et l'angusture vraie presque inoffensive.

Matière médicale. — La fausse angusture se trouve dans le commerce en morceaux très aplatis, ou en carrés de dimensions variables. Elle est épaisse, pesante, compacte, sa cassure est droite et nette. La surface extérieure est couleur rouille ou gris jaunâtre, marquée parfois de taches verruqueuses blanchâtres, sa surface interne est gris sale. Cette écorce inodore a une saveur amère très persistante.

La fausse angusture se distingue de l'angusture vraie à la coloration différente produite par l'acide azotique sur la face interne de ces écorces. La *fausse* angusture, touchée intérieurement avec une goutte d'acide azotique, se colore en *rouge sang*, alors que l'angusture *vraie*, touchée dans les mêmes conditions, se colore en *jaune intense*.

Composition chimique. — L'écorce de vomiquier renferme de la *strychnine* et de la *brucine*, mais surtout ce dernier alcaloïde.

Usages. — Inusitée en France au point de vue thérapeutique, elle ne sert qu'à l'extraction et la préparation de la brucine.

FÈVE DE SAINT-IGNACE

Strychnos ignatii, Berg.

Provenance. Habitat. — La fève de Saint-Ignace est la graine du *Strychnos ignatii*, Berg., petit arbre des îles Philippines qui a été importé en Cochinchine.

Matière médicale. — Les graines de Saint-Ignace sont très irrégulières et dissemblables de forme. Elles sont ovoïdes, présentant plusieurs facettes dues à une compression réciproque. A l'état frais, elles sont couvertes de poils serrés, faciles à détacher et dont il ne reste plus à l'état sec que quelques vestiges sous forme de petites écailles de teinte claire, tranchant sur la teinte générale de la graine qui est gris foncé ou brun mat.

Composition chimique. — Les fèves de Saint-Ignace contiennent les mêmes principes que la noix vomique, mais en proportion différente, la *strychnine* y est en quantité beaucoup plus considérable. Fève de Saint-Ignace = 1,5 p. 100, noix vomique = 0,25 à 0,50 p. 100 de strychnine.

Usages. Mode d'emploi. — La fève de Saint-Ignace,

employée pour la préparation de la strychnine, ne se prescrit que sous forme de teinture composée connue sous le nom de *gouttes amères de Beaumé*.

CURARE

Le curare est un produit particulier, un extrait sirupeux ou solide, noir, à odeur empyreumatique et saveur très amère, qui est préparé par certaines peuplades de l'Amérique, et composé de substances diverses où entrent les différentes espèces de Strychnos.

Le curare, qui n'a pas d'applications thérapeutiques, est un auxiliaire très précieux en physiologie expérimentale, ayant sur le système nerveux des phénomènes très spéciaux et si bien étudiés par Claude Bernard, Paul Bert, Vulpian.

VIII. — ASCLÉPIADÉES

Les Asclépiadées n'ont guère de représentants bien importants dans la matière médicale. Leurs propriétés sont dues à un suc résineux, quelques-unes d'entre elles sont vénéneuses, mais inusitées dans nos régions : si on a pu utiliser quelques espèces comme purgatives ou vomitives, nous ne trouvons guère dans notre matière médicale qu'un échantillon de cette famille, le *condurango*, dont une étude un peu détaillée et des applications thérapeutiques ont été faites dans ces dernières années.

CONDURANGO

Le condurango, *Gonolobus condurango*, Triana, est un arbrisseau de l'Équateur, de Vénézuéla, qui fournit à la matière médicale une écorce qui a longtemps joui d'une réputation populaire anticancéreuse.

Cette écorce, qui varie beaucoup d'aspect, se trouve dans le commerce en morceaux très irréguliers d'une teinte générale grise ; elle a une odeur très faiblement aromatique et une saveur amère.

On a isolé de cette écorce un produit particulier, la *condurangine*, produit mal défini, mélange probable de plusieurs principes encore mal connus.

Le condurango, employé sous forme de poudre, de décoction, de teinture, ne paraît guère avoir qu'une propriété analgésique dans certaines gastralgies, c'est surtout un tonique amer.

IX. — APOCYNÉES

Les Apocynées sont en général des plantes de pays chauds, le plus souvent tropicaux ; les zones tempérées n'en possèdent que peu de genres. Leurs propriétés sont très variées ; à côté d'espèces alimentaires on trouve des espèces très toxiques. L'*ouabaio*, arbre de la côte orientale d'Afrique, est utilisé par les Somalis pour préparer un extrait dont ils se servent pour empoisonner leurs flèches.. Les *Strophantus* dont les Pahouins utilisent les graines pour préparer leur fameux poison connu sous le nom d'*Iné* ou *onaïe*, le laurier-rose, etc. Le principe actif de l'ouabaio ou *ouabaïne* est deux fois plus actif que la *strophantine*. Quelques espèces ont reçu une application industrielle importante pour le latex très riche en *caoutchouc* qu'elles contiennent. Enfin, les espèces médicales employées sont assez nombreuses, mais parmi ces plantes, il n'y en a que quelques-unes réellement intéressantes à cause de leur principe actif précieux au point de vue thérapeutique, ce sont le *Laurier-rose*, les *Strophantus*. Les autres, employées dans certaines Pharmacopées étrangères, sont inusitées chez nous. Nous citerons l'*Apocynum cannabinum*, L., entre autres, usité en Amérique au même titre que la digitale.

A cette famille appartient une plante populaire, la *pervenche*.

LAURIER-ROSE

Nerium oleander, L.

Le laurier-rose, *Nerium oleander*, L., arbrisseau qui croît en Algérie, en Italie, en France méridionale, est souvent cultivé dans les jardins ; il est nécessaire de l'abriter dans des serres pendant l'hiver. Cette plante de hauteur très variable se divise à la partie supérieure en rameaux glabres, verts, portant des feuilles opposées, simples, entières, longues, étroites, lancéolées, pointues, fermes, persistantes, d'un vert foncé, d'un vert gris à la surface inférieure où elles portent une forte nervure médiane. Les fleurs roses ou blanches sont disposées en cymes. Toutes les parties de la plante sont douées d'une saveur âcre et amère.

Les feuilles de laurier-rose contiennent deux substances non azotées, la *nériine* et l'*oléandrine*, substances très actives rendant le laurier-rose plante très vénéneuse, qui agit surtout sur le cœur, d'une façon comparable à la digitale. La forme sous laquelle s'emploie le laurier-rose est l'extrait hydro-alcoolique. C'est un médicament cardiaque.

STROPHANTUS

Provenance. Habitat. — La côte orientale d'Afrique, les Indes, Ceylan, Java sont la patrie des Strophantus. Les *Strophantus* sont pour la plupart des plantes grimpantes, quelques-unes sont des arbustes. Les espèces qui intéressent la thérapeutique sont au nombre de huit, parmi lesquelles les plus connues et les plus employées sont les *Strophantus hispidus* et *kombé*.

Matière médicale. — La partie de la plante utilisée en médecine est la graine, qui fournit pour chaque espèce des détails de caractères particuliers assez délicats.

En général les graines de Strophantus mesurent 1 centimètre à 1 centimètre et demi de long; elles sont fusiformes, aplaties. Leur couleur variable va du gris au brun fauve, et au brun. Le reflet de la graine est chatoyant. Leur surface est couverte de poils très courts, très fins, excepté toutefois l'espèce glabre (*strophantus glabre du Gabon*) qui a un aspect cireux terne. L'odeur de ces graines est en général peu prononcée, et la saveur, tout d'abord douce, devient ensuite extrêmement amère.

Composition chimique. — Les graines de Strophantus renferment un principe cristallisable, la *strophantine*, isolé et identifié dans la plupart des espèces, mais y existant dans des proportions variables.

Usages. Mode d'emploi. — On utilise en thérapeutique les graines de Strophantus, sous forme de teinture, comme diurétique, donnant d'excellents résultats dans les maladies cardiaques, et dont l'action est plus durable et plus rapide que celle de la digitale; toutefois la variabilité des graines en fait un médicament difficile à manier et qui demande à être employé avec beaucoup de ménagement.

PERVENCHE

Vinca minor, L.

La pervenche officinale ou *petite pervenche*, *Vinca minor*, L., est une petite plante commune dans les bois, à tiges très longues, couchées, radicantes, portant des feuilles ovales lan-

céolées, coriaces, glabres, luisantes, brièvement pétiolées. Les
fleurs pédonculées, à corolle hypocratériforme, sont bleues, rarement violettes ou blanches, et s'épanouissent au printemps.

La pervenche n'est pas une plante médicamenteuse vraie, mais
plutôt un remède populaire. Elle passe en effet pour avoir des
propriétés antilaiteuses, et sert à faire des tisanes dans lesquelles
entrent d'autres espèces également réputées antilaiteuses, telles
que la canne de Provence.

X. — OLÉACÉES

Les Oléacées habitent surtout l'hémisphère boréal. Elles fournissent principalement des plantes utilisées industriellement soit
pour l'extraction d'une huile alimentaire, telle que l'*huile d'olive*,
retirée du fruit de l'*Olea europæa*, L., soit pour les propriétés
odorantes d'un groupe particulier de *Jasminées*. Cette famille ne
donne à la matière médicale qu'un produit, la *manne* ; quant à
l'écorce du frêne, qui jadis a porté le nom de quinquina d'Europe,
elle n'est plus guère employée.

MANNE

Provenance. — La *manne* est un principe sucré qui
s'écoule des incisions faites dans l'écorce du *Fraxinus
ornus*, var. *rotundifolia*, L., espèce aujourd'hui cultivée en
grand dans la Calabre et la Sicile. La meilleure qualité de
manne est fournie par les rameaux les plus jeunes ; elle
est d'autant plus fine qu'elle a été recueillie pendant les
mois secs et chauds.

Matière médicale. — Il existe surtout dans le commerce deux formes de manne : la *manne en larmes* ou en
stalactites, provenant de Sicile. Ces stalactictes sont de
forme triangulaire de 10 à 15 centimètres de long sur 2 centimètres de large ; ils ont une teinte jaune brun pâle dans
l'intérieur et une teinte blanc pur à la surface. Elle croque
sous la dent. Son odeur et sa saveur rappellent un peu le
miel, sa saveur est agréable et sucrée.

La *manne en sortes* ou en *grabeaux* est constituée par le
suc qui s'écoule pendant l'arrière-saison et la saison plu-

vieuse. C'est un produit plus mou, formé de petites larmes agglutinées, mélangées de parties molles noirâtres.

Bien qu'il existe d'autres produits connus sous le nom générique de *manne*, provenant de plantes de familles différentes et de régions diverses, les deux mannes que nous venons de décrire sont les seules usitées en pharmacie.

Composition chimique. — Le produit principal qui forme plus de la moitié du poids de la manne est la *mannite*, alcool hexatomique. La manne contient en outre une matière sucrée, mélange de *sucre de canne* et de *sucre interverti*, de la *dextrine*.

Usages. Mode d'emploi. — C'est un purgatif doux, très employé pour les enfants à la dose de 20 à 40 grammes, facilement soluble dans du lait et par conséquent commode à administrer. Pour les adultes la dose est de 60 à 80 grammes. La manne entre dans la composition de l'*apozème purgatif du Codex* ou *médecine noire*.

XI. — STYRACÉES

BENJOIN

Provenance. — Le benjoin est le suc résineux qui coule des incisions faites au tronc d'un arbre indigène de l'Indo-Chine, du Siam, le *Styrax benzoin* DRYANDER.

Matière médicale. — On connaît dans le commerce deux sortes de benjoin. le *benjoin de Siam*, qui se présente en petites larmes, aplaties de 2 à 4 centimètres, jaune-brun à la surface, opaques, agglutinées en masse ; c'est le *benjoin en larmes*, produit très estimé. Ce benjoin se ramollit facilement, est doué d'une odeur balsamique très agréable, légèrement vanillée, sa saveur est faible.

Le *benjoin de Sumatra* est au contraire en gros cubes formés d'une masse brun chocolat où on peut voir des larmes résineuses de dimensions variables, mélangées de débris végétaux. Ce produit à odeur moins prononcée et moins agréable est moins pur que le *benjoin de Siam*.

Composition chimique. — La composition chimique des benjoins est fort complexe, c'est un mélange de différentes résines constituées par des éthers d'alcools particuliers, les *résinotannols*.

Usages. Mode d'emploi. — Le benjoin est un stimulant général dans les affections chroniques des bronches, de la vessie ; il peut s'employer sous forme de poudre ou de teinture.

XII. — ÉRICACÉES

BUSSEROLLE

Arctostaphyllos Uva-Ursi, Spreng.

La busserolle, *uva-ursi*, ou *raisin d'ours*, *Arctostaphyllos uva-ursi*, Spreng, est un petit sous-arbrisseau, croissant d'ordinaire sur les montagnes et les collines pierreuses dans l'hémisphère boréal des deux mondes. Les feuilles de cette plante, alternes, persistantes, sont assez analogues à celles du buis, obovales, coriaces, glabres, vert foncé, luisantes en dessus. Elles sont inodores et légèrement amères.

Cette plante renferme une grande quantité de tanin, de l'acide gallique et quelques principes particuliers, l'*éricoline*, l'*ursone*, l'*arbutine*.

Les feuilles, qui seules sont employées en médecine, doivent leurs propriétés astringentes et toniques au tanin et à l'acide gallique qu'elles contiennent. Elles sont employées en infusion ou sous forme d'extraits dans certaines maladies de la vessie.

GAULTHERIE

Gaultheria procumbens, L.

Provenance. — La Gaulthérie, *thé de Jersey, winter-green' Gaultheria procumbens*, L., est un petit arbuste rampant des bois montueux et sablonneux de l'Amérique du Nord. Sa souche grêle donne naissance à des rameaux aériens de 5 à 15 centimètres de haut, glabres, verts ou rougeâtres, portant supérieurement des feuilles persistantes, alternes, coriaces obovales, presque sessiles luisantes. Toute la plante est douée d'une odeur agréable qui augmente par la dessiccation.

Toutes les parties de la plante et principalement les fleurs contiennent une huile volatile spéciale, connue sous le nom d'*essence de winter-green*, constituée par un mélange de *salicylate de méthyle* et d'un hydrocarbure particulier, le *gaulthérylène*.

Les feuilles sont utilisées en médecine comme stimulantes, antidiarrhéiques. Dans ces dernières années on a préconisé l'emploi de l'essence de winter-green comme antirhumatismal.

XII. — LOBÉLIACÉES

LOBÉLIE

Lobelia inflata, L.

Provenance. Description. — La Lobélie, *Indian tabaco*, *Lobelia inflata*, L., est une espèce annuelle de l'Amérique du Nord qui se présente dans le commerce en paquets rectangulaires constitués par la plante entière, coupée et comprimée ; les feuilles plus ou moins brisées. La plante possède une odeur herbacée, sa saveur âcre et brûlante rappelle celle du tabac ; mâchée quelque temps, elle provoque une salivation abondante.

Composition chimique. — Le principe actif particulier de cette plante paraît être un alcaloïde, la *lobéline*.

Usages. Mode d'emploi. — La Lobéline est une substance toxique, un poison respiratoire et qui à ce titre a été proclamé antiasthmatique, antispasmodique. Elle s'administre sous forme de teinture, et on tend dans la pratique à lui substituer l'emploi de l'alcaloïde à la dose de quelques milligrammes par jour ; toutefois, l'emploi de ces substances demande beaucoup de prudence de la part du médecin.

XIV. — COMPOSÉES

La famille des Composées constitue la famille la plus nombreuse du règne végétal, et est aussi la plus largement disséminée à la surface du globe.

Cette famille se subdivise en un certain nombre de tribus qui, constituées par des types génériques, présentent des propriétés variables d'un groupe à l'autre.

Les *Carduées* sont en général très riches en principes amers, astringents ou stimulants ; c'est à ce titre que les chardons ont eu presque tous un emploi médical aujourd'hui oublié ; quelques-uns d'entre eux sont alimentaires, l'*artichaut*, le *cardon*. Plusieurs plantes de ce groupe sont tinctoriales, propriété surtout développée chez le *safran bâtard*, *Carthamus tinctorius*, L., qui en dehors de ses propriétés industrielles sert à falsifier le safran du commerce. La seule plante de ce groupe qui soit encore en usage aujourd'hui est la *bardane*, bien qu'on ne l'emploie plus beaucoup.

Les *Cichoriées* ont un *latex* abondant auquel elles doivent des propriétés quelquefois narcotiques variables avec l'état de développement des plantes. Les *laitues* jeunes servent d'aliment, les laitues qui ont atteint leur complet développement contiennent un latex particulier qu'on extrait et que la thérapeutique emploie, le *lactucarium*. La *chicorée sauvage* jouit de propriétés dépuratives antiscorbutiques dans la médecine populaire ; cultivée en grand, sa racine torréfiée fournit un produit particulier utilisé comme succédané du café, mais qui n'en a aucune des propriétés. Le *pissenlit* est un amer, dépuratif, digestif. D'autres espèces nombreuses sont cultivées comme alimentaires.

Le groupe des *Vernoniées* ne fournit pas chez nous de plantes médicamenteuses ; c'est à ce groupe, au genre *Eupatorium*, qu'appartiennent les plantes vantées sous le nom de *Guaco*, plantes alexipharmaques, dont l'usage produisait un effet préventif ou la guérison des morsures des serpents. Les guacos ont été employés comme toniques.

Parmi les plantes qui forment le groupe des *Astériées*, nous citerons les *solidago*, et la grande espèce qu'on rencontre communément dans les bois, *la verge d'or*, qui à la campagne sert comme astringent, aromatique ; les *Inula* ou *aunées* et surtout l'*Inula helenium*, L., très employée autrefois comme tonique stimulante chez les sujets débilités. Les *Grindelia* seules font partie des médicaments usités.

Les *Hélianthées*, plantes souvent aromatiques, fournissent des représentants importants à la matière médicale. À ce groupe appartient le *cresson de Para* qui est utilisé comme antiscorbutique, au Mexique, et entre dans plusieurs formules de liqueurs odontalgiques et dentifrices, les *seneçons*, les *camomilles*, la *tanaisie*, l'*arnica*, l'*armoise*, l'*absinthe*, le *semen-contra*, le *tussilage*, qui figure parmi les espèces pectorales du Codex, la *pyrèthre* dont les capitules sont employés à la fabrication de la poudre insecticide.

Les différents genres qui constituent la famille des Composées se comptent par plusieurs centaines, auxquels les différentes Pharmacopées ont emprunté largement des médicaments, médicaments dont la simple énumération serait fort longue et dont l'action physiologique est bien peu certaine. Parmi les représentants de cette famille dans notre matière médicale, nous n'en décrirons que quelques-uns susceptibles d'être employés encore.

BARDANES

Provenance. — Les bardanes, *herbes aux teigneux*, l'ancien *Arctium lappa* de LINNÉ, forme aujourd'hui un genre spécial composé de plusieurs espèces dont les principales, la *Lappa officinalis*, ALL. L. (*L. major*, GOERTN.) et la *Lappa minor* se trouvent sur les bords des chemins et les lieux incultes, surtout la dernière.

Description. — Les bardanes sont des plantes à tige dressée, rameuse, à feuilles pétiolées, ovales, blanchâtres tomenteuses en dessous, les inférieures très grandes, cordées à la base. Les fleurs groupées en capitules (*calathides*) ont un involucre commun (*péricline*) formé de folioles linéaires lancéolées, terminées en pointes longues recourbées et accrochantes à leur extrémité (*acuminés-uncinés*) caractères qui ont valu à ces plantes le nom vulgaire de *grattreau*.

Matière médicale. — La racine seule employée en pharmacie, desséchée, se présente en petites rouelles de 2 à 3 centimètres, à surface noire, sillonnée dans le sens longitudinal : l'intérieur de ces racines est gris pâle jaunâtre, et sur la coupe transversale on remarque un cercle brunâtre entre le bois et l'écorce. L'odeur de cette racine est faible à l'état sec, mais désagréable quand on sent la drogue en masse ; la saveur est fade, douceâtre, mucilagineuse.

Composition chimique. — Toute la plante contient de l'*inuline*, du *nitrate* et du *carbonate de potasse* ; il y existerait un glucoside, la *lappine* (TREMBLE).

Usages. Mode d'emploi. — Les feuilles plus actives que la racine ont été très vantées autrefois surtout comme topique dans les affections cutanées. On n'utilise plus que la racine sous forme de décoction ou d'extrait, comme dépurative, sudorifique, diurétique.

LACTUCARIUM

Provenance. — Le Lactucarium est le suc recueilli et extrait des parties vertes de certaines laitues. En France, l'espèce utilisée est la *Lactuca altissima*, BIEB., en Allemagne, la *Lactuca virosa*, L.

Ces plantes sont très riches en vaisseaux laticifères surtout localisés dans la tige et les nervures qui, lorsqu'on les coupe laissent exsuder un suc laiteux blanchâtre, durcissant rapidement à l'air et devenant brun jaunâtre. Ce suc est surtout abondant au moment de la floraison de la plante.

Matière médicale. — Le Lactucarium du commerce est en morceaux durs, anguleux, brun rougeâtre, à odeur forte, désagréable, à saveur très amère, ayant quelque ressemblance par son odeur, sa saveur, sa couleur, avec l'opium, ce qui lui a valu le nom d'*opium de laitue*.

Composition chimique. — Cette substance d'une composition fort complexe, contient entre autres principes particuliers de la *lactucine*, à laquelle elle doit ses propriétés physiologiques.

Usages. Mode d'emploi. — Le Lactucarium est surtout employé comme calmant : ses propriétés hypnotiques sont incertaines.

Avec la tige de laitue cultivée et de laitue vireuse on fait des extraits dont le premier est connu sous le nom de *Thridace*. Le lactucarium traité par l'alcool donne un extrait alcoolique qui associé à l'opium forme la base du sirop calmant de lactucarium composé du Codex.

GRINDELIA

Grindelia robusta, NUTT.

Le *Grindelia robusta*, NUTT, est une plante originaire de Californie, dont les capitules renferment une matière résineuse douée de certaine action sur les muqueuses.

Sous forme d'extrait fluide, d'extrait alcoolique ou de teinture, on l'emploie à l'intérieur contre l'asthme, la bronchite, la coqueluche. En applications locales, le Grindelia robusta sert dans les cas de prurit, de brûlures, de catarrhes génito-urinaires.

SÉNEÇONS

Les séneçons fournissent plusieurs espèces, auxquelles on a attribué différentes propriétés thérapeutiques dans ces dernières années. Trois espèces, le *Senecio vulgaris*, L., *Senecio*

Jacobæa, L. (*herbe de Saint-Jacques*), *Senecio paludosus*, L., contiendraient deux alcaloïdes, la *senecine*, la *senécionine*, isolés par MM. GRANDVAL et LAJOUX en 1895.

L'étude physiologique de ces nouveaux médicaments, employés surtout sous forme d'extraits, et l'étude physiologique particulière de leurs alcaloïdes, fort incomplètes encore, ne permettent pas de préjuger sur leur valeur thérapeutique.

En Angleterre, les Sénecio sont utilisés depuis quelques années dans les cas de leucorrhée ; en France, l'emploi du séneçon est plus récent et paraît donner des résultats assez sérieux dans le traitement des leucorrhée, aménorrhée et dysménorrhée douloureuse.

CAMOMILLE

Anthemis nobilis, L.

Provenance. Habitat. — La *camomille romaine, Anthemis nobilis*, L., est une plante commune de l'Europe méridionale et occidentale.

Matière médicale. — La matière médicale lui emprunte ses capitules, qui chez les plantes cultivées prennent un grand développement et sont préférés aux capitules des plantes sauvages.

Les capitules secs de camomille sont hémisphériques, d'un diamètre de 1 centimètre environ, à réceptacle bombé, entièrement couverts de fleurons blancs. Les fleurs de camomille ont une odeur très aromatique et une saveur amère.

Composition chimique. — Les fleurs de camomille doivent leurs propriétés thérapeutiques à une huile essentielle et à un principe amer.

Usages. Mode d'emploi. — Elle s'emploie sous forme de tisane, d'infusion, de fumigations, elle sert à préparer des huiles, l'*huile de camomille* et l'*huile de camomille camphrée*, très employée en frictions.

La camomille est un aromatique et un stimulant, qui a été très en vogue autrefois et d'un usage courant dans la médecine populaire.

TANAISIE
Tanacetum vulgare, L.

La Tanaisie, *Tanacetum vulgare*, L., est une plante très commune, à odeur forte, à tige assez élevée, dressée, à feuilles décomposées, à fleurs jaune d'or.

Cette plante, qui a été utilisée comme carminatif stomachique, ne sert guère même plus comme vermifuge. Elle doit ses propriétés à une huile essentielle toxique, une dose de 10 à 12 grammes peut même être mortelle pour un homme.

L'huile essentielle s'emploie en potion à la dose de 25 à 50 centigr.

ARNICA
Arnica montana, L.

Provenance. Habitat. — L'Arnica, *Arnica montana*, L., croît dans les hautes montagnes du midi de l'Europe, les Alpes, les Pyrénées, les Vosges. On récolte pour l'usage médical ses racines, ses feuilles et ses capitules, qui seuls sont utilisés dans notre Pharmacopée.

Matière médicale. — Les fleurs d'arnica sont groupées en capitules jaune orange, l'involucre campanulé est formé d'écailles poilues, de couleur brune, dont quelques-unes portent une glande visqueuse. Le réceptacle large de 1 centimètre porte sur son disque un nombre considérable de fleurs tubuleuses; à sa circonférence s'insèrent une vingtaine de fleurs ligulées.

Les fleurs tubuleuses sont couronnées d'une aigrette blanchâtre. La fleur totale rappelle vaguement la forme d'une houppe.

Les fleurs d'arnica sèches sont d'odeur douce et agréable et de saveur fortement aromatique et amère.

Composition chimique. — Les fleurs d'arnica renferment de la résine, une huile essentielle et un principe particulier, *l'arnicine*, qui paraît être surtout le principe actif.

Usages. Mode d'emploi. — L'arnica est un stimulant énergique du système nerveux et du système musculaire. On l'emploie sous la forme d'*alcoolature* ou de *teinture* dans les commotions produites par une chute ou un coup, à l'intérieur ou comme usage externe. L'arnica entre dans la composition d'une liqueur stimulante, connue sous le nom de *vulnéraire*; il fait partie des espèces qui entrent dans le *thé suisse* ou espèces vulnéraires.

ARMOISE

Artemisia vulgaris, L.

Provenance. Description. — L'armoise, *couronne et ceinture de Saint-Jean, Artemisia vulgaris* L., plante très commune dans les lieux incultes, odorante, a des tiges assez élevées, rougeâtres à feuilles blanches, tomenteuses en dessous, d'un beau vert en dessus, découpées, à fleurs jaunes réunies en capitules.

Matière médicale. — L'armoise desséchée est facile à reconnaître à ses feuilles dont les deux faces ont une coloration d'un aspect différent, glabres et vert foncé en dessus, blanc argenté et tomenteuses en dessous.

Composition. Usages. — L'armoise renferme une huile essentielle. Elle a une action élective sur l'utérus; est emménagogue; calme surtout les crises douloureuses de cet organe. Prescrite un moment comme antiépileptique, l'armoise n'est plus guère usitée que dans la médecine populaire.

GRANDE ABSINTHE

Artemisia absinthium, L.

Provenance. Habitat. — La grande absinthe, *Artemisia absinthium*, L., très voisine de l'armoise, habite à l'état sauvage l'Europe tempérée, le midi de la France. On peut la rencontrer dans les régions relativement froides, où elle est cultivée.

Description. — C'est une plante herbacée, vivace, à tige cylindrique, à feuilles très profondément découpées, d'un vert argenté en dessus, d'un gris bleu en dessous, très légèrement pubescentes sur les deux faces. En froissant les feuilles, l'absinthe exhale une odeur très prononcée, très aromatique; sa saveur est aromatique et amère.

Composition chimique. — Entre autres principes l'absinthe renferme une huile essentielle, formée d'un mélange de *terpène*, d'huile spéciale et d'*absinthol*, et un principe amer, l'*absinthine*.

Usages. — Les sommités fleuries sont aujourd'hui d'un usage très restreint, on ne les emploie guère que comme stomachiques. L'absinthe est surtout devenue un produit industriel pour la préparation d'une liqueur dite apéritive.

SEMEN-CONTRA

Artemisia maritima, L.

Provenance. Habitat. — Sous le nom de Semen-contra, abréviation de *semen-contra vermes*, on utilise les capitules peu développés de quelques Artemisia, variétés de l'*Artemisia maritima*, L. Ce produit est récolté dans différentes régions, d'où plusieurs espèces commerciales, dont la plus estimée et la meilleure est le *semen-contra* d'*Alep* ou d'*Alexandrie*.

Matière médicale. — Le Semen-contra est constitué par un ensemble de petits capitules ovoïdes, fermés, allongés, mesurant 2 à 3 millimètres de long sur 1 millimètre de large, mélangés à des débris de feuilles et de tiges. Le semen-contra récent est verdâtre, mais à la longue il rougit. Son odeur forte, aromatique, est plutôt agréable, sa saveur amère et aromatique.

Composition chimique. — Le Semen-contra renferme une *huile essentielle* et de la *santonine*, entre autres principes. La *santonine* donne à ce produit ses propriétés vermifuges.

Usages. Mode d'emploi. — Le Semen-contra à petites doses est excitant, à doses plus fortes, nauséeux, émétique et cathartique et à haute dose peut donner lieu à des symptômes fâcheux. On l'emploie surtout comme vermifuge, en bols, opiats ou électuaires, on lui substitue souvent dans les prescriptions la santonine. Le semen-contra se prescrit à la dose de 4 à 8 grammes.

XV. — VALÉRIANÉES

VALÉRIANE

Valeriana officinalis, L.

Provenance. Habitat. — Les Valérianes sont employées depuis la plus haute antiquité en thérapeutique, Dioscoride en vantait les propriétés. L'espèce la plus employée aujourd'hui est la *Valeriana officinalis*, L., *herbe aux chats*. C'est une plante assez commune dans les bois frais, les taillis, plante à rhizome d'odeur plus ou moins fétide, émettant de nombreuses racines adventives et des tiges aériennes, dressées, fistuleuses, hautes de 50 centimètres à 1 mètre, à feuilles très divisées, ayant 15 à 21 segments plus ou moins pubescents ou glabres, dentées, pourvues de nervures saillantes et d'un joli vert. Les fleurs blanches ou rosées sont groupées en cyme ; le calice très divisé se déroule en aigrettes à la maturité ; la corolle est tubuleuse.

Matière médicale. — Le rhizome de Valériane, qu'on trouve dans les droguiers, est recouvert par des branches horizontales et des racines grêles enchevêtrées et formant une touffe. Cette touffe de racines a une teinte uniforme brune. Quand on arrache le rhizome, l'odeur en est très faible, mais cette odeur *sui generis* se développe considérablement par la dessiccation et est caractéristique du produit. La saveur du rhizome tout d'abord douceâtre devient amère.

Composition chimique. — Ce rhizome contient comme principes actifs, une huile essentielle, de l'acide *valérianique*.

Usages. Mode d'emploi. — La valériane s'emploie sous forme d'extraits, extrait alcoolique et éthéré, de teinture, de sirop. Elle entre dans la composition des *pilules de Méglin*.

La valériane est un antispasmodique.

XVI. — RUBIACÉES

Les Rubiacées habitent surtout les régions tropicales ; en dehors de cette zone il n'y en a que peu de représentants. En ne considérant pas les espèces qui sont utilisées dans certains pays comme médicament, cette famille fournit à notre matière médicale un certain nombre de représentants qui sont parmi les médicaments les plus actifs que nous ayons à notre usage, les toniques et fébrifuges par excellence : les *quinquinas*, les *ipécas* qui ont remplacé toutes les plantes vomitives indigènes et sont seuls utilisés aujourd'hui ; les *cafés* qui non seulement à titre de médicaments mais à titre d'aliments d'épargne, ont pris une place prépondérante dans le commerce maritime de l'Europe.

Les Rubiacées ont en outre fourni longtemps l'industrie en plantes tinctoriales telles que la *garance*.

QUINQUINAS

Historique. Provenance. — L'origine de l'emploi des quinquinas remonte à 1530, et la connaissance exacte de la plante qui fournissait cette drogue n'eut lieu qu'un siècle plus tard en 1737. Le quinquina fut importé tout d'abord sous forme de poudre sous les noms de *Poudre de la Comtesse, Poudre des Jésuites*. L'écorce de quinquina arriva ensuite en Europe mais ne fut acceptée dans la médecine régulière qu'en 1682, après la mort d'un garçon apothicaire du nom de *Talbor*, auquel *Louis XIV* avait acheté la recette du médicament qui avait guéri le *Dauphin* atteint d'un accès de fièvre. Le médicament de *Talbor* n'était autre chose qu'un vin de quinquina. L'écorce de Quinquina fut dès lors universellement employée, mais l'arbre qui fournissait cette écorce ne fut connu qu'en 1737, grâce à l'astronome français C. M. DE LA CONDAMINE, qui le premier rapporta des échantillons authentiques recueillis par lui près de Quito, où il était allé pour mesurer l'axe du méridien.

Les écorces de quinquina furent l'objet d'une étude particulière ; en 1742, LINNÉ établit le genre *Cinchona* ; des botanistes furent envoyés au Pérou, au Chili pour l'étude et la recherche des quinquinas ; cette étude devint toute une spécialité, fit une science à part, la *quinologie*.

Depuis que le quinquina est l'objet d'une culture industrielle, et depuis la découverte des alcaloïdes renfermés dans cette écorce, la quinologie a perdu tous ses titres de science.

L'origine des écorces de quinquina importe peu en effet, la consommation industrielle pour l'extraction des alcaloïdes étant la plus importante. On n'utilise plus en thérapeutique que quelques espèces de quinquina ayant chacune pour type une espèce botanique bien déterminée, autour de laquelle les besoins du commerce et la culture sont venus grouper une série d'espèces donnant des écorces similaires, tant par leurs caractères extérieurs que par leur composition chimique à peu près constante.

Matière médicale. — Les quinquinas se divisent en trois grands groupes, les *quinquinas gris*, les *quinquinas jaunes* et les *quinquinas rouges*.

Quinquina gris. — Les quinquinas gris, espèce *type*, *Cinchona officinalis*, L., fournissent des écorces roulées, d'une teinte variant du gris au gris brun, avec fissures longitudinales régulièrement espacées et quelquefois transversales du périderme.

Elles doivent renfermer 15 p. 1000 d'alcaloïdes, parmi lesquels la quinine doit figurer au moins pour un dixième.

Deux espèces commerciales, quinquina gris de *Loxa*, quinquina gris de *Huanoco*.

Quinquina jaune royal. — Les quinquinas jaunes, espèce *type*, *Cinchona calisaya*, WEDD., fournissent des écorces plates, mondées de leur épiderme, portant des sillons longitudinaux assez larges séparés les uns des autres par des crêtes saillantes, ce qui lui donne l'aspect d'une écorce mondée au couteau. Ces écorces sont généralement assez denses, d'une teinte brunâtre extérieurement et jaune fauve intérieurement, à cassure fibreuse. Ces écorces se trouvent encore, dans le commerce, roulées ; le périderme grisâtre, rugueux, très crevassé, se détache facilement et met à nu une écorce brun cannelle, conservant l'empreinte des fissures du périderme.

Les quinquinas *jaunes* sont les écorces de *premier choix*, surtout recherchés pour les préparations pharmaceutiques.

Tout échantillon en effet renfermant moins de 25 p. 1000 de sulfate de quinine cristallisé est réservé pour l'extraction industrielle de la quinine. Les bonnes sortes de quinquina jaune renferment 30 et 32 grammes de sulfate de quinine par kilogramme et quelquefois plus.

Quinquinas rouges. — Les quinquinas rouges, espèce type, *Cinchona succirubra*, Pav., donnent au commerce deux sortes d'écorces, de grosses écorces plates, en énormes morceaux, ou des écorces en morceaux irréguliers plus minces, légèrement cintrées, ou enroulées. Les grosses écorces, de couleur rougeâtre intérieurement, sont souvent recouvertes d'un épiderme gris roux, épais, crevassé, présentant çà et là de grosses verrues dures, ligneuses ; les écorces minces sont également verruqueuses. La cassure de ces écorces incomplètement fibreuse ne l'est que dans les couches internes ; quand on la brise, elle laisse échapper une fine poussière formée de fines fibres.

Les quinquinas rouges, beaucoup moins estimés aujourd'hui, ne donnent environ que 30 p. 100 d'alcaloïdes dont 20 en sulfate de quinine.

Composition chimique. — La composition chimique des quinquinas est fort complexe et fort variable avec les espèces. Les alcaloïdes retirés des différentes espèces de quinquina sont très nombreux, il n'en existe pas moins de 21 ; les principaux sont : *quinine, quinidine, cinchonine, cinchonidine, quinamine, cinchonamine*, etc. A côté des alcaloïdes, les quinquinas renferment des acides, entre autres les acides *quinique, quinovique;* des matières colorantes, *rouge cinchonique* par exemple, une huile volatile, une matière cireuse, etc.

Usages. Mode d'emploi. — Les formes pharmaceutiques particulières sous lesquelles on emploie les quinquinas sont les extraits, mous et secs, l'extrait fluide, les teintures, les sirops, les vins.

Les quinquinas sont doués de propriétés astringentes, toniques, vaso-constrictives, antifébrifuges ; quant à l'action des divers alcaloïdes, elle diffère un peu de l'action directe des quinquinas, qui sont surtout des astringents toniques, et à ce titre employés surtout dans la médication reconstituante.

La grande vogue des quinquinas fait qu'on a essayé dans le commerce de falsifier ces écorces en leur substituant les écorces d'arbres de genres différents contenant les mêmes principes, mais en quantités différentes. Les *faux* quinquinas sont les écorces de *Cascarille*, de *Remijia*, d'*Erostemma*, que nous ne ferons que citer.

IPÉCAS

Provenance. Habitat. — Sous le nom général d'*Ipéca*, abréviation du mot brésilien *ipécacuanha*, on désigne les racines de différentes Rubiacées toutes douées de propriétés vomitives. Parmi ces racines les unes sont vraiment officinales, et les autres sont de *faux ipécas* comme il y a de faux quinquinas.

Les racines des *ipécas vrais* forment dans le commerce trois grandes variétés dont les noms sont empruntés aux caractères que présentent ces racines, ce sont : l'*ipéca annelé*, l'*ipéca ondulé* et l'*ipéca strié*. Pour BAILLON, tous les ipécas sont produits par des espèces différentes d'un même genre, le genre *Uragoga*, nom donné par LINNÉ aux ipécas (1737). Pour les autres auteurs les espèces d'ipécas sont fournis par plusieurs genres.

Les seules racines employées en France sont les ipécas *annelés* qui forment deux types particuliers, l'*ipéca annelé mineur*, l'*ipéca annelé majeur*. Un seul type est rapporté à une espèce botanique bien définie, c'est l'ipéca annelé mineur fourni par l'*Uragoga ipécacuanha*, H. Bx., ou *Cephœlis ipecacuanha*, Rich.; l'ipéca annelé majeur serait l'*Uragoga granatensis*, H. Bx., ou peut-être même une simple variété de l'espèce précédente.

L'*Uragoga ipecacuanha*, H. Bx., est une petite espèce qui croît en abondance au Brésil sur les pentes boisées et dans les forêts humides. Introduite aux Indes anglaises, elle y est l'objet d'une culture, et l'espèce des Indes commence à venir sur les marchés européens. L'ipéca introduit en Europe au commencement du siècle, croît et fleurit dans nos serres.

Matière médicale. — L'*ipéca annelé mineur*, tel qu'on le trouve dans le commerce, a la forme de cordons plus ou moins longs, tortueux, noueux, annelés, c'est-à-dire présentant des étranglements plus ou moins profonds et des renflements circulaires successifs. La surface externe est de teinte variable gris roux ou gris noir. L'odeur de cette racine est forte et nauséeuse, sa saveur amère et âcre. La cassure d'un morceau d'ipéca montre au centre une petite portion blanchâtre, dont le diamètre est le cinquième environ du diamètre total de la racine, entourée d'une écorce très épaisse ; lorsque la cassure de l'ipéca n'est pas franche, on peut même voir surgir cette partie centrale sous forme d'un petit cylindre dur, ligneux, jaune pâle, nommé *méditulum*.

L'*ipéca annelé majeur* se distingue du précédent par sa grosseur qui est plus forte, ses anneaux plus réguliers, sa teinte plus pâle ; il est en outre moins tortueux.

Composition chimique. — L'ipéca renferme une huile volatile, d'odeur nauséabonde, douée d'une action très irritante; du tanin, deux alcaloïdes. la *cephæline*, principe vomitif, et l'*émétine*, principe expectorant.

Usages. Mode d'emploi. — L'ipéca s'emploie sous forme de poudre, d'extrait, de sirop, de vomitif expectorant, dans certaines hémoptisies, hématémèses, comme médicament de la dysenterie ; c'est d'ailleurs à ce titre qu'il a été introduit en Europe. La poudre d'ipéca se prescrit à la dose de 1 à 3 grammes en plusieurs prises. Elle entre dans la formule de la *poudre de Dover*.

CAFÉS

Provenance. Habitat.. — Le Café est la graine d'un arbuste originaire d'Ethiopie, le *caféier*, *Coffea arabica*, L., dont la culture primitive, faite à Moka, ne tarda pas à prendre une extension considérable. Actuellement cette culture s'étend dans une très grande partie des régions tropicales de toutes les parties du monde. La culture a donné lieu à la production de variétés nombreuses et différentes de caféier. Les graines des diverses variétés sont plus ou moins recherchées.

Matière médicale. — Le café arrive dans le commerce décortiqué, c'est-à-dire privé des enveloppes du fruit. Il est formé de deux parties, une pellicule mince friable transpa-

rente, mais souvent disparue par suite du frottement, et un
albumen qui est la partie essentielle. Cet albumen, qui donne
au grain de café sa forme, est dans ses dimensions et dans sa
forme même très variable, en rapport avec la variété de
caféier qui l'a produit. En général, le grain de café est
ovoïde, plus ou moins ovale, plan d'un côté, convexe de
l'autre ; la face plane divisée en deux parties, suivant sa longueur, par un sillon plus ou moins profond. Le grain de
café a une teinte jaunâtre plus ou moins brune. Le café
vert a une odeur faible et une saveur âpre. Le café n'ac
quiert l'odeur agréable spéciale qu'on lui connaît que par
la torréfaction.

Composition chimique. — Le café n'a pas la même composition à l'état vert ou à l'état torréfié. Le café vert. renferme un alcaloïde spécial, la *caféine*, principe cristallisé en
fines aiguilles soyeuses, du *cafétannate de caféine* et de
potasse, des *essences* et des principes communs à toutes les
graines. Dans ces dernières années on a signalé dans le
café vert un nouvel alcaloïde, la *cofèarine* (SALADIUS). Par la
torréfaction le café perd une partie de sa caféine et de son
tanin, aux dépens desquels se forme un nouveau produit,
la *caféone*, huile essentielle brune qui donne au café torréfié l'arome si spécial qu'on recherche. La torréfaction du
café d'ailleurs est une opération délicate, qui demande à
être conduite avec beaucoup de soins, pour que l'arome
particulier qui est susceptible de variation avec les différentes espèces, se développe convenablement.

Usages. Mode d'emploi. — Le café vert a été prescrit
et recommandé en macération, dans les affections goutteuses
ou rhumatismales. Le café torréfié est un excitant général.
On emploie surtout en médecine, l'alcaloïde du café, ou ses
différents sels.

XVII. — CAPRIFOLIACÉES

Les Caprifoliacées, famille très voisine des Rubiacées, contiennent des plantes à odeur très aromatique, le *chèvrefeuille* par

exemple. Au point de vue médical, elles n'ont qu'un intérêt secondaire ; nous citerons le *sureau, Sambucus nigra*, L., dont les fleurs sont employées en fumigation dans la médecine populaire et dont l'écorce, employée en macération dans du vin, sert comme purgative. Une seule espèce, plante de l'Amérique du Nord, a été introduite dans notre matière médicale et est assez employée : c'est le *Viburnum prunifolium*.

VIBURNUM

Viburnum prunifolium, L.

Le *Viburnum prunifolium*, L., est un arbre qui croît aux États-Unis, où il est connu sous le nom de *black horn*.

Son écorce desséchée se présente dans le commerce en petits fragments minces, brun roux sur les deux faces, lisse ou striée, ou couverte de verrues et de petites taches noires.

Cette écorce renferme une résine particulière jaune grisâtre, amère, la *viburnine*, plusieurs acides, entre autres de l'acide valérianique, un tanin.

Le viburnum se prescrit sous forme de teinture, d'extrait mou ou d'extrait fluide dans les cas de dysménorrhée.

TROISIÈME GROUPE

DIALYPÉTALES

I. — OMBELLIFÈRES

La famille des Ombellifères a fourni dans l'ancienne Pharmacopée de nombreux représentants à la matière médicale. Certains d'entre eux jouissaient de propriétés si réelles, que le nom spécifique de la plante a été emprunté dans certains cas à l'action thérapeutique, tel l'*OEgopodium podagraria*, L. (*herbe aux goutteux*), et que l'on a pu dire de la sanicle

« Qui a le bugle et la sanicle
« Fait au chirurgien la nique.

Après avoir fourni à la thérapeutique un nombre considérable de stomachiques, de toniques, de diurétiques, d'emménagogues, d'antiscorbutiques, d'antiépileptiques, etc., on n'utilise plus à l'heure actuelle que quelques espèces diurétiques (espèces apéritives du Codex) ; une espèce vésicante, le *thapsia*, qui est employé à la préparation du sparadrap de même nom, et quelques fruits aromatiques et carminatifs. A côté des plantes à propriétés thérapeutiques, les Ombellifères fournissent un grand nombre de plantes aromatiques utilisées comme condiments ou comme bases à la préparation de certaines liqueurs (*angélique, cumin, carvi, fenouil, anis,* etc.), quelques espèces à l'alimentation (*cerfeuil, persil, céleri,* etc.). Quelques *rares* espèces, les *ciguës,* sont très vénéneuses. Comme il est possible de confondre ces plantes à principes toxiques avec certaines plantes alimentaires, nous en donnerons une étude un peu détaillée pour permettre de les reconnaître les unes des autres, et éviter des accidents. A côté de ces principes actifs définis (alcaloïdes) de ces plantes vénéneuses, les Ombellifères renferment souvent une huile essentielle, une matière résineuse ou une gomme résine. Certaines de ces résines, comme l'*assa fœtida,* la *gomme ammoniaque,* ont un emploi thérapeutique; d'autres, comme le *galbanum,* un emploi pharmacologique dans la préparation de certains emplâtres.

CIGUËS

Sous le nom générique de *Ciguës,* dans les anciennes Pharmacopées, on réunissait dans un même groupe tous les représentants à principes vénéneux de la famille des Ombellifères. Les *Cicuta* ont été réparties depuis dans différents genres répondant à leurs caractères botaniques spéciaux.

Les espèces à principes vénéneux qui font exception dans la grande famille des Ombellifères et qu'on trouve en Europe sont :

La grande ciguë (Conium maculatum, L.) ;
La petite ciguë (Æthusa cynapium, L.) ;
La ciguë vireuse (Cicuta virosa, L.) ;
La phellandrie aquatique (Œnanthe phellandrium, Lam.),

Toutes les espèces du genre *Œnanthe* peuvent être considérées au moins comme suspectes.

L'Amérique du Nord possède une espèce très vénéneuse que nous signalons pour compléter l'énumération, c'est la *Cicuta maculata,* L., très voisine de la Cicuta virosa.

GRANDE CIGUË

Conium maculatum, L.

Description. — La grande ciguë, *ciguë de Socrate,* des anciens, *ciguë maculée, Conium maculatum,* L. (*Cicuta major,*

7.

Lam.), plante commune dans presque toute l'Europe, croît dans les terres incultes, dans les décombres.

C'est une plante fétide, sa tige assez élevée (80 centimètres à 1^m,50), dressée, épaisse, fistuleuse, lisse, d'un vert glauque est maculée à la base de taches d'un brun rougeâtre ; ce qui lui a valu son nom. Les feuilles de la ciguë officinale, glabres, molles et luisantes, sont des feuilles décomposées-pennées, très grandes à la base de la tige, à pétiole très long ; elles deviennent de plus en plus petites à mesure qu'elles se rapprochent du sommet de la tige où elles sont sessiles. La nervure des feuilles est concave à la face supérieure et convexe à la face inférieure. La forme générale du limbe est triangulaire. Il est décomposé en segments ovales, oblongs, aigus, inégalement incisés-dentés. Les fleurs sont blanches, disposées en ombelles composées. terminales, avec involucre et involucelles. Les fruits sont ovoïdes comprimés, à côtes ondulées et crénelées, ils ont à peu près 3 millimètres dans tous les sens, et dégagent comme la plante même une odeur nauséeuse.

Composition chimique. — La ciguë officinale contient un certain nombre de principes actifs, répartis dans tous les organes de la plante. Ces principes actifs sont des alcaloïdes ; nous citerons la *cicutine* (*conicine* ou *conine*) qui se trouve en assez grande quantité dans les feuilles et les tiges, à l'état frais de 0,02 à 0,05 p. 100 ; et dans les fruits, de 0,07 à 1 p. 100. La *méthylconine*, la *conhydrine*, alcaloïde qui a été trouvé plus particulièrement dans les fleurs. Un hydrure liquide, volatil, à propriétés actives à peu près nulles, le *conylène* ($C^8 H^{14}$), accompagne ces alcaloïdes dans la plante, à laquelle il donnerait l'odeur caractéristique.

Usages. Mode d'emploi. — Les feuilles de ciguë récoltées de mai en juin, un peu avant la floraison, assez altérables, demandent à être employées de préférence à l'état frais et exigent certaines précautions pour être conservées. Néanmoins en passant à l'état sec elles perdent en partie leur couleur, deviennent vert gris, et la majeure partie de leur principe actif disparaît. A l'état frais elles ont une odeur fétide et nauséeuse, quand on les froisse, odeur qu'on a comparée à l'odeur des souris.

On prépare avec les feuilles de ciguë une poudre officinale, un extrait, une teinture, un emplâtre.

PETITE CIGUË

Æthusa cynapium, L., *Ethuse.*

Description. — La petite ciguë, *persil bâtard,* faux persil, ciguë des jardins, *Œthusa cynapium*, L., plante herbacée d'une odeur très fétide, annuelle, habitant toute l'Europe, l'Asie septentrionale, est très commune dans les champs, les jardins. La tige est grêle, fistuleuse, glabre, verte, teintée en certains points uniformément de pourpre foncé, ou verticalement striée de même couleur. Les feuilles sont d'un vert foncé, molles, deux ou trois fois ailées, à folioles pointues, pinnatifides. Elles sont petites et mesurent de 8 à 10 centimètres. La nervure des feuilles est biconvexe. Les fleurs sont blanches, réunies en ombelles composées terminales, à involucre réduit à une bractée ou nul, à involucelles à bractées sétiformes, dont le plus souvent trois seulement sont bien développées, et situées au côté extérieur de l'ombelle. Les fruits sont courts, globuleux, plus étroits à la base qu'au sommet, côtelés, à côtes épaisses à la partie inférieure, séparées les unes des autres par des sillons très étroits; leur odeur désagréable est moins tenace que celle des autres ciguës et beaucoup moins forte.

CIGUË VIREUSE

Cicuta virosa, L.

Description. — La ciguë vireuse, persil des fous, *persil des marais, Cicuta virosa*, L., croît dans les marécages. Par son port général elle peut être confondue avec la grande ciguë. Elle en diffère cependant par des caractères très nets. La ciguë vireuse est une plante vivace, à rhizome tubéreux, son odeur est très désagréable, ses différents organes renferment un suc jaunâtre. Ses feuilles décomposées, comme celles de la ciguë officinale, peuvent se distinguer par leur nervure médiane qui est le plus généralement biconvexe. Son inflorescence, ombelle composée, ne possède pas d'involucre. Ses fruits plus larges que longs sont elliptiques transversalement, à côtes épaisses, obtuses et blanchâtres.

Composition chimique. — D'après TROJAWSKI, la racine contient une substance résineuse, amorphe, très toxique, la *cicutoxine.* Les fruits contiennent une huile essentielle analogue à celle du cumin.

Usages. Mode d'emploi. — Cette plante a été employée aux mêmes usages que la ciguë officinale et paraît usitée au Danemark.

Les racines, confondues avec des racines alimentaires, ont occasionné des accidents, et la violence du poison qu'elles contiennent est la raison pour laquelle nous la décrivons.

PHELLANDRIE AQUATIQUE

Œnanthe phellandrium, L.

Description. — La phellandrie, *fenouil d'eau, ciguë d'eau, Œnanthe phellandrium*, L., croît dans l'eau, habite les marais et les étangs de l'Europe et de l'Asie méridionale et septentrionale. Sa racine est pivotante, sa tige est assez élevée, 1 mètre ; ses feuilles sont très divisées. Ses fleurs sont groupées en ombelles composées, sans involucre, mais à ombellules à involucelles. Les fruits ovoïdes, allongés, d'un brun roux, développent une odeur assez forte.

Composition chimique. — HUSET a isolé de la phellandrie un principe actif, liquide oléagineux très actif, auquel il a donné le nom de *phellandrine.*

Usages. Mode d'emploi. — Inusitée en France, la ciguë d'eau est employée en Allemagne sous différentes formes contre les toux catarrhales. La phellandrie est une plante vénéneuse pour le bétail, et mortelle pour les chevaux.

On pourrait considérer comme suspectes ou vénéneuses toutes les espèces du genre *Œnanthe* et, en particulier, *Œnanthe crocata*, L., *Œnanthe fistulosa*, L., qui ont donné lieu à des accidents.

PERSIL

Carum petroselinum, L.

Description. — Le persil, *Carum petroselinum*, L., plante cultivée dans les jardins, où elle se trouve souvent mélangée de pieds d'*Ethuse sauvage*, est une plante vivace du midi de l'Europe. Sa tige, cylindrique, striée, uniformément verte, ne présente jamais de macules. Les feuilles radicales, d'une verdure vive, fermes, sont bipennées, à lobes cunéiformes. Ses fleurs blanchâtres, d'un jaune plus ou moins verdâtre en boutons, sont réunies en ombelles composées sans involucre, mais à involucelle complet.

Les fruits, verdâtres d'abord, sont ovoïdes, comprimés par le côté, à côtes égales au nombre de 10 et légèrement blanchâtres; froissés, ils dégagent une odeur particulière aromatique.

La racine blanchâtre jaunit en vieillissant, devient grisâtre à la surface. Elle est de la grosseur du doigt. A la loupe. on remarque une écorce très épaisse, spongieuse, atteignant parfois la moitié du rayon, de couleur jaune tachetée de brun; la partie centrale plus claire est divisée par des stries triangulaires dont la base se confond avec l'écorce et réunies par leur sommet au centre de la racine. Son odeur est aromatique et chaude, sa saveur légèrement âcre rappelle celle de la carotte.

Composition chimique. — Les feuilles fraîches de persil contiennent un glucoside découvert en 1843 par BRACONNOT, l'*apiine*.

Les semences renferment une huile volatile, une matière grasse incristallisable, beurre de persil; une matière colorante jaune, un principe cristallisable, l'*apiol* ou camphre de persil, et un composé particulier, le *cariol*.

Usages. Mode d'emploi. — Les feuilles de persil, surtout utilisées comme condiment, le sont parfois comme résolutif, dans les contusions, les piqûres d'insecte, par application directe de la feuille.

Les fruits, peu usités, carminatifs, entraient dans la composition des « *quatre semences chaudes mineures* » des anciennes Pharmacopées (ache, ammi, carotte).

	CIGUË OFFICINALE *Grande ciguë*	ÉTHUSE
Racine.		Très frêle.
Tige.	Lisse, maculée à la base de taches rouges.	Frêle, glabre, unif mément pourpre striée verticalem de même couleu
Feuilles.	A nervures concaves supérieurement et convexes inférieurement.	A nervures bic vexes.
Fleurs.	Blanches.	Blanches.
Involucre.	Normal.	Nul.
Involucelle.	Normal.	Incomplet, bract existantes, extér rement linéaires
Fruits.	Ovoïdes à côtes ondulées.	Globuleux, côtes lis
Odeur.	Fétide.	Très fétide.
Cassure.	Suc blanc laiteux.	

CARACTÈRES DES CIGUËS

CIGUË VIREUSE	PHELLANDRIE	PERSIL
:ome tubéreux.	Racine pivotante, épaisse.	De la grosseur du doigt, à écorce très épaisse, centre rayonné.
		Striée.
:rvures générale- :nt biconvexes, :lquefois conca- :supérieurement.		Nervures biconvexes.
ches.	Blanches.	Jaune verdâtre en bout.
	Nul.	Nul.
)let.	Complet.	Complet.
:iques transver- :ment, à côtes :isses blanchâ- :.	Ovoïde brun roux.	Ovoïdes comprimés latéralement, verdâtres, dix côtes égales.
:se.	Odeur de cerfeuil.	Fraîche, aromatique, agréable.
:unâtre.		Suc blanc.

La racine jouit de propriétés diurétiques et est une des « *cinq racines apéritives* » du Codex.

ACHE DES MARAIS

Apium graveolens, L.

L'ache des marais, *céleri sauvage*, *Apium graveolens*, L., Ombellifère vivant dans les marécages des régions méridionales de l'Europe, espèce sauvage à laquelle on rattache l'origine du céleri cultivé, n'est employé que par sa racine, qui entre dans la composition des *cinq espèces diurétiques*.

FENOUIL

Fœniculum capillaceum, GILIB.

Provenance. Habitat. — Le fenouil, *Fœniculum capillaceum*, GILIB, est une Ombellifère qui croît spontanément en Europe méridionale et occidentale, en Asie Mineure et en Perse.

Matière médicale. — Ses fruits, dont on connaît plusieurs variétés suivant les provenances, ont le caractère général d'être des fruits longs, minces, droits ou légèrement arqués, à odeur agréable et douce, à saveur très aromatique.

Composition chimique. — Ils renferment une huile essentielle *anethol* ou camphre d'anis, à laquelle ils doivent leurs propriétés thérapeutiques.

Usages. Mode d'emploi. — Les fruits de fenouil formaient avec les fruits d'autres ombellifères (anis, carvi, cumin) « les *quatre espèces chaudes majeures* » des anciennes Pharmacopées. Associés aux fruits de carvi, d'anis, de coriandre, ils composent les « *quatre espèces carminatives* » du Codex actuel, « *semina dicta vulgo frigida* », de l'ancienne Pharmacopée.

La racine de fenouil est une des *cinq racines apéritives*.

THAPSIA

Le thapsia, *Thapsia garganica*, L., connu sous le nom de Bou-Nefa par les Arabes, est récolté par eux du mois de décembre au mois de mai. C'est une plante herbacée à feuilles coriaces. La racine pivotante a une écorce épaisse, parcourue par un assez grand nombre de canaux sécréteurs, sans odeur spéciale ; la saveur de cette racine est piquante et caustique.

L'écorce de racine de thapsia contient comme principe actif une résine très irritante qui occasionne souvent chez ceux qui récoltent cette plante des éruptions vives et abondantes.

Utilisée à l'intérieur par les indigènes, la *résine de thapsia* n'entre dans la Pharmacopée française que dans la fabrication du *sparadrap de thapsia* du Codex.

GOMMES RÉSINES DES OMBELLIFÈRES

ASA FŒTIDA

Provenance. — L'Asa fœtida est récoltée sur les racines de plusieurs espèces d'Ombellifères en Perse et en Afghanistan.

Matière médicale. — L'Asa fœtida se présente sous deux formes dont la plus commune, l'Asa fœtida en *masses*, est celle que nous décrirons. Cette gomme résine est brun roux en grosses masses inégales, bosselées, renfermant des larmes blanches ou jaunes. Elle est d'une consistance plus ou moins solide. Elle contient des débris de tiges, de feuilles, des grains de sable. Son odeur très forte et très pénétrante est une odeur alliacée. Sa saveur est amère et nauséabonde.

Composition chimique. — L'Asa fœtida contient une huile essentielle, une gomme, une résine et une essence. La résine distillée donne de l'*ombelliferone*.

Usages. Mode d'emploi. — L'Asa fœtida s'emploie sous forme de poudre, de teinture, d'émulsion. Dans le pays d'origine elle sert de condiment ; *stercus diaboli* pour les Européens, elle est pour les Orientaux le *cibus deorum*. La poudre d'asa fœtida se prescrit à la dose de 50 centigr. à 2 grammes.

GOMME AMMONIAQUE

Provenance. — La gomme ammoniaque est fournie par plusieurs espèces d'Ombellifères qui habitent la Perse, et en

particulier le *Dorema ammoniacum*, DON. C'est le suc qui
s'écoule de la tige du Dorema par les trous que percent certains coléoptères de l'ordre des Carabiques, coléoptères qui
vivent sur la plante en quantité considérable. Ce suc, desséché à l'air, est recueilli et expédié.

Matière médicale. — La gomme ammoniaque se présente sous la forme de larmes jaunes, ou de grosses masses
jaunes. Sa cassure est cireuse, sa saveur amère, son odeur
caractéristique mais non alliacée.

Composition chimique. — La gomme ammoniaque est
un mélange de gomme, de résine, mais ne fournit pas
d'ombelliférone.

Usages. Mode d'emploi. — La gomme ammoniaque,
employée en poudre (Codex), entre dans la composition de
certains sirops, de pilules, d'emplâtres. Son emploi médical
remonte à la plus haute antiquité. La poudre de gomme
ammoniaque se prescrit à la dose de 50 centigr. à 2 grammes.

GALBANUM

Le Galbanum est une gomme résine extraite de certaines
espèces d'Ombellifères, non encore déterminées, et provient également de Perse. Le galbanum se présente sous deux formes, le
galbanum mou ou du *Levant*, le *galbanum sec* ou de *Perse;* ce
dernier est le plus commun, il se présente sous forme de larmes
agglutinées les unes aux autres.

D'une composition complexe, le galbanum ne contient pas de
principe spécial.

Il est employé à la confection de certaines masses emplastiques;
il entre dans la composition de l'emplâtre de *diachylon gommé*.

II. — CUCURBITACÉES

Les Cucurbitacées ont les organes gorgés de suc aqueux auquel elles doivent des propriétés assez variées. Ces sucs sont
doux, sucrés, chez certaines espèces alimentaires, tels sont les
melons, la *pastèque*, le *concombre ;* ils peuvent être au contraire
d'une âcreté extrême due à la présence d'oléo-résines amères,
évacuantes, qui font de ces plantes des médicaments énergiques
ou redoutables. C'est le cas pour la *coloquinte* ou la *bryone*.

BRYONE

Bryonia dioica, Jacq.

Provenance. Habitat, — La Bryone, *navel du Diable, Bryonia dioica,* Jacq., est une plante sarmenteuse, grimpante, très commune dans les haies et les buissons. Les tiges de la bryone sont très longues et très grêles, rameuses. Ses feuilles pétiolées, cordées à la base, sont divisées en lobes anguleux de 3 à 5. Ses fleurs jaunes à calice campanulé et corolle rotacée, les mâles plus grandes que les femelles, sont disposées en cymes corymbiformes. Les fruits sont des baies globuleuses, rouges à la maturité.

Matière médicale. — La racine de cette plante, qui est la seule partie utilisée en pharmacie, est très grosse et charnue, cylindracée. Dans le commerce la bryone desséchée et coupée est en rouelles de diamètre très variable, en moyenne de 4 à 5 centimètres, et d'un demi-centimètre d'épaisseur. La surface plane de ces rouelles, d'un blanc jaunâtre, est marquée de stries concentriques très accentuées, et de nombreuses lignes radiales saillantes, rayonnant du centre à la circonférence. La surface latérale, gris jaune, est très rugueuse et ridée très profondément. La saveur de cette racine est âcre, amère et désagréable.

Composition chimique. — La racine de bryone contient une résine, une gomme, de l'amidon et deux principes amers, la *bryonine* et la *bryonitine*.

Usages. Mode d'emploi. — La bryone n'est guère employée, c'est un purgatif drastique énergique, comme le jalap ou la scammonée. La racine de bryone fraîche contient un suc que les paysans recueillent quelquefois au printemps, une cuillerée de ce suc est un purgatif énergique. Si le suc était récolté en automne, il faudrait se garder d'en administrer la même dose, car les effets purgatifs violents qu'il produirait pourraient être fâcheux.

En infusion, à la dose de 4 à 5 grammes p. 100, la bryone sèche est un bon purgatif.

COLOQUINTE

Cucumis colocynthis, L.

Provenance. Habitat. — La Coloquinte est le fruit du *Cucumis colocynthis*, L., plante originaire de l'Asie Mineure, cultivée en Espagne, d'où elle est importée, desséchée et privée de son enveloppe extérieure.

Matière médicale. — Elle est alors de la grosseur d'une petite orange, de consistance spongieuse et légère, de couleur blanche; elle est creusée intérieurement d'une cavité étroite divisant le fruit en trois secteurs réunis par leur partie périphérique. Chaque secteur est composé de deux compartiments remplis de substance spongieuse très amère, où sont de nombreuses graines. C'est la partie charnue qui compose les secteurs dont on fait usage en pharmacie.

Composition chimique. — Ce parenchyme contient une huile grasse, des principes résineux, de la *colocynthine* et divers produits communs. La colocynthine est le principe amer de la coloquinte, c'est une substance amorphe, rougeâtre.

Usages. Mode d'emploi. — La coloquinte s'emploie sous forme de poudre ou d'extrait, poudre à la dose de 20 à 70 centigrammes, extrait de 10 à 15 centigrammes. La coloquinte forme la base de pilules purgatives, pilules de coloquinte composées du Codex. La coloquinte est un purgatif drastique très énergique et toxique, qui à la dose de 3 à 4 grammes peut déjà donner lieu à des symptômes d'empoisonnement.

SEMENCES DE COURGE

Cucurbita pepo, Duch.

Les semences de *courge* ou de *citrouille* sont fournies par le *Cucurbita pepo*, Duch, qu'il ne faut pas confondre avec le *Lagenaria vulgaris*, Ser., qui comme fruit donne la *gourde des pèlerins*. La courge médicinale est la courge cultivée.

Ces semences sont ovales, aplaties, très rétrécies à une extrémité, et arrondies à l'autre, légèrement convexes sur les deux faces, recouvertes d'un tégument fort mince blanc verdâtre. Sa saveur est douce et huileuse.

Les graines de citrouille sont employées communément comme vermifuge; ses propriétés étaient déjà connues du temps de Pline. On les administre en émulsion, ou mieux sous forme de pulpe additionné de sucre, à la dose de 30 à 60 grammes.

III. — GRANATÉES

GRENADIER

Punica granatum, L.

Provenance. Habitat. — Le Grenadier, *Punica granatum*, L., est la seule espèce qui représente la famille des Granatées dans la matière médicale. Le grenadier est un arbuste de la France méridionale, de l'Espagne, de l'Italie, de Grèce. La partie surtout employée de cette plante est l'écorce de la racine. L'*écorce des fruits* a toutefois été employée comme tænifuge, mais l'écorce de la racine lui est aujourd'hui préférée.

Matière médicale. — L'*écorce de la racine* se présente dans le commerce en petits morceaux très irréguliers, les uns plus ou moins roulés, les autres incurvés, d'autres plats, mais ne dépassant pas un millimètre d'épaisseur, à bords taillés en biseau. La surface extérieure grise, gris jaune ou brunâtre, est généralement rugueuse, marquée de fissures. La surface interne est jaune roux, lisse ou plus souvent finement striée longitudinalement. La cassure de cette écorce est nette. Inodore, elle a une saveur amère et astringente.

Composition chimique. — L'écorce de racine de grenadier contient un principe actif auquel M. Tanret a donné le nom de *Pellétiérine*, alcaloïde liquide, volatil, mélange de deux pellétiérines *actives*, *la pellétiérine* et l'*isopellétiérine*, et de deux *inactives*, *la pseudopellétiérine* et la *méthylpellétiérine*.

Usages. Mode d'emploi. — L'écorce de racine de grenadier est un des meilleurs tænicides, mais le mauvais goût des préparations fait qu'on lui substitue, en pratique, un des sels des alcaloïdes actifs.

IV. — MYRTACÉES

Les Myrtacées sont des plantes des pays chauds. Ces plantes sont surtout odorantes, riches en essences stimulantes, quelquefois même irritantes, rassemblées dans des réservoirs, disséminés dans l'écorce, la fleur ou le fruit.

En distillant les feuilles et les fleurs du *myrte commun, Myrtus communis, L.*, on préparait une eau cosmétique ou *eau d'ange*. Plusieurs espèces sont employées comme épices et condiments, tel est le myrte-piment ou *toute-épice, poivre de la Jamaïque, Myrtus pimenta, L.*; le *clou de girofle*, etc. Les Myrtacées, grâce à leurs principes divers, et surtout leurs huiles fixes et volatiles, trouvent un emploi dans la thérapeutique, l'alimentation et l'industrie.

CLOUS DE GIROFLE

Les clous de girofle sont les fleurs du Giroflier. *Eugenia caryophyllata*, Thunb., récoltées avant qu'elles soient épanouies et desséchées au soleil. Le giroflier est un arbre cultivé à Zanzibar, à Maurice, à Bourbon.

Les clous de girofle se présentent dans le commerce sous la forme de petites tiges quadrangulaires rétrécies à la partie inférieure, portant à leur partie supérieure quatre petits lobes étalés et divergents surmontés d'un globule qu'ils entourent à la base. La longueur d'un clou de girofle est d'environ 12 millimètres, il est de coloration brune, le globule de teinte un peu plus claire. Son odeur est agréable, sa saveur forte, aromatique et piquante.

Les clous de girofle contiennent une huile essentielle, mélange en proportions variables d'un hydrocarbure particulier et d'*eugénol*.

Le clou de girofle est un excitant qui entre dans la composition de plusieurs médicaments composés, entre autres dans le *laudanum de Sydenham*.

Le clou de girofle est très employé comme épice.

EUCALYPTUS

Eucalyptus globulus, Lab.

Provenance. Habitat. — L'Eucalyptus, *Eucalyptus globulus*, Labill., qui fournit ses feuilles à la matière médicale, est un grand arbre qui peut atteindre des hauteurs considérables; originaire d'Australie, il est cultivé en France méridionale, en Algérie, en Italie.

Matière médicale. — Les feuilles d'Eucalyptus qu'on trouve dans le commerce se présentent sous deux formes en rapport avec l'âge de la branche qui les portait. Les feuilles de jeune rameau sont sessiles, ovales, cordées à la base, obtuses au sommet, à bords entiers, longues de 15 centimètres environ, larges de 4 à 8 centimètres à la base, de teinte vert bleuâtre ; elles deviennent coriaces et prennent une teinte jaunâtre à la longue. Les feuilles de branche âgée sont lancéolées, falciformes, longuement pétiolées, coriaces, rigides, longues de 20 centimètres et larges de 4 à la base, à bords entiers, d'un vert jaunâtre, tachetées de nombreuses ponctuations. Ces ponctuations sont dues à la présence dans le limbe de glandes qui contiennent un principe oléo-résineux. Les nervures secondaires se réunissant au bord du limbe forment une ligne sinueuse, le long de chacun des bords du limbe.

L'odeur de ces feuilles est forte et balsamique, surtout quand on les froisse ; leur saveur aromatique, puis chaude et amère, laisse ensuite une sensation de fraîcheur particulière.

Composition chimique. — A côté de différents produits tels que l'acide tannique, gallique, etc., les feuilles d'eucalyptus contiennent une *essence* dont la composition est assez complexe ; l'*essence d'eucalyptus*, distillée, fournit entre autres produits de l'*eucalyptol*, liquide incolore, dont l'odeur rappelle à la fois celle du camphre et de la menthe.

Usages. Mode d'emploi. — Les feuilles d'eucalyptus sont employées en infusion extérieurement ou en injection comme dans la blennorrhagie ; l'eucalyptol est prescrit sous forme de perles dans les cas de bronchite et de catarrhe.

ESSENCES DE NIAOULI ET DE CAJEPUT

Sous les noms d'essences de Niaouli et de Cajeput on désigne les produits obtenus par la distillation des feuilles de deux espèces de Myrtacées du genre *Melaleuca*.

L'essence de *Niaouli* est de consistance oléagineuse, jaune citron, d'odeur forte mais agréable, de saveur brûlante et amère.

L'essence de *Cajeput* est liquide, transparente, de couleur verdâtre, à odeur pénétrante et agréable, à saveur âcre et brûlante.

Ces deux essences, qui ont à peu près les mêmes avantages que l'essence d'eucalyptus, ont été très vantées à l'extérieur, contre le rhumatisme et les douleurs ; elles paraissent être analgésiantes.

V. — HAMAMÉLIDÉES

Les Hamamélidées, plantes à principes astringents, ne comptent qu'un petit nombre d'espèces toutes extra-européennes, et dont une surtout figure dans notre matière médicale.

HAMAMELIS DE VIRGINIE

Hamamelis virginica, L.

L'Hamamelis de Virginie est un arbrisseau qui se rencontre dans presque toutes les parties des États-Unis, particulièrement dans les bois humides, le long des rives orientales du Mississipi.

Cet arbrisseau est connu en Amérique sous le nom de noisetier de la sorcière, *Witch hazel*, *Winter bloom*, etc.

Les feuilles d'Hamamelis ressemblent un peu à celles du noisetier; elles sont alternes, simples, pétiolées, obovales, insymétriques à la base, dentées sur les bords. Ces feuilles n'ont pas d'odeur, mais ont une saveur astringente.

L'écorce d'Hamamelis est en morceaux irréguliers, incurvés, de longueur variable, assez épais. La surface extérieure est grisbrun, tachetée de blanc et de noir irrégulièrement. La face interne, striée, est brun cannelle. La cassure est incomplètement fibreuse. L'odeur de cette écorce est nulle, mais sa saveur très astringente.

L'action thérapeutique des feuilles et de l'écorce est due surtout à un tanin et à de l'acide gallique : utilisées sous forme d'extrait, on les prescrit dans les cas d'hémorroïdes, ou comme hémostatique, astringent.

VI. — ROSACÉES

Les Rosacées forment une famille dont l'aire de distribution géographique est très étendue. Les espèces qui la composent ont trouvé un grand nombre d'emplois dans l'industrie, l'horticulture, l'économie domestique, la médecine. La propriété la plus générale de ces plantes est l'astringence, leurs tissus renferment en effet une grande quantité de tanin, et à ce titre fournissent à l'industrie et à la médecine un grand nombre d'espèces utiles. Quelques plantes contiennent des substances mucilagineuses, tels sont les *pépins de coing*, de *pomme*, de *poire*, et en particulier l'écorce fournie par plusieurs espèces de *Quillaja* et importée sur nos marchés sous le nom de *bois de Panama.* Certaines Rosacées sont odorantes. Dans le groupe des Rosacées prunées, l'odeur développée est ordinairement celle de l'*acide cyanhydrique*, c'est ce que l'on peut remarquer pour les feuilles de *laurier-cerise*, pour les *graines de pêcher*, *d'abricotier*, etc. Chez certaines plantes l'odeur est due à la présence d'une huile essentielle, volatile, propre à chaque espèce, dont la plus connue et la plus en renom est l'*essence de roses;* chez d'autres, l'odeur est due à un principe particulier, comme cela est le cas pour la *spirée ulmaire.*

Les graines de plusieurs rosacées sont riches en huile fixe, la plus connue est l'*huile d'amandes douces.*

Peu de familles naturelles fournissent un aussi grand nombre de plantes utiles par leurs fruits ou leurs graines; c'est elle en effet qui comprend presque tous nos arbres fruitiers, et avec eux os *fraisiers* et les *framboisiers.*

Le bois de leurs arbres est utilisé en industrie; nombre d'espèces sont cultivées comme ornementation pour leurs fleurs, les *rosiers;* pour leurs fruits, *sorbiers, buisson ardent.*

Parmi les nombreux produits que les Rosacées fournissent à la matière médicale, nous n'étudierons que ceux qui sont conservés dans la pratique journalière.

KOUSSO

Hagenia abyssinica, WILLD.

Provenance. Habitat. — Le Kousso, *cousso, Hagenia abyssinica,* WILLD (*Brayera anthelminthica,* KUNTH.), est la seule espèce connue du genre Hagenia. C'est un arbre très commun et très ornemental, des parties montueuses de l'Abyssinie. Son feuillage rappelle celui des sorbiers et ses fleurs celles de l'aigremoine.

L'inflorescence (grappe de cymes) est composée de fleurs polygames dioïques [1].

Matière médicale. — Le kousso du commerce est formé par les inflorescences complètes récoltées avant la maturité des semences, et séchées au soleil. Ces inflorescences, plus ou moins tassées et brisées, sont quelquefois intactes

---

[1] Fleurs mâles et fleurs femelles sur des pieds séparés, et fleurs hermaphrodites sur tous les pieds.

et dans ce cas atteignent une longueur de 30 à 40 centimètres. Les paquets d'inflorescences sont composés spécialement soit de *fleurs mâles*, soit de *fleurs femelles*; celles-ci, les plus estimées, portent dans le commerce le nom de *kousso rouge* à cause de la matière colorante contenue dans leur enveloppe. Les *inflorescences mâles* au contraire ont une teinte brun verdâtre, d'où le nom de *kousso vert*. Le cousso a une saveur amère, désagréable, laissant dans la bouche une sensation de chaleur âcre.

Le kousso est importé en Europe par voie anglaise.

Composition chimique. — Cette plante renferme du tanin, une huile essentielle ayant l'odeur de la plante, une matière résineuse amère et un principe cristallisable, *koussine* ou *cosine*, principe *très voisin* de l'acide *filicique*.

Usages. Mode d'emploi. — D'un usage journalier en Abyssinie, il n'a été employé en Europe que depuis 1845 environ. Son action physiologique peu étudiée a été contestée ; néanmoins c'est un bon tænifuge. Le kousso se prescrit sous forme d'apozème à la dose de 20 grammes.

RONCES

Les Ronces, plantes communes à tiges rampantes ou grimpantes, chargées d'aiguillons, fournissent leurs feuilles ou leurs fruits; les framboises en effet proviennent du *Rubus idæus*, L. Les feuilles de la ronce commune, *Rubus fruticosus*, L., sont utilisées en médecine.

Ces feuilles desséchées ont pour caractère principal de porter sur le pétiole et en dessous des nervures principales, des aiguillons. Leur odeur est légèrement aromatique, leur saveur astringente.

Comme pour presque toutes les Rosacées, c'est le tanin contenu dans les feuilles qui fait de la ronce un médicament qu'on prescrit assez volontiers sous forme d'infusion comme gargarisme.

SPIRÉE

Spiræa ulmaria, L.

La Spirée ulmaire, *reine des prés, Spiræa ulmaria*, L., est une plante très commune dans les lieux humides et sur le bord des eaux. C'est une espèce vivace, dont les tiges dressées, glabres, rameuses au sommet, portent des feuilles décomposées, pinnatiséquées, et des fleurs blanchâtres réunies en cymes terminales très élégantes.

Les sommités fleuries sont seules utilisées actuellement, elles sont recueillies aux mois de juin, juillet. Les fleurs d'ulmaire sont très odorantes.

L'odeur spéciale de l'ulmaire est due à une essence spéciale composée principalement d'*hydrure de salicyle*, substance à laquelle la Spirée doit ses propriétés thérapeutiques.

FEUILLES DE LAURIER-CERISE

Prunus lauro-cerasus, L.

Provenance. Habitat. — Les feuilles de Laurier-cerise sont fournies par le *Prunus lauro-cerasus*, L., petit arbre de 4 à 6 mètres de haut, qui croît dans les bois de la région Caucasique, en Arménie, dans le nord de l'Asie Mineure, en Perse ; il est cultivé dans nos pays comme plante d'ornement.

Matière médicale. — Les feuilles de Laurier-cerise sont persistantes, alternes, ovales-oblongues, longues de 8 à 15 centimètres, à pétiole court. Le limbe ovale-oblong est épais, coriace, glabre, d'un beau vert, lisse, brillant en dessus, plus pâle sur la face inférieure, à bords entiers ou pourvus de quelques dents très courtes ; la nervure médiane, très proéminente à la face inférieure, porte des nervures secondaires arquées se rejoignant presque vers les bords de la feuille. Si on examine la face inférieure des feuilles, on remarque près de la base et de chaque côté de la nervure médiane deux ou quatre petites glandes, nues, brunissant rapidement quand la feuille est détachée de l'arbre ; ces glandes peuvent bien se voir également par transparence. Les feuilles fraîches de Laurier-cerise n'ont aucune odeur, mais froissées entre les doigts ou dans un mortier, elles exhalent une odeur très accentuée de kirsch.

Composition chimique. — Les feuilles sont les seules parties de la plante employées : soumises à la distillation en présence d'eau, elles donnent un hydrolat contenant une *essence* et de l'*acide cyanhydrique*. Ces produits n'existent pas tout formés dans les feuilles, mais sont dus à la réaction de deux produits particuliers réagissant l'un sur l'autre en présence de l'eau, un ferment végétal, la *synaptase* ou *émulsine*, et un glucoside, l'*amygdaline*, localisés dans deux tissus différents de la feuille par le professeur L. Guignard, qui a confirmé son observation par l'expérience directe, en faisant, suivant un mode opératoire spécial, réagir les cellules des deux tissus les unes sur les autres, et déterminant la formation des produits que nous avons signalés.

Usages. Mode d'emploi. — Les feuilles de Laurier-cerise ne servent qu'à préparer l'*eau de laurier-cerise* du Codex, prescrite en potion comme antispasmodique, analgésique.

Le principe actif de l'eau de laurier-cerise étant toxique à certaines doses, cet hydrolat doit être rigoureusement titré, ce que nous exposerons dans le chapitre de Pharmacie galénique.

AMANDES DOUCES ET AMANDES AMÈRES

Provenance. — Les amandes douces et les amandes amères sont les graines de deux variétés d'amandiers de même espèce, l'*Amygdalus communis*, L., var. *dulcis* pour les premières, var. *amara*, pour les secondes.

Matière médicale. — Les amandes sont des graines ovales, obtuses, larges à la base, pointues au sommet, comprimées, de 2 à 3 centimètres de longueur, recouvertes d'un spermoderme de teinte brun cannelle. La graine, dépouillée de son tégument, montre deux cotylédons blanchâtres, charnus, huileux, plans convexes. Le seul caractère organoleptique qui distingue les deux variétés d'amandes est la taille, qui est inférieure chez les amandes amères.

La saveur est le principal caractère différentiel de ces deux variétés. L'amande douce a une saveur douce; l'amande amère a une certaine amertume et rappelle le kirsch par son parfum.

Composition chimique. — Triturées avec de l'eau, elles forment une émulsion laiteuse, mais l'amande amère exhale l'odeur de l'acide cyanhydrique et d'une essence, l'*essence d'amandes amères*. La formation de ces deux principes en présence de l'eau est analogue à ce qui se passe pour les feuilles de laurier-cerise. Ces graines contiennent en outre une huile.

Usages. Mode d'emploi. — A part l'emploi industriel de ces deux produits, les amandes douces et amères ne sont utilisées en pharmacie qu'à la préparation du *looch blanc du Codex*.

Les amandes douces, qui contiennent de 50 à 55 p. 100 d'huile fixe, et les amandes amères, moins riches en huile fixe, servent à préparer industriellement l'*huile d'amandes douces*, qui entre dans la formule d'un certain nombre de préparations galéniques.

Avec le résidu ou tourteau, laissé par les amandes amères après l'extraction de l'huile, on prépare l'essence dite *essence d'amandes amères*.

ÉCORCE DE PANAMA

Quillaja smegmadermos, D. C.

Provenance. — L'écorce de Panama, appelée couramment dans le commerce *bois de Panama*, est fournie par le *Quillaja smegmadermos*, D. C., espèce chilienne.

Matière médicale. — Cette écorce se présente dans le commerce sous forme de morceaux plats, de taille très variable, mais de peu d'épaisseur. Cette écorce de teinte blanc sale ou blanc jaunâtre présente sur sa face extérieure des taches brunes et sur sa face interne des stries longitudinales. La cassure est très fibreuse et laisse échapper une poussière très irritante quand on en respire.

Composition chimique. — L'écorce de Panama contient une grande quantité de *saponine*, synonymie (*acide quillajaique* ou *sapotoxine*).

Usages. Mode d'emploi. — Cette écorce doit à la *saponine* les usages domestiques auxquels on l'emploie, nettoyage, dégraissage d'étoffes.

Au point de vue clinique, elle a la même action que le *Polygala senega* en décoction. La teinture faite avec cette écorce permet d'émulsionner les substances résineuses (*copahu, goudron, coaltar*).

VII. — LÉGUMINEUSES

La famille des Légumineuses emprunte son nom à la forme du fruit des plantes qui la composent, ce fruit est une gousse en général (*légume*). Cette grande famille présente des caractères assez variables, qui l'ont fait diviser par les botanistes en trois sous-familles : les *légumineuses Mimosées*, les *légumineuses Cœsalpinées*, les *légumineuses Papilionacées*.

Les *Mimosées* sont des plantes des pays chauds, abondantes dans les régions tropicales et subtropicales des deux mondes. Les propriétés principales des Mimosées sont dues d'une part à l'*astringence* de leurs écorces qui sont riches en tanin, en particulier l'*Acacia catéchu*, qui fournit les *cachous*, et d'autre part à la présence dans les écorces de principes gommeux auxquels on doit la formation des *gommes*, dont la plus répandue et la plus recherchée est la *gomme arabique* fournie par l'*Acacia arabica*, W.

Les *Cœsalpinées* sont également pour la plupart des plantes des pays chauds, elles sont employées à des usages très nombreux. Les propriétés médicinales les plus importantes qu'elles ont sont des propriétés *purgatives*, *laxatives* ; elles fournissent en effet les nombreuses espèces de *casse* et de *séné*.

Certains arbres de cette sous-famille fournissent des résines et en particulier un baume qui est sans contredit le médicament le plus usité des Cœsalpinées, le *baume de copahu*. Enfin les Cœsalpines comptent des arbres dont le bois est utilisé industriellement et quelques espèces tinctoriales, entre autres le *bois de campêche*.

Les *Papilionacées* se rencontrent dans presque toutes les régions du globe ; ce sont elles qui fournissent presque exclusivement les légumineuses alimentaires pour l'homme ou les animaux. Un principe azoté important, la *légumine*, donne la valeur nutritive qu'on reconnaît aux fourrages, tels que les *luzernes*, les *trèfles*, les *vesces*, les *lupins*.

Ce principe azoté, associé à une certaine quantité de fécule et de matière grasse, fait que les *pois*, *haricots*, *fèves*, *lentilles*, etc., sont des aliments de première importance pour l'homme. Les Papilionacées donnent à l'industrie des bois plus ou moins recherchés, tels que le *palissandre*, le *faux acacia*, *faux ébénier*, des matières colorantes, l'*indigo*, entre autres, emprunté aux indigotiers. Les Papilionacées ont été très employées ; à côté de produits inoffensifs fournis par ces plantes, le *baume de Tolu* ou du *Pérou*, souvent on rencontre des espèces à principes actifs très énergiques, nous citerons les *cytises*, les *genéts*, les *anagyres*, le *lupin blanc*, l'*ajonc épineux*; le *Baptisia tinctoria*, L., plante américaine, qui sont imputables d'intoxications assez fréquentes, la *fève de Calabar*, et le *genét à balais* dont les alcaloïdes, *ésérine* et *spartéine*, ont une action physiologique et thérapeutique très énergique.

CACHOU

Acacia catechu, W.

Provenance. — Sous le nom de cachou on comprend des produits astringents, d'origines différentes. Le produit qui nous intéresse le plus est celui fourni par l'*Acacia catechu*, W., arbre originaire des Indes Orientales, répandu au Bengale, au Pégu.

Le cachou est l'extrait aqueux, obtenu avec le bois de cet arbre.

Matière médicale. — Le cachou forme différentes espèces commerciales, dont la plus importante est le *cachou de Pégu*, ou de *Bombay*.

Le cachou se présente en masses aplaties formées de matière d'un brun roux ou noirâtre, dure, à cassure brillante, homogène, présentant des pores disséminés, comme produits par des bulles de gaz. L'odeur est presque nulle, mais la saveur de ce produit, astringente légèrement amère, laisse un arrière-goût sucré.

Composition chimique. — Le cachou est formé par de l'acide *catéchique* ou *catéchine*, et un tanin particulier, l'acide *catéchutannique*, soluble dans l'eau, l'éther et l'alcool.

Usages. Mode d'emploi. — Ce produit, employé comme astringent, entre dans un certain nombre de préparations galéniques.

SÉNÉS

Provenance. Habitat. — Sous le nom général de *Sénés* on comprend les *folioles* et les *fruits* de plusieurs espèces de *Cassia* pour lesquelles quelques auteurs ont fait un genre spécial, le genre *Senna*.

Les *folioles* de séné varient avec les espèces, glabres ou pubescentes, fragiles, quelquefois coriaces; elles présentent une nervure médiane d'où partent des nervures secondaires saillantes à la face inférieure, légèrement arquées, se rejoignant sur les bords. Les dimensions des folioles varient de 1 à 4 centimètres. Leur saveur douceâtre est plus ou moins amère et nauséeuse.

Les *fruits* de séné, improprement appelés *follicules*, sont *des gousses*, aplaties, membraneuses, plus ou moins coriaces, contenant plusieurs graines. Leur forme variable est plus ou moins réniforme.

Trois espèces de Cassia, surtout les *Cassia obovata*, Coll., *C. lenitiva*, Bisch., *C. angustifolia*, Vahl, fournissent les sénés du commerce. Chacune de ces espèces comprend plusieurs variétés : nous ne décrirons que les espèces commerciales, et parmi celles-ci, deux seulement arrivent surtout sur nos marchés, ce sont les *sénés de la Palte* et le *séné de l'Inde*.

Séné de la Palte. — Le séné de la Palte ou d'Alexandrie est récolté dans diverses parties de l'Egypte, préparé au Caire et expédié par la voie d'Alexandrie. Ce produit est formé de folioles plus ou moins brisés, de *C. lenitiva* et de *C. obovata*, parmi lesquels on remarque parfois des débris de feuilles spéciales ajoutés frauduleusement, coriaces, d'apparence blanchâtre, chagrinés sur les deux faces, mais dont les nervures secondaires ne présentent pas le caractère que nous avons indiqué plus haut; ces feuilles sont des feuilles d'*arguil*.

Séné de l'Inde. — Le séné de l'Inde ou de Tennevelly est fourni par le *C. angustifolia*; il tend à se substituer de plus en plus au séné de la Palte ; ses folioles peuvent atteindre jusqu'à 6 centimètres de long et une largeur de 15 millimètres ; elles sont membraneuses et de belle couleur verte.

Les follicules de ces deux espèces commerciales sont également employées.

Composition chimique. — La composition chimique du séné a donné lieu à différents travaux, mais est encore peu avancée; son principe actif paraît être l'acide *cathartique*, on y a trouvé également de l'acide *chrysophanique* et de la *chrysophanine*.

Usages. Mode d'emploi. — Le séné, folioles ou follicules, est un purgatif. Les folioles sont douées de plus d'activité que les follicules ; actives à la dose de 3 à 5 grammes, elles peuvent donner lieu à la dose de 10 à 15 grammes à des effets très accusés et trop violents.

Tout séné dont la teinte a passé, est devenu jaunâtre, doit être rejeté.

CASSE

La Casse est le fruit du *Cassia fistula*, L., arbre de 10 à 15 mètres de haut, originaire d'Éthiopie, aujourd'hui cultivé dans les régions tropicales des deux mondes. C'est une longue gousse plus ou moins cylindrique, noire, ligneuse, terminée à l'une de ses extrémités par une pointe mousse, et arrondie à l'autre extrémité où l'on peut remarquer le point d'attache du pédoncule.

Cette gousse mesure de 20 à 50 centimètres de longueur sur 2 à 3 centimètres de largeur. Le *Cassia fistula* n'est pas la seule espèce qui fournit la casse ; on utilise également les fruits d'autres casséficiers, tous plus ou moins comparables au fruit que nous avons décrit. La cavité du fruit est divisée en un certain nombre de loges remplies d'une pulpe noirâtre au milieu de laquelle se trouvent les graines.

La pulpe de ce fruit est seule employée en médecine comme laxatif doux à la dose de 10 grammes.

BAUME DE COPAHU

Provenance. Habitat. — Le baume de Copahu est une oléo-résine provenant d'un certain nombre d'espèces du genre *Copaifera*, arbres de l'Amérique tropicale, dont le plus important est le *Copaifera officinalis*, L.

Tous les organes de ces arbres (racines, tiges, feuilles) contiennent un appareil sécréteur très abondant, à réseau très ramifié, présentant des formes différentes avec les organes où il se trouve, à structure très réticulée, surtout dans chacune des zones d'accroissement développées dans l'épaisseur de la zone ligneuse.

Extraction. — Pour obtenir le baume de Copahu, on recueille le suc qui s'écoule des trous faits au tronc des Copaifera, avec un coin ou une tarière. En quelques heures il s'écoule la valeur de plusieurs livres de suc. L'extraction du baume de Copahu se fait principalement sur les bords de l'Orénoque, du Rio-Negro et des affluents septentrionaux de l'Amazone.

Matière médicale. — Le baume de Copahu est un liquide plus ou moins transparent, oléagineux, épais, visqueux, de couleur jaune ambré ou brun doré, à odeur très aromatique, tenace, saveur âcre, persistante. Il devient plus fluide sous l'action de la chaleur, il est soluble dans l'alcool fort, l'éther.

Composition chimique. — Le Copahu est une oléorésine analogue à la térébenthine. Sa composition est très variable, en rapport avec les différentes provenances des échantillons. Le copahu contient une huile volatile, de l'acide copahuvique et une résine molle.

Usages. Mode d'emploi. — Le copahu est un médicament préconisé dans toutes les affections catarrhales, catarrhe chronique des bronches, catarrhe vésical, blennorrhagie ; il s'emploie sous forme de pilules, de bols, de potions balsamiques ; quelques-unes de ces préparations galéniques sont inscrites au Codex, la *potion de Choppart*, l'*électuaire de copahu composé*.

GENÊT

Sarothamnus scoparius, Kch.

Provenance. Habitat. — Le *genêt à balais*, genêt commun, *Sarothamnus scoparius*, Kch (*Genista scoparia*, Lamk), est un arbrisseau très rameux, très commun dans nos bois, les landes, habitant les terrains sablonneux de l'ouest et du nord de l'Europe, et manquant sur le calcaire.

Description. — Cet arbrisseau, de la taille de 60 centimètres à 1m,50, a une tige dressée, à rameaux grêles, effilés, les feuilles inférieures sont pétiolées, trifoliolées, les supérieures sessiles, unifoliolées, obovées; pubescentes. Les fleurs sont grandes, jaunes, pédicellées, solitaires, disposées en grappes terminales, lâches, à corolle très grande, d'un beau jaune d'or, à calice tubuleux, bilabié, persistant.

Le fruit est une gousse oblongue, plus longue que le calice, très comprimée, noire, hérissée. Toutes les parties de la plante ont une odeur désagréable, une saveur amère et nauséeuse.

Composition chimique. — Le genêt à balais contient deux principes, la *scoparine* et la *spartéine*. La *scoparine* est une substance cristallisable en cristaux jaunes, insipides, inodores. La *spartéine* est un liquide huileux, d'odeur faible, très amère, incolore, brunissant au contact de l'air, à réaction alcaline. La spartéine est un alcaloïde.

Usages. Mode d'emploi. — La scoparine est une substance diurétique à la dose de 20 à 30 centigrammes ; la spartéine est un poison violent ; aussi faut-il considérer le genêt à balais comme plante fort suspecte et ne doit-on pas utiliser ses fleurs et ses boutons confits dans le vinaigre, comme cela a lieu dans certaines contrées. Le genêt à balai a été prescrit comme diurétique en décoction, aujourd'hui on n'utilise plus que les propriétés physiologiques de la spartéine, qu'on emploie sous la forme d'un sel, le sulfate de spartéine, dans certaines affections cardiaques.

CYTISES. — ANAGYRES

Les *Cytises* sont des plantes qui se rapprochent beaucoup des genêts ; ce sont des plantes inusitées en médecine, mais très toxiques. Comme l'a fait remarquer M. P. GUÉRIN[1] dans un travail très précis, plusieurs espèces de cytises contiennent un alcaloïde toxique, et la présence de cet alcaloïde n'est pas limitée à une seule espèce, le *Cytisus laburnum*, L., ou *faux ébénier*, comme le pensait M. CORNEVIN.

L'alcaloïde des cytises est la cytisine. La *cytisine* se rencontre dans les diverses parties de la plante. Deux cas d'empoisonnement mortel par les cytises ont été constatés dans le Yorkshire, chez des enfants qui avaient mangé le produit de cet arbre. Dans le Dauphiné d'ailleurs, le cytise, faux ébénier, est généralement regardé comme vénéneux par les gens de la campagne. Cette plante non médicale mérite donc une attention particulière.

Les *Anagyres* sont des plantes voisines du *lupin* ; une espèce,

[1] P. GUÉRIN. *Recherches sur la localisation de l'anagyrine et de la cytisine.* Thèse Éc. sup. Pharm. Paris, 1895.

l'*Anagyris fœtida*, L., qui croît dans le midi de la France, en Italie, en Algérie, fournit des graines susceptibles de produire des accidents : depuis longtemps déjà on savait que le lait de brebis ou de chèvres ayant brouté de cette plante avait mis des personnes en danger de mort. Ces propriétés si actives sont dues à un alcaloïde spécial, l'*anagyrine*, localisé dans les différentes parties de la plante par M. P. GUÉRIN (*loco citato*). Cet alcaloïde toxique agit sur la respiration et a une action cardio-vasculaire remarquable. L'anagyre fétide en infusion (8 à 16 grammes de feuilles) a des propriétés purgatives analogues à celles du séné. L'emploi thérapeutique de cette plante n'est pas très fréquent; l'action thérapeutique de l'alcaloïde a été plusieurs fois tentée, mais sans donner jusqu'ici de résultats précis ; en tout cas, c'est une plante dont il faut se méfier.

BAUME DE TOLU

Provenance. Habitat. — Le baume de Tolu est une drogue fournie par le *Toluifera balsamum*, MILL. grand arbre de la Nouvelle-Grenade. Récolté tout d'abord dans un district voisin de Carthagène, nommé *Tolu*, ce baume a conservé le nom de son pays d'origine.

Le baume ne paraît pas être sécrété par un appareil spécial, il coule des incisions faites au tronc du Toluifera. On le recueille et on l'expédie en Europe, principalement de Carthagène.

Matière médicale. — On connaît deux formes commerciales de baume, le *baume de Tolu sec* et le *baume de Tolu mou*.

Le baume de tolu sec est la forme commerciale la plus employée. Il se présente sous l'aspect d'une résine brun clair, solide, cassante, translucide en couche mince, et de couleur brun jaune ; il se ramollit à la chaleur de la main. Son odeur douce et agréable s'exalte par la chaleur, sa saveur légèrement aromatique a un arrière-goût âcre. Le baume de Tolu est soluble dans l'alcool, l'acide acétique.

Composition chimique. — Le baume de Tolu est de composition assez complexe; à la distillation sèche il donne des acides *cinnamique* et *benzoïque*, acides qu'il abandonne également lorsqu'on le fait bouillir avec l'eau.

Usages. Mode d'emploi. — Le Tolu ne sert qu'à préparer un sirop assez agréable employé pour édulcorer les tisanes, et à préparer des tablettes. Il en existe une teinture éthérée employée en pharmacie pour recouvrir les pilules d'une couche imperméable de résine (pour toluter des pilules).

FÈVE DE CALABAR

Physostigma venenosum, BALF.

Provenance. Habitat. — La fève de Calabar est la graine du *Physostigma venenosum*, BALF., seule espèce du genre. Le Physostigma est une liane dont la tige peut atteindre une vingtaine de mètres ; elle croît dans une région bien déterminée, près de l'embouchure du Niger et du vieux Calabar, dans le golfe de Guinée.

Matière médicale. — La graine, qui est la partie utile, est ovoïde plus ou moins réniforme, mesure 3 centimètres environ de longueur, sur 2 centimètres environ de large et presque autant d'épaisseur. Le bord le plus convexe de la graine présente un hile en forme de gouttière large de 2 à 3 millimètres avec un rebord saillant de chaque côté et une fente dans toute sa longueur, la divisant en deux parties égales ; souvent il reste attaché au hile des débris du péricarpe. La teinte générale des téguments de la graine est brun chocolat, le rebord du hile brun roux. Le tégument est lisse, coriace, légèrement chagriné. A l'intérieur les cotylédons sont d'un blanc pur.

Composition chimique. — Les fèves de Calabar contiennent un principe actif, la *physostigmine* ou *ésérine* (nom tiré du mot *éséré*, mot employé par les nègres pour désigner la plante). L'ésérine est un alcaloïde cristallisé, incolore. On a indiqué la présence dans la fève de Calabar de plusieurs autres alcaloïdes, l'*éséridine*, la *calabarine*, l'*éséramine*, principes actifs physiologiquement, mais beaucoup moins que l'ésérine.

Usages. Mode d'emploi. — Les propriétés toxiques de la fève de Calabar sont connues depuis longtemps des indigènes des rives du Niger. L'entrée de cette drogue dans la matière médicale ne date que de 1862, époque à laquelle le

9

docteur Fraser découvrit la propriété myotique de l'extrait de cette graine.

Il existe un extrait alcoolique de fève de Calabar au Codex, mais on utilise actuellement plutôt un des sels du principe actif, de l'ésérine, qu'on prescrit dans certains cas de chorée, d'épilepsie, de paralysie, et surtout sous forme de collyre en thérapeutique oculaire.

VIII. — RHAMNÉES

Les Rhamnées sont des plantes riches en principes amers, âcres, astringents ; quelques-unes sont purgatives ; d'autres ont des fruits qui contiennent une matière sucrée ou un principe mucilagineux qui les ont fait utiliser comme émollients et béchiques ; tels sont les fruits du *jujubier*. Deux espèces seulement sont intéressantes, le *nerprun* et le *cascara sagrada*.

NERPRUN
Rhamnus catharticus, L.

Provenance. Habitat. — Le *nerprun*, *Rhamnus catharticus*, L., fournit à la matière médicale ses fruits ou baies.

Description. — Le nerprun est un arbuste commun de nos régions à rameaux grisâtres, étalés, spinescents, à feuilles ovales, finement denticulées, brièvement pétiolées. Les fleurs verdâtres sont portées sur des rameaux très courts. Le fruit est globuleux, verdâtre, puis noir à la maturité.

Matière médicale. — Les baies de nerprun sont de la grosseur d'un pois, globuleuses, noires, luisantes à la maturité, présentant à la partie supérieure les restes du style et à la partie inférieure un réceptacle discoïde, restes du calice. Desséchées, elles sont plus ou moins polygonales, bosselées, et profondément sillonnées.

A maturité les fruits contiennent un suc vert, à réaction acide, dont l'odeur est nauséabonde, et la saveur douceâtre, puis amère et désagréable.

Composition chimique. — Les baies de nerprun renferment plusieurs matières colorantes ; leur principe actif n'est pas encore déterminé, mais c'est probablement un principe très voisin de la *cathartine* ou de la *franguline*.

Usages. Mode d'emploi. — Les baies de nerprun mûres ont des propriétés assez énergiques ; *dix* à *quinze* baies sont fortement purgatives, quelquefois même émétiques. On prépare avec le *suc* des baies un sirop, le *sirop de nerprun*, purgatif que l'on associe presque constamment à l'eau-de-vie allemande dans les prescriptions.

Le sirop de nerprun ne se prescrit guère seul comme purgatif, si ce n'est en médecine vétérinaire.

CASCARA SAGRADA

Le Cascara sagrada, *écorce sacrée*, est une écorce fournie par le *Rhamnus purshiana*, D. C., arbuste des côtes américaines de l'océan Pacifique et principalement de Californie.

Cette écorce de teinte brunâtre est en fragments de dimensions variables, généralement cintrés, présentant une face lisse, douce et polie, et une face finement striée ; la surface de cette écorce grattée prend sous l'influence de l'*ammoniaque* une *coloration rouge*.

Cette écorce contient en particulier de l'*acide chrysophanique*, et un corps cristallisé, la *cascarine*, auxquels elle doit ses propriétés laxatives.

On prescrit cette drogue sous forme de poudre, en cachets (25 centigr. par cachet, un ou deux par jour) ou sous forme d'extrait fluide.

IX. — ILICINÉES

Une seule plante de cette famille fournit un représentant à la matière médicale, c'est le *maté*.

MATÉ

Ilex paraguayensis, Sh.

Provenance. Habitat. — Le Maté, *thé du Paraguay*, thé des missions, *des Jésuites*, est formé par les feuilles de certains *Ilex*, qui au Paraguay, au Chili, en Bolivie, servent à préparer une infusion stimulante analogue au thé. L'espèce la plus importante qui fournit le maté est l'*Ilex paraguayensis*, S. H.

Matière médicale. — Le Maté se présente dans le commerce sous forme de feuilles brisées, coriaces, brunâtres, ou de poudre grossière préparée après un léger grillage. Cette poudre très grossière, de teinte vert brunâtre, dans laquelle on trouve de nombreux gros fragments, a une odeur de tan.

Composition chimique. — Le Maté renferme un alcaloïde, la *caféine* (1^{gr},50 p. 100), des huiles essentielles et des principes résineux. Sa composition est toutefois variable avec les différents produits commerciaux.

Usages. Mode d'emploi. — L'usage du Maté est répandu depuis les temps les plus reculés parmi les Indiens. Son infusion remplace pour eux le vin, le café, le thé. L'usage de cette substance tend à se répandre de plus en plus en Europe depuis quelque années; c'est un excellent adjuvant, un dynamophore, au même titre que le café, présentant en outre l'avantage d'être d'un prix beaucoup plus modique. La meilleure manière d'utiliser ce produit est l'infusion dont la saveur, moins astringente que celle du thé, laisse une légère amertume et un parfum tous deux agréables. L'infusion est en outre un excellent calmant de la soif.

X. — RUTACÉES

Les différentes plantes de cette famille auxquelles on a reconnu des propriétés médicamenteuses sont assez nombreuses. Dans certaines régions quelques-unes d'entre elles sont encore d'un usage assez courant, ici elles sont presque tombées dans l'oubli. L'*angusture vraie*, par exemple, n'est plus prescrite chez nous comme tonique et ne nous intéresse plus qu'à cause de la confusion qu'on peut faire de cette écorce avec une écorce similaire très toxique de fausse angusture, comme nous l'avons déjà fait remarquer en parlant de cette dernière.

Les Rutacées de notre matière médicale présentent des propriétés variables, selon qu'elles sont amères ou glanduleuses.

Les Rutacées à principes amers fournissent des toniques, des sudorifiques, tels le *quassia amara*, le *gayac*, l'écorce d'*augusture vraie*, aujourd'hui presque inusités.

Les Rutacées glanduleuses sont plutôt odorantes et stimulantes, quelquefois même à un degré dangereux, par exemple la *rue*. Quelques-unes fournissent des essences plus suaves ; parmi ces plantes nous citerons les *orangers*, les *citronniers*.

RUE

Ruta graveolens, L.

Provenance. Habitat. — La rue des jardins, rue commune, officinale, *Ruta graveolens*, L., est une plante herbacée, vivace, de l'Europe méridionale, qu'on trouve également en Orient.

Description. — Cette plante, haute de un demi à 1 mètre, à tige ramifiée, à feuilles alternes tri ou bipennées, épaisses, glabres, mates, d'un vert glauque, grandes de 10 à 15 centimètres, porte des cymes florales étalées, à fleurs jaune verdâtre. Les folioles de la taille de 1 à 2 centimètres portent une assez grande quantité de glandes internes qui par transparence leur donnent un aspect ponctué. Toutes les parties de la plante exhalent une odeur forte, vireuse, désagréable ; la saveur en est âcre, piquante, amère, nauséeuse.

Matière médicale. — Les feuilles sont la partie employée en pharmacie ; elles se présentent souvent brisées, leur teinte passée est grisâtre, leur odeur désagréable et fétide.

Composition chimique. — L'action physiologique de cette plante est due à une huile essentielle contenue dans toutes les glandes des parties vertes. L'*essence de rue* obtenue par distillation en présence de l'eau, est un liquide jaune pâle, fluide, à odeur désagréable, à saveur âcre et amère. Elle est en grande partie fournie par l'*acétone méthylnonylique*. La rue contient en outre un glucoside, la *rutine*, cristallisable en aiguilles fines jaune clair.

Usages. Mode d'emploi. — La rue a été un médicament très vanté par les anciens. En réalité, c'est un irritant, âcre, appliqué localement, mais c'est surtout un emménagogue et un antimétrorrhagique.

On a prétendu faire de la rue un abortif, mais ce sont là des propriétés très exagérées ; la rue est un médicament toxique à fortes doses, qui agissant comme les narcotico-âcres, mérite d'être employé avec certains ménagements.

BUCHU

Les feuilles de *Buchu* sont les feuilles de plusieurs espèces du genre *Barosma*, petits arbustes de l'Afrique méridionale, du Cap.

Les feuilles de Buchu sont petites (1 à 3 centimètres), de forme variant avec l'espèce, coriaces, glabres, vertes, à limbe denté en scie, marquées d'une grande quantité de glandes.

L'élément principal des feuilles de Buchu est une *huile essentielle volatile*, jaune verdâtre, à odeur assez agréable, rappelant la menthe et la bergamote.

Le Buchu est surtout employé en infusion à la dose de 20 à 30 grammes, comme diurétique, diaphorétique dans les maladies des voies urinaires.

JABORANDI

Pilocarpus pennatifolius, Lem.

Provenance. Habitat. — On utilise au Brésil, sous le nom général de *Jaborandi*, un grand nombre de plantes douées de propriétés sudorifiques ou sialagogues appartenant à des familles différentes. Les *jaborandi* de notre matière médicale sont des Rutacées du genre Pilocarpus ; l'espèce principale est le *Pilocarpus pennatifolius*, Lem. La partie employée en médecine est la feuille.

Matière médicale. — Les feuilles des Jaborandi sont des feuilles décomposées imparipinnées, mais on ne rencontre dans le commerce que des folioles. Ces folioles de dimensions variables ont en moyenne 8 à 10 centimètres de long sur 4 à 5 de large. Elles sont ovales-oblongues, un peu aiguës au sommet. De la nervure médiane partent des nervures secondaires, les nervures tertiaires s'anastomosent en réseau assez fin. Le limbe de ces folioles est glabre, coriace, vert clair, marqué de ponctuations transparentes. Ces folioles froissées dégagent une légère odeur aromatique agréable ; leur saveur est âcre, aromatique et chaude.

Composition chimique. — Les éléments particuliers qui existent dans les parties vertes de Pilocarpus sont une huile essentielle et un alcaloïde. L'huile essentielle y est en proportions faibles. L'alcaloïde, la *pilocarpine*, est un principe liquide, incolore, soluble dans l'eau, plus soluble dans l'alcool, le chloroforme, formant des sels cristallisables.

Usages. Mode d'emploi. — Le Jaborandi n'est plus guère employé directement en infusion à la dose de 1 à 5 grammes ; on substitue aujourd'hui un des sels de l'alcaloïde, qui agit comme diaphorétique et sialagogue.

QUASSIA AMARA

Provenance. Habitat. — Le Quassia amara, *bois de Surinam*, est la drogue fournie par le bois de *Quassia amara*, L , arbre originaire de la Guyane, aujourd'hui très cultivé dans les régions tropicales.

Matière médicale. — Ce bois se trouve dans les pharmacies sous la forme de bûches ou de copeaux, de couleur jaune pâle, à saveur très prononcée, très amère. On faisait autrefois avec ce bois les gobelets qu'on peut encore trouver dans certaines officines. Son principe actif est la *quassine*.

Usages. Mode d'emploi. — C'est un amer franc, ni aromatique, ni astringent, employé surtout autrefois comme eupeptique à l'état de macération, ou de vin, ou de teinture.

ORANGER

Citrus vulgaris, Riss.

Provenance. Habitat. — L'oranger à fruit amer, *bigaradier*, *Citrus vulgaris*, Riss. (*C. Aurantium*, var. *amara*, L.), fournit à la matière médicale ses feuilles et l'écorce de ses fruits. Le Citrus vulgaris est originaire de l'Inde, importé en Europe au xvᵉ siècle. Il est depuis cultivé dans l'Europe méridionale.

Matière médicale. — Les feuilles d'oranger sont ovales, lancéolées-acuminées au sommet, à pétiole ailé formant au-dessous du limbe une seconde feuille. Le limbe, entier ou très finement denté sur les bords, est glabre, coriace, vert, ponctué de nombreuses glandes transparentes.

Les fruits d'oranges amères ont la forme et les dimensions des oranges douces ; l'écorce de ces fruits est toutefois plus rugueuse. Cette écorce desséchée se présente sous forme de morceaux losangiques ou de rubans, de bandelettes plus ou moins étroites, la surface extérieure chagrinée est verte ou brun jaune, la surface interne blanche et spongieuse ; l'odeur de cette écorce est aromatique, la saveur amère.

Composition chimique. — Les feuilles contiennent un principe amer et une huile essentielle connue surtout sous le nom d'*essence de petit grain*.

L'écorce des fruits contient une huile essentielle, trois glucosides dont un, l'*aurantiamarine*, communique à l'écorce l'amertume et d'autres principes isolés par Tanret.

Les fleurs de bigaradier fournissent l'*essence de Néroli;* l'eau qui a servi à la préparation de cette essence constitue l'*eau de fleurs d'oranger.*

Usages. Mode d'emploi. — Les feuilles sont d'un usage courant en médecine populaire comme diaphorétiques. L'écorce de fruit sert surtout à préparer un sirop, *sirop d'écorce d'oranges amères*, et entre dans la formule de plusieurs préparations galéniques, l'*alcoolat vulnéraire*, le *baume Fioraventi*. Le sirop est un stomachique, carminatif, très employé pour masquer le goût de certains médicaments.

XI. — LINÉES

GRAINE DE LIN

Linum usitalissimum, L.

Provenance. Habitat. — La graine de lin est la semence du *Linum usitalissimum*, L., originaire du Caucase, actuellement cultivé dans de nombreuses contrées de l'Europe.

Matière médicale. — Les graines de lin sont petites, de 4 à 5 millimètres de long sur 2 à 3 millimètres de large, ovales, comprimées latéralement, allongées, à tégument luisant, de teinte jaune brun. L'albumen de ces graines est huileux.

La graine de lin plongée dans l'eau bouillante se recouvre d'un mucilage qui lui enlève son éclat brillant.

Usages. Mode d'emploi. — Cette drogue est employée en tisane comme émolliente. C'est un remède populaire contre la constipation ; dans ce cas on l'absorbe sans préparation. La poudre de cette graine servait surtout autrefois à préparer des cataplasmes émollients, qui ne sont plus guère employés aujourd'hui.

Industriellement le lin est employé comme substance textile, et ses graines servent à préparer une huile, l'*huile de lin*.

XII. — ÉRYTHROXYLÉES

COCA

Erythroxylon coca, LAM.

Provenance. Habitat. — La Coca est la feuille de l'*Erythroxylon coca*, LAM., arbrisseau de l'Amérique du Sud, cultivé aujourd'hui surtout en Bolivie. La Coca est pour les Indiens un masticatoire qu'ils emploient depuis les temps les plus reculés.

Matière médicale. — La feuille de Coca, courtement pétiolée, mince, fragile, a des caractères qui lui sont propres et la distinguent de toutes les feuilles employées en médecine. A l'état sec, bien plus qu'à l'état frais, cette feuille présente à la face inférieure une zone médiane plus ou moins brunâtre, qui a à peu près à son point le plus large le quart de la largeur de la feuille entière, et est séparée du reste du limbe par deux lignes courbes à peu près parallèles aux bords, ressemblant à des nervures, mais qui ne sont que des empreintes du bord de la feuille, empreintes disposées de cette façon à cause du mode de préfoliaison.

La feuille de coca est légèrement aromatique, à saveur amère et chaude.

Composition chimique. — Les feuilles de Coca renferment un tanin particulier, une essence et plusieurs alcaloïdes dont le nombre et la nature varient avec l'espèce, mais dont le plus important est la *cocaïne*.

Usages. Mode d'emploi. — La Coca est employée comme médicament d'épargne ou antidéperditeur, sous forme de teinture, d'élixir, d'extrait fluide, de vin. Nous ne ferons que signaler ici l'emploi du principal alcaloïde, la Cocaïne, comme anesthésique surtout local.

9.

XIII. — TILIACÉES

FLEURS DE TILLEUL

Les fleurs de Tilleul qu'on rencontre dans le commerce sont les inflorescences séchées de deux espèces d'arbres indigènes, le *Tilia platyphylla*, Scop, et le *Tilia ulmifolia*, Scop.

Ces fleurs sont petites, d'un blanc jaunâtre à l'état sec, d'odeur assez agréable.

Elles s'emploient sous forme d'infusion théiforme, comme tisane ; c'est un remède populaire.

XIV. — MALVACÉES

Les Malvacées fournissent à la matière médicale plusieurs drogues usitées en médecine populaire : d'une part, la *guimauve*, *Althæa officinalis*, L. ; d'autre part, la *mauve*, *Malva sylvestris* L.

On ne se sert plus guère que de la racine de guimauve qui se présente dans le commerce sous la forme de bâtons coniques plus ou moins longs, de couleur blanchâtre, empreints longitudinalement de sillons profonds ; la cassure en est grenue, l'odeur fade et la saveur mucilagineuse. On l'emploie en infusion comme émollient.

Les fleurs de mauve sont les parties de la plante les plus usitées. Cette plante est même l'objet d'une culture spéciale dans les environs de Paris et quelques départements de l'Est ; la plante cultivée est une variété de la plante sauvage : c'est la *Malva glabra*, Desv. Les fleurs qu'elle fournit sont beaucoup plus grandes et acquièrent par la dessiccation une magnifique teinte bleue. Ces fleurs sont employées comme pectorales.

XV. — STERCULIACÉES

SEMENCE DE KOLA

Sterculia acuminata, P. B.

Provenance. Habitat. — Comme le Maté, la Coca, les graines de kola sont consommées dans toute l'Afrique tro-

picale et équatoriale, à l'égal du thé et du café. Les graines
de kola proviennent de l'espèce botanique *Sterculia acuminata*, PAL. BEAUV. (*Cola acuminata*, ROB. BROWN). Le Sterculia
acuminata est un grand arbre de 10 à 20 mètres, dont le
port rappelle celui du châtaignier.

Matière médicale. — Les graines de kola sont recouvertes d'un testa membraneux, lâche, rouge ou blanc jaunâtre. Les cotylédons, au nombre de deux, trois ou quatre,
sont épais, durs, apprimés, plans, rouges ou jaunâtres. Ils
forment à eux seuls presque toute la graine. Par la dessiccation leur saveur devient plus douce, d'amère qu'elle était ;
en même temps la teinte de la graine extérieurement et
intérieurement se fonce, et passe au brun ou brun roux.

Composition chimique. — Les principes immédiats les
plus importants que contiennent les graines de kola sont
d'une part des alcaloïdes, la *caféine* dans la proportion de
1,82 p. 100 en moyenne, et la *théobromine*, 0,023 p. 100 ;
d'autre part, une substance appelée *rouge de kola*, sur
laquelle on a vivement discuté. D'après les derniers travaux de M. KNEBEL, il existe dans les graines de kola, en
plus des deux alcaloïdes, un *ferment spécial* saccharifiant
l'amidon et un *glucoside* constituant presque entièrement le
rouge de kola, auquel il a donné le nom de *kolanine*. Le
ferment, en réagissant sur le rouge de kola, dédouble le
glucoside qu'il contient en caféine et glucose, et une autre
substance à laquelle on a donné plus particulièrement le
nom de rouge de kola. Le rouge de kola à kolanine, ingéré
en présence de la salive et du suc gastrique, se dédouble
sous l'action du ferment spécial, et la caféine qu'il met en
liberté exerce une action physiologique très appréciable,
puisqu'elle peut atteindre jusqu'à 0,83 p. 100 de la matière
employée. L'action physiologique que M. HECKEL reconnais-
sait au rouge de kola à kolanine est donc réelle, et vient
ajouter son action à l'alcaloïde libre de la noix de kola.

Usages. Mode d'emploi. — La kola est employée en
thérapeutique comme tonique du cœur, et comme médicament d'épargne, sous forme d'extrait, de teinture ou de
vin. Souvent on lui substitue dans les prescriptions l'alcaloïde principal que la noix de kola contient.

CACAO

Theobroma cacao, L.

Provenance. Habitat. — Sous le nom de *Cacao*, on désigne commercialement les graines d'un petit arbre des régions tropicales, le *Theobroma cacao*, L. Cet arbre, qui n'atteint guère moins de 5 à 6 mètres de haut, est l'objet depuis longtemps déjà d'une culture toute spéciale dans toute la partie tropicale de l'Amérique du Sud. Ses graines sont en effet la source de toute une industrie et servent à préparer le chocolat. Il existe dans le commerce plusieurs variétés de cacao, nous ne citerons que le plus estimé, le *cacao caraque*.

Matière médicale. — Les graines de Cacao desséchées sont ovales, plus ou moins aplaties, de teinte variant du brun gris au brun roux, portant à son extrémité la plus large une dépression correspondant au hile. Elles ont environ 2 à 3 centimètres de long sur 1 centimètre et demi de large. Les graines de Cacao sont à péu près inodores ; comme pour le café, l'arome ne se développe que par la torréfaction. Le goût des graines est un peu amer et très légèrement aromatique.

Composition chimique. — Les éléments principaux qui entrent dans la composition du cacao sont, comme alcaloïdes, la *théobromine* et la *caféine*, le premier étant de beaucoup le plus important, et comme élément essentiel une matière grasse.

Usages. Mode d'emploi. — Le cacao n'a pas à proprement parler d'usage thérapeutique ; le chocolat sert à masquer le goût de certains médicaments et à ce titre rend des services en thérapeutique infantile. L'alcaloïde principal, la *théobromine*, a pris de l'importance dans ces dernières années comme médicament cardiaque, mais il est employé directement.

- La matière grasse contenue dans les graines de cacao est extraite par compression après torréfaction des graines. Cette matière grasse, désignée sous le nom de *beurre de cacao*, est utilisée en pharmacie pour la préparation de suppositoires, et sert de véhicule aux médicaments qu'on veut faire absorber par voie anale.

XVI. — TERNSTRŒMIACÉES

THÉ

Thea chinensis, SIMS.

Provenance. Habitat. — Le Thé est formé par les feuilles de l'espèce botanique *Thea chinensis*, SIMS., espèce originaire d'Assam et de Chine, qui est l'objet d'une culture spéciale dans une grande partie du territoire chinois, au Japon, dans l'Inde. La culture a formé plusieurs variétés dont le type botanique est le Thea chinensis.

Matière médicale. — Le Thé se présente dans le commerce sous deux formes principales, le *thé vert* et le *thé noir*, et pour chacune d'elles il existe un grand nombre de variétés commerciales de qualités très différentes.

Les *thés verts* sont des feuilles de Thea séchées au feu immédiatement après la récolte, roulées à la main et grillées. Ils sont caractérisés par une couleur vert foncé teintée de bleu. Leur odeur est faiblement aromatique, leur saveur âcre astringente et légèrement amère.

Les *thés noirs* sont des feuilles de Thea, séchées en partie à l'air, puis mises en tas pour leur faire subir une espèce de fermentation, et enfin roulées et grillées. Ils sont caractérisés par une couleur brun foncé ; plus légers que les thés verts, ils ont une odeur un peu différente, leur saveur est astringente.

Composition chimique. — Le Thé doit ses propriétés, comme le cacao et le café, à des *leucomaïnes xanthiques* (*adénine, théophylline, caféine*). Il renferme en outre une huile essentielle.

Usages. Mode d'emploi. — Le thé n'est pas un médicament vrai, il sert en infusion comme boisson stimulante, agréable.

XVII. — GUTTIFÈRES

GOMME GUTTE

Provenance. Habitat. — Sous le nom de *Gomme gutte* on désigne diverses gommes produites par des arbres du genre *Garcinia*, dont l'espèce la plus importante, le *Garcinia morella*, Desr., var. *pedicellata*, croît au Cambodge, au Siam, en Cochinchine.

La Gomme gutte, qui est contenue dans de nombreux canaux sécréteurs localisés dans toute l'épaisseur de l'écorce des arbres, se récolte en pratiquant aux arbres des incisions spiralées et en recueillant la gomme dans des tiges creuses de bambou. Elle se présente en longs cylindres et est désignée sous le nom de gomme gutte *en canon*, seule espèce propre à l'usage médical, la gomme gutte en gâteaux ou en masse étant de qualité très inférieure et chargée d'impuretés.

Matière médicale. — La gomme gutte en *canon* est dans le commerce en cylindres pleins de 20 centimètres de long et de 4 à 6 centimètres de diamètre ; la surface porte la trace des stries intérieures du bambou. La couleur est d'un beau jaune orangé. La saveur de la gomme gutte, peu prononcée laisse un arrière-goût âcre.

Composition chimique. — La Gomme gutte est formée d'un mélange de matière gommeuse et d'une résine spéciale à laquelle on a donné le nom d'acide *cambodgique*.

Usages. Mode d'emploi. — La Gomme gutte est un purgatif drastique qui ne doit jamais se prescrire seul, mais associé à un autre purgatif. Elle fait partie des *pilules d'Anderson*.

XVIII. — CARYOPHYLLÉES

SAPONAIRE

Saponaria officinalis, L.

Provenance. Habitat. — La Saponaire, *Saponaria officinalis*, L., est une plante herbacée, vivace, très commune dans les champs un peu humides, les bords des rivières. C'est une plante glabre à souche rameuse, rampante ; la tige robuste est dressée, un peu rameuse au sommet ; les feuilles sont grandes, oblongues ; les fleurs sont grandes, à calice tubuleux cylindrique, à pétales roses.

Matière médicale. — Dans le commerce on trouve les feuilles de Saponaire attachées à la tige. Ces feuilles sont opposées, ovales, lancéolées, de 4 à 5 centimètres de long sur 1 à 2 de large. Leur teinte est vert grisâtre, leur odeur nulle, leur saveur âpre et amère.

Les racines sont longues, grêles, dures, noueuses, grisâtres, ridées longitudinalement, de 3 à 5 millimètres de diamètre. Leur odeur est presque nulle, mais leur saveur mucilagineuse devient nauséeuse et âcre.

Composition chimique. — Toutes les parties de cette plante contiennent un principe particulier, la *saponine*, glucoside à propriétés physiologiques très actives.

Usages. Mode d'emploi. — Les feuilles et racines de saponaire ont été considérées très longtemps comme d'excellents dépuratifs, et prescrites dans la syphilis, les engorgements ganglionnaires ; il en existe encore aujourd'hui un sirop.

XIX. — POLYGALÉES

Les Polygalées sont des plantes amères ; plusieurs sont riches en tanin ; un grand nombre d'entre elles contiennent un principe âcre spécial connu sous le nom de *polygaline* ou *sénégine*.

POLYGALA DE VIRGINIE

Polygala senega, L.

Provenance. Habitat. — Le Polygala de Virginie est fourni par les racines d'une plante américaine, qui croît dans les forêts de l'Amérique du Nord, le *Polygala senega*, L.

Matière médicale. — Les racines de Polygala ont une forme spéciale, caractéristique. Ces racines sont en effet renflées au sommet en une tête épaisse portant les traces des rameaux aériens nombreux qui en naissaient. A la partie inférieure cette tête se prolonge en une racine pivotante conique, tortueuse souvent dans sa partie terminale et portant de nombreuses ramifications. La surface extérieure est de couleur gris jaune ou gris rougeâtre, striée longitudinalement, marquée de cicatrices arrondies provenant de la section des radicelles. La cassure de ces racines est nette. Les racines de Polygala senega ont une odeur rance, un peu nauséeuse, une saveur amère, âcre ; la poussière en est irritante.

Composition chimique. — L'écorce de ces racines contient surtout les principes particuliers de cette drogue ; une résine, une huile essentielle, *mélange de salicylate de méthyle et d'éther valérianique*, un principe, *polygaline*, qui est une saponine, et y existe dans la proportion de 10 p. 1 000.

Usages. Mode d'emploi. — Le Polygala de Virginie est employé comme expectorant, éméto-cathartique et sudorifique ; il se prescrit sous forme d'infusion ou plutôt d'extrait.

RATANHIA

Provenance. Habitat. — Les Ratanhia sont fournis par tout un groupe de plantes américaines, les *Krameria*. Les deux espèces principales sont le *Krameria triandra*, R. et Pav., *Ratanhia du Pérou*, et le *Krameria ixina*, T., *ratanhia de la Nouvelle-Grenade*. Les parties de la plante utilisées sont les racines.

Matière médicale. — Les racines de Ratanhia se présentent dans le commerce en morceaux plus ou moins longs, quelquefois plus ou moins brisés, de grosseur variant de la grosseur d'un tuyau de plume à celle du doigt. Ces fragments sont légèrement tortueux ou ondulés. L'écorce, épaisse, tient faiblement au bois, s'en sépare par larges plaques lorsqu'on veut ployer les racines. L'écorce est brun rougeâtre, le bois jaune, plus ou moins brun. L'odeur en est presque nulle, la saveur très astringente. Les deux espèces commerciales se distinguent par des caractères secondaires sur lesquels nous n'insisterons pas, les deux espèces pouvant être employées l'une pour l'autre, et étant inscrites toutes deux au Codex.

Composition chimique. — L'écorce de ces racines qui est surtout active renferme, comme principes particuliers, un tanin connu sous le nom d'acide *ratanhia-tannique*, et une petite quantité d'un corps odorant volatil, la *ratanhine*.

Usages. Mode d'emploi. — Le ratanhia est employé comme astringent contre les hémorragies, les diarrhées, sous forme de poudre, de décoction, d'extrait de teinture, de sirop.

XX. — VIOLARIÉES

PENSÉE SAUVAGE

Viola tricolor, L.

Provenance. Habitat. — La Pensée sauvage, *violette des champs*, est une des variétés de la *Viola tricolor*, L.; c'est la *Viola tricolor arvensis*, L. (*Viola segetalis*, Jord). C'est une petite plante très commune dans les champs et les moissons dont on emploie la tige avec ses feuilles et ses fleurs.

Matière médicale. — La Pensée sauvage est une plante glabre ou peu velue, à racine grêle, et tiges nombreuses dressées portant des feuilles crénelées, et des fleurs toutes fertiles, inodores, teintes de jaune et de violet plus ou moins foncé, portées sur des pédoncules plus ou moins longs naissant tous sur les tiges.

La pensée sauvage fournit un suc abondant, légèrement âcre. Les propriétés de la pensée sauvage ont été très exagérées, néanmoins elle agit sur les organes de sécrétion et d'excrétion urinaires, car elle communique à l'urine une odeur forte et fétide.

Usages. Mode d'emploi. — La pensée sauvage s'emploie en infusion à la dose de 30 à 60 grammes pour un litre d'eau.

XXI. — CRUCIFÈRES

Les propriétés des Crucifères sont assez uniformes. Beaucoup sont alimentaires par suite du dépôt des sucs qui s'amassent dans leurs divers organes, tels sont les *radis*, les *raves*, les *divers choux*, les *navets*. Les feuilles de plusieurs plantes de cette famille sont employées comme comestibles, soit cuites, le chou par exemple, soit crues, les *cressons*.

Toutes les Crucifères ont une saveur excitante, piquante, plus ou moins âcre; quelques-unes servent en économie domestique comme excitantes et digestives, telle est la graine de *moutarde blanche* qui sert à la fabrication d'un condiment très usuel.

Les Crucifères doivent ces propriétés excitantes à des *essences sulfurées*, de compositions variées suivant les espèces, et ce sont ces mêmes essences qui leur donnent leurs propriétés physiologiques.

Ces essences ne préexistent pas dans les divers organes de la plante mais résultent de l'action d'un *ferment* qui paraît être identique dans toutes les espèces de Crucifères, sur un *glucoside* variable avec les espèces. Ces deux principes sont répartis de façon différente dans la plante, comme l'a bien mis en lumière M. le professeur Guignard. Les cellules qui contiennent le ferment, la *myrosine*, sont des cellules spéciales, surtout très abondantes dans les graines. Le glucoside, *myronate de potasse*, est contenu dans les graines et dans toutes les cellules de réserve des organes végétatifs. Ce glucoside ne peut être dédoublé qu'autant que les organes où il se trouve contiennent des cellules à ferment, et ce ferment est toujours en quantité bien supérieure à celle qui est nécessaire pour décomposer le glucoside.

Les Crucifères fournissent à l'industrie des graines riches en huile fixe, qui servent à la fabrication des *huiles de colza* et de *navette*.

MOUTARDE NOIRE

Brassica nigra, Koch.

Provenance. Habitat. — La moutarde noire, *Brassica nigra*, Koch, fournit ses graines à la matière médicale.

Description. — La Brassica nigra est une plante couverte de poils rudes, épais, à tige dressée, rameuse, à rameaux étalés, à feuilles pétiolées, à fleurs jaunes, à sépales étalés;

le fruit est une silique courte. Cette plante est commune dans les champs, les lieux incultes.

Matière médicale. — Les graines de moutarde sont globuleuses, oblongues, ombiliquées, d'un diamètre de 1 millimètre environ. La surface de ces graines est chagrinée, réticulée, et de teinte brune ou brun noirâtre ; souvent elles sont recouvertes d'un enduit crétacé blanc, qui lorsqu'elles sont en masse leur donne l'apparence d'un mélange de graines brunes et blanc grisâtre. Plongées dans l'eau, ces graines se recouvrent d'un mucilage transparent ; triturées avec de l'eau, elles dégagent une odeur très piquante ; leur saveur est amère et devient par la suite âcre et brûlante.

On prépare avec les graines de moutarde une poudre connue sous le nom de *farine de moutarde*. Cette farine, riche en huile fixe, rancit et s'altère facilement.

Composition chimique. — Les graines de moutarde contiennent 23 p. 100 d'huile fixe, de la myrosine et un glucoside, la *sinigrine*, qui donnent naissance à une essence sulfurée, *isosulfocyanate d'Allyle*.

Usages. Mode d'emploi. — Les graines de moutarde pulvérisées servent comme révulsives, rubéfiantes. On prépare avec la poudre ou farine des *sinapismes* qui sont susceptibles comme la poudre de rancir, et demandent à être conservés dans des endroits secs ou à être fraîchement préparés.

CRESSON DE FONTAINE

Nasturtium officinale, R. Br.

Provenance. Habitat. — Le Cresson de fontaine, *Nasturtium officinale*, R. Br., est une plante vivace qui croît dans les ruisseaux et les eaux de fontaine et qui est l'objet d'une culture maraîchère.

Description. — C'est une plante à souche rampante, à tiges fistuleuses ascendantes, rameuses, à feuilles alternes épaisses, pinnatiséquées, à segments ovales, les latéraux inégaux, sinués, le terminal plus grand, cordé, à fleurs blanches disposées en grappes terminales.

L'odeur du cresson est spéciale et ne se dégage qu'en

froissant la plante. La saveur est légèrement amère et piquante.

Composition chimique. — Cette plante contient une essence spéciale, et comme toutes les plantes aquatiques des traces d'iode (Chatin).

Usages. Mode d'emploi. — Cette plante est employée comme diurétique, dépurative, antiscorbutique, et entre dans la préparation de l'*alcoolat de Cochlearia* et du *sirop et du vin antiscorbutique*.

RAIFORT

Cochlearia armoracia, L.

Provenance. Habitat. — Le raifort est la racine du *Cochlearia armoracia*, L., plante commune et cultivée dans l'Europe occidentale et septentrionale. Le Raifort est employé en Angleterre et en Allemagne comme condiment au même titre que la moutarde blanche.

Matière médicale. — La racine de raifort est longue, la grosseur variable, renflée en tête à la partie supérieure d'où part un bouquet de feuilles dentelées très grandes (50 à 60 centimètres). La racine est cylindrique, gris jaunâtre à l'extérieur, blanche à l'intérieur, à cassure courte et nette. Inodore, cette racine dégage, quand on la brise ou on la coupe, une odeur très forte, provoquant le larmoiement, sa saveur est légèrement amère et très piquante.

Composition chimique. — L'huile volatile, à odeur si forte qu'elle dégage quand on la brise, est due à la réaction que nous avons indiquée pour les Crucifères.

Usages. Mode d'emploi. — Cette racine est employée surtout à l'état frais pour préparer le *sirop* et le *vin antiscorbutique*, et l'*alcoolat de cochlearia*.

COCHLEARIA

Le *Cochlearia officinal*, herbe au scorbut, *Cochlearia officinalis*, L., est une plante spontanée sur le bord de la mer, et dans les lieux humides de l'Europe tempérée. C'est une petite espèce dont la tige haute de 10 à 20 centimètres, est tendre,

faible, anguleuse. Les feuilles radicales sont nombreuses, arrondies, cordiformes à la base, lisses, vertes, un peu concaves,
portées sur de longs pétioles, les feuilles supérieures sont alternes,
embrassantes. Les fleurs sont blanches et disposées en bouquet
terminal peu étalé. La saveur de cette plante est âcre et piquante,
froissée, elle exhale une odeur très prononcée, due à une essence
sulfurée spéciale, très âcre. Le principe actif réside surtout dans
les feuilles avant la floraison.

Le Cochlearia est une plante antiscorbutique, et à ce titre entre
dans la composition du *sirop* et du *vin antiscorbutique*, et avec
le raifort pour la préparation de l'*alcoolat de cochlearia* composé.

XXII. — PAPAVÉRACÉES

Les Papavéracées doivent leurs qualités thérapeutiques à la
présence de sucs propres. Ce suc est fourni par un appareil lati-
cifère très développé chez les plantes de cette famille. Le latex
de ces plantes a des propriétés vénéneuses, narcotiques, âcres,
irritantes, très prononcées; l'opium en effet n'est qu'un latex
épaissi, privé de son eau.

COQUELICOT

Papaver Rhœas, L.

Les fleurs du Coquelicot, *Papaver rhœas*, L., sont les seules
parties de la plante utilisées en pharmacie. Le Coquelicot est une
plante très commune dans les champs au moment de la moisson.

Le Coquelicot est une plante hérissée de poils raides, à tige
dressée, rameuse, portant des feuilles alternes, étroites, pinnatiséquées, à segments lancéolés, acuminés. Les fleurs sont grandes,
solitaires, terminales, à sépales fugaces couverts de soies rudes,
à quatre pétales grands, obtus, d'un beau rouge vif, présentant
souvent une tache noirâtre à la base.

Le suc laiteux de la plante renferme un alcaloïde particulier,
la *rheadine*, alcaloïde cristallisable non toxique.

Les fleurs de coquelicot sont employées comme pectorales.
Leurs pétales entrent dans la formule de l'*eau de Rabel*, à
laquelle ils communiquent une belle couleur rouge.

PAVOTS

Papaver somniferum, L.

Provenance. Habitat. — Les pavots sont les fruits ou capsules du *Papaver somniferum*, L. Le Papaver somniferum est une plante herbacée annuelle, dont la tige est haute de 1m,50 à 2 mètres, laiteuse, dressée, simple ou peu ramifiée ; les fleurs sont terminales, solitaires ; les fruits sont secs, capsulaires.

Cette espèce de Pavot, cultivée depuis très longtemps dans les champs, présente beaucoup de variétés et de formes, dont plusieurs ont été élevées au rang d'espèces ; nous nous bornerons à citer les deux grandes variétés de pavot, le *Papaver album*, pavot blanc ; le *Papaver nigrum*, pavot noir.

Matière médicale. — Les capsules de pavot sont très variables de forme, globuleuses ; elles sont plus longues que larges, ovoïdes, sphériques ou aplaties. Leurs dimensions sont 3 à 7 centimètres de haut sur 5 à 10 centimètres de large. Elles sont souvent déprimées sur leurs parties supérieure et inférieure. Elles portent à la partie supérieure un disque déprimé en son centre, et divisé en plusieurs lobes courts, relevés à leur extrémité ; sous ce disque il existe souvent à la maturité un certain nombre de pores qui laissent sortir les graines. A la partie inférieure, les capsules se rétrécissent et forment un col qui surmonte un anneau renflé, correspondant à leur point d'attache sur le pédicule.

La surface extérieure des capsules est lisse, de teinte brun jaunâtre clair, quelquefois mouchetées de taches noirâtres.

Intérieurement la capsule est divisée en un certain nombre de loges libres. Les cloisons incomplètes de ces loges sont formées par les bords des carpelles repliés en dedans et qui soudés entre eux constituent la capsule de pavot. Extérieurement on peut observer parfois sur le fruit des dépressions longitudinales qui correspondent à la ligne de suture des carpelles.

Les graines du *Papaver album* sont blanchâtres, ou un peu jaunâtres, petites.

Les capsules du *Papaver nigrum* se différencient des précédentes par leur taille, elles sont en effet beaucoup plus petites en général, de plus les graines de cette espèce sont noires ou bleues.

Composition chimique. — La composition chimique des têtes de pavot n'est pas encore complètement élucidée. Ces capsules contiennent certainement de la *morphine*, de la *codéine*, de la *narcotine*, mais les proportions dans lesquelles ces alcaloïdes s'y rencontrent sont fort discutées.

Les graines de pavot renferment une huile fixe, qui est extraite industriellement et connue sous le nom d'*huile d'œillette*. C'est surtout la variété Papaver nigrum qui fournit les graines nécessaires à cette industrie. Aussi cette variété est-elle l'objet d'une culture toute spéciale en Belgique et dans le nord de la France.

Usages. Matière médicale. — Les têtes de pavot ne sont guère employées qu'en médecine populaire, comme calmants. Elles servent à préparer un extrait et un sirop, le *sirop de pavot blanc*.

OPIUM

Provenance. Habitat. — Lorsqu'on fait des incisions à une capsule verte de pavot, *Papaver somniferum*, L., on voit sourdre de ces incisions un suc laiteux, blanchâtre ou blanc jaunâtre, qui desséché dans certaines conditions, constitue le produit connu sous le nom d'*opium*.

Les opiums se distinguent par leur provenance en opiums de Smyrne, de Constantinople, etc. Tous ces opiums, bien que de composition générale à peu près identique, diffèrent sensiblement entre eux quant à leur teneur en principes actifs. Ces différences de composition sont dues tant à la variété de pavot qui les a fournies qu'au climat, au mode de culture, au mode de récolte employé pour les obtenir.

Extraction. — L'extraction de l'opium commence immédiatement après la chute des pétales.; les capsules sont incisées avec des couteaux spéciaux au milieu de la journée; le latex qui s'est écoulé est enlevé le lendemain matin. Lorsque la quantité de latex récoltée est suffisante, on en fait un gâteau qu'on enveloppe de feuilles de pavot et qu'on met sécher à l'ombre. Ces gâteaux mous, manipulés avec des pilons de bois pour donner de la consistance à la drogue, sont façonnés en masses plus ou moins volumineuses, enveloppées dans des feuilles et expédiées. Les capsules de pavot ne sont incisées qu'une fois.

Matière médicale. — L'Opium, tel qu'il arrive dans le commerce, présente pour toutes les variétés commerciales les caractères généraux suivants. Cette substance est plutôt de consistance molle, mais elle se durcit et se sèche avec l'âge et à l'air. Granuleuse ou homogène, elle présente une couleur gris brun, qui peut varier jusqu'au brun roux et même au noir. Elle se laisse couper au couteau, et se ramollit entre les doigts. Sa saveur est amère, son odeur narcotique, terreuse, désagréable. Assez soluble dans l'eau, l'opium est soluble presque totalement dans l'alcool.

Nous ne décrirons pas les différentes variétés commerciales d'opium; cette description est superflue, car tout opium ne doit être employé qu'après un *titrage rigoureux* fait par le pharmacien. Le *titre* de l'opium officinal est fixé par la *Pharmacopée française* et doit ne contenir que 8 à 10 p. 100 d'eau, fournir 50 p. 100 *d'extrait*, et renfermer 10 à 12 p. 100 *de morphine*.

Composition chimique. — La composition chimique de l'opium est fort complexe, il y existe en effet une *pléiade* d'alcaloïdes, dont les plus importants sont la *morphine*, la *codéine*, la *narcéine*, la *narcotine*, la *thébaïne*, la *papavérine*, la *laudanine*, etc. Les autres alcaloïdes n'ont qu'une valeur scientifique; à côté des alcaloïdes on trouve la *méconine*, de l'*acide méconique*, et d'autres substances associées à des matières résineuses, des gommes, de l'albumine, du sucre, des sels.

Usages. Mode d'emploi. — L'action physiologique de l'opium est toute spéciale, les différents principes qu'il contient, n'ayant pas isolément la même action, font qu'associés ils donnent à cette drogue un caractère tout particulier et produisent des effets très divers et très complexes.

L'opium est un narcotique par excellence. Les formes sous lesquelles il s'emploie sont nombreuses, il entre dans la formule des préparations galéniques suivantes, *laudanum de Sydenham, laudanum de Rousseau, extrait d'opium, poudre de Dover, gouttes noires anglaises.* Les autres préparations galéniques du Codex sont à base *d'extrait d'opium;* ce sont la *teinture d'extrait d'opium,* l'*élixir parégorique,* le *sirop Diacode,* le *sirop d'opium,* l'*électuaire Diascordium.*

La posologie de ces différentes substances sera faite dans un chapitre spécial.

XXIII. — BERBERIDÉES

PODOPHYLLE

Le Podophylle est le rhizome d'une plante vivace américaine, le *Podophyllum peltatum,* L.

Ce rhizome se présente dans le commerce sous la forme de fragments aplatis de longueur variable et de 5 à 10 millimètres d'épaisseur, pourvus d'articulations noueuses. Sa surface est grise ou d'un brun rougeâtre. De la face inférieure des nœuds naissent des racines grêles plus pâles que le rhizome. La cassure de cette racine est farineuse, elle est blanche intérieurement, la saveur en est amère et nauséeuse.

On a isolé de ce rhizome une résine connue sous le nom de *podophylline* ou *podophyllin,* substance complexe, et qui est la partie active de la drogue.

Le podophyllin est plus souvent employé (à la dose de 3 à 4 centigrammes) que le rhizome de podophylle. Le podophyllin est un purgatif qui donne de bons résultats associé à d'autres médicaments tels que l'extrait de belladone, ou le savon médicinal, prescrit en pilules.

XXIV. — MÉNISPERMÉES

RACINE DE COLOMBO

Chasmanthera palmata, H. Bx.

Provenance. Habitat. — Le Colombo est une plante qui présente quelques ressemblances avec la bryone. C'est une plante indigène des régions tropicales, des forêts de Mozambique et de l'Afrique orientale. Le colombo est le *Chasmanthera palmata*, H. Bn.

Matière médicale. — Les racines de cette plante utilisées en médecine sont grosses, charnues. Elles se trouvent dans le commerce sous forme de rouelles de 3 à 8 centimètres de diamètre. Leur configuration est analogue à celles de la bryone. La surface plane de ces rouelles, de teinte jaune sale ou jaune verdâtre, présente des stries radiales apparentes surtout dans la partie extérieure, et une zone circulaire grise très apparente qui sépare le bois de l'écorce; celle-ci atteint environ en épaisseur le quart du diamètre total de la racine. Cette racine se distingue de la bryone par l'absence de lignes radiales saillantes et de stries concentriques. La surface latérale de la racine de colombo est très ridée et de teinte gris brun. La cassure de cette drogue est courte et rugueuse. Son odeur désagréable quand on la sent en masse, sa saveur d'une amertume très accentuée et très tenace.

Composition chimique. — La racine de colombo doit ses propriétés à trois principes particuliers, la *columbine*, l'*acide columbique* et la *berbérine*.

Usages. Mode d'emploi. — Le colombo est employé comme tonique amer; dans les cas de dyspepsie, on le prescrit sous forme d'extrait, de teinture ou de vin.

COQUE DU LEVANT

Anamirta cocculus, WIGHT et ARNOTT.

La Coque du Levant est le fruit d'une liane grimpante de l'Inde orientale et des îles de la Malaisie. Cette liane est l'*Anamirta cocculus*, WIGHT et ARNOTT.

Les fruits de cette plante tels qu'on les trouve dans le commerce sont des drupes secs, ovoïdes, subréniformes, de la taille d'un gros pois ou d'une petite noisette. Leur surface est noirâtre, ridée, chagrinée. La face dorsale porte une petite crête saillante, la face ventrale une cicatrice et un petit tubercule auxquels vient se terminer la crête de la face dorsale. Ils contiennent un noyau épais, ligneux.

On a isolé de la graine un principe connu sous le nom de *picrotoxine*, produit très toxique.

Les Coques du Levant ne sont qu'un médiocre médicament, elles servent surtout dans un but illégal pour donner à la bière une amertume spéciale : l'usage de telles boissons n'est pas sans danger.

XXV. — MAGNOLIACÉES

ANIS ÉTOILÉ

Illicium anisatum, Lour.

Provenance. Habitat. — L'Anis étoilé, *badiane*, est le fruit de l'*Illicium anisatum*, Lour. Les Badianiers appartiennent à l'Amérique du Nord, aux Antilles, à l'Inde, à la Chine, au Japon ; mais le véritable Badianier officinal est celui de la Chine ou du Japon, auquel on substitue quelquefois les *Illicium Floridanum* et *parviflorum*, plantes américaines.

Matière médicale. — Le fruit de l'*Illicium anisatum* est composé de 8 carpelles ligneux de couleur brunâtre, disposés en étoile autour d'un axe central. Ces carpelles s'ouvrent suivant leur angle interne et leur suture ventrale et contiennent chacun une graine. Cette graine, d'un rouge brun, de forme ovalaire, de surface lisse, très dure et luisante, a un albumen abondant, huileux.

Le principe actif de l'anis étoilé est une *huile essentielle* dont le siège est dans la partie parenchymateuse du carpelle.

Tout le fruit a une odeur très agréable, très douce, se rapprochant beaucoup de l'odeur de l'essence d'anis vert.

Usages. Mode d'emploi. — L'anis étoilé importé de Chine en Angleterre, à Bordeaux, à Amsterdam, sert à la fabrication de liqueur de table telle que l'*anisette*. Il jouit de propriétés stimulantes et carminatives qui le font employer en infusions digestives et stomachiques dans les atonies gastro-intestinales et les dyspepsies. On peut encore le prescrire sous forme de poudre associé à d'autres médicaments, distribués et divisés en cachets médicamenteux.

XXVI. — RENONCULACÉES

Les Renonculacées, plantes qui habitent surtout les régions tempérées, sont en général des plantes suspectes, âcres, caustiques, souvent très vénéneuses.

ACONITS

Provenance. Habitat. — Les Aconits dont on utilise plusieurs espèces en médecine sont des plantes des régions montagneuses de l'Europe et de l'Asie. Elles sont caractérisées par leurs fleurs irrégulières. Le calice de ces fleurs est formé de cinq sépales pétaloïdes, caducs, inégaux; les deux antérieurs sont très petits, le postérieur très grand en forme de casque. La corolle est composée de cinq pétales, les deux postérieurs en forme de bonnet phrygien au sommet d'un onglet grêle et allongé, logés dans la cavité du sépale correspondant, les trois autres pétales très petits ou nuls.

Les feuilles et les racines de ces plantes sont surtout utilisées; l'espèce employée dans la Pharmacopée française est l'*aconit napel*, *Aconitum napellus*, L. (*Delphinium napellus*, H. Bx.).

Description. — L'Aconit napel est une plante vivace de toute l'Europe, vivant surtout dans les lieux ombragés. En France on la trouve dans le Dauphiné, la Provence, le Languedoc, l'Auvergne, les Pyrénées, le Jura, les Vosges, les Alpes; on peut la rencontrer dans les environs de Paris à Marines, à Mareuil-sur-Ourcq, mais c'est une plante rare. Elle est souvent cultivée comme plante d'ornement.

L'Aconit napel a une souche épaisse, munie de racines charnues. Sa tige élevée, ferme, dressée, rameuse au sommet, porte des feuilles pétiolées, palmatiséquées, à segments divisés en deux ou trois lobes linéaires lancéolés. Les fleurs sont assez grandes, bleues, disposées en grappes oblongues, assez serrées.

Matière médicale. — La racine d'aconit, charnue, a une forme de navet qui se termine plus ou moins brusquement en pointe, longue de 7 à 8 centimètres. Elle porte un certain nombre de radicelles disposées en cercles transversaux plus ou moins réguliers. Souvent dans les racines desséchées on ne voit plus que les empreintes laissées par les cicatrices de ces radicelles. A l'état frais elle a une odeur de radis, une saveur douce puis âcre, accompagnée d'une sensation de picotement. A l'état sec la surface extérieure est très ridée dans le sens longitudinal dans les racines jeunes, lisse ou faiblement striée dans les racines âgées.

La couleur des racines sèches est de teinte brun plus ou moins foncé. La cassure est nette et la surface de la cassure est farineuse d'un blanc jaunâtre ou grisâtre.

Les feuilles de l'Aconit napel sont longues de 10 à 15 centimètres, le pétiole représentant à peu près la moitié de la longueur totale. Le pétiole est étroit sans stipules, creusé sur sa face supérieure d'une gouttière longitudinale. Le limbe aussi long que large, glabre, palmatiséqué, formé de cinq à sept segments étroits à la base, divisés chacun vers le haut en trois lobes secondaires, ou même bifides ou trifides.

Composition chimique. — L'Aconit napel contient un certain nombre de principes immédiats toxiques. On connaît en effet cinq alcaloïdes : un cristallisable, l'*aconitine;* quatre amorphes, la *napelline*, l'*homonapelline*, l'*aconine*, l'*isoaconitine.*

Toutes les parties de l'Aconit napel renferment de l'aconitine, mais en proportions très variables. Les racines en renferment beaucoup plus que les feuilles, les racines contiennent en effet de 2 à 5 p. 1 000 d'alcaloïdes, les feuilles six fois moins environ. Cette différence qui existe entre les racines et les feuilles est susceptible de variations considérables par rapport au mode de récolte des différentes parties de la plante, au milieu dans lequel la plante a vécu. Les feuilles pour être actives doivent être cueillies au commencement de la floraison, les racines récoltées après la floraison. L'aconit sous toutes les formes de préparations galéniques est donc susceptible de donner des médicaments très variables en principes actifs, les prescriptions de médicaments à base d'aconit sont donc suspectes et demandent à être employées avec beaucoup de prudence et de ménagements. Chaque fois qu'on pourra le faire, il sera *préfé-*

rable de substituer à la prescription de l'aconit les prescriptions d'un sel de l'alcaloïde.

Usages. Mode d'emploi. — On emploie généralement l'aconit sous forme d'*alcoolature;* l'alcoolature de racines, susceptible de variations et contenant de grandes quantités de principe actif, peut donner lieu à des surprises fâcheuses, aussi n'est-elle employée que sur désignation spéciale faite dans la prescription par le médecin.

L'aconit est employé contre la toux, la coqueluche, l'asthme.

HYDRASTIS CANADENSIS

L'*Hydrastis canadensis*, L., est une plante du Canada et des États-Unis. La partie de la plante employée est le rhizome.

Ce rhizome se trouve dans le commerce en morceaux très irréguliers, noueux, tordus. La surface extérieure très ridée est de teinte gris foncé, présente des stries transversales et des cicatrices provenant de la section des tiges. La cassure de ce rhizome est courte, son odeur aromatique désagréable, sa saveur très amère.

Le rhizome d'Hydrastis contient trois alcaloïdes, l'*hydrastine*, la *berbérine*, la *canadine*, une huile volatile, une résine amère et d'autres principes communs.

L'Hydrastis employé sous forme de teinture ou d'extrait fluide a été vanté dans ces dernières années comme tonique, diurétique et dans les cas d'hémorrhagie utérine.

ANÉMONE PULSATILLE

L'anémone pulsatille, plante printanière, commune, l'*Anémone pulsatilla*, L., croît dans les terrains sablonneux. Ses feuilles à divisions linéaires sont couvertes de longs poils ; ses fleurs solitaires, grandes, campanulées, sont de belle teinte violette.

Cette plante renferme un principe cristallisé, l'*anémonine* ($C^{10}H^8O^4$) très voisin de la *cantharidine* ($C^{10}H^{12}O^4$). Comme la cantharidine, l'anémonine est un vésicant énergique, de même fonction chimique. Pour MEYER, il existe une relation étroite entre ces deux principes. La larve des cantharides affectionnant les diverses espèces d'anémone, cet auteur pense que la cantharide absorberait l'anémonine et transformerait physiologiquement cette substance en cantharidine, par fixation d'hydrogène.

LIVRE III

MÉDICAMENTS CHIMIQUES D'ORIGINE MINÉRALE

CHAPITRE PREMIER

CORPS SIMPLES. — CORPS NEUTRES

I. — MÉTALLOÏDES

OXYGÈNE

État naturel. — L'oxygène se trouve à l'état naturel dans l'air et dans les eaux à l'état de solution.

Préparation. — L'oxygène gazeux se produit dans la décomposition pyrogénée de certains composés oxygénés et se prépare le plus communément par l'action de la chaleur sur du chlorate de potasse additionné de bioxyde de manganèse.

Caractères. Propriétés. — L'oygène est un gaz incolore sans odeur ni saveur.

Un litre d'oxygène pèse 1 gr. 43 dans les conditions normales de température et de pression.

L'oxygène est soluble dans l'eau, un litre d'eau en dissout 28 centimètres cubes à la température de + 20° centigrades.

L'oxygène pur tel qu'on doit l'employer en thérapeutique doit présenter les caractères suivants :

a. Rallumer une allumette présentant encore un point en ignition.

b. Recolorer en bleu une solution d'indigo décolorée.

c. Ne pas rougir le tournesol bleu (*absence de vapeurs acides*).

d. Ne pas troubler l'eau de chaux (*absence d'acide carbonique*).

e. Ne pas troubler une solution d'azotate d'argent (*absence de chlore*).

Usages. Mode d'emploi. — L'oxygène est utilisé à l'état gazeux en inhalations ou en applications topiques.

La solution obtenue en *gazéifiant* l'eau avec de l'oxygène, sous une pression de 7 à 8 atmosphères, a été vantée comme reconstituant et stimulant digestif. Il ne faudrait pas *confondre* cette solution aqueuse avec l'*eau oxygénée*, nom vulgaire du bioxyde d'hydrogène.

L'eau oxygénée est en effet une combinaison chimique ; la solution aqueuse d'oxygène est au contraire une solution analogue à une eau gazeuse quelconque artificielle, l'eau de Seltz par exemple.

AZOTE

Etat naturel. — L'azote se trouve à l'état naturel dans l'air et dans les eaux à l'état de solution.

Usages. Mode d'emploi. — La présence de l'azote à l'état gazeux dans certaines eaux minérales, et l'action salutaire de ces eaux dans le traitement de certaines affections, ont fait attribuer à ce corps une valeur thérapeutique. Actuellement on pense que l'azote possède une action sédative et que c'est grâce à cette action que les eaux minérales où il se rencontre donneraient d'heureux résultats dans le traitement de la coqueluche, de la toux nerveuse, de la tuberculose au début.

L'azote ne pouvant donc pas être considéré comme un médicament réel, nous n'insisterons donc pas davantage sur son mode de préparation et ses propriétés.

CHLORE

Préparation. — Le chlore s'obtient par la décomposition de l'acide chlorhydrique par le bioxyde de manganèse.

Caractères. Propriétés. — Le chlore est un gaz jaune

verdâtre, d'odeur suffocante. Sa densité est élevée, $d = 2,44$; il est plus lourd que l'air. Soluble dans l'eau, un litre d'eau dissout 1 lit. 5 de chlore à la température de $+ 12°$ centigrades.

Usages. Mode d'emploi. — Le chlore est l'agent le plus puissant de décoloration et de désinfection, mais l'action très irritante de ce gaz le rend inutilisable. Aussi emploie-t-on de préférence les hypochlorites dont l'action moins vive est analogue toutefois à celle du chlore; ils agissent en effet comme réducteurs, et mettent de l'oxygène en liberté.

IODE

État naturel. — L'iode se trouve *dans les cendres des varechs* et *des algues* à l'état de combinaison avec la soude et la potasse. Il se rencontre également dans quelques phosphates et nitrates naturels, dans certaines eaux minérales, et, d'après CHATIN, dans toutes les plantes d'eau douce.

Combiné à des substances albuminoïdes il existe dans quelques glandes animales (*glandes thyroïdes*). C'est vraisemblablement sous une forme analogue qu'il préexiste en partie dans les *fucus* et les *éponges*.

Préparation. — L'industrie extrait l'iode des iodures alcalins que contiennent les varechs fermentés, et de l'azotate de soude naturel du Chili.

Caractères. Propriétés. — L'iode se présente sous la forme de cristaux aplatis, d'un éclat très métallique. A la température ordinaire ce corps répand des vapeurs d'une odeur prononcée et spéciale.

Une partie d'iode se dissout dans 7000 parties d'*eau*, 52 parties de *glycérine*, 12 parties d'*alcool*. Soluble dans l'*éther* et le *chloroforme*, l'iode se dissout également avec facilité dans les *corps gras*, la *vaseline*, la *lanoline*.

Les solutions d'iodures alcalins jouissent de la propriété de dissoudre d'assez fortes proportions d'iode. Cette propriété n'est pas due à une combinaison de l'iode aux iodures dissous; l'agitation d'une telle solution avec de l'éther ou du chloroforme permet en effet d'enlever à cette solution l'iode dissous.

Le charbon possède la propriété de précipiter l'iode de toutes les solutions où il se trouve à l'état libre.

L'iode se combine à l'amidon pour former avec lui une laque d'un bleu foncé, l'iodure d'amidon. La coloration de l'iodure formé disparaît à une température modérée (+ 80°), pour réapparaître par le refroidissement. Une température supérieure, l'ébullition, détruisent complètement la coloration par suite de décomposition de l'iodure d'amidon et volatilisation de l'iode. La facilité extrême de production de l'iodure bleu d'amidon, a fait de l'amidon le *réactif spécial* de l'iode. Une bande de papier amidonné, humide, mise en présence de vapeurs d'iode, prend rapidement une coloration bleue. Cette réaction très sensible permet de déceler des traces d'iode et s'obtient encore avec une solution contenant 1/300 000 d'iode.

Usages. Mode d'emploi. — L'iode jouit de propriétés résolutives, révulsives et antiscrofuleuses. Il se prescrit à l'intérieur à la dose de 1 à 5 centigr.

Il s'administre en *nature* sous forme de *solution, teinture d'iode*, ou en combinaison avec le *tanin, solutions* et *sirop iodotanniques*.

Il peut avantageusement se prescrire encore associé à l'iodure de potassium, solution aqueuse, ou de préférence en solution dans du sirop antiscorbutique, du vin, du lait, du café ou de la bière.

SOUFRE

État normal. — Le soufre se trouve à l'état natif dans les terrains des montagnes volcaniques de la Sicile, de l'Italie et de quelques îles méditerranéennes.

Préparation. — Le soufre du commerce se présente sous deux types différents, 1° *Fleurs de soufre*, 2° *Soufre en canon*. Ces deux types s'obtiennent industriellement par la distillation du soufre natif.

La condensation rapide dans une chambre froide des vapeurs de soufre provenant de la distillation du soufre natif donne lieu à la production d'un produit pulvérulent connu sous le nom de *fleurs de soufre*.

La condensation dans une chambre chauffée de vapeurs de soufre provenant de la distillation du soufre natif donne lieu à une condensation moins rapide, le soufre se condense à l'état liquide. Ce soufre coulé en moules coniques et refroidi est le *soufre en canon*.

Caractères. Propriétés. — Le soufre est jaune, sans saveur ni odeur. Ce corps cristallise sous différentes formes et peut se présenter sous divers états amorphes. Les propriétés physiques du soufre sont en rapport avec les états divers sous lesquels il se présente et par conséquent présentent des différences notables sur lesquelles nous n'avons pas lieu d'insister ici.

Insoluble dans l'eau, peu soluble dans l'alcool, le soufre se dissout parfaitement dans le sulfure de carbone.

Variétés pharmaceutiques du soufre. — En pharmacie il existe trois espèces de soufre : 1° le *soufre sublimé;* 2° le *soufre lavé;* 3° le *soufre précipité.*

1° *Soufre sublimé.* — C'est un amas jaune grisâtre, pulvérulent, de petites utricules qui se sont imprégnées, pendant la préparation industrielle, d'acide sulfureux. En présence de l'oxygène humide de l'air, l'acide sulfureux contenu dans ce soufre passe à l'état d'acide sulfurique et donne au produit ainsi obtenu des propriétés acides. Ces propriétés acides rendent ce corps irritant et font qu'il ne peut servir qu'*en usage externe.*

2° *Soufre lavé.* — Le soufre lavé est du soufre sublimé débarrassé par des lavages successifs de l'acide qu'il contenait.

3° *Soufre précipité.* — Cette variété de soufre s'obtient indirectement en décomposant par l'acide chlorhydrique dilué une solution très étendue de polysulfure de calcium.

Le soufre précipité, plus dense que les variétés précédentes, est blanc jaunâtre, et a une odeur toute particulière due à la présence du bisulfure d'hydrogène retenu par le soufre (PRUNIER).

Usages. Mode d'emploi. — Le soufre se prescrit à l'intérieur à la dose de 2 à 4 grammes comme diaphorétique, et à la dose de 8 à 10 grammes comme purgatif. A l'extérieur le soufre est appliqué sous forme de pommades, ou en lotions au dix ème comme parasiticide. Pour l'*usage interne* on ne doit prescrire que le *soufre lavé*.

Pour l'*usage externe* on peut prescrire soit le *soufre sublimé*, soit le *soufre précipité*, mais de préférence ce dernier, car le soufre sublimé en effet ne doit ses propriétés un peu énergiques qu'aux composés oxygénés qu'il contient. Il n'en est pas de même pour le soufre précipité dont l'activité est bien plus grande grâce à son état de division extrême qui augmente la surface d'action et surtout à sa composition. Le bisulfure d'hydrogène qu'il contient en effet, associant son action propre de sulfure à l'action spéciale du soufre, donne lieu peu à peu à un dégagement d'hydrogène sulfuré dont l'action s'ajoute aux actions que nous venons d'indiquer. Il sera donc préférable de prescrire comme usage externe le soufre précipité.

PHOSPHORE

État naturel. — Le phosphore se rencontre assez abondamment dans la nature, il entre dans la composition des os des animaux et se trouve en certaines proportions dans les plantes.

Préparation. — Industriellement on le retire des os calcinés.

Caractères. Propriétés. — Le phosphore se présente sous forme de cylindres incolores ou à peine teintés de jaune, d'odeur alliacée, due d'après Schoenbein à la présence d'ozone et à de l'acide phosphoreux que le phosphore dégage au contact de l'air.

Le phosphore est *soluble* dans l'*alcool*, l'*éther*, les *huiles fixes*, les *essences*, le *sulfure de carbone*. Conservé sous l'eau à la lumière diffuse, il devient blanc et opaque ; soumis à l'influence des rayons solaires ou à l'action prolongée d'une température de 240°, il devient rouge. A cet état il manifeste des propriétés toutes différentes que nous résumons dans le tableau suivant :

Phosphore ordinaire.	Phosphore rouge.
Couleur à peine ambrée.	Couleur rouge.
D = 1.83.	D = 1,96 à 2,34.
Phosphorescent.	*Non phosphorescent.*
Fond à 44°.3.	Infusible.
Soluble dans le sulfure de carbone.	*Insoluble.*
Inflammable à + 60° ctg.	Inflammable à + 260° ctg.
Poison violent.	*Non vénéneux.*

Le phosphore ordinaire est d'un maniement dangereux, car il s'enflamme à l'air presque aussitôt fondu, sous l'influence de la plus faible élévation de température ou du plus léger frottement.

On doit conserver le phosphore ordinaire sous l'eau froide, à l'abri de la gelée.

Le phénomène de la phosphorescence est dû à une oxydation lente du phosphore au contact de l'air et de l'oxygène humide. Tout agent capable d'empêcher cette oxydation enlève au phosphore sa propriété de briller dans l'obscurité, tels sont certains gaz ou vapeurs carbonés, l'essence de térébenthine.

Phosphore rouge. — Le phosphore rouge se présente en masse agglomérée, plus ou moins pulvérulente, de teinte rouge vineux foncé, sans odeur.

Usages. Mode d'emploi. — Le phosphore est un excitant, prescrit dans le traitement des fièvres adynamiques, de la paralysie musculaire, de l'ataxie locomotrice, du rachitisme. Il se prescrit à l'*intérieur* à la dose de 1 milligramme à 1 centigramme sous forme d'*huile phosphorée au millième*. A l'*extérieur* il est employé en friction avec l'*huile phosphorée au centième*. Pour l'usage interne il est préférable de prescrire le phosphure de zinc.

CARBONE

État naturel. — Le carbone se présente partout dans la nature à l'état libre ou combiné. L'air le renferme à l'état d'acide carbonique, le sol à l'état de carbonates.

Il entre dans la constitution de tous les animaux et végétaux. C'est lui qui constitue le *diamant*, la *plombagine* où il est à un très grand état de pureté. La *houille*, l'*anthracite*, etc., ne sont que des composés carbonés complexes. Les variétés de carbone sont très nombreuses ; deux seulement sont utilisées en thérapeutique, le charbon végétal et la suie.

Charbon végétal. — Le charbon végétal ou charbon de bois s'obtient par la calcination du bois blanc (*peuplier, saule, bourdaine*).

On l'utilise sous forme de poudre. C'est une substance hygroscopique, absorbant une grande quantité de gaz.

1 volume de charbon de bois absorbe 55 volumes d'hydrogène sulfuré.

1 volume de charbon de bois absorbe 35 volumes d'acide carbonique.

Il enlève l'iode à la dissolution obtenue à l'aide de l'iodure de potassium. Il fixe le phosphore, plusieurs substances salines, *absorbe certaines résines*, les *alcaloïdes*, la *digitaline*.

Usages. Mode d'emploi. — Il est utilisé en thérapeutique comme désinfectant et antiputride. Il se prescrit à l'intérieur sous forme de cachet, de poudre ou d'opiat.

Sous le nom de *charbon de Belloc*, on connaît dans le commerce un produit pharmaceutique qui n'est autre que du charbon de bois purifié.

Suie. — La suie est une substance complexe contenant, à côté du noir de fumée proprement dit, les produits accessoires de la décomposition pyrogénée du bois, acide acétique, créosote, sels ammoniacaux, *absoline* (matière jaune huileuse formée principalement de *pyrocatéchine* et d'*homopyrocatéchine*), etc., produits auxquels elle doit une action certaine.

La suie n'est guère utilisée que pour la préparation des *gouttes amères de Baumé*, mais mériterait de prendre une place certainement intéressante dans la Pharmacopée.

II. — MÉTAUX

FER

État naturel. — Le fer est le métal le plus répandu dans la nature. Il existe des gisements importants de minerai de fer dans les Pyrénées-Orientales, en Styrie, dans l'île d'Elbe. Il joue un rôle physiologique important dans les organismes animaux et végétaux.

Variétés. — On utilise en thérapeutique deux variétés de fer métallique : la *limaille de fer* du commerce et le *fer réduit*, obtenu au moyen du sesquioxyde de fer pur réduit par l'hydrogène.

Caractères. Propriétés. — Le fer doit être en poudre impalpable, de couleur grise et non noire.

Le fer en se combinant à l'oxyde de carbone peut donner lieu à la formation d'un produit toxique *ferrocarbonyle*, composé qui peut se rencontrer dans des produits de préparation défectueuse obtenus par calcination de l'oxalate de fer.

Usages. Mode d'emploi. — Le fer était surtout employé autrefois pour préparer des eaux dites ferrugineuses en laissant le fer en contact d'eau potable. On fabriquait même à cet usage des produits connus sous le nom de *boules de Nancy*. On ne prescrit plus aujourd'hui que des préparations obtenues à l'aide de composés ferrugineux.

MERCURE

État naturel. — Le mercure se rencontre à l'état natif ou à l'état de sulfure, *cinabre*.

Préparation. — Industriellement on le retire du cinabre par grillage à l'air.

Caractères. Propriétés. — Le mercure est le seul métal usuel liquide à la température ordinaire, il ne se solidifie qu'à — 39° centigrades. La densité de ce corps, considérable, égale 13,6 fois celle de l'eau.

Lorsqu'on projette sur une surface plane du mercure à l'état de pureté, il se divise en un grand nombre de petits grains ronds, brillants, et ne forme aucune traînée métallique grise.

Le mercure *émet des vapeurs à toutes températures* (MERGET), fait intéressant à signaler au point de vue d'hygiène industrielle. Les vapeurs mercurielles peuvent se *déceler* au moyen de papiers imprégnés soit d'une *solution de chlorure d'iridium*, soit d'une *solution d'azotate d'argent ammoniacal*; elles précipitent dans les deux cas le métal qui, mis en liberté, donne au papier une *couleur noire*.

La présence de soufre fondu ou de vapeurs de soufre combat facilement l'action nocive des vapeurs mercurielles (BOUSSINGAULT).

Usages. Mode d'emploi. — Le mercure est le médicament antisyphilitique ; il agit également comme résolutif et purgatif. Il se prescrit pour l'usage interne à la dose de 5 à 10 centigr., sous forme de pilules (*pilules bleues, pilules de Belloste*). Pour l'usage externe on l'emploie sous forme de pommade (*onguent napolitain, onguent gris*), d'emplâtre (*emplâtre de Vigo*), ou en suspension dans l'huile (*huile grise*).

CORPS NEUTRES

EAU OXYGÉNÉE
H^2O^2

Préparation. — L'eau oxygénée s'obtient par l'action de l'acide sulfurique sur du bioxyde de baryum pur.

Caractères. Propriétés. — L'eau oxygénée est un liquide incolore, de saveur métallique désagréable, de réaction acide. *Pure* elle peut dégager 475 *fois* son volume d'oxygène. La *solution commerciale* seule utilisée peut dégager de 10 *à* 15 *fois son volume d'oxygène*.

L'eau oxygénée *blanchit l'épiderme*. Elle se décompose dès que sa température atteint de $+ 20°$ à $+ 30°$. La présence d'une trace d'acide minéral lui donne un peu plus de stabilité. Elle *se décompose* facilement au contact de divers corps réduits en poudre tels que le charbon. Elle se décompose également au contact de certains corps tels que le permanganate de potasse acidulé, et réagit en même temps sur ce corps en le décomposant à son tour. Elle transforme l'*arsenic* en produit oxygéné. Certains albuminoïdes, la *fibrine*, la *musculine*, décomposent l'eau oxygénée ; d'autres, la caséine, l'albumine, les peptones, les graisses sont sans action sur elle.

Réactions. — Dans une solution même très diluée d'eau oxygénée, l'addition de *quelques gouttes d'acide chromique* en solution suffit pour faire apparaître une *coloration bleu intense* qu'on rend très manifeste en agitant le liquide avec un peu d'éther qui s'empare de la matière colorante.

L'action de l'eau oxygénée sur l'iodure de potassium amidonné, en présence de sulfate de protoxyde de fer, est suffisamment sensible pour qu'*un millionième* d'eau oxygénée réagisse sur l'iodure en formant, en présence de l'amidon, un iodure bleu d'amidon.

Pour procéder à la recherche de l'eau oxygénée en présence de substances étrangères, il est nécessaire d'avoir recours au réactif de Xach. — Ce réactif est une solution très diluée de bichromate de potasse (3 centigr. par litre) additionné d'aniline (cinq gouttes par litre). Cinq centimètres cubes de ce réactif additionnés de 5 à 6 gouttes d'une solution d'acide oxalique à 5 p. 100, puis de son volume du liquide à essayer, prennent une coloration rouge rose, s'il y a de l'eau oxygénée dans la solution.

Essai. — Pour l'usage médical, l'eau oxygénée doit être *aussi neutre que possible* et ne doit précipiter ni par l'*azotate d'argent*, ni par le *chlorure de baryum*, ni par l'*acide sulfurique*.

Usages. Mode d'emploi. — L'eau oxygénée est un *oxydant*, un *décolorant*, un *désinfectant énergique* en usage externe.

PROTOXYDE D'AZOTE

Az^2O.

Préparation. — Le protoxyde d'azote s'obtient par l'action de la chaleur sur le nitrate d'ammoniaque.

Caractères. Propriétés. — C'est un gaz incolore, sans odeur, de saveur légèrement sucrée, et dont l'inhalation provoque le rire, d'où son nom de *gaz hilarant*.

Le protoxyde d'azote ne doit renfermer ni bioxyde d'azote ni chlore. Le bioxyde d'azote se reconnaîtrait à la formation de vapeurs nitreuses rouges, en introduisant dans le protoxyde quelques bulles d'oxygène. Le chlore peut facilement s'absorber par un alcali.

Usages. Mode d'emploi. — Le protoxyde d'azote pur est un bon anesthésique général, tombé peut-être à tort dans l'oubli.

IODURE DE SOUFRE

Quand on met en présence de l'iode et du soufre fondu, on obtient une masse homogène, dont la couleur peut varier du violacé au gris foncé, suivant la proportion d'iode employée.

Ce produit est un antiseptique. La faculté avec laquelle on peut faire varier la proportion d'iode et la nature même de la masse principale, du soufre, paraît devoir conduire à certaines applications cliniques d'ordre médical ou chirurgical (PRUNIER).

CHAPITRE II

ACIDES MINÉRAUX

I. — COMBINAISONS HYDROGÉNÉES

ACIDE CHLORHYDRIQUE
HCl.

Préparation. — L'acide chlorhydrique s'obtient en faisant réagir l'acide sulfurique sur le sel marin.

Caractères. Propriétés. — C'est un gaz très irritant, incolore, donnant des fumées blanches au contact de l'air ; sa densité $= 1,24$; il est soluble dans l'eau qui en dissout 480 fois son volume.

En recueillant ce gaz dans l'eau suivant les prescriptions du Codex, on obtient une solution de densité $= 1,12$ renfermant 3 p. 100 d'acide pur. C'est l'*acide chlorhydrique officinal*. La solution d'acide chlorhydrique mélangé à l'acide nitrique forme l'*eau régale*.

Réactions. — On reconnaît l'acide chlorhydrique au moyen du *nitrate d'argent* qui forme avec lui un *précipité blanc caillebotté* soluble dans l'ammoniaque.

Un papier trempé dans une solution de *baies de myrtille*

faite avec l'*alcool amylique*, devient *rose* au contact de l'acide chlorhydrique.

Essai. — La solution d'acide chlorhydrique doit être *incolore* lorsqu'elle est pure ; ne doit pas renfermer de chlore, par conséquent ne pas décolorer l'*indigo*. Elle ne doit *pas précipiter* par le *chlorure de baryum*, elle contiendrait de l'acide sulfurique ; elle ne doit pas donner de *précipité brun* avec l'*hypophosphite de potasse*, ce qui indiquerait la présence de l'arsenic.

Usages. Mode d'emploi. — Pure, la solution d'acide chlorhydrique constitue un poison violent, irritant, énergique. Diluée dans l'eau à 2 p. 1000, elle est astringente, excitante et se prescrit alors sous forme de *gargarisme* et de *limonade*. A très petite dose, elle facilite la digestion des matières albuminoïdes.

II. — COMBINAISONS OXYGÉNÉES

ACIDE SULFUREUX

SO^2.

Préparation. — L'acide sulfureux se prépare en réduisant l'acide sulfurique par le cuivre ou le charbon. Il prend naissance également quand on brûle du soufre au contact de l'air.

Caractères. Propriétés. — Le gaz sulfureux est incolore, son *odeur est vive et suffocante* ; sa densité est de 2,26, un litre de ce gaz pèse 2^{gr},927. Il est assez *soluble dans l'eau*, qui en dissout cinquante fois son volume à la température ordinaire ; deux fois plus soluble dans l'alcool, il est également soluble dans la vaseline liquide.

Ce gaz est impropre à entretenir la combustion et la respiration.

Il se conduit tantôt comme oxydant, tantôt comme réducteur suivant les corps avec lesquels on le met en contact. Dans la première catégorie entrent l'hydrogène sulfuré, les métaux ; mais le plus souvent il s'empare de l'oxygène et fonctionne comme réducteur. C'est à ces dernières propriétés

qu'il doit de s'emparer de l'oxygène au contact du permanganate de potasse et de se transformer en acide sulfurique :
il s'empare également de l'oxygène de l'air, ce qui explique
le peu de stabilité de ses solutions aqueuses et leur transformation en solution aqueuse acide sulfurique.

La solution aqueuse est aussi décomposée par la lumière
solaire. Sous son influence une partie de l'acide sulfureux
se transforme en acide sulfurique aux dépens de l'autre, et
du soufre se dépose.

Cette facile altérabilité de la solution d'acide sulfureux
est un sérieux obstacle à son emploi en thérapeutique.

L'acide sulfureux agit sur un grand nombre de matières
colorantes, les unes, telles que les matières colorantes du
duvet des fruits, sont détruites par un phénomène d'oxydation ; les autres, comme celles de la violette, contractent avec
l'acide sulfureux des combinaisons incolores dont on peut
toutefois régénérer la matière colorante.

Usages. Mode d'emploi. — L'acide sulfureux est un
antiseptique et un *désinfectant* de premier ordre.

Pour pratiquer à l'aide de ce gaz la désinfection d'une
pièce, on place dans une terrine 20 grammes de soufre par
mètre cube d'air contenu dans la pièce soumise à la désinfection. On bouche avec soin toutes les issues, après avoir
allumé le soufre à l'aide d'une mèche. Le soufre brûle au
contact de l'air en donnant de l'acide sulfureux. On laisse
agir le gaz quarante-huit heures environ avant d'ouvrir ;
après ce temps on établit une ventilation énergique. Les
étoffes de laine, de coton, les rideaux ne sont pas sensiblement atteints par ce traitement, et tous les contages sont
détruits. On a également préconisé l'acide sulfureux comme
parasiticide.

ACIDE SULFURIQUE

SO_4H_2.

Préparation. — On prépare industriellement l'acide sulfurique en oxydant l'acide sulfureux par l'acide azotique. Cet acide
est recueilli dans des chambres de plomb.

Caractères. Propriétés. — L'acide sulfurique est liquide, incolore, oléagineux, de densité de 1,84. Il n'émet pas de vapeurs sensibles à la température ordinaire. Il est bibasique, c'est-à-dire forme avec les bases deux séries de sels, des sels neutres et des sels acides.

Il est extrêmement avide d'eau. Quand on le mélange avec ce liquide, on observe une élévation de température qui peut dépasser 100°. Cette avidité pour l'eau explique son action sur les matières organiques. Il les carbonise en les déshydratant.

Réaction. — Le réactif de l'acide sulfurique est la *baryte* avec laquelle il donne un sel insoluble dans l'eau et les acides concentrés.

Usages. Mode d'emploi. — Etendu d'eau il constituait un astringent très employé autrefois. Il s'emploie dilué à 1/10 à la dose de 20 grammes en limonades. Il entre dans la composition de l'*eau de Rabel*.

ACIDE BORIQUE

Bo²O³,3H²O.

Préparation. — Industriellement on obtient l'acide borique en décomposant le borate de chaux par l'acide chlorhydrique. Dans les laboratoires on décompose par l'acide sulfurique une solution de borate de soude dans de l'eau légèrement albumineuse.

Différentes variétés.

Acide cristallisé. — En purifiant par cristallisations successives le produit obtenu par la décomposition du borate de chaux, l'acide borique se présente sous forme d'*aiguilles cristallines incolores*.

Acide en paillettes. — Le produit obtenu par la décomposition du borax *en présence d'eau albumineuse* fournit un acide borique qui se présente sous la forme de *paillettes nacrées*, grasses au toucher. Il doit son aspect chatoyant à la laque formée par l'albumine englobée par l'acide borique au moment de sa précipitation.

L'acide borique en paillettes est un produit de qualité inférieure au point de vue thérapeutique. Il est en effet facile de comprendre que le produit putrescible qu'il a entraîné et qu'il renferme annihile les propriétés pour lesquelles il est employé.

La *présence de l'albumine* dans un acide borique est facile à déceler; c'est à l'albumine en effet que les solutions boriquées doivent *leur légère opalescence* et la formation plus ou moins rapide de *flocons* retenus en suspension dans la liqueur.

Si l'on fait bouillir une solution boriquée avec un peu de réactif de Millon, il se produit lorsque cette solution contient de l'albumine des flocons caractéristiques teintés en rose.

Caractères. Propriétés. — L'acide borique cristallisé pur est *soluble dans 40 parties d'eau, 4 parties de glycérine;* il est aussi soluble dans l'*alcool. La solution aqueuse portée à l'ébullition perd son acide borique entraîné par l'eau vaporisée.* Il ne faut donc *jamais prescrire* de préparer les solutions d'acide borique à l'*ébullition*. Les solutions glycérinées d'acide borique n'ont pas toutes la valeur qu'on a voulu leur attribuer, car de telles dissolutions s'accompagnent d'une notable modification des propriétés acides du produit.

En raison de son assez faible solubilité dans l'eau on a essayé par différents procédés d'augmenter la solubilité de l'acide borique. On a conseillé de le faire bouillir après l'avoir additionné de 1,40 de magnésie calcinée pour 10 grammes d'acide; on obtient ainsi des solutions au dixième. On a également conseillé d'additionner les solutions d'acide borique de leur poids de borate de soude; on obtient ainsi des liqueurs renfermant 80 p. 100 d'acide borique. Cette dernière solution neutre au tournesol laisse déposer par évaporation des cristaux désignés sous le nom de *boro borax*.

En réalité les diverses manipulations *transforment l'acide libre en acide plus ou moins combiné* et le praticien n'est plus en droit d'escompter son action thérapeutique. Aussi est-il préférable de n'employer que les solutions habituelles, soit à 40 p. 1000.

Réaction. — Le réactif le plus sensible de l'acide borique est la *flamme du gaz* d'éclairage. Lorsqu'on dirige sur cette

flamme les vapeurs d'une solution d'acide borique maintenue à l'ébullition, la flamme prend une magnifique *teinte
verte.*

Le papier de *curcuma* trempé dans une solution d'acide
borique, puis séché, prend une teinte *brune;* cette teinte
vire au *bleu* lorsqu'on touche le papier avec une goutte
d'*ammoniaque.*

Usages. Mode d'emploi. — L'acide borique est un
antiseptique faible. Ses solutions *bien employées* permettent
de conserver l'asepsie d'une plaie ou d'une cavité, lorsque
cette plaie ou cette cavité a été rendue au préalable asep-
tique par un antiseptique puissant tel que le biiodure de
mercure ou le sublimé.

On ne doit prescrire pour être sûr de son action que
l'*acide cristallisé.* Nous avons vu que l'acide en paillettes
était infidèle. On ne doit également prescrire pour des
raisons analogues que des solutions normales d'acide
borique, soit à 4 p. 100 ou 40 p. 1000.

ACIDE AZOTIQUE

$$AzO^2.OH.$$

Préparation. — L'acide azotique s'obtient en décomposant
un azotate alcalin par l'acide sulfurique concentré.

Différentes variétés. — Suivant le degré de concentration de l'acide produit, on distingue dans le commerce :

1° *L'acide monohydraté* ou fumant ;

2° *L'acide à* 40° *Baumé,* renfermant 40 à 60 p. 100 d'acide
monohydraté ;

3° *L'acide à* 36° *Baumé,* renfermant sensiblement 52 p. 100
d'acide monohydraté ;

4° *L'acide azotique* dit *officinal.*

Réactions. — Il peut être utile quelquefois de déceler
dans un liquide des traces d'acide azotique, on peut y
arriver par la réaction suivante :

On fait dissoudre 2 centigr. de *diphénylamine* dans 100 centimètres cubes d'acide sulfurique, on prend 5 centimètres
cubes de ce réactif et l'on y verse 1 centimètre cube de
liquide à essayer ; s'il y a de l'acide nitrique dans le

liquide soupçonné, on obtient rapidement une *coloration bleue* plus ou moins prononcée de la liqueur en rapport avec la quantité d'acide employé.

Cette réaction est suffisamment sensible pour pouvoir déceler 1/10 000 000 d'acide nitrique.

Acide azotique officinal. — Cet acide est un liquide à peine coloré. Préparé suivant le procédé indiqué au Codex, sa teneur en acide azotique se rapproche de celle de l'acide à 40° Baumé.

Usages. Mode d'emploi. — L'acide officinal pur est un *caustique énergique.* L'acide dilué est un *tempérant* utilisé sous forme de *potion* ou en *limonades* (2 grammes d'acide officinal pour 1000 d'eau sucrée) ou sous forme d'*alcool nitrique.*

ACIDE PHOSPHORIQUE

$$PO^4H^3.$$

Préparation. — On obtient l'acide phosphorique en faisant agir l'acide azotique sur le phosphore rouge.

Caractères. Propriétés. — Cet acide est un liquide sirupeux, incolore, de saveur très acide mais non désagréable. Il est soluble en toutes proportions dans l'eau, il attaque le verre et la porcelaine, il ne précipite pas l'albumine et le chlorure de baryum.

La solution aqueuse, dite *solution officinale,* contient 50 p. 100 d'acide phosphorique pur.

Usages. Mode d'emploi. — Il a été conseillé dans le traitement du rachitisme et de la gravelle phosphatique. Il se prescrit à la dose de 20 centigr. à 3 grammes.

ACIDE ARSÉNIEUX

Arsenic blanc.

$$Az^2O^3.$$

Préparation. — L'industrie prépare l'acide arsénieux par le grillage des arséniures ou arsenio-sulfures naturels. Ce grillage se fait dans des moufles traversés par un courant d'air; les vapeurs d'acide arsénieux entraînées sont condensées dans des chambres divisées en compartiments superposés.

On obtient ainsi deux produits connus dans le commerce sous

le nom, l'un d'*acide arsénieux vitreux*, produit amorphe et transparent; l'autre *acide opaque* est désigné sous le nom d'acide
porcelané (produit cristallisé). L'acide vitreux est celui dont la condensation s'effectue dans les parties les plus chaudes de l'appareil, l'acide opaque est le produit condensé dans les parties les
plus froides.

Caractères. Propriétés. — L'acide arsénieux cristallisé
est dimorphe et se présente sous deux états cristallins distincts. A la température ordinaire l'acide vitreux se transforme peu à peu en acide opaque; l'acide opaque chauffé
au voisinage de son point de sublimation se transforme en
acide vitreux.

A l'état vitreux l'acide arsénieux a une densité de 3,74 légèrement supérieure à celle de l'acide opaque 3,70. Sa solubilité dans l'eau est également différente, 100 parties d'eau
à + 15° dissolvent 4 parties d'acide vitreux et 1,25 d'acide
opaque.

L'acide arsénieux est *plus soluble dans l'eau bouillante,
1 partie pour 9, peu soluble dans l'alcool, assez soluble dans
la glycérine.*

C'est un acide peu énergique rougissant à peine le tournesol, déplaçant péniblement à l'ébullition l'acide carbonique de ses combinaisons. Ce dernier phénomène est
facile à constater dans la préparation de la liqueur de Fowler.

L'acide arsénieux est facilement reconnaissable à l'*odeur
alliacée* qu'il dégage au contact d'un charbon incandescent.

Réactions. — Saturé par un alcali, l'acide arsénieux précipite par le *sulfate de cuivre* en vert (Vert de Schecle), en
jaune pâle par le *nitrate d'argent.*

Chauffé dans un tube à essai avec de l'acétate de potasse,
il dégage l'odeur repoussante du cacodyle.

Usages. Mode d'emploi. — L'acide arsénieux est un
antinévralgique, antiherpétique et *fébrifuge,* un *narcotique.*

On le prescrit à la dose de 2 à 10 *milligrammes* en pilules,
solutions.

Il entre dans la composition de la *liqueur de Fowler,* de
la *liqueur de Boudin,* et de pâtes épilatoires.

ACIDE CARBONIQUE

CO_2.

Préparation. — On obtient l'acide carbonique par l'action d'un acide fort sur un carbonate.

Le Codex prescrit comme générateur d'acide carbonique dans la *potion de Rivière*, le bicarbonate de potasse et l'acide tartrique.

Caractères. Propriétés. — C'est un gaz incolore, inodore, de saveur légèrement piquante, il a pour densité 1,53; il est donc plus lourd que l'air. L'eau en dissout son propre volume à la température ordinaire. Cette solubilité augmente avec la pression et peut être quintuplée et même décuplée.

L'acide carbonique est un gaz liquéfiable, on trouve actuellement dans le commerce de l'acide carbonique liquide contenu dans des cylindres d'acier. L'acide carbonique est un gaz impropre à entretenir la combustion et la respiration.

Il ne rougit *le tournesol qu'en présence de l'eau*. Il se combine avec les bases pour donner deux séries de sels, les carbonates neutres ou dimétalliques et les bicarbonates acides.

Réactions. — L'acide carbonique précipite la *baryte* et la *chaux* en solution, à l'état de carbonate de chaux et de carbonate de baryte insoluble. Toutefois cette réaction ne réussit bien qu'en présence d'un excès d'alcali, un excès d'acide donnerait en effet naissance à un bicarbonate acide soluble surtout avec l'eau de chaux dont la teneur en alcali est faible.

Usages. Mode d'emploi. — C'est un *anesthésique local* et un *calmant*. Trousseau attribuait à ses effets sédatifs l'action des cataplasmes de levure de bière sur les plaies. On peut également rapporter à la même cause l'action antivomitive des eaux gazeuses et des vins mousseux. Ce n'est pas à proprement parler un gaz toxique, mais il provoque la suffocation par excitation bulbomédullaire. On lui a également attribué des propriétés germicides.

En thérapeutique on prescrit l'acide carbonique sous forme d'eau gazeuse, de vin mousseux et aussi sous forme de *potion de Rivière*.

ACIDE CHROMIQUE

CrO^3.

Préparation. — Ce corps se prépare en décomposant le bichromate de potasse par l'acide sulfurique.

Caractères. Propriétés. — L'acide chromique se présente sous la forme d'aiguilles rouges inodores, très déliquescentes. Il est soluble dans l'eau et l'alcool, et teint la peau en jaune. C'est un oxydant énergique. Toutes les matières organiques le ramènent à l'état de sesquioxyde de chrome en même temps qu'elles se combinent à lui. Solide, il enflamme l'alcool et détone avec la glycérine.

Usages. Mode d'emploi. — L'acide chromique est le plus violent des escharrotiques. Il s'emploie directement en *cristaux* ou en *solution aqueuse* à parties égales. Pour se servir du liquide on emploie une baguette de verre, un pinceau d'amiante; l'usage de pinceau ordinaire est impossible, car il carboniserait en peu d'instants les matières organiques (poils de blaireau, charpies) qui les composent.

CHAPITRE III

ALCALIS ET OXYDES MÉTALLIQUES

AMMONIAQUE

AzH^3.

Préparation. — L'ammoniaque se prépare en décomposant un sel ammoniacal par la chaux.

Caractères. Propriétés. — L'ammoniaque est un gaz incolore, d'odeur très irritante, de saveur caustique. Très soluble dans l'eau qui en dissout à + 15° centigrades 750 volumes, il se dissout également dans l'*alcool ordinaire*, l'*alcool méthylique* et dans l'*éther*.

La solution aqueuse de gaz ammoniaque est la forme employée d'une façon exclusive. Sa densité est de 0,925; elle contient en poids un cinquième de gaz. Elle présente les propriétés d'un alcali énergique. Elle donne naissance à des fumées blanches abondantes quand on approche une baguette imprégnée d'acide chlorhydrique.

Le réactif de Nessler se colore en *rouge* en présence d'*une trace* d'ammoniaque. Il ne faut pas confondre cette réaction qui se produit en milieu fortement alcalin avec les réactions similaires obtenues en milieu neutre ou acide qui caractérisent les alcaloïdes.

Usages. Mode d'emploi. — L'ammoniaque est un *stimulant diffusible*, un *antiacide*, un *antispasmodique*, un *diaphorétique* puissant. Il se prescrit à la dose de cinq à vingt gouttes à l'intérieur. A l'extérieur, c'est un rubéfiant caustique.

CHAUX

CaO.

Préparation. — La chaux vive s'obtient par calcination du carbonate de chaux (*marbre*).

Caractères. Propriétés. — La chaux vive se présente sous l'aspect d'une masse amorphe, blanchâtre, plus ou moins jaune. Très avide d'eau, elle se combine à cette dernière pour former un *hydrate de chaux*, connu ordinairement sous le nom de *chaux éteinte*. La chaux est un alcali très énergique.

Usages. Mode d'emploi. — La chaux vive est utilisée comme *caustique*, c'est un caustique puissant grâce à ses propriétés alcalines et son extrême avidité pour l'eau.

L'*hydrate de chaux* sert à préparer l'*eau de chaux*, solution aqueuse contenant par litre une quantité d'hydrate correspondant à 1^{gr},285 de chaux vive.

L'eau de chaux se prescrit à l'intérieur à la dose de 10 à 100 grammes, comme *antiacide* et *antidiarrhéique*.

MAGNÉSIE CALCINÉE

MgO.

Il existe deux variétés de magnésie calcinée : la *magnésie légère*, dite *magnésie française*, et la *magnésie lourde*, dite *magnésie anglaise*.

Magnésie légère. — La magnésie légère s'obtient par calcination du carbonate de magnésie.

Elle constitue une poudre amorphe, blanche, extrêmement légère, la moindre agitation suffit à la mettre en suspension dans l'air. Son odeur est nulle, sa saveur peu prononcée.

Magnésie lourde. — La magnésie anglaise s'obtient par calcination du carbonate de magnésie réduit en pâte au moyen de l'eau et fortement tassé.

Ce produit est une poudre beaucoup plus dense que la magnésie française. Elle est en outre plus difficilement attaquée par l'eau et les acides de la voie digestive que la magnésie légère.

Usages. Mode d'emploi. — La magnésie est *antiacide* à la dose de 1 à 2 grammes; *purgative* à la dose de 2 à 12 grammes. Elle se prescrit sous forme de *cachets* ou s'absorbe délayée dans de l'eau.

La magnésie légère est plus efficace en raison de sa plus facile solubilité, mais l'hydrate de magnésie vaut mieux encore.

Hydrate de magnésie. — Cet hydrate s'obtient par ébullition d'un mélange de magnésie calcinée et d'eau. Il est plus soluble dans les acides que la magnésie calcinée et n'a pas le défaut de s'agréger en masses dures comme les deux variétés précédemment décrites. Il se prescrit comme la magnésie calcinée et *de préférence* à cette dernière.

OXYDES DE FER

Parmi les oxydes de fer utilisés en thérapeutique deux seuls méritent une mention :

1° Le *sesquioxyde de fer bihydraté,* appelé également hydrate de fer ;

2° Le *safran de Mars apéritif,* oxyde de fer hydraté, vulgairement dénommé, mais à tort, sous-carbonate de fer.

SESQUIOXYDE DE FER BIHYDRATÉ

Hydrate de fer.

$Fe^2H^4O^5$.

Préparation. — L'hydrate de fer se prépare en versant du perchlorure de fer officinal étendu d'eau dans de l'ammoniaque diluée.

Caractères. Propriétés. — C'est un corps de couleur brune, insoluble dans l'eau, mais très soluble dans les acides et dans le sirop de sucre au moment de sa préparation toutefois, car vingt-quatre heures après sa préparation sa solubilité dans les acides est très diminuée et il est devenu presque insoluble dans le sirop de sucre.

Les variations de température, la dessiccation, l'eau bouillante le déshydratent et le ramènent à l'état insoluble.

Usages. Mode d'emploi. — L'hydrate de fer mériterait de remplacer un grand nombre de ferrugineux moins assimilables que lui. Il est insipide et par conséquent facilement accepté par les malades. BUNSEN l'a proposé comme contrepoison de l'acide arsénieux avec lequel il forme un arsénite insoluble, mais il ne faut pas perdre de vue qu'il ne jouit de ces propriétés qu'autant qu'il n'a pas subi de déshydratation. Aussi est-il prudent de ne l'employer que préparé au moment du besoin, sous forme de sirop et à la dose de 10 à 25 centigrammes par jour.

OXYDE DE FER HYDRATÉ

Safran de Mars apéritif. Sous-carbonate de fer.

Préparation. — Le safran de Mars s'obtient par la décomposition du sulfate ferreux en solution dans l'eau par une solution aqueuse de carbonate de soude.

Le carbonate ferreux, de couleur blanc jaunâtre, produit dans cette opération, se décompose sous l'influence de l'air et se transforme finalement en hydrate de peroxyde de fer retenant des traces de carbonate ferreux. C'est ce mélange qui porte le nom de *safran de Mars*.

Caractères. Propriétés. — Le safran de Mars est un corps amorphe, de couleur rouge jaunâtre, tachant fortement les doigts en brun rouge, inodore, de saveur légèrement styptique, insoluble dans l'eau, soluble dans les acides.

Usages. Mode d'emploi. — Il entrait autrefois dans la composition d'un très grand nombre de préparations ferrugineuses, poudres, pilules, électuaires, etc. On l'administre encore fréquemment en nature, sous forme de *cachets*, de *pilules*, à la dose de 10 à 50 centigrammes par jour.

OXYDES DE MERCURE

On n'utilise en thérapeutique que l'*oxyde mercurique*, dont il existe deux variétés :

1° L'*oxyde rouge de mercure*, souvent appelé *précipité rouge ;*

2° L'*oxyde jaune de mercure*, connu sous le nom de *précipité jaune.*

OXYDE ROUGE DE MERCURE

Précipité rouge. Oxyde mercurique.
$HgO.$

Préparation. — Le précipité rouge s'obtient par la décomposition pyrogénée de l'azotate mercurique.

Caractères. Propriétés. — Il se présente habituellement sous forme de poudre cristalline, d'aspect micacé, d'un brun rouge orangé. Il est à peu près insoluble dans l'eau ; il se décompose sous l'action de la lumière et se colore en noir.

OXYDE JAUNE DE MERCURE

Précipité jaune. Oxyde mercurique.
$HgO.$

Préparation. — L'oxyde jaune s'obtient en précipitant une solution aqueuse de chlorure mercurique par une solution de potasse caustique.

Caractères. Propriétés. — Le précipité jaune constitue une poudre amorphe très divisée, ce à quoi il doit sa couleur jaune. Comme l'oxyde rouge, il s'altère sous l'action de la lumière, et il est insoluble dans l'eau.

Usages. Modes d'emploi des oxydes de mercure. — Les oxydes de mercure sont *antisyphilitiques*. Ils servent au traitement des ulcères vénériens et des taches de la cornée.

L'*oxyde jaune* est le plus actif des deux en raison de son

extrême divisibilité; aussi doit-on le prescrire de préférence à l'oxyde rouge, celui-ci fût-il même porphyrisé.

Les oxydes mercuriques s'emploient sous forme de *pommade* à la dose de 1 à 2 grammes pour 15 grammes d'excipient. L'excipient doit toujours être de la *vaseline*. La préparation doit être faite au moment du besoin, conservée à l'abri de la lumière pour éviter la dissociation de l'oxyde mercurique.

OXYDES DE ZINC

ZnO.

Préparation. Variétés. — Il existe deux variétés d'oxyde de zinc :

L'une obtenue par *voie sèche,* c'est-à-dire en calcinant du zinc pur à l'air.

L'autre par *voie humide* en décomposant du sulfate de zinc en solution par du carbonate de soude et en calcinant le carbonate de zinc ainsi obtenu.

Caractères. Propriétés. — L'oxyde de zinc est amorphe, blanc à froid, mais jaune quand on le chauffe.

Préparé par voie sèche, il est léger et lanugineux; obtenu par voie humide, il est lourd et pulvérulent.

La moindre trace de *fer* le colore en *jaune.*

Usages. Mode d'emploi. — A l'intérieur il se prescrit à la dose de 10 centigr. à 2 grammes comme *antispasmodique.* A l'extérieur il se prescrit sous forme de pommade au dixième comme *siccatif.*

L'oxyde de zinc préparé par voie sèche est rarement tout à fait pur, il renferme des traces d'arsenic dont il est assez difficile de le débarrasser; aussi doit-on lui *préférer* la *seconde variété,* obtenue par voie humide, qui présente en outre les avantages de former avec les corps gras des mélanges non grumeleux.

CHAPITRE IV

I. — SELS

I. — CHLORURES

CHLORURE DE SODIUM
NaCl.

État naturel. Préparation. — Le chlorure de sodium, sel marin ou sel gemme, se rencontre dans les eaux de l'Océan, qui en contiennent 27 à 29 grammes par litre, et dans les mines de sel gemme en France, à Dax'; en Pologne, en Suisse, en Espagne. Le chlorure de sodium est extrait des eaux de la mer dans les marais salants, et des mines de sel gemme.

Caractères. Propriétés. — Le chlorure de sodium purifié cristallise en cubes accolés en pyramides triangulaires, creuses, ou *trémies*. Lorsqu'on le jette sur des charbons ardents, il décrépite, car il a retenu de l'eau pendant la cristallisation. Toutefois c'est un sel anhydre.

100 parties d'eau dissolvent 26 parties de chlorure de sodium.

Usages. Mode d'emploi. — Très employé en économie domestique, le chlorure de sodium joue un rôle très important dans l'organisme où il paraît être le régulateur des échanges. Il sert sous forme de solutions en injections hypodermiques, comme sérum artificiel dans les cas d'intoxications graves d'origine infectieuse et chez les enfants débiles.

CHLORURES DE FER

Il existe deux chlorures de fer, tous deux employés comme médicaments :
1° Le *protochlorure de fer ;*
2° Le *perchlorure de fer.*

PROTOCHLORURE DE FER
Chlorure ferreux.
$FeCl^2,4H^2O.$

Caractères. Propriétés. — L'hydrate de protochlorure de fer se présente sous l'aspect de prismes verdâtres. Ce sel, soluble dans moins de son poids d'eau, se dissout aisément dans l'alcool.

Très altérable, s'emparant avidement de l'oxygène et de l'humidité atmosphériques, le chlorure ferreux ne se conserve que très difficilement.

Usages. Mode d'emploi. — Le chlorure ferreux facilement assimilable se prescrit sous forme de sirop ou de granules, à la dose de 10 à 30 centigrammes.

PERCHLORURE DE FER

Chlorure ferrique.

Fe^2Cl^6.

Le chlorure ferrique est un sel rouge grenat par transparence, vert par réflexion à l'état anhydre. Ce composé très déliquescent peut former divers hydrates.

Le chlorure ferrique n'est pas usité en tant que sel, on n'utilise que sa solution faite dans des conditions données et connue sous le nom de *perchlorure de fer officinal.*

Caractères. Propriétés. — Le perchlorure de fer liquide du Codex est une *solution limpide*, jaune rougeâtre, de saveur astrictive. Sa densité est de 1,27 (30° Baumé). Sa teneur en chlorure ferrique doit être de 26 p. 100.

Le perchlorure de fer doit être neutre et ne pas renfermer de chlore libre.

L'essai de neutralité de la solution ferrique se fait à l'aide d'une *solution de phénol* à 1 p. 100. La solution ferrique diluée additionnée d'une goutte de la solution de phénol *ne se colore pas* si elle est *très acide*, prend une coloration *violette passagère* si elle est *légèrement acide*, prend une teinte *violet foncé* quand la solution ferrique est *neutre.*

Le perchlorure de fer liquide se conserve difficilement, la lumière le décompose, la solution abandonne alors un notable dépôt où domine l'oxychlorure de fer. Cette altération est due à la présence de chlorure ferreux dans la solution, chlorure ferreux dont il est à peu près impossible d'éviter la présence. L'altération et la décomposition de la solution ferrique sont activées par la dilution de la solution officinale.

Les solutions de perchlorure de fer dans l'alcool ou dans l'éther (*teinture de Bestuchef*) sont plus altérables encore que la solution officinale, à cause des propriétés réductrices des dissolvants.

Usages. Mode d'emploi. — Le perchlorure de fer est un hémostatique inusité à l'heure actuelle.

CHLORURES DE MERCURE

Il existe deux chlorures de mercure, tous deux utilisés comme médicaments :

Le *protochlorure de mercure* ou chlorure mercureux qui existe sous deux formes particulières en rapport avec son mode de fabrication, le *calomel*, produit obtenu par sublimation ; le *précipité blanc*, produit obtenu par précipitation ;

Le *bichlorure de mercure* ou chlorure mercurique, sublimé.

CHLORURE MERCUREUX

Protochlorure de mercure.
Hg^2Cl^2.

CALOMEL

Calomel à la vapeur.

Préparation. — En sublimant un mélange équimoléculaire de mercure métallique et de sublimé, on obtient le calomel cristallisé. Ce produit est alors chauffé dans un tube en verre, communiquant par l'une de ses extrémités avec une chambre de condensation relativement grande (une fontaine en grès généralement). Le calomel se volatilise et se dépose dans la chambre de condensation sous la forme de poudre impalpable. C'est là le *calomel à la vapeur*.

Caractères. Propriétés. — Le calomel à la vapeur est une poudre blanche, très fine, lourde, de densité $= 7,14$. Il est insoluble dans l'eau, dans l'éther et l'alcool. Il se volatilise sans fondre. Le *contact prolongé de l'eau bouillante* décompose le calomel en mercure, chlorure mercurique et oxychlorure.

La *lumière* le décompose également. Sous son influence, il devient jaune, puis gris. Une partie du sel se trouve alors décomposée en métal et en sublimé.

Les *alcalis* le colorent en *noir*.

Traité par une solution d'*iodure de potassium*, le calomel se convertit en *iodure mercureux jaune*, et si la proportion d'iodure est suffisante, en iodure mercurique rouge.

Le bromure de potassium le transforme partiellement en bromure mercureux.

Les *chlorures alcalins* sont *sans action* sur lui. Du calomel mis au contact de chlorure de sodium, dans la proportion de 1 molécule de calomel pour 2 de chlorure de sodium, ne contenait pas de traces de sublimé après dix-huit mois de contact.

Au contact de l'*acide cyanhydrique* ou de l'*eau de laurier-cerise*, le calomel se décompose en donnant du *cyanure de mercure* et de l'acide chlorhydrique.

Les matières organiques paraissent transformer le protochlorure en sublimé.

Essai du calomel. — Le calomel ne devant pas renfermer de sublimé il est utile de pouvoir rechercher cette impureté dangereuse. Bornnevyn a donné pour cette recherche le procédé suivant : On dépose un peu de calomel à essayer sur une lame de fer poli, on l'arrose avec une goutte d'alcool ou d'éther ; s'il y a du sublimé, la lame noircit même en présence de 1/50 000 de sublimé.

Le *Codex* prescrit l'essai à l'*éther*. Le calomel est agité avec de l'éther officinal ; le résidu de l'évaporation de l'éther ne doit pas noircir par un traitement à l'hydrogène sulfuré, si le calomel ne contient pas de sublimé.

Usages. Mode d'emploi. — Le calomel est *purgatif* à la dose de 1 à 60 centigr., *diaphorétique* à la dose de 1 à 5 centigr., *diurétique* à la dose de 20 centigr. 3 à 4 fois par jour, *vermifuge* à la dose de 5 centigr.

Les *enfants* tolèrent *mieux* le calomel que les adultes et proportionnellement à doses plus élevées.

Le calomel se prescrit sous forme de cachets ou de paquets, mélangé avec du sucre de lait.

Elimination. — Le calomel s'élimine par l'intestin et

colore les fèces en vert. Cette coloration attribuée autrefois à la formation d'un oxy-sulfure de mercure serait plutôt due, d'après Wassilieff et Jawadzki, à l'action antiseptique du calomel qui préserve la biliverdine de la bile de la décomposition putréfactive.

PRÉCIPITÉ BLANC

Préparation. — Le précipité blanc ou chlorure mercureux *par précipitation*, s'obtient en précipitant une solution nitrique de nitrate mercureux par l'acide chlorhydrique.

Caractères. Propriétés. — Le précipité blanc constitue une poudre blanche amorphe, lourde, onctueuse au toucher et adhérant fortement au papier sur lequel on l'écrase avec le doigt. Ce dernier caractère n'est pas fourni par le calomel.

Il est beaucoup plus divisé que le calomel, il est de plus toujours acide ; aussi doit-on le réserver uniquement pour l'usage externe.

Usages. Mode d'emploi. — Le précipité blanc se prescrit sous forme de *pommade au dixième*.

CHLORURE MERCURIQUE

Bichlorure de mercure. Sublimé corrosif.
$HgCl^2$.

Préparation. — Le bichlorure de mercure s'obtient en sublimant un mélange à parties égales de sulfate mercurique et de chlorure de sodium.

Caractères. Propriétés. — Le sublimé se présente sous forme de cristaux blancs, transparents, très lourds, de saveur excessivement désagréable. Sa densité = 5,32. Il fond à + 265°. Il se dissout dans 15,2 parties d'eau froide ; 1,85 partie d'eau bouillante ; 3,6 parties d'alcool à 90° ; 4,2 parties d'éther pur ; 13,33 parties de glycérine.

Il se *dissout* également dans les *chlorures alcalins*, le *chlorure d'ammonium*, avec lesquels il forme des sels doubles.

Les *alcalis* donnent lieu dans ses solutions à un *précipité d'oxyde jaune* ou d'oxychlorure brun (*eau phagédénique*).

L'air et la lumière ne l'altèrent pas lorsqu'il est sec ; toutefois il ne faut pas oublier que sa solution aqueuse exposée aux rayons solaires devient acide avec le temps et laisse déposer du chlorure mercureux.

Le sublimé *coagule l'albumine;* lorsque celle-ci se trouve en *solution alcaline,* le chlorure de sodium redissout le précipité. Le sublimé ne coagule l'albumine en solution acide que si, à cette solution, on ajoute du chlorure de sodium. De ces différences d'action du sublimé sur l'albumine en solution alcaline ou acide dérivent deux indications : Ne jamais associer du chlorure de sodium au sublimé destiné à être absorbé par la voie gastro-intestinale, associer le chlorure de sodium aux solutions de chlorure mercurique destinées aux injections hypodermiques.

Le sublimé détermine dans les solutions de peptones un précipité de peptonate de mercure, qui dissout le chlorure d'ammonium. Ces précipités ont reçu une application thérapeutique.

Usages. Mode d'emploi. — Le bichlorure d'hydrargyre est un *antisyphilitique,* un *antiseptique,* un *désinfectant,* un *escharotique.*

A *l'intérieur* il se prescrit à la dose de 1 à 5 centigr.; à *l'extérieur* il est utilisé sous forme de solutions et d'injections jusqu'à 2 p. 1000.

Le sublimé figure dans un très grand nombre de médicaments importants. Parmi ces préparations on peut distinguer, d'après PRUNIER :

1° Celles qui gardent le *sublimé inaltéré* comme la *liqueur de Van Swieten ;*

2° Celles qui le *réduisent (pilules, gâteaux, sirop, biscuits) ;*

3° Celles qui le *transforment,* solutions *de chlorures alcalins.*

II. — BROMURES

BROMURE DE POTASSIUM

KBr.

Préparation. — Ce sel s'obtient par l'action du brome sur de la potasse caustique pure.

Caractères. Propriétés. — Il est formé de cristaux cubiques incolores, de saveur salée et piquante. Il décrépite au feu.

Une partie de ce sel se dissout dans 2 *parties d'eau*, 4 *parties de glycérine*. Il est peu soluble dans l'alcool, insoluble dans l'éther et le chloroforme.

Les solutions aqueuses saturées de bromure de potassium agissent sur la fécule en la gonflant énormément.

Le bromure de potassium fait avec les sels de morphine la double décomposition et donne un bromhydrate d'alcaloïde peu soluble.

Usages. Mode d'emploi. — A l'*extérieur* le bromure se prescrit comme fondant sous forme *de pommade au dixième*. A l'*intérieur* il agit comme *sédatif* des affections nerveuses et se prescrit en potions à la dose de 1 à 10 grammes.

BROMURE DE SODIUM

NaBr.

Préparation. — Ce bromure s'obtient en décomposant le bromure ferreux par le carbonate de soude.

Caractères. Propriétés. — Cette opération fournit des trémies ou des cristaux cubiques incolores, hydratés si la cristallisation s'est effectuée au-dessous de 20°, anhydres lorsqu'elle a eu lieu au-dessus de cette température.

Le bromure de sodium est soluble dans environ *son poids d'eau*, et se dissout également dans l'alcool.

Usages. Mode d'emploi. — On réserve généralement le bromure hydraté pour les formes pharmaceutiques liquides. La seconde variété anhydre se prescrit quelquefois sous forme de cachets; cette prescription est défectueuse, car le bromure de sodium déliquescent se prête peu à cette forme pharmaceutique.

Ce bromure sert aux mêmes doses et aux mêmes usages que le sel correspondant de potassium.

BROMURE D'AMMONIUM

AzH⁴Br.

Ce sel vanté comme succédané des deux précédents, obtenu par saturation directe de l'ammoniaque, jouit d'une très faible stabilité. Nouvellement préparé et à l'état de pureté, il se présente sous la forme de prismes incolores, très solubles dans l'eau.

Toutefois il jaunit assez rapidement à l'air, en dégageant du brome et en formant de l'acide bromhydrique. Ce sel altéré doit toujours être rejeté de la pratique médicale. L'action thérapeutique de ce bromure ne présentant pas d'avantages supérieurs à ceux déjà connus, on pourrait être en droit de le rejeter de la pratique journalière à cause même de son instabilité.

BROMURE DE STRONTIUM

SrBr².

Préparation. — Les sels de strontium, chlorure, bromure, iodure, lactate, tartrate, se préparent tous en traitant le carbonate de strontiane par l'acide correspondant du sel que l'on veut obtenir.

Caractères. Propriétés. — Le bromure de strontium se présente sous forme d'aiguilles efflorescentes, incolores, inodores, à saveur très salée. Ce sel est soluble dans son poids d'eau.

Essai des sels de strontiane. — *Tous* les sels de strontiane doivent répondre à l'*essai suivant*, quand ils sont pour être employés thérapeutiquement.

Le sel dissous dans l'eau distillée, après acidification par l'acide acétique, ne doit pas donner de précipité lorsqu'on additionne sa solution de quelques gouttes d'une solution de chromate de potasse. La formation d'un précipité dans ces conditions indiquerait la présence de baryte dans le sel essayé, et devrait faire rejeter le produit de tout emploi pharmaceutique.

Usages. Mode d'emploi. — Le bromure de strontium est un *antispasmodique* qui s'emploie aux mêmes usages et aux mêmes doses que les bromures alcalins.

BROMURE DE FER

FeBr².

Préparation. — Le bromure de fer ne s'emploie qu'à l'état de solution, l'extrême instabilité de ce produit ne permet pas de le conserver à l'état solide. Cette solution ne doit être préparée qu'au moment de l'emploi. Elle s'obtient en faisant réagir de l'eau bromée sur de la limaille de fer tout d'abord à froid, puis à une douce chaleur.

Caractères. — La solution de ce bromure est un liquide vert renfermant le tiers de son poids de bromure de fer.

Usages. Mode d'emploi. — La solution se prescrit à la dose de 30 centigr. à 1 gr. 50 comme reconstituant et sédatif. Elle sert à préparer les pilules de bromure de fer.

III. — IODURES

IODURE DE POTASSIUM

IK.

Préparation. — L'iodure de potassium s'obtient par l'action de l'iode sur une solution de potasse pure.

Caractères. Propriétés. — L'iodure de potassium cristallise en cubes ou en trémies incolores, inaltérables à l'air sec, transparents quand le sel est pur, légèrement blancs et opaques quand ils renferment un peu de carbonate de potasse.

La saveur de l'iodure est *piquante et très désagréable*.

L'iodure de potassium s'altère à la lumière et en présence de l'air humide quand il est absolument pur. Ce sel doit donc être conservé à l'abri de l'air humide. A l'état dissous, l'iodure ne se conserve qu'à l'abri du contact de l'air, il est donc nécessaire de ne jamais prescrire de solutions trop concentrées, et dont la consommation demande un laps de temps trop considérable.

Une partie d'iodure de potassium se dissout dans moins de son poids d'eau, dans 18 parties d'alcool à 90°, dans 2 parties de glycérine.

L'iodure de potassium est *décomposé par l'eau oxygénée* en iode libre et en potasse. Les solutions d'acide *arsénieux* le précipitent à l'ébullition, l'iode mis en liberté se combine à l'arsenic.

Essai de l'iodure de potassium. — L'iodure de potassium pouvant renfermer une impureté dangereuse, l'*iodate de potasse*, il est quelquefois nécessaire de rechercher cette impureté. On procède de la façon suivante :

On dissout 2 grammes d'iodure suspect dans 25 grammes d'eau bouillie, on y ajoute quelques gouttes d'empois d'amidon, puis 10 centimètres cubes d'une solution d'acide tartrique au dixième, en ayant soin de se mettre à l'abri d'une lumière trop vive. S'il y a de l'*iodate* dans le sel essayé, la *solution* se colore en *bleu*.

Usages. Mode d'emploi. — L'iodure de potassium est prescrit comme *résolutif*, *antiasthmatique* à l'*intérieur* à la dose de 50 centigr. à 10 grammes ; à l'*extérieur* sous forme de *pommade au dixième*.

IODURE DE SODIUM

NaI.

Préparation. — L'iodure de sodium se prépare par un procédé analogue à celui qui sert pour l'iodure de potassium.

Caractères. Propriétés. — L'iodure de sodium présente des propriétés particulières dont le praticien doit tenir compte en le prescrivant.

L'iodure cristallisé à une température supérieure à + 40° est un sel anhydre : c'est le *sel officinal*. L'iodure cristallisé à la température ambiante retient deux molécules d'eau de cristallisation, il est hydraté, c'est le *produit commercial* : 1 gr. 21 de ce dernier produit correspond à 1 gramme de sel officinal.

L'iodure de sodium, très déliquescent et très altérable à l'air, fait qu'on l'emploie peu.

Usages. Mode d'emploi. — Il s'emploie aux mêmes usages et aux mêmes doses que l'iodure de potassium.

IODURE DE CALCIUM

CaI².

On a préconisé, dans ces derniers temps, comme antiscrofuleux, antiphtisique, l'iodure de calcium.

Ce corps *extrêmement déliquescent est d'une instabilité telle* qu'il se décompose très peu de temps après sa préparation, en abandonnant l'iode qu'il renferme ; on peut à peine le conserver quelques jours. Ces faits font que ce corps *ne mérite pas de figurer* parmi les médicaments.

IODURE DE FER

FeI².

Le protoiodure de fer solide est un sel *extrêmement instable.* Aussi ne doit-on utiliser que la solution de ce corps préparé au moment du besoin, associé toutefois à des substances réductrices capables de s'opposer à son oxydation. Le plus souvent on s'aide de l'action réductrice du *sucre,* de la *gomme* ou de la *glycérine.*

La solution d'iodure de fer s'obtient en faisant réagir l'iode sur la limaille de fer en présence d'eau distillée.

Usages. Mode d'emploi. — L'iodure de fer est prescrit comme *tonique, antiscrofuleux,* à la dose de 10 centigr. à 1 gramme.

On ne doit l'administrer que sous forme de *dragées* ou de *sirop.*

IODURE DE PLOMB

PbI².

Préparation. — L'iodure de plomb s'obtient en décomposant un sel de plomb soluble par une solution d'iodure de potassium.

Caractères. Propriétés. — Cet iodure se présente en masse amorphe, d'une belle couleur jaune. Il se dissout dans 1.250 parties d'eau à froid et dans 194 parties d'eau bouillante. On met à profit sa solubilité dans l'eau chaude pour le purifier par filtration de la solution bouillante. Par le refroidissement il se dépose en lamelles brillantes, jaune d'or.

L'air humide altère l'iodure de plomb.

Il se dissout dans l'iodure de potassium et les acétates alcalins.

Il est facilement attaquable par les acides même les moins énergiques.

Usages. Mode d'emploi. — Il se prescrit comme *fondant,* sous forme de *pommade au dixième.*

IODURES DE MERCURE

Il existe deux iodures de mercure, tous deux employés en thérapeutique. Ce sont :

1° L'*iodure mercureux* ou *protoiodure ;*
2° L'*iodure mercurique* ou *biiodure.*

IODURE MERCUREUX

Protoiodure de mercure.
Hg^2I^2.

Préparation. — L'iodure mercureux s'obtient en triturant dans un mortier en présence d'une très petite quantité d'alcool, de l'iode et du mercure.

Caractères. Propriétés. — Le produit employé en médecine est amorphe, de couleur vert claire. Il rougit lorsqu'on le chauffe à une température voisine de $+ 70°$. Il ne se dissout ni dans l'eau ni dans l'alcool.

La lumière le dissocie en mettant du mercure en liberté, le produit prend alors une *teinte noirâtre.*

L'*iodure de potassium* en solution agit d'une façon analogue, il décompose l'iodure mercureux en mercure et en iodure mercurique difficile à constater à cause de sa solubilité dans un excès d'iodure de potassium.

Les *chlorures alcalins* jouissent de propriétés analogues.

Usages. Mode d'emploi. — Le protoiodure de mercure se prescrit comme *antisyphilitique* à la dose de 1 à 10 centigrammes sous forme de *pilules.*

IODURE MERCURIQUE

Biiodure de mercure.
HgI^2.

Préparation. — L'iodure mercurique s'obtient par précipitation, en décomposant une solution de sublimé par une solution d'iodure de potassium.

Caractères. Propriétés. — Cet iodure précipité, *iodure officinal*, est amorphe, d'une belle couleur rouge.

Un litre d'eau dissout 4 centigrammes de biiodure. Une solution hydroalcoolique obtenue par un mélange de 900 gr. d'eau et 100 d'alcool à 90° dissout 8 centigr. de biiodure d'hydrargyre. Le biiodure est soluble dans l'*alcool*, l'*éther*, les *huiles*, les *matières grasses.*

Les *solutions* de *chlorures*, *bromures*, *iodures alcalins* *dissolvent* le biiodure en formant des combinaisons solubles dans l'eau, désignées sous le nom de chloro, bromo, iodohy-drargyrate. Le biiodure se combine au sublimé en donnant deux chloroiodures insolubles. La lumière altère l'iodure mercurique.

Usages. Mode d'emploi. — Il se prescrit dans les mêmes conditions que le protoiodure, mais la *dose maxima* est 25 *milligrammes*. Il s'emploie également comme *antisepti-que* en solution aqueuse à 1 pour 4000 d'eau, associé à son poids d'iodure de potassium.

IV. — SULFURES

SULFURE DE POTASSIUM

Trisulfure de potassium. Polysulfure de potassium.
Foie de soufre.
K^2S^5.

Préparation. — Le sulfure de potassium se prépare en faisant réagir à chaud en vase clos le soufre sur le carbonate de potasse.

Caractères. Propriétés. — Le sulfure de potassium ou *foie de soufre* est une masse d'un brun rouge foncé au moment de sa préparation, mais se présentant générale-ment en morceaux jaune verdâtre, coloration due à une oxydation partielle du produit. Cette oxydation s'accom-pagne d'un dégagement d'hydrogène sulfuré auquel le pro-duit doit son odeur désagréable.

Il est indispensable de conserver *le foie de soufre à l'abri de l'air humide,* sinon le produit s'altérerait et se transfor-merait en un mélange d'hyposulfite, de carbonate de potasse et de soufre libre.

Le foie de soufre est soluble dans l'eau et dans l'alcool.

Usages. Mode d'emploi. — Le polysulfure de potasse est un *antiherpétique* et un *antipsorique.* Il se prescrit sous forme de pommade ou de solution à la dose de 1 à 2 p. 100, ou sous forme de bains, à raison de 100 grammes pour un bain.

SULFURES D'ARSENIC

As^2S^2 et As^2S^3.

État naturel. — Il existe deux sulfures d'arsenic, le bisulfure ou *Réalgar*, le trisulfure ou *Orpiment*.

Le *réalgar* est une masse cristalline de couleur rouge rappelant un peu celle du corail, qu'on trouve dans la nature et principalement en Transylvanie.

L'*orpiment* se trouve au Japon, en Chine. Il est constitué par des lames demi-transparentes, jaune d'or, réunies en masses (*Orpin doré*).

Caractères. Propriétés. — Ces deux sulfures sont insolubles dans l'eau, mais se décomposent au contact de ce liquide en donnant de l'acide arsénieux et de l'hydrogène sulfuré.

Le trisulfure se dissout dans les solutions alcalines et dans les carbonates alcalins. Il se combine aux sulfures alcalins.

Les sulfures d'arsenic sont volatils.

Usages. Mode d'emploi. — La facilité avec laquelle le réalgar et l'orpiment peuvent fournir de l'acide arsénieux rend ces produits *vénéneux*. L'orpiment seul entre encore dans la composition des pâtes épilatoires.

SULFURES D'ANTIMOINE

On n'utilise plus guère en thérapeutique que deux sulfures d'antimoine : le *pentasulfure ou soufre doré d'antimoine* et le *kermès*.

PENTASULFURE D'ANTIMOINE

Soufre doré d'antimoine.
Sb^2S^5.

Préparation. — Le soufre doré d'antimoine est le produit obtenu par précipitation à l'aide de l'acide sulfurique d'une solution de sel de Schlippe.

Caractères. Propriétés. — Le soufre doré est un produit amorphe, inodore, insipide, de couleur rouge orangé. Il est insoluble dans l'eau et dans l'alcool.

KERMÈS

Préparation. — Sous le nom de kermès on trouve dans le commerce plusieurs produits similaires mais obtenus par divers procédés. Le kermès obtenu par le procédé *dit Cluzel*, ou procédé par voie humide du Codex, est seul médicamenteux. Le kermès obtenu par *voie sèche* est réservé à la thérapeutique *vétérinaire*.

Caractères. Propriétés. — Le kermès officinal est une poudre d'un rouge brun velouté, présentant parfois des reflets violacés. Il est inodore, insipide ; il ne se dissout pas dans l'eau mais il est soluble dans l'acide chlorhydrique. Il s'altère sous l'influence de la lumière et de l'humidité.

Au point de vue chimique, le kermès officinal n'est pas une combinaison, mais *un mélange en proportion variable de trisulfure d'antimoine, de sulfure de sodium et d'antimonite de soude.*

Le kermès préparé par voie sèche est une poudre moins fine que le précédent, il est également plus rouge et moins velouté. Ce produit contenant une certaine quantité d'arsenic fait qu'il doit être absolument rejeté de la thérapeutique humaine.

Usages. Mode d'emploi. — Le soufre doré d'antimoine et le kermès sont des stimulants et des expectorants.

Ils se prescrivent, le soufre doré à la dose de 1 à 6 grammes, le *kermès* à la dose de 10 à 20 *centigrammes* en potions gommeuses.

MONOSULFURE DE SODIUM

Na^2S.

Préparation. — Le monosulfure de sodium s'obtient en faisant passer un courant de gaz sulfhydrique à travers une lessive de soude et en laissant cristalliser le produit.

Caractères. Propriétés. — Ce produit se présente sous forme de cristaux incolores, déliquescents. Il est soluble dans l'eau, peu soluble dans l'alcool.

Au contact de l'air, il se décompose en hyposulfite et carbonate de soude, aussi ces solutions doivent-elles être toujours préparées avec de l'eau distillée purgée d'air par l'ébullition.

Usages. Mode d'emploi. — Le monosulfure de sodium sert

à la préparation des eaux sulfureuses artificielles. On le prescrit à l'intérieur sous forme de solution ou de sirop, à la dose de 2 à 6 centigr.

A l'extérieur il mériterait d'être prescrit à la place du *foie de soufre* à la dose de 40 à 100 grammes pour la préparation des bains sulfureux. Il a en effet sur le sulfure de potassium l'avantage d'exercer sur la peau une action plus douce, tout en développant peut-être une force électromotrice plus intense au contact de l'épiderme ; son altérabilité est en outre moins grande que celle du sel de potassium.

SULFURE MERCURIQUE

Cinabre.

HgS.

Etat naturel. — Sous le nom de *cinabre* on désigne plus particulièrement le minerai naturel de sulfure de mercure. Ce minerai présente généralement une texture fibreuse et est de couleur rouge foncé.

Variétés industrielles. — Obtenu artificiellement, le sulfure de mercure est un produit noir quand il a été préparé par précipitation, c'est l'*éthiops minéral* ; ou un produit rouge lorsqu'il a été obtenu par sublimation, c'est le *vermillon*.

Caractères. Propriétés. — Le sulfure de mercure est insoluble dans l'eau. Il se volatilise à la chaleur sans fondre.

Quand on le chauffe au contact de l'air, il est facilement oxydé, il brûle avec une flamme bleue en donnant du mercure et dégageant de l'acide sulfureux.

Usages. Mode d'emploi. — Le sulfure de mercure est employé en fumigations sèches et humides.

Les *fumigations sèches* s'obtiennent en projetant du cinabre sur une plaque métallique chauffée ; il se produit des vapeurs, mélange de sulfure mercurique, d'acide sulfureux et de vapeurs mercurielles. Ce sont ces vapeurs qu'on aspire.

Pour faire les *fumigations humides*, on met le cinabre pulvérisé dans un liquide en ébullition dont on aspire les vapeurs. Ce procédé toutefois ne paraît pas recommandable, la présence de vapeurs mercuriques dans la vapeur d'eau est fort douteuse, mais par contre il peut y avoir des vapeurs de sulfure d'arsenic si le cinabre est arsenical.

SULFURE DE CARBONE

CS^2.

Préparation. — Le sulfure de carbone s'obtient par l'action des vapeurs de soufre sur du charbon chauffé au rouge.

Caractères. Propriétés. — Le sulfure de carbone est un liquide incolore, très mobile, d'odeur faible quand il est pur, d'odeur fétide quand il contient des produits sulfurés de décomposition. Il bout entre 45 et 46°. Ses vapeurs sont très inflammables. Il se décompose sous l'action de la lumière. Il est peu soluble dans l'eau (2^{gr},03 p. 1000 d'eau). Il est *miscible* à l'*alcool*, au *chloroforme*, aux *corps gras*. Il dissout l'iode, le phosphore, le soufre.

Usages. Mode d'emploi. — On a préconisé le sulfure de carbone à l'intérieur comme *désinfectant* à la dose de 1 à 2 grammes sous forme de solution aqueuse; à l'extérieur en sinapisme comme révulsif.

V. — PHOSPHURES

PHOSPHURE DE ZINC

Ph^2Zn^3.

Préparation. — Le phosphure de zinc s'obtient par l'action des vapeurs de phosphore sur le zinc en ébullition.

Caractères. Propriétés. — Il se présente sous la forme de cristaux métalliques, à cassure vitreuse, stables à la température ordinaire. Il est insoluble dans l'eau. Il est décomposé par les acides chlorhydrique et lactique en donnant lieu à la formation d'hydrogène phosphoré.

8 *milligrammes* de phosphure de zinc *renferment* exactement 1 *milligramme de phosphore* et dégagent sensiblement de 1 à 3 c. cubes d'hydrogène phosphoré.

Usages. Mode d'emploi. — Il se prescrit *aux lieu et place de l'huile phosphorée* à la dose de 8 à 40 *milligrammes* sous forme de *pilules*.

Il présente sur les préparations phosphorées telles que l'huile l'avantage d'être très stable et facile à manier. Il se décompose dans l'estomac et agit par l'hydrogène phosphoré qu'il met en liberté.

II. — SELS OXYGÉNÉS

I. — HYPOCHLORITES

On utilise en thérapeutique les solutions d'*hypochlorite* de chaux et de soude.

Hypochlorite de chaux.
La solution d'hypochlorite de chaux résulte du traitement du chlorure de chaux sec par l'eau; le liquide filtré est l'hypochlorite de chaux liquide. *Cette solution* contient environ *deux fois son volume de chlore actif.*

Exposée à l'air, elle ne tarde pas à se recouvrir d'une pellicule de carbonate de chaux en même temps qu'il se dégage du chlore.

Les oxydes de fer provoquent dans la solution d'hypochlorite un dégagement de chlore facile à régler et dont il serait peut-être possible de tirer parti en thérapeutique.

Hypochlorite de soude.
Industriellement on obtient la solution d'hypochlorite de soude par l'électrolyse du sel marin dissous dans l'eau.

Le Codex fait préparer cette solution en décomposant le chlorure de chaux par le carbonate de soude en solution. Le produit ainsi obtenu constitue un liquide incolore lorsqu'il vient d'être préparé ; mais il ne tarde pas à se recouvrir d'une pellicule de carbonate de soude ; il possède une légère odeur de chlore. C'est la *liqueur de Labarraque.*

La solution d'hypochlorite de soude doit dégager *deux fois son volume de chlore.* C'est de tous les hypochlorites celui dont l'action est le moins énergique. Il est préférable en cela à l'*hypochlorite de potasse* ou *eau de Javel*, produit trop altérable et trop actif. -

Usages. Mode d'emploi. — Les hypochlorites doivent leurs propriétés *désinfectantes* et *décolorantes* à l'acide hypochloreux qu'ils peuvent dégager grâce à l'action de l'acide carbonique, et à l'oxygène qu'ils fournissent sous l'influence du temps et de la lumière.

Ils se prescrivent comme *désinfectants* en *lotions* et *injections* à la dose de 20 à 50 grammes pour un litre d'eau.

II. — CHLORATES

CHLORATE DE POTASSE
$KClO^3$.

Préparation. — L'industrie obtient le chlorate de potasse en soumettant à l'électrolyse une solution aqueuse de chlorure de potassium maintenue à une température déterminée.

Caractères. Propriétés. — Ce sel se présente en cristaux lamelleux, anhydres, incolores, à reflets irisés, inaltérables à l'air. Sa saveur est fraîche et acerbe.

Sous l'action de la chaleur il se décompose en chlorure de potassium et en oxygène. Il fuse sur des charbons ardents et détone quand on le chauffe ou même lorsqu'on le triture avec des matières combustibles (soufre, charbon)..

Il se dissout dans 17 parties d'eau froide, dans moins de 2 parties d'eau bouillante, dans 30 parties de glycérine. L'alcool en dissout très peu.

Usages. Mode d'emploi. — *Spécifique des stomatites* en général et des stomatites métalliques en particulier; il se prescrit à la dose de 1 à 5 grammes sous forme de gargarisme, potion, solution, pastilles.

On l'a utilisé également comme diurétique.

CHLORATE DE SOUDE
$NaClO^3$.

Préparation. — On prépare le chlorate de soude en attaquant le chlorate de chaux par le tartrate de soude.

Caractères. Propriétés. — Ce sel se présente en cristaux blancs. Il est très soluble dans l'eau (1 p. 3) et dans l'alcool.

Usages. Mode d'emploi. — On a préconisé le chlorate de soude comme palliatif dans le traitement des carcinomes à la dose de 1 à 10 grammes. Sa solubilité plus grande que celle du chlorate de potasse et son innocuité font qu'on devrait le préférer à ce dernier produit.

III. — HYPOSULFITES

HYPOSULFITE DE SOUDE

$NaHSO^2$.

Préparation. — L'hyposulfite de soude s'obtient en faisant bouillir une solution de sulfite neutre de soude avec du soufre

Caractères. Propriétés. — Ce sel se trouve sous forme de gros prismes obliques terminés en biseaux, souvent cannelés. Sa saveur est amère et désagréable.

L'air ne l'altère pas. L'eau en dissout à froid plus de la moitié de son poids.

Une solution d'hyposulfite dissout les iodures de plomb et de mercure.

Les acides minéraux et les acides organiques décomposent l'hyposulfite, en soufre et en acide sulfureux.

Usages. Mode d'emploi. — A petite dose, soit de 50 centigrammes à 2 grammes, c'est un antiputride énergique qui se prescrit sous forme de potion ou de solution. A haute dose il est purgatif. Il se transforme dans l'organisme tout d'abord en sulfite, puis en sulfate.

IV. — SULFATES

SULFATE DE SOUDE

Na^2SO^4, 10 aq.

Origine. — Le sulfate de soude se retire de gisements naturels, ou de certaines eaux minérales. Le plus ordinairement il provient des résidus de la fabrication de l'acide chlorhydrique, et est livré au commerce après purification par cristallisations successives.

Caractères. Propriétés. — Le sulfate de soude ou *sel de Glauber* cristallise avec dix molécules d'eau.

Transparents au moment de leur préparation, ces cristaux s'effleurissent rapidement à l'air en perdant toute leur eau de cristallisation. Sa saveur est salée, un peu amère. Il présente fréquemment dans sa masse de gros cristaux, et lorsqu'on essaie de l'agglomérer en le comprimant avec les doigts, il ne s'accole pas.

100 parties d'eau dissolvent à froid 36 parties de ce sulfate.

Usages. Mode d'emploi. — Il se prescrit comme purgatif salin à la dose de 10 à 30 grammes.

SULFATE DE MAGNÉSIE

$MgSO^4$, 7 aq.

Origine. — On tire la sulfate de magnésie des eaux minérales d'*Epsom* ou de *Sedlitz*. On peut également l'obtenir en en décomposant le carbonate de magnésie naturel (*Dolomie*) par l'acide sulfurique.

Caractères. Propriétés. — Le sulfate de magnésie est en cristaux prismatiques, incolores transparents contenant sept molécules d'eau de cristallisation. Ils s'effleurissent légèrement à l'air sec, quand le sel est pur. Les cristaux de grosseur uniforme s'accolent quelque peu quand on les comprime fortement entre les doigts. Il est neutre au tournesol. Il se dissout dans une ou deux fois son poids d'eau.

Usages. Mode d'emploi. — C'est un purgatif aux mêmes doses que le sulfate de soude.

SULFATE DE ZINC

$ZnSO^4$, 7 aq.

Préparation. — Le sulfate de zinc s'obtient en attaquant du zinc métallique par de l'acide sulfurique.

Caractères. Propriétés. — Ce sel se présente sous forme de petits prismes incolores isomorphes avec le sulfate de magnésie. Comme ce dernier, il cristallise avec sept molécules d'eau. Il se distingue toutefois du sulfate de magnésie par les caractères suivants :

a. *S'effleurit très facilement à l'air ;*
b. *Saveur styptique caractéristique ;*
c. *Action sur le papier de tournesol.*

Toutefois cette dernière propriété du sulfate de zinc n'est pas toujours constante. Le sel chimiquement pur ne rougit pas en effet le papier de tournesol bleu.

100 parties d'eau à + 10° dissolvent 138 parties de sulfate de zinc. Ce sel est également très soluble dans la glycérine ; il est insoluble dans l'alcool.

Usages. Mode d'emploi. — On ne doit *jamais* prescrire le *sel ordinaire* qui est très impur et peut contenir de l'arsenic, du plomb, du nickel.

Le *sel pur* est un *astringent légèrement caustique.* Pour usage externe il se prescrit en solution à 1,5 p. 100 ; en collyre à la dose de 15 centigr. p. 100. On l'emploie *comme vomitif* à la dose de 30 à 60 centigr., *toutefois* c'est là une *prescription dangereuse,* le sulfate de zinc est en effet un sel assez toxique.

SULFATE DE CUIVRE

CuSO⁴, 5 aq.

Préparation. — Le sulfate de cuivre s'obtient par grillage à l'air des pyrites cuivreuses. Cette opération transforme le sulfure de cuivre en sulfate.

Caractères. Propriétés. — Ce sel se présente en gros cristaux prismatiques bleus, hydratés, efflorescents. Il est soluble dans trois parties d'eau et 3,5 parties de glycérine.

A l'état *anhydre,* le sulfate de cuivre est *incolore.*

Usages. Mode d'emploi. — C'est un *désinfectant puissant,* mais il est surtout utilisé comme *caustique, astringent.*

SULFATE FERREUX

Sulfate de fer.
FeSO⁴, 7 aq.

Préparation. — L'industrie obtient le sulfate de fer en grandes quantités par la combustion des pyrites ferrugineux.

Le sulfate de fer officinal se prépare, suivant le Codex, en attaquant de la tournure de cuivre par l'acide sulfurique étendu.

Caractères. Propriétés. — Le sulfate de fer se présente en cristaux prismatiques de *couleur vert clair*, de saveur styptique et astringente.

100 parties d'eau dissolvent 60 parties de ce sel.

Abandonné à l'air, le sulfate ferreux se décompose, il s'effleurit peu à peu et devient jaune à la surface en formant du sesquioxyde de fer et du sous-sulfate ferrique.

La solution aqueuse de ce sel est extrêmement peu stable, aussi ne doit-elle être préparée qu'au moment du besoin. Elle se trouble à la longue en abandonnant un précipité de sous-sulfate ferrique, et le sulfate resté en solution se transforme à son tour en sulfate ferrique.

Usages. Mode d'emploi. — A petites doses le sulfate de fer est un *astringent puissant*, toutefois son usage interne se trouve limité à cause même de l'énergie de son action, de l'âpreté de sa saveur et de sa facile altérabilité.

Il est à peu près *uniquement* utilisé comme *désinfectant* et réservé à l'usage externe. Le sulfate ferreux en effet absorbe le sulfhydrate d'ammoniaque pour donner un sulfure de fer insoluble et inodore; de plus, il peut se combiner aux matières albuminoïdes pour donner des produits insolubles et imputrescibles.

SULFATE DE MANGANÈSE

$MnSO^4$, 4 aq.

Etat naturel. — Le sulfate de manganèse existe dans plusieurs eaux minérales ferrugineuses.

Préparation. — Généralement ce sulfate s'obtient en décomposant du carbonate de manganèse par de l'acide sulfurique étendu.

Caractères. Propriétés. — Il se présente sous forme de cristaux rosés, contenant d'autant moins d'eau qu'ils se sont formés à une température plus élevée. L'hydrate qui contient 4 molécules d'eau de cristallisation est sensiblement inaltérable à l'air, aussi devrait-il être seul employé. Il est également bien soluble dans l'eau froide et l'eau bouillante.

Usages. Mode d'emploi. — Le sulfate de manganèse se

trouve associé au fer dans l'organisme animal. Les derniers travaux de BERTRAND sur les *ferments oxydants* semblent définir quel est le rôle de ce sel dans la nature vivante. Ce savant en effet vient de démontrer que les phénomènes d'oxydation provoqués par les ferments appelés *oxydases* ne s'effectuaient que grâce au manganèse qu'ils contiennent et que, privés de ce sel, ils sont privés de toute propriété fermentescible.

Le sulfate de manganèse se prescrit à la dose de 10 à 50 centigr., associé aux ferrugineux dont il a la même action. A hautes doses le sulfate de manganèse est un purgatif violent et peut même agir comme caustique.

SULFATE MERURIQUE BASIQUE

Turbith minéral.

$2HgO,HgSO^4$.

Préparation. — Ce sulfate s'obtient en traitant le sulfate mercurique par 15 fois son poids d'eau bouillante.

Caractères. Propriétés. — C'est une poudre jaune citron, amorphe, insoluble dans l'eau froide, inaltérable à l'air.

Usages. Mode d'emploi. — Il se prescrit comme *antiherpétique* sous forme de *pommade au dixième*.

ALUNS

Sous le nom générique d'*alun* on désigne les combinaisons moléculaires d'un *sulfate alcalin* (potasse, ammoniaque), et d'un *sulfate de sesquioxyde de fer, d'alumine,* etc., plus 24 molécules d'eau.

On utilise en thérapeutique le *sulfate d'alumine et de potasse* ou *alun ordinaire* et le même sel desséché par la chaleur,

SULFATE D'ALUMINE ET DE POTASSE

Alun ordinaire.

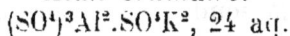

$(SO^4)^3Al^2.SO^4K^2$, 24 aq.

Préparation. — L'alun ordinaire s'obtient en calcinant de l'argile, reprenant le produit calciné par de l'acide sulfurique pour avoir du sulfate d'alumine qu'on mélange à une solution de sulfate de potasse.

Caractères. Propriétés. — L'alun est en cristaux incolores affectant la forme d'octaèdres cubiques. Sa saveur d'abord sucrée devient très astringente. Il est acide au tournesol. Il se dissout dans 10 parties d'eau.

ALUN DESSÉCHÉ

Préparation. — En desséchant l'alun entre 200 et 250°, on obtient le produit désigné autrefois sous le nom d'*alun calciné* Cette opération, à condition de ne pas dépasser la température indiquée, fournit le sel précédent anhydre. Si la chaleur a dépassé 300° pendant la préparation, on obtient un corps différent : l'aluminate de potasse, sel insoluble.

Caractères. Propriétés. — L'alun desséché se présente en masse amorphe, spongieuse, difficilement soluble dans l'eau. Une partie d'alun calciné se dissout en vingt-quatre heures dans 30 parties d'eau.

L'alun desséché coagule l'albumine ; il jouit en outre de la faculté d'absorber fortement l'eau. C'est à ces deux propriétés qu'il doit la plupart de ses effets physiologiques.

Usages. Mode d'emploi. — L'alun ordinaire est un *hémostatique précieux*, qu'on utilise également comme astringent sous forme de solution à la dose de 10 p. 1000 ou de gargarisme à la dose de 4 grammes.

L'alun desséché est un caustique assez énergique.

V. — BORATES

BORATE DE SOUDE

Borax.
$Na^2 Bo^4 O^7$, 10 aq.

Préparation. — Le borate de soude se prépare industriellement en saturant par la soude l'acide borique extrait des borates naturels.

Caractères. Propriétés. — Le borate de soude existe dans le commerce sous deux formes, le borax *prismatique* ou *officinal*, le borax octaédrique, *commercial*. Le premier cristallise avec dix molécules d'eau, le second avec cinq molécules d'eau. 1 gramme du premier correspond sensiblement avec 73 centigrammes du second. Ce dernier n'est pas toujours identique dans sa composition, le borax officinal a une fixité plus grande ; c'est donc le seul à utiliser.

Le *borax officinal* se présente sous forme de cristaux incolores, durs, légèrement efflorescents. Il est alcalin au tournesol. Il est soluble dans 12 parties d'eau froide, dans son poids de glycérine, insoluble dans l'alcool.

Ses solutions glycérinées présentent un phénomène particulier ; il s'y produit une transformation des propriétés du borax. Ce sel alcalin donne avec la glycérine un liquide à réaction acide au tournesol, comparable à celle des acides forts. Cette propriété explique l'acidité marquée de la saveur des glycérés de borax.

Le borax *facilite la dissolution de l'acide salicylique dans l'eau :* il forme en réalité avec cet acide une sorte d'émétique, le borosalicylate de soude.

L'acide borique peut fournir avec la soude d'autres combinaisons que le borax. En effet, il se combine au borax molécule à molécule, et donne un corps neutre au tournesol, plus soluble que l'acide et proposé comme antiseptique sous le nom de *boricine.* Ce corps toutefois ne doit pas jouir en solutions de propriétés différentes de celles du borax. Les recherches de KATSLEXBERG en effet ont démontré qu'en solution aqueuse toutes les différentes combinaisons de l'acide borique et de la soude étaient dissociées par l'eau et se conduisaient comme si l'acide borique et la soude étaient dissous séparément.

Usages. Mode d'emploi. — Le borax est utilisé comme *diurétique, alcalin, astringent léger* à la dose de 1 à 4 grammes sous forme de collyres, gargarisme, collutoire.

Le borax est *spécifique du muguet.* Cette spécifité est attribuée par les uns à l'acide borique seul ; par les autres à la combinaison acide que forme le borax avec la glycérine dans laquelle on l'a dissous, acidité absolument défavorable au développement du muguet qui ne peut vivre qu'en milieu alcalin.

VI. — AZOTATES

AZOTATE D'ARGENT

Ag AzO³.

Préparation. — Cet azotate se prépare en attaquant de l'argent pur par de l'acide azotique étendu.

Caractères. Propriétés. — Il cristallise en plaques incolores et anhydres. Il est neutre au tournesol. Il est inaltérable à l'air. L'eau en dissout environ le dixième de son poids, il est également soluble dans l'alcool.

La lumière ne l'attaque qu'en présence de matières organiques, il devient alors noir.

Il se combine comme tous les sels métalliques solubles aux matières albuminoïdes; toutefois son affinité pour les substances cornées est plus grande que celle des autres métaux.

Mis en présence simultanément de chlorure de sodium et d'albumine, il n'est transformé en chlorure d'argent qu'après la coagulation de l'albumine.

Il donne avec les solutions de *chlorures alcalins un précipité caillebotté de chlorure d'argent* insoluble dans l'eau, mais soluble dans l'ammoniaque.

Usages. Mode d'emploi. — L'azotate d'argent est utilisé à l'extérieur comme *caustique* sous forme de *solution* ou de *collyre* à la dose de 2 à 4 p. 100.

Le nitrate d'argent est également employé fondu et coulé en crayon dans une lingotière. C'est là la *pierre infernale* employée comme caustique. Elle se prépare à l'état pur ou associée à de l'azotate de potasse, mélangé avant la fusion.

AZOTATE BASIQUE DE BISMUTH

Sous-nitrate de bismuth.
Bi AzO⁴.

Préparation. — Le sous-nitrate de bismuth se prépare en décomposant par l'eau bouillante l'azotate neutre de bismuth.

Caractères. Propriétés. — Il se présente en poudre

d'un blanc nacré. Il est généralement aggloméré en *trochisques* par les fabricants.

Il est *inaltérable à l'air* et à la lumière quand il est pur, mais il se colore assez rapidement au contact de certaines matières organiques.

Il *noircit* en présence de l'*hydrogène sulfuré*.

L'eau ne le dissout pas, mais elle le dissocie en lui enlevant de l'acide azotique, aussi serait-il préférable en raison de cette propriété de ne le prescrire que sous forme de cachets.

Usages. Mode d'emploi. — Le sous-nitrate de bismuth se prescrit en nature à la dose de 1 à 8 grammes sous forme de *poudre*, de *potions gommeuses*, de *tablettes*, comme *absorbant, antidiarrhéique.*

Il paraît agir à la fois par l'oxyde de bismuth et par l'acide azotique quand il est ingéré par voie gastro-intestinale, mais il n'est pas absorbé. Il colore les fèces en noir.

Administré en injections hypodermiques, il se combine à la matière albuminoïde, s'absorbe peu à peu et manifeste des propriétés toxiques analogues à celles de l'antimoine et du mercure.

AZOTATES DE MERCURE

Les azotates de mercure sont utilisés à titres différents.

Le *nitrate mercureux* ne sert guère qu'à la préparation de flanelles mercurielles. Quant au *nitrate mercureux basique* ou *turbith nitreux*, il est à peu près tombé dans l'oubli.

Le *nitrate mercurique* n'est employé qu'à l'état de solution. C'est un liquide incolore, très dense ($d = 2,24$), mélange de plusieurs azotates mercuriequs. Il est utilisé en nature, c'est un caustique extrêmement violent et douloureux.

AZOTATE DE POTASSE
Nitre. Salpêtre.
$$KAzO^3$$

État naturel. — L'azotate de potasse est un produit naturel, qui existe à l'état d'efflorescence, dans plusieurs contrées, dans l'Inde, l'Egypte. Pendant la saison chaude la terre se recouvre d'efflorescences blanches qu'il suffit de recueillir. C'est le salpêtre impur.

Cette nitrification s'effectue aux dépens de l'azote atmosphérique sous l'influence d'un ferment appelé *nitromonade* par WINOGRADSKY. Ce microbe agit avec le maximum d'énergie dans un milieu alcalin, aéré, à la température de + 37°, conditions que réunissent à merveille les grandes plaines des contrées chaudes.

Caractères. Propriétés. — L'azotate de potasse purifié se présente habituellement sous forme de cristaux prismatiques, cannelés, à six faces. Il est inaltérable à l'air, friable, de saveur fraîche et piquante, un peu amer.

Cent parties d'eau dissolvent à + 15°, 85 parties de nitre.

Usages. Mode d'emploi. — C'est un *diurétique puissant*, il se prescrit à la dose de 1 à 4 grammes et s'administre dissous dans une tisane quelconque.

VII. — HYPOPHOSPHITES

On utilise les *hypophosphites de soude et de chaux*. Toutefois, comme ces composés pourraient contenir des *phosphites* sels *très toxiques*, est il très important de vérifier la pureté des hypophosphites avant de les employer. Une solution neutre d'hypophosphite *ne doit pas précipiter* au contact du chlorure de baryum. S'il y avait précipité, ce précipité étant dû à la présence de phosphite ou de phosphate, l'hypophosphite essayé doit être rejeté.

Préparation. — On obtient les hypophosphites en traitant le phosphore par une lessive de soude ou un lait de chaux portés à l'ébullition.

Caractères. Propriétés. — Ce sont des corps solubles dans l'eau, très déliquescents.

Usages. Mode d'emploi. — On les prescrit à la dose de 10 à 60 centigr. sous deux formes seulement : de *solution* ou de *sirop*.

On leur attribue la propriété de contribuer *à la multiplication des globules, à la calorification. Ils favorisent la dentition.*

VIII. — PHOSPHATES

L'acide phosphorique, étant un acide *tribasique*, peut donner trois séries de sels, des phosphates mono, bi et trimétalliques.

On utilise en thérapeutique :

1° Le *phosphate potassique ;*

2°   —   *disodique ;*

3°   —   *monocalcique :*

4°   --   *bicalcique ;*

5°   —   *tricalcique.*

PHOSPHATE POTASSIQUE

Ce phosphate tel qu'il est fourni par le commerce est un sel d'une déliquescence extrême, dont la conservation est très pénible. Il se présente sous forme de poudre cristalline blanche à l'état frais. Au contact de l'air, elle se transforme en une masse pâteuse brune. Ce phosphate a été préconisé comme succédané de la médication phosphatée, par DUJARDIN-BEAUMETZ. Toutefois l'excessive altérabilité de ce sel rend son emploi très défectueux.

PHOSPHATE DISODIQUE

$Na^2 H PO^4$, 12 aq.

Préparation. — Le phosphate disodique s'obtient en traitant à l'ébullition le phosphate acide de chaux par le carbonate de soude.

Caractères. Propriétés. — Il se présente en cristaux transparents, efflorescents à l'air, sa réaction est alcaline. Il se dissout dans 6 parties d'eau.

Usages. Mode d'emploi. — A petites doses de 20 à 50 centigrammes, il agit comme alcalin et paraît sous ce rapport jouer un rôle important en physiologie. Il entre dans la composition de certains sérums artificiels.

A la dose de 30 à 40 grammes, c'est un *purgatif doux*. Il se prescrit en *solution*.

PHOSPHATE MONOCALCIQUE

$Ca H^4 (PO^4)^2$, aq.

Préparation. — Ce sel s'obtient par l'action de l'acide phosphorique sur le phosphate bicalcique.

Caractères. Propriétés. — Il se présente en lames nacrées, déliquescentes, d'une saveur acide très supportable. Il est très altérable par la chaleur.

L'*eau* le décompose à l'*ébullition* et il se forme un dépôt de phosphate bicalcique, tandis que la liqueur retient du sesquiphosphate de chaux indécomposable.

PHOSPHATE BICALCIQUE

$$CaHPO^4, 2aq.$$

Préparation. — On obtient ce sel en précipitant une solution de phosphate disodique par le chlorure de calcium en présence d'acide chlorhydrique.

Caractères. Propriétés. — C'est un sel cristallin blanc, grenu. Il est insoluble dans l'eau, mais facilement soluble dans les acides qui le ramènent à l'état de phosphate monocalcique.

L'*eau bouillante* le décompose en *phosphate tricalcique insoluble* et en *phosphate monocalcique*.

PHOSPHATE TRICALCIQUE

$$Ca^3 P^2 O^8.$$

Préparation. — Ce sel s'obtient par précipitation à l'aide de l'ammoniaque de la solution acide des os d'animaux.

Caractères. Propriétés. — Il existe deux variétés de ce sel :

1° Le phosphate *gélatineux*, renfermant en général 85 p. 100 d'eau ;

2° Le phosphate *desséché*, qui est le sel précédent privé par la chaleur de son eau d'hydratation. Ce composé se présente sous forme de poudre blanche, amorphe. Il est insoluble dans l'eau, soluble dans les acides qui le transforment en phosphate monocalcique.

L'eau bouillante le décompose en chaux hydratée et en phosphate sesquicalcique. L'eau froide produit le même effet, mais cela ne se produit que très lentement.

Usages. Mode d'emploi des phosphates de chaux. — Le *phosphate tricalcique desséché* est le phosphate le plus habituellement prescrit, il ne peut guère agir que comme *absorbant* et comme *poudre inerte*. L'expérience a en effet montré que le produit commercial grenu précipité se dissolvait assez lentement dans les acides et que de plus il contenait toujours de la chaux hydratée.

Le *phosphate bicalcique*, *très stable* et *très soluble* dans les acides, est le sel qui mériterait *le plus d'être employé*.

Le *phosphate monocalcique* et le *phosphate tricalcique gélatineux* constituent les formes *les plus assimilables* des phosphates de chaux. Très répandu dans la nature, le premier paraît indispensable à la formation de toute cellule vivante. On le prescrit encore rarement en nature. Toutefois sous les dénominations plus ou moins exactes de lactophosphate, chlorhydrophosphate, biphosphate de chaux, il est très employé dans la pratique journalière. C'est lui en effet qui constitue l'élément actif de ces produits dans lesquels il est associé au lactate ou au chlorure de calcium. Il serait logique de le substituer à ces mélanges qui le contiennent. On peut alors le prescrire sous forme de sirop, de potion à la dose de 10 à 60 centigr. ; toutefois ces préparations, pour des raisons mentionnées plus haut, demandent à être préparées à froid.

PYROPHOSPHATE DE FER
CITRO-AMMONIACAL

Ce corps est un mélange de pyrophosphate de fer, sel insoluble dans l'eau, et de citrate d'ammoniaque qui effectue la dissolution du pyrophosphate.

Il se présente sous forme d'écailles de couleur vert bouteille très peu atramentaires, solubles dans l'eau et contenant 18 p. 100 de fer.

Il se prescrit comme *ferrugineux* à la dose de 10 à 50 centigr. sous forme de sirop.

IX. — ARSENITES ET ARSÉNIATES

ARSENITES DE POTASSE

Il existe plusieurs arsenites de potasse, mais la thérapeutique ne les utilise qu'à l'état dissous, ces sels étant en effet fort déliquescents et de conservation impossible. On s'attache seulement à doser la proportion d'acide entré en solution. Deux arsenites forment la base de la *liqueur* de *Fowler*, l'arsenite acide de potasse et le sel bipotassique.

Usages. Mode d'emploi. — La *liqueur de Fowler* ou soluté d'arsenite de potasse contient le *centième de son poids* d'acide arsénieux.

ARSÉNIATE DE SOUDE

$$Na^2 AsO^4, 7 aq.$$

Préparation. — L'arséniate de soude s'obtient en chauffant au rouge un mélange d'azotate de soude et d'acide arsénieux.

Caractères. Propriétés. — Cet arséniate peut cristalliser (suivant la température à laquelle on opère sa cristallisation) avec un nombre variable de molécules d'eau. On ne doit prescrire et employer que l'arséniate de soude à *sept molécules* d'eau. Cet hydrate est en effet le seul qui soit stable à la température ordinaire. Il n'est ni efflorescent, ni déliquescent, il a une réaction alcaline. Il renferme 36,85 p. 100 d'acide arsénique.

Usages. Mode d'emploi. — L'arséniate de soude se prescrit à la dose de 1 à 10 milligrammes.

Il est préférable de l'employer à l'état de solution ; la *liqueur de Pearson* ou soluté d'arséniate de soude du Codex répond bien à ce besoin. Elle se prescrit à la dose de 12 gouttes à 3 grammes ; 20 *gouttes de liqueur* contiennent 1 *milligramme* 7 *d'arséniate de soude*.

ARSÉNIATE FERREUX

Préparation. — L'arséniate ferreux résulte de la décomposition et précipitation d'une solution d'arséniate de soude par une solution de sulfate ferreux.

Caractères. Propriétés. — C'est une poudre amorphe, blanche au moment de sa préparation, mais verdissant en s'oxydant au contact de l'air. Il est insoluble dans l'eau, soluble dans l'ammoniaque.

Usages. Mode d'emploi. — Il se prescrit comme ferrugineux à la dose de 1 à 20 centigr.

X. — ANTIMONIATES

ANTIMONIATE ACIDE DE POTASSE

$$KH (SbO^3)^2. 2aq.$$

Préparation. — Ce corps s'obtient en faisant réagir au rouge de l'azotate de potasse sur de l'antimoine purifié, et en lavant le produit après refroidissement.

Caractères. Propriétés. — Ce composé, vulgairement appelé *oxyde blanc d'antimoine*, mais improprement, est un corps amorphe blanc, sensiblement insoluble dans l'eau et même dans les acides.

Usages. Mode d'emploi. — Il se prescrit comme *expectorant* et *controstimulant* à la dose de 1 à 5 grammes, s'administre sous forme de potion gommeuse.

XI. — CARBONATES

CARBONATES DE POTASSE

La thérapeutique utilise *deux* carbonates de potasse.

1° Le *carbonate neutre de potasse* n'est intéressant que parce qu'il entre dans la formule des *gouttes amères de Baumé* où il joue un rôle important, car il permet la dissolution des composés phénoliques de la suie qu'on lui associe dans la formule.

2° Le *bicarbonate de potasse*, sel cristallisé non déliquescent, inaltérable à l'air, de saveur légèrement alcaline, n'est guère utilisé que dans la préparation de la *potion de Rivière*.

1 *gramme* de ce sel peut *dégager* sensiblement 212 *centim-cubes de gaz carbonique*.

CARBONATES DE SOUDE

On utilise également deux carbonates de soude, le *carbonate* et le *bicarbonate*.

CARBONATE DE SOUDE

$Na^2 CO^3$, 10 aq.

Caractères. Propriétés. — Le carbonate de soude, préparé en grand par les procédés Salway, Leblanc, se présente après purification sous forme de cristaux incolores, efflorescents.

Cent parties d'eau en dissolvent 63 parties à la température ordinaire, il est également soluble dans son poids de glycérine.

Usages. Mode d'emploi. — Ce sel sert surtout pour la préparation de bains alcalins à la dose de 250 grammes.

BICARBONATE DE SOUDE

$Na H CO^3$.

Préparation. — Ce sel s'obtient par l'action du gaz carbonique sur le carbonate de soude cristallisé.

Caractères. Propriétés. — Il cristallise en prismes rectangulaires droits, incolores et anhydres. On le rencontre dans le commerce généralement sous forme de *poudre cristalline*.

Bien préparé, il présente une saveur salée, légèrement alcaline et non urineuse.

Il est inaltérable à l'air sec, mais à l'air humide il perd de l'acide carbonique et passe à l'état de sesquicarbonate.

Cent parties d'eau en dissolvent $8^{gr},85$ à $+ 15°$ centigrades. *L'eau bouillante dissocie* le bicarbonate et le transforme en carbonate neutre.

Le bicarbonate qui renferme du carbonate neutre colore le calomel.

1 *gramme* de ce sel peut dégager sensiblement 253 *centim. cubes* de *gaz carbonique*.

Usages. Mode d'emploi. — Il est prescrit comme *anti-acide*, *diurétique*, à la dose de 50 centigr. à 10 grammes et plus à l'intérieur, sous forme de *cachets*.

CARBONATE DE CHAUX
Ca CO^3.

Etat naturel. — Le carbonate de chaux existe en grande quantité dans la nature. C'est lui qui compose en effet une grande partie des terrains calcaires d'où on extrait la *pierre*, le *marbre*, la *craie*. C'est lui qui compose les coquilles de certains animaux, les yeux d'écrevisse (concrétions stomacales), etc.

Préparation. — Toutefois pour les besoins de la thérapeutique on prépare le carbonate de chaux en décomposant le carbonate de soude par le chlorure de calcium.

Caractères. Propriétés. — C'est un produit amorphe blanc, insoluble dans l'eau pure, il ne se dissout que dans l'eau chargée d'acide carbonique. Il se dissout dans les acides avec effervescence.

1 *gramme* de ce sel peut *dégager* sensiblement 212 *centim. cubes* de *gaz carbonique*.

Usages. Mode d'emploi. — Ce carbonate est administré en nature à la dose de 1 à 10 grammes, délayé dans un peu d'eau. C'est un *absorbant* des acides.

Il ne faut *pas* lui substituer la *craie ordinaire* ou carbonate de chaux naturel ; ce corps, bien que lavé, renferme toujours des matières organiques.

CARBONATE DE LITHINE
Li^2 CO^3.

Préparation. — Ce carbonate s'obtient par double décomposition entre le sulfate de lithine et le carbonate de soude.

Caractères. Propriétés. — C'est un sel blanc, cristallisé. Un litre d'eau en dissout 12 grammes ; l'eau chargée d'acide carbonique en dissout 52 grammes par litre. Ce sel est très peu soluble dans l'alcool.

Usages. Mode d'emploi. — Le carbonate de lithine se prescrit comme *antigoutteux* à la dose de 10 à 50 centigr. sous forme de cachets.

Remarque. — Le carbonate de lithine et en général tous les carbonates utilisés en thérapeutique et dont la solubilité dans l'eau est faible ou nulle, peuvent dans leur emploi présenter de grands avantages. Ils sont en effet inaltérables à l'air et peuvent être administrés sous forme de *cachets*. C'est là un fait important : le praticien ne peut pas prescrire sous cette forme pharmaceutique les sels solubles de manganèse, de lithium, de strontium, de calcium, etc , en raison de leur déliquescence plus ou moins grande. Or, administrer un carbonate de l'une de ces bases revient à peu près à formuler le chlorure correspondant, puisque c'est à l'état de chlorure que le métal introduit sous forme de carbonate sera absorbé et exercera ses effets thérapeutiques. Il faudra donc avoir recours aux carbonates pour être certain d'administrer un produit pur et d'action constante.

HYDROCARBONATE DE MAGNÉSIE

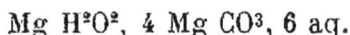

$Mg\ H^2O^2$, 4 $Mg\ CO^3$, 6 aq.

Préparation. — On obtient le carbonate de magnésie en précipitant à l'ébullition la solution d'un sel magnésien par le carbonate de soude.

Caractères. Propriétés. — Ce sel se présente sous forme de gros pains carrés, blancs, très légers. Il est inodore, insipide, inaltérable à l'air. Insoluble dans l'eau, il se dissout dans l'eau chargée d'acide carbonique.

C'est une combinaison moléculaire de carbonate de magnésie et d'hydrate de magnésie.

Cent parties de ce sel contiennent 43 parties de magnésie.

1 *gramme* de ce sel peut *dégager* sensiblement 161 *centim. cubes de gaz carbonique*.

Usages. Mode d'emploi. — Il est utilisé comme absorbant, anti-acide ; il se prescrit à la dose de 1 à 10 grammes. Il sert à préparer la *limonade purgative* du Codex.

CARBONATE DE PLOMB

Céruse.

Pb O³.

Préparation. — On prépare la céruse par deux procédés :

1° *Procédé hollandais*. — Ce procédé consiste à soumettre le plomb métallique enfermé dans des pots à l'action simultanée de vapeurs caustiques, de l'air et de l'acide carbonique gazeux dégagés par le fumier ou la tannée dans lesquels on plonge les pots ;

2° *Procédé de Clichy*. — Il consiste à préparer de l'acétate basique de plomb au moyen de la litharge, puis à diriger dans la solution d'acétate un courant d'acide carbonique.

Ce procédé fournit du carbonate de plomb répondant à la formule (CO³Pb).

Le premier procédé donne un mélange d'hydrocarbonate et de carbonate de plomb 2 (CO³Pb), PbO,H²O.

Cette différence dans la composition de ces sels offre de l'importance au point de vue de l'hygiène.

L'expérience a en effet démontré que le carbonate neutre est moins facilement transformé en sel soluble et par conséquent moins toxique que l'hydrocarbonate. Le *premier* procédé produisant de l'hydrocarbonate est donc un procédé *dangereux ;* il donne en effet lieu à de nombreuses intoxications saturnines.

Caractères. Propriétés. — La céruse est une poudre blanche, amorphe, insoluble dans l'eau.

Usages. Mode d'emploi. — Elle sert sous forme de *pommade au dixième*, comme *siccatif.*

XII. — SILICATES

SILICATE DE POTASSE

On emploie la solution aqueuse de ce corps pour la confection des appareils médicaux. Cette solution doit avoir une densité de 1,28, doit être exempte de silicate de soude et être à peine visqueuse.

XIII. — PERMANGANATES

PERMANGANATE DE POTASSE

K² Mn² O⁸

Préparation. — On prépare ce sel en oxydant au rouge, au moyen du chlorate de potasse, un mélange de bioxyde de manganèse et de potasse caustique ; puis on transforme le manganate produit en permanganate à l'aide d'un courant d'acide carbonique.

Caractères. Propriétés. — Ce sel cristallise en prismes de couleur rouge foncé à reflets métalliques violet noir. Il se dissout dans 15 parties d'eau, en donnant une solution de coloration violette intense. Cette solution *ne doit pas être conservée dans des flacons bouchés au liège.*

Les matières organiques ramènent en effet le permanganate à l'état d'oxyde brun Mn³O⁴ et de manganite de potasse, et sont en même temps brûlées, oxydées. C'est d'ailleurs à cette propriété que ce sel doit son effet antiseptique.

Les alcalis ramènent le permanganate à l'état de manganate vert de potasse.

Usages. Mode d'emploi. — Le permanganate est un *antiseptique*, un *désinfectant* utilisé en solution à 1 ou 2 p. 1000. Il est également employé en lotion en injections à 1 p. 10 000 dans le traitement de la blennorrhagie.

Très employé en solution saturée, comme désinfectant des mains, par les chirurgiens et accoucheurs, il colore la peau en brun, détruit les matières grasses qui la souillent, et l'oxyde brun qui reste est éliminé par l'eau renfermant du bisulfite de soude.

LIVRE IV

MÉDICAMENTS CHIMIQUES

D'ORIGINE ORGANIQUE

CHAPITRE PREMIER

CARBURES ET LEURS DÉRIVÉS HALOGÉNÉS

I. — CARBURES

Les carbures utilisés en thérapeutique appartiennent à deux groupes, d'une part *aux carbures à chaîne ouverte*, d'autre part aux carbures à chaîne fermée ou *carbures de la série polyméthylénique*.

Les carbures de la *série cyclique* dont le type est le *benzène* (benzine) caractérisés par le noyau

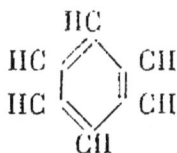

$$
\begin{array}{ccc}
 & HC & \\
HC & & CH \\
HC & & CH \\
 & CH &
\end{array}
$$

ne fournissent aucun médicament, seuls leurs dérivés ont reçu une application.

Les carbures *à chaîne ouverte* fournissent les *vaselines* qui font partie du groupe des carbures saturés en C^nH^{2n+2}; l'*acétylène* type des carbures *acétyléniques* dont la formule générale est C^nH^{2n-2} et répond au groupement $R - C = C - R'$.

Les carbures de la *série polyméthylénique*, caractérisée par la réunion des deux chefs libres d'une chaîne ouverte avec perte de deux hydrogènes $CH^3 - CH^2 - CH^2 - CH^3$ donnant

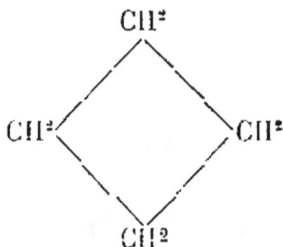

par exemple ont un représentant parmi les médicaments chimiques, *l'essence de térébenthine* ou *térébenthène*.

VASELINE

Préparation. — On retire la vaseline des résidus de la distillation des pétroles. Ces résidus évaporés lentement à l'air libre sont purifiés par filtration sur du noir animal. Le résidu est brun, blond ou blanc, suivant qu'il a subi une, deux ou trois filtrations. Les produits incolores seuls doivent être utilisés en médecine.

Composition. — Les vaselines sont constituées par des mélanges de carbures saturés, les uns solides, les autres liquides.

Variétés. — On distingue deux variétés de vaseline :

1° La *vaseline liquide* ou *huile de vaseline*, obtenue en poussant la concentration jusqu'à ce que le produit ait une densité comprise entre 0,82 et 0,83.

C'est un liquide incolore, neutre, présentant les caractères extérieurs des corps gras.

En raison de sa composition chimique, il lui est *impossible* d'éprouver le phénomène dit du *rancissement*.

2° La *vaseline solide*, qui s'obtient lorsqu'on pousse l'évaporation des résidus de pétrole jusqu'à ce que leur densité soit égale à 0,835.

Cette vaseline est demi-solide, amorphe, blanche onctueuse au toucher, transparente vue en lame mince et fluorescente. Elle fond vers 40°. Elle est *insoluble* dans l'eau, la glycérine, *soluble* dans le chloroforme, le sulfure de carbone, les huiles fixes et volatiles.

Usages. Mode d'emploi. — La vaseline liquide sert de véhicule pour les injections hypodermiques.

La vaseline solide sert d'excipient pour préparer les pommades.

ÉTHINE

Acétylène.

$$CH \equiv CH$$

L'acétylène prend naissance quand on décompose le carbure de calcium par l'eau.

Le carbure de calcium est une masse très dense de couleur gris foncé. 1 gramme de ce carbure traité par l'eau dégage 400 centimètres cubes d'acétylène.

L'acétylène est utilisé comme *désinfectant*. Il a été surtout préconisé en gynécologie. A l'action désinfectante de l'acétylène s'ajoute la causticité de la chaux du carbure de calcium.

TÉRÉBENTHÈNE

Essence de térébenthine.

$$C^{10} H^{16}.$$

Préparation. — L'essence de térébenthine est un dérivé hydrogéné du cymène obtenu en distillant la térébenthine en présence de vapeurs d'eau.

Caractères. Propriétés. — C'est un liquide incolore très mobile, très réfringent, *inflammable*. Sa saveur est âcre et brûlante, son odeur est tenace.

Le térébenthène a pour densité 0,864. Il est insoluble dans l'eau, soluble dans sept fois son poids d'alcool ordinaire, soluble en toutes proportions dans l'éther et l'alcool absolu. Il se dissout également bien dans les huiles.

54 gouttes d'essence de térébenthine pèsent 1 gramme.

Une des propriétés les plus intéressantes de l'esssence de térébenthine est celle d'*absorber l'oxygène de l'air*. Elle se colore alors en jaune et finit par se résinifier. Toutefois, avant de s'oxyder ainsi définitivement, l'oxygène qu'elle a ozonisé peut servir à oxyder un grand nombre de corps avec lesquels on la met en contact. Tels sont par exemple le sucre qu'elle transforme en acide oxalique, le carmin d'indigo qu'elle décolore.

Usages. Mode d'emploi. — L'essence de térébenthine est un *stimulant énergique* et un *vermifuge.* A l'*intérieur* elle se prescrit à la dose de 1 à 4 grammes sous forme de capsules, de perles. A l'*extérieur* elle se prescrit sous forme de liniment.

Les propriétés vermifuges de l'essence de térébenthine se retrouvent dans un grand nombre de corps dérivant comme elle du cymène et fournis en abondance par le règne végétal.

Élimination. — Le thérébenthène s'élimine par les voies respiratoires et surtout par l'urine, à laquelle il communique une *odeur de violettes* sous forme d'acides *glycuroniques* accouplés.

II. — DÉRIVÉS HALOGÉNÉS

Les dérivés halogénés de carbures quelconques sont des corps qui résultent de la substitution de *un* ou *plusieurs hydrogènes* du carbure par *autant* d'atomes d'éléments halogènes (*chlore, brome, iode*).

A la suite de ces corps nous placerons des corps *dérivés sulfurés* des carbures, corps sans composition définie et ne rentrant pas dans un groupe chimique déterminé. Ce ne sont en effet que des mélanges de carbures saturés, retenant du soufre dans leur molécule.

I. — DÉRIVÉS CHLORÉS

MÉTHANE CHLORÉ

Chlorure de méthyle.
$CH^3 Cl$

Préparation. — L'industrie prépare cet éther par le procédé Vincent. On soumet à l'action de la chaleur le chlorhydrate de triméthylamine obtenu par calcination en vases clos des vinasses de betteraves.

La chaleur dédouble le chlorhydrate de triméthylamine en ammoniaque qu'on absorbe à l'aide d'acide chlorhydrique et en chlorure de méthyle gazeux. Ce gaz, après purification, est recueilli dans de grands cylindres métalliques dans lesquels on le comprime jusqu'à liquéfaction.

Caractères. Propriétés. — Le chlorure de méthyle est un gaz incolore, d'odeur éthérée, soluble dans l'eau. Sous une pression de 5 à 6 atmosphères, il se liquéfie, formant un liquide incolore, bouillant à — 22° centigrades.

La quantité de chaleur qu'il absorbe pour passer de l'état liquide à l'état gazeux amène un très grand abaissement de température sur les parties du corps où on le pulvérise.

Usages. Mode d'emploi. — Le froid que le chlorure de méthyle produit amène la disparition de l'élément douleur, aussi est-il employé couramment en pulvérisation dans le traitement de *névralgies, sciatique*.

Au lieu de diriger le jet de chlorure de méthyle directement sur la peau, on peut le projeter sur des tampons de gaz hydrophile sèche recouverte de baudruche et portés sur une pince en bois ou *stype*. On le porte alors sur la peau, on le maintient sur la peau quatre ou cinq minutes et on obtient une anesthésie complète. C'est là la méthode de *stypage* de M. BAILLY.

MÉTHANE TRICHLORÉ

Chloroforme.
CHCl³

Préparation. — Dans l'industrie le chloroforme se prépare :
Soit en faisant réagir les hypochlorites alcalins sur l'acétone ;
Soit en soumettant à l'électrolyse une solution de chlorure alcalin en présence d'acétone.

Dans les laboratoires on prépare le chloroforme en traitant le chloral par les alcalis.

Purification. — Le produit brut est impropre à tout usage médical, on le purifie en le traitant de la façon suivante :
Le chloroforme brut est agité.

1° *Avec de l'acide sulfurique* qui lui enlève les composés chlorés divers qu'il peut contenir et se colore plus ou moins, suivant la quantité d'impuretés qu'il retient ;

2° *Avec de la soude*, après décantation, qui détruit le chloral qu'il peut renfermer ;

3° *Avec une huile végétale*, pour enlever toute trace d'alcali.

Enfin, après l'avoir laissé au contact quelque temps en présence de chlorure de calcium, pour débarrasser le produit purifié de toute trace d'eau, le chloroforme distillé fournit le produit médicamenteux.

Caractères. Propriétés. — Le chloroforme est liquide, neutre aux réactifs colorés, très mobile, d'une odeur éthérée, de saveur piquante et sucrée. Sa densité élevée est de 1,50. Il bout à 60°,8. Il ne s'enflamme pas à la température ordinaire au contact d'un corps en ignition.

56 *gouttes de chloroforme pèsent 1 gramme.*

Peu soluble dans l'eau, 1 partie pour 100 parties d'eau, le chloroforme se dissout en toutes proportions dans l'*alcool*, l'*éther* et les *huiles*.

Le chloroforme dissout le soufre, l'iode, le phosphore, les résines, les corps gras et un grand nombre d'alcaloïdes.

L'influence combinée de l'air et de la lumière décompose très rapidement le chloroforme en donnant naissance à de l'*oxychlorure de carbone, corps toxique*. Pour éviter cette décomposition, REGNAULT a conseillé de l'additionner, aussitôt après sa préparation, de 2 grammes d'alcool éthylique pur par kilogramme.

Les alcalis décomposent le chloroforme en formiate alcalin et en chlorure.

Caractères de pureté. Essai. — *a*. Le chloroforme ne doit pas précipiter en blanc au contact d'une solution de nitrate d'argent, ni réduire ce sel à chaud (*Absence de chlore libre ou d'acide chlorhydrique*).

b. Agité avec de l'acide sulfurique, le chloroforme ne doit pas le colorer (*Absence de dérivés chlorés d'alcools supérieurs*).

c. Soumis à l'ébullition avec un peu de potasse caustique solide, il ne doit pas se colorer en brun (*Absence d'aldéhyde*).

d. Un chloroforme pur doit répondre à l'essai indiqué par REGNAULT. Quelques gouttes de chloroforme évaporées sur du papier doivent exhaler jusqu'à la fin de l'évaporation une odeur suave si le produit est pur ; dans le cas contraire, les dernières vapeurs sont douées de propriétés irritantes et nauséeuses.

Usages. Mode d'emploi. — Le chloroforme est un *anesthésique général* et s'emploie alors en *inhalations*. Il se prescrit comme *antipasmodique* à l'intérieur sous forme d'eau chloroformée à la dose de 30 à 60 grammes par jour en potion. Il est utilisé comme *analgésique* sous forme de *pommades, liniments*.

ÉTHANE CHLORÉ

Chlorure d'éthyle.
C^2H^5 Cl.

Préparation. — L'éthane chloré s'obtient par la distillation d'alcool saturé d'acide chlorhydrique.

Caractères, Propriétés. — Le chlorure d'éthyle est un liquide incolore, doué d'une odeur agréable, soluble dans 24 parties d'eau et en toutes proportions dans l'alcool. Il bout à $+ 12°,5$ centigrades, c'est un corps stable.

Usages. Mode d'emploi. — Le chlorure d'éthyle est employé en *pulvérisations* comme *anesthésique local* et *analgésique*.

II. — DÉRIVÉS BROMÉS

MÉTHANE TRIBROMÉ

Bromoforme.
CH Br^3.

Préparation. — Le bromoforme s'obtient en faisant réagir l'hypobromite de soude sur l'acétone.

Caractères, Propriétés. — Le méthane tribromé est un liquide incolore, doué d'une saveur douce qui devient rapidement âcre. *Insoluble dans l'eau*, il se *dissout* très bien dans l'*alcool*, l'*éther*, le *chloroforme*. Sa densité très élevée est de 2,90.

1 *gramme de bromoforme donne 37 gouttes.*

Le méthane tribromé *s'altère facilement à la lumière*. Les alcalis le dédoublent en bromure et en oxyde de carbone ; c'est un dédoublement analogue qui, dit-on, s'effectue dans l'organisme et donne à ce produit son action thérapeutique.

Le bromoforme se différencie du chloroforme avec lequel il a beaucoup de rapports par les caractères suivants :

Bromoforme.	Chloroforme.
Dissout l'iode et donne une *solution rouge cramoisi*. Evaporé sur du papier, *laisse une tache huileuse*.	Dissout l'iode et donne une *solution violette*. Evaporé sur du papier, *ne produit pas de tache*.

Usages. Mode d'emploi. — Le bromoforme a été recommandé dans le traitement de la *coqueluche*. Il se prescrit en potion à la dose de 5 à 20 centigr. chez les enfants, et de 1 gramme chez les adultes.

Elimination. — Le bromoforme s'élimine par l'urine qu'il colore parfois en *vert* (OLIVIERO).

ÉTHANE MONOBROMÉ

Bromure d'éthyle.
C^2H^5 Br.

Préparation. — L'éthane monobromé se prépare en faisant réagir sur de l'alcool l'acide bromhydrique naissant obtenu par réaction de l'acide sulfurique sur le bromure de potassium.

Caractères. Propriétés. — L'éthane monobromé, purifié, constitue un liquide incolore, dense (1,47) très réfringent, doué d'une odeur alliacée spéciale. Il bout à 38°,5.

Il s'altère assez rapidement et se colore en jaune par suite de la mise en liberté de certaine quantité de brome, il renferme alors de l'hydrure d'éthylène. On avait conseillé pour assurer sa conservation de mélanger au bromoforme des battitures d'argent qui, par agitation, s'emparent du brome devenu libre avec le temps ; toutefois du bromure d'éthyle conservé dans ces conditions est un produit qu'on doit rejeter, car si le procédé indiqué permet d'enlever le brome libre, il n'empêche pas la formation de carbures d'hydrogène.

Donc le *bromure d'éthyle incolore, récemment préparé par conséquent, est le seul qu'on doit employer.*

Caractères de pureté. — Un bromure d'éthyle pur ne doit *pas colorer en jaune l'acide sulfurique pur*, même après plusieurs agitations et un contact d'une heure.

Agité avec son volume d'eau, le bromure d'éthyle pur ne doit pas communiquer de *réaction acide à l'eau*, ni la propriété de précipiter par l'azotate d'argent.

Usages. Mode d'emploi. — Le bromure d'éthyle est un *anesthésique.*

III. — DÉRIVÉS IODÉS

MÉTHANE TRIIODÉ

Iodoforme.
CHI^3

Préparation. — On obtient le méthane triiodé en faisant réagir sur l'acétone de l'iode à l'état naissant produit par réaction d'un hypochlorite alcalin sur de l'iodure de potassium.

Caractères. Propriétés. — L'iodoforme se présente sous forme de petits cristaux brillants, de couleur jaune clair, d'odeur très vive, rappelant l'odeur du safran. Insoluble dans l'eau, il se dissout dans 80 parties d'alcool à 90°, 6 parties d'éther dans le chloroforme et dans les huiles.

L'iodoforme renferme les *neuf dixièmes de son poids d'iode.*

A l'état solide, le méthane triiodé n'est pas sensiblement altéré par les rayons solaires, mais en *solution alcoolique* ou *éthérée*, il se décompose et la liqueur prend une teinte *rouge violet.* Un iodoforme qui *ne se décompose pas* dans ces conditions, est un produit *impur.*

Caractères de pureté. Essai. — *Agité avec de l'eau distillée*, l'iodoforme ne doit pas, après filtration, communiquer à ce liquide la propriété de *réduire une solution aqueuse de nitrate d'argent après vingt-quatre heures de contact.*

Usages. Mode d'emploi. — L'iodoforme est un *antiseptique* et *légèrement anesthésique*.

Tout iodoforme *ne répondant pas aux caractères de pureté indiqués doit être rejeté*, car il serait capable d'occasionner des empoisonnements.

L'iodoforme se prescrit à l'*intérieur* sous forme de pilules à la dose de 10 à 60 centigrammes, à l'*extérieur* on l'utilise en applications sous forme de poudre, de pommade ou de gaz.

ÉTHÈNE TÉTRAIODÉ

Diiodoforme.

$$CI^2 = CI^2.$$

Préparation. — L'éthène tétraiodé se prépare en faisant réagir sur du carbure de baryum de l'iode en présence de benzine et d'eau.

Caractères. Propriétés. — Le diiodoforme se présente sous forme de cristaux jaune pâle, sensiblement inodores, insolubles dans l'eau, peu solubles dans l'alcool, mais se dissolvant dans l'éther. Il est très stable vis-à-vis la plupart des réactifs, 1 *gramme de diiodoforme* renferme environ 95 *centigr. d'iode.*

Usages. Mode d'emploi. — Le diiodoforme a été préconisé comme *succédané* de l'iodoforme. Comme ce dernier il doit agir par l'iode qu'il renferme. Toutefois en tant que carbure non saturé il possède des *propriétés réductrices* qui doivent jouer un rôle dans son action thérapeutique.

IV. — DÉRIVÉS SULFURÉS

Les dérivés sulfurés de carbures *ne sont pas des corps de composition définie*, mais des *mélanges* de carbures du groupe des paraffines, renfermant du soufre dans leur molécule,

Ces dérivés sont de deux ordres : les uns sont *fournis par la nature*, ce sont les *ichthyols;* les autres sont préparés *synthétiquement*, ce sont les *thiols.*

Ces produits à l'état brut sont insolubles dans l'eau ; pour les rendre solubles dans ce véhicule, il est nécessaire de les combiner à l'acide sulfurique, puis de neutraliser les produits ainsi obtenus (ou acides sulfones) par la soude, l'ammoniaque ou l'oxyde de zinc. Après ce traitement les dérivés sulfurés sont solubles dans l'eau.

Les *ichthyols* et les *thiols* doivent leurs propriétés thérapeutiques au *soufre dit substitué* qui existe dans leur molécule. Le soufre, groupement sulfoné, est complètement inactif en tant que médicament. Toutefois l'action des tuménols est différente, comme nous le verrons plus loin.

ICHTHYOLS

Les ichthyols comprennent deux groupes de produits : l'*ichthyol proprement dit*, et les *tuménols*

A. — ICHTHYOL

Préparation. Etat naturel. — L'ichthyol proprement dit provient de la distillation d'une roche bitumineuse des environs de Seefeld. Ce bitume est dû à la décomposition de poissons fossiles. Les corps gras qui existaient dans l'organisme de ces animaux ont subi sous l'action du temps, de la chaleur et de la pression une fermentation particulière, dite *fermentation bitumineuse*. Le résultat a été la transformation des corps gras en carbures d'hydrogène. D'autre part, la fermentation putride des albuminoïdes provenant des mêmes animaux a donné lieu à la production d'hydrogène sulfuré. Par suite de réactions secondaires, cet hydrogène sulfuré s'unissant aux carbures déjà formés, a constitué le bitume dont on extrait l'ichthyol.

Caractères. Propriétés. — L'ichthyol constitue un goudron épais, vert pâle, doué d'une odeur désagréable. Il est très légèrement alcalin. Il s'émulsionne avec l'eau et forme une émulsion laiteuse.

Il est en partie soluble dans l'eau, après avoir traité comme nous l'avons exposé plus haut. Soluble dans l'alcool et l'éther, il se dissout complètement dans un mélange d'alcool et d'éther, dans les huiles et dans la vaseline.

L'ichthyol renferme 10 p. 100 de son poids de soufre.

Usages. Mode d'emploi. — L'ichthyol a été vanté dans le traitement des *maladies des voies respiratoires,* il se prescrit à la dose de 10 à 50 centigr. sous forme de *dragées.*

Il se prescrit également sous forme de *pommade* ou en *solution à* 1 p. 20 dans le traitement de diverses *affections cutanées*.

B. — TUMÉNOLS

Préparation. — Les tuménols dérivent des huiles minérales obtenues par la distillation sèche de schistes bitumeux particuliers très riches en carbures non saturés.

Caractères. Propriétés. — Le commerce fournit plusieurs variétés de tuménols; la plus employée, désignée sous le nom d'*huile de tuménol* est un liquide épais, jaune, insoluble dans l'eau, soluble dans l'éther.

Usages. Mode d'emploi. — L'emploi des tuménols ne repose pas sur leur teneur en soufre, mais sur les propriétés réductrices qu'ils doivent aux hydrocarbures non saturés qu'ils renferment.

Comme l'ichthyol, le tuménol se prescrit sous forme de *pommade* aux mêmes doses.

THIOLS

On connaît deux dérivés sulfurés d'origine synthétique, le *thiol proprement dit* et le *thran*.

A. — THIOL

Préparation. — Le thiol s'obtient en chauffant avec du soufre l'huile de gaz du commerce.

Caractères. Propriétés. — Le thiol se présente sous la forme de lamelles noirâtres, ou sous forme de liquide sirupeux rouge brun. Son odeur désagréable est moins prononcée que celle de l'ichthyol.

Usages. Mode d'emploi. — Le thiol a été préconisé en pommades au vingtième comme spécifique pour les brûlures dont il calme les douleurs.

B. — THRAN

Le thran est le produit obtenu artificiellement en traitant l'huile de poisson par du soufre.

CHAPITRE II

I. — ALCOOLS

Les alcools sont des corps qui résultent de la substitution du groupement OH, à un hydrogène de carbure saturé.

Ils ont la formule générale

$$R - CH^2OH.$$

R étant un radical quelconque de carbure.

Suivant la situation occupée par le groupement OH dans la chaîne du carbure, on obtient des alcools primaires, secondaires ou tertiaires. L'exemple ci-dessus est celui d'un alcool primaire.

Un alcool secondaire répond à la formule

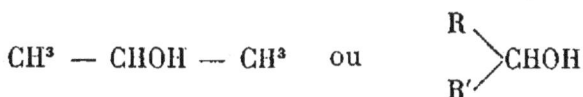

$$CH^3 - CHOH - CH^3 \quad \text{ou} \quad \begin{matrix} R \\ R' \end{matrix} \Big\rangle CHOH$$

Un alcool tertiaire sera

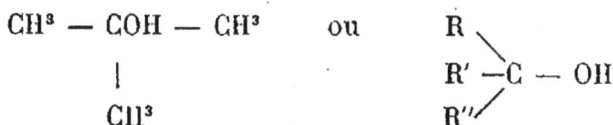

$$CH^3 - COH - CH^3 \quad \text{ou} \quad \begin{matrix} R \\ R' \end{matrix} - C - OH \atop R''$$

Les alcools existent pour tous les carbures à chaîne ouverte, saturés ou non.

La fonction alcoolique n'existe pas seulement à l'état simple, elle peut se rencontrer plusieurs fois dans la chaîne d'un même corps et donner lieu à la formation des *polyalcools*. C'est ainsi par exemple que la glycérine est un triple alcool, ou *triol*, car elle renferme trois fonctions alcools dans sa formule

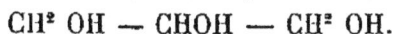

$$CH^2 OH - CHOH - CH^2 OH.$$

Ce qui vient d'être dit pour les alcools de carbure à chaîne ouverte, reste vrai pour les carbures à chaînes fermées, c'est-à-dire des carbures de la série polyméthylénique à laquelle appartiennent le *menthol*, la *terpine*.

Les carbures à *chaîne ouverte* fournissent à la thérapeutique l'*alcool ordinaire*, l'*alcool amylique tertiaire*, la *glycérine*.

Les carbures de la *série cyclique*, c'est-à-dire à *type benzénique*, fournissent également des alcools, mais peu usités.

ÉTHANOL

Alcool éthylique. Alcool. Esprit-de-vin.
$CH^3 - CH^2 OH.$

Préparation. — On prépare l'alcool dans l'industrie en distillant le vin ou les liquides fermentés obtenus avec du sucre ou de la fécule.

Caractères. Propriétés. — L'alcool est un liquide incolore très mobile, à odeur vive et agréable.

Sa densité est 0,795 à + 15° centigrades. Il bout à 79°4. L'alcool est miscible à l'eau. Il ne dissout pas les sels des acides minéraux oxygénés (*carbonates*, *sulfates*, etc.); il *dissout* par contre les *chlorures*, *bromures*, *cyanures*, les *essences*, les *résines*, les *bases végétales* et un grand nombre de leurs combinaisons.

L'alcool pur ne contenant pas de traces d'eau est l'*alcool absolu*. Cet alcool pèse à l'alcoomètre 100°. Mélangé en proportions variables avec de l'eau, il donne des alcools de titre inférieur et de degré plus faible.

On entend par *titre* ou par *degré* d'un alcool le nombre indiqué sur un densimètre spécial ou *alcoomètre* gradué d'après des mélanges de quantités déterminées d'alcool et d'eau, à une température donnée + 15° centigrades (température normale). L'alcoomètre porte le nom de GAY-LUSSAC, son inventeur. On dit par exemple qu'un alcool marque 60°, lorsque l'alcoomètre est en équilibre dans le liquide examiné et que le niveau du liquide arrive sur la tige de l'alcoomètre au trait marqué 60. Un alcool de 60 est un alcool renfermant exactement dans 100 volumes 60 volumes d'alcool anhydre et une quantité d'eau suffisante pour parfaire 100 volumes. Toutes les lectures faites sur l'alcoomètre doivent être rapportées à la température du liquide examiné, de façon à pouvoir faire une correction de température, si la température du liquide est inférieure ou supérieure à + 15° centigrades, car l'alcoomètre gradué pour une température déterminée ne peut donner des résultats précis qu'à cette température même.

L'alcoomètre est donc gradué de façon à indiquer la *teneur en volumes pour* 100 d'alcool anhydre ou absolu.

Toutes les fois qu'on mélange de l'alcool et de l'eau il y a *contraction* de volume et *élévation* passagère de température.

Tout alcool aqueux peut par des procédés industriels être rectifié, c'est-à-dire porté à un degré alcoolique plus élevé, et à un état moins aqueux. Après plusieurs rectifications, on obtient un alcool anhydre, c'est-à-dire absolu.

61 *gouttes d'alcool à* 90° *pèsent* 1 *gramme.*
42 — — 60° — —

Liqueurs alcooliques. — L'alcool constitue la partie spiritueuse des eaux-de-vie de Cognac, du rhum, des vins. Dans le tableau suivant nous donnons en volumes la proportion d'alcool pur contenue dans 100 parties de liqueurs choisies parmi les eaux-de-vie ou les vins utilisés en thérapeutique :

Rhum	49,38	Grenache	16,00
Eau-de-vie	49,12	Malaga	15,00
Kirsch	47,06	Chypre	15,00
Madère	20,00	Champagne	12,77
Xérès	17,63	Bordeaux rouge	8 à 12
Banyuls	17,00	Vins blancs	7 à 10

En ne mettant pas en ligne de compte la valeur thérapeutique des différents vins médicaux : *quels sont parmi les alcools* ceux que le praticien *est en droit de prescrire* lorsqu'il a besoin de recourir à l'action stimulante de ce produit ? Les analyses comparatives effectuées par un très grand nombre de chimistes montrent que, tandis que les alcools industriels convenablement préparés sont à un état très voisin de la pureté, les eaux-de-vie naturelles, au contraire, sont toutes plus ou moins impures. Nous résumons dans le tableau ci-contre la composition des principales eaux-de-vie naturelles en comparaison d'un alcool industriel obtenu avec du sucre [1] :

---

[1] Les chiffres de ce tableau sont empruntés au livre des falsifications de BAUDRIMONT et HÉRET.

	TITRE alcoolique.	BASES pyridiques et alcool en poids p. 1000.	IMPURETÉS Alcools supérieurs, éthers, etc. en poids p. 1000.
	Degrés.		
Alcool industriel. . .	50,6	Néant.	5,65
— de vin	50,8	Présence.	23,58
Rhum.	50,6	0,012	»
Eau-de-vie de Cognac.	48,5	0,005	38,89
Kirsch.	47,06	0,005	0,045 et
			Acide cyanhydrique.

Nous voyons que, de tous les alcools, *l'alcool industriel est préférable à tous les autres*, car il ne contient pas de produits secondaires capables d'exercer sur l'économie une action nuisible.

Le médecin a donc avantage *à prescrire de l'alcool pur* aux lieu et place des eaux-de-vie, en indiquant comme degré alcoolique de l'alcool prescrit celui qui se rapproche le plus des eaux-de-vie, soit 50°.

Usages. Mode d'emploi. — L'alcool est employé en thérapeutique comme *stimulant diffusible*. On prescrit en général de l'alcool à 50°, à la dose de 40 à 60 grammes sous forme de potion et on a même été jusqu'à prescrire 250 grammes d'alcool pour lutter contre certaines affections adynamiques.

L'alcool est également utilisé en thérapeutique sous forme de vins généreux (Banyuls, Malaga, Champagne).

PENTANOL TERTIAIRE

Hydrate d'amylène. Alcool amylique tertiaire.

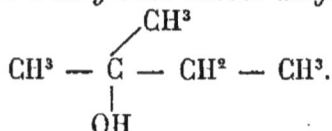

$$CH_3 - \underset{\underset{OH}{|}}{\overset{\overset{CH_3}{|}}{C}} - CH_2 - CH_3.$$

L'alcool amylique tertiaire est un liquide incolore, soluble dans 8 parties d'eau et dans l'alcool en toutes proportions. Sa saveur est éthérée et fraîche à la bouche. Il se prescrit en solution à la dose de 1 à 3 grammes comme narcotique.

PROPANE TRIOL

Glycérine.

$$CH_2 OH — CHOH — CH_2 OH.$$

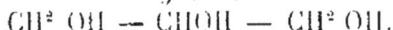

Préparation. — On produit actuellement la glycérine très pure en saponifiant l'huile de palme par la vapeur d'eau surchauffée.

Caractères. Propriétés. — La glycérine est un liquide sirupeux, incolore, de saveur sucrée. Sa densité est de 1,26 (30° Baumé). Elle entre en ébullition à 285°. Elle est *très hygrométrique* et abandonnée à l'air; elle pourrait, d'après certains auteurs, absorber jusqu'à un quart de son volume d'eau. Cette glycérine doit être réservée pour l'usage externe, il est préférable de n'employer pour *l'usage interne* que la *glycérine dite officinale à* 28° *Baumé*, qui renferme un peu d'eau, mais est *beaucoup moins irritante* que la glycérine hydratée.

La glycérine est *soluble* en toutes proportions dans *l'eau* et dans *l'alcool*, elle est *insoluble* dans *l'éther*, le *chloroforme* et les *huiles grasses*.

La glycérine dissout un grand nombre de corps.

25 gouttes de glycérine à 28° *pèsent 1 gramme.*

Usages. Mode d'emploi. — La glycérine sert à la préparation d'un grand nombre de médicaments. *glycérolés, glycérés*. Elle se prescrit sous forme de lavements contre la *constipation;* sous forme de lotion.

MENTHOL

$$C^{10} H^{19} OH.$$

Préparation. — Le menthol se retire de l'essence de menthe en soumettant cette essence à l'action d'un froid assez considérable.

Caractères. Propriétés. — Le menthol cristallise en prismes incolores, à odeur de menthe très accentuée pouvant provoquer le larmoiement, à saveur aromatique, amère. Le menthol se *dissout* dans 1000 *parties d'eau*, l'alcool, l'*éther*, le *chloroforme*, la *glycérine*, les *huiles fixes*.

En dehors de ces caractères d'identité, on peut le reconnaître à la réaction suivante très délicate : lorsqu'on vient à le mettre en contact avec une *petite parcelle d'iode*, il prend très lentement une *belle couleur bleu indigo*.

Usages. Mode d'emploi. — Le menthol est un *antispasmodique*, un *expectorant*, un *anesthésique*.

Il s'administre rarement à l'intérieur. Il se prescrit le plus souvent à l'extérieur sous forme de *crayons*, d'*huiles mentholées*.

TERPINE

$$C^{10} H^{18} (OH)^2 + H^2 O$$

Préparation. — La terpine s'obtient par hydratation de l'essence de térébenthine.

Caractères. Propriétés. — Elle se présente sous forme de prismes blancs, limpides. Peu soluble dans l'eau froide (1 pour 200), elle se dissout mieux dans l'alcool, 1 partie pour 7 parties d'alcool. Son odeur est légèrement aromatique, sa saveur amère.

En présence d'*acide sulfurique étendu* porté à l'ébullition, elle se transforme en un *liquide incolore, à odeur de jasmin*, le *Terpinol*.

Usages. Mode d'emploi. — La terpine est un puissant *modificateur des sécrétions bronchiques*. Elle se prescrit à la dose de 20 centigr. à 3 grammes sous forme de *cachets*, *potions* ou d'*élixir*.

CINÉOL

Etat naturel. — Le cinéol qui est l'anhydride de la terpine constitue la majeure partie d'un grand nombre d'essences, telles que l'*essence d'eucalyptus, de semen-contra, de fougère mâle*.

Caractères. Propriétés. — Il constitue un liquide jaunâtre, transparent. Son odeur rappelle celle du camphre et de l'eucalyptus ; sa saveur est amère et brûlante. Il est insoluble dans l'eau, soluble dans l'alcool, l'éther, le chloroforme, les huiles fixes.

Comme l'essence de térébenthine, il absorbe l'oxygène en l'ozonisant ; cette propriété peut permettre d'expliquer les bons résultats que retirent certains malades d'une station près de bois d'eucalyptus.

Usages. Mode d'emploi. — Le cinéol est un *antiseptique indirect*, un *fébrifuge*. Il se prescrit à la dose de 50 centigr. à 2 grammes sous forme de *capsules*, ou en injections hypodermiques sous forme de solution huileuse à 5 p. 20.

II. — SUCRES

On désigne sous le nom de *sucres* des substances douées d'une saveur douce, dite saveur sucrée, et contenant dans leur molécule plusieurs fonctions alcooliques.

Les sucres ont une même composition centésimale représentée par la formule générale

$$(CH^2O)^n$$

On distingue les *glucoses* ou *monoses*, et les *saccharoses* ou *bioses*.

Les *monoses* sont des composés à fonction complexe (alcools polyatomiques unis à une fonction aldéhydique ou cétonique) : ex. : la *xylose*.

Les *bioses* dérivent de la soudure de deux monoses avec perte d'eau (H^2O) : ex. : *sucre de lait*.

Enfin sous le nom d'*hydrates de carbone*, on désigne des produits de condensation des sucres ; telles sont : l'*amidon*, la *cellulose*.

XYLOSE
$(CH^2OH)^4 CHO$

Préparation. — La xylose s'obtient industriellement par l'action de l'acide sulfurique sur la gomme de bois.

Caractères. Propriétés. — Elle se présente sous forme d'aiguilles solubles dans leur poids d'eau. Ce produit ne fermente pas au contact de la levure de bière.

Réactions. — La xylose réduit la liqueur de Fehling. Elle donne la réaction de TOLLENS. La solution aqueuse de la xylose additionnée de son volume d'acide chlorhydrique concentré est chauffée avec précautions après addition d'une solution chlorhydrique de phloroglucine [1]. Sous l'action de la chaleur, il se développe une belle *coloration rouge*, due à la formation de furfurol.

Usages. Mode d'emploi. — On a proposé l'emploi de la xylose, comme matière sucrante pour les diabétiques, à la dose de 10 à 25 grammes par jour. La xylose en effet, d'après les recherches d'EBSTEIN, comme toutes les pentoses, ne sont pas assimilées par l'organisme, et sont sans action sur lui.

LACTOSE

Sucre de lait.
$C^{12}H^{24}O^{12}$

Préparation. — La lactose se retire du lait. On précipite par un acide la caséine dans le lait porté à l'ébullition. Après filtration et décoloration du liquide par le charbon animal, on obtient la lactose par concentration de la liqueur.

Caractères. Propriétés. — Le sucre de lait cristallise en gros prismes opaques, très durs, solubles, avec dégagement de chaleur, dans 6 parties d'eau froide; insolubles dans l'éther et l'alcool. Le sucre de lait a une saveur légèrement sucrée; il n'est pas hygrométrique et ne s'altère pas à l'air.

Il réduit la liqueur de Fehling même à froid.

En présence de matières animales, il subit les fermentations lactique et butyrique; mais il n'éprouve la fermentation alcoolique d'une façon régulière qu'au contact d'une forte proportion de levure de bière et dans le lait spontanément aigri.

Usages. Mode d'emploi. — Le sucre de lait se prescrit comme diurétique, en solution, à la dose de 50 à 100 gr.

FULMICOTON

Le fulmicoton prend naissance lorsqu'on soumet la cellulose à l'action d'un mélange d'acide sulfurique et d'acide nitrique.

Il a l'apparence du coton avec lequel il a été préparé; toute-

---

[1] La solution de phloroglucine s'obtient en saturant à froid de phloroglucine une solution obtenue en mélangeant volumes égaux d'eau et d'acide chlorhydrique concentré.

fois son toucher est plus rude. Ce n'est pas un produit bien défini, mais un mélange de plusieurs variétés de nitro-cellulose.

Il est explosif ; mais il ne détonne pas quand il est imbibé d'un liquide combustible tel que le sulfure de carbone, l'alcool, l'éther. Lorsqu'on enflamme un tel liquide, le fulmicoton disparaît sans combustion vive.

Le fulmicoton est insoluble dans l'eau, l'alcool, l'éther ; mais il se dissout dans un mélange d'alcool et d'éther.

Il sert à la préparation de vernis protecteurs de l'épiderme (*collodion, cristalline,* etc.).

CHAPITRE III

I. — ALDÉHYDES ET LEURS DÉRIVÉS

Les aldéhydes sont des corps dérivant des alcools par élimination d'hydrogène et répondant à la formule suivante :

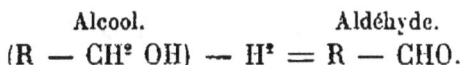

Alcool.   Aldéhyde.

$$(R — CH^2\, OH) — H^2 = R — CHO.$$

Les aldéhydes et leurs dérivés jouissent de propriétés hypnotiques. Les aldéhydes qui ont reçu des applications sont l'*aldéhyde formique* ou *méthanal*, le *paraforme* ou *trioxyméthylène*, la *paraldéhyde*, le *chloral*, la *chloralose*.

MÉTHANAL

Formol. Aldéhyde formique.
$CH^2O.$

Préparation. — Le formol s'obtient en faisant passer un mélange de vapeurs méthyliques et d'air sur du coke chauffé au rouge sombre.

Caractères. Propriétés. — C'est un liquide incolore, *d'odeur pénétrante, irritant les yeux et les muqueuses*. Il bout à — 21°. Très instable, il ne peut se conserver qu'en solution dans l'alcool méthylique. C'est sous cette forme qu'on l'utilise.

Les solutions *du commerce renferment 40 p. 100 de formol pur*.

Usages. Mode d'emploi. — Le formol est un *antiseptique* qui se prescrit à la dose de 4 ou 5 p. 1000 en solution aqueuse.

A *poids égal* son pouvoir antiseptique est *supérieur à celui du sublimé.*

TRIOXYMÉTHYLÈNE

Paraforme.
$(CH^2O)^3$.

Le paraforme polymère solide du formol est une matière blanche, solide, mal cristallisée, insoluble dans l'eau.

Le paraforme a été préconisé à la dose de 50 centigr. à 1 gramme comme *antiseptique.* Il se prescrit sous forme d'émulsion avec l'huile, ou la vaseline liquide.

Mélangé avec son poids de chlorure de calcium, il donne une pâte qui, étendue sur des bandelettes de toile, peut désinfecter les pièces où on les suspend.

PARALDÉHYDE

$(CH^3 — CHO)^3$.

Caractères. Propriétés. — La paraldéhyde polymère de d'aldéhyde éthylique (*éthanal* $CH^3 — CHO$) est un liquide mobile incolore, doué d'*odeur de pomme reinette*, de saveur âcre et brûlante. Elle est *soluble* dans 8 *parties d'eau à* 13°, *insoluble dans l'alcool et l'éther.*

50 *gouttes pèsent* 1 *gramme.*

Réactions. — La paraldéhyde *doit être pure ;* pour contrôler son degré de pureté, on peut se servir de la réaction suivante. Toute paraldéhyde *impure est toxique*, car elle renferme de l'aldéhyde valérique, produit toxique, dont la présence se reconnaît à *l'apparition de gouttelettes insolubles dans les solutions aqueuses saturées de paraldéhyde.*

Usages. Mode d'emploi. — La paraldéhyde est un *hypnotique* qui se prescrit sous forme de solution aqueuse *à* 2 *ou* 3 *p.* 100. Les solutions plus chargées ont une saveur brûlante qui en rend l'usage impossible.

CHLORAL

Aldéhyde éthylique trichloré.
CCl³ — CHO.

Préparation. — Le chloral se prépare en faisant réagir du chlore sec sur de l'alcool absolu et froid.

Caractères. Propriétés. — Le chloral est un *liquide incolore gras au toucher*, de saveur âcre et caustique.

Mélangé avec de l'eau, le chloral s'hydrate et donne une masse cristalline, hydrate bien défini de formule CCL³ — CH — (OH)².

L'*hydrate de chloral* se présente en *cristaux d'aspect saccharoïde*. Son odeur rappelle celle du melon, sa saveur est amère et brûlante. Il se volatilise un peu à la température ordinaire. Une partie d'eau en dissout 3,84 à 15° centigr. Il est soluble dans l'alcool et les huiles, 3 parties d'huile en dissolvent 2 parties.

En solution aqueuse il donne une réaction acide au tournesol. Peu à peu il se décompose en acides formique et chlorhydrique et sa réaction acide s'accentue.

Il s'unit facilement à l'antipyrine pour donner naissance à l'*hypnal*.

Il se combine au glucose pour donner la *chloralose*.

Les alcalis le dédoublent en chloroforme et en acide formique. Cette propriété a été mise en avant pour l'interprétation physiologique de ce produit.

Il paraît enfin se combiner aux matières albuminoïdes.

Réactions. — A côté du chloral peut exister toute une série de *produits chlorés dont les effets peuvent être nuisibles*. Il faut exiger que le chloral employé en thérapeutique soit de *pureté absolue*, ce qu'on peut vérifier de la façon suivante :

Sa solution *alcoolique ne doit pas troubler par le nitrate d'argent*.

Le *chloral chauffé* doit se *volatiliser* sans donner *de vapeurs inflammables*.

Usages. Mode d'emploi. — Le chloral est un *hypnotique* et un *narcotique*. Il se prescrit à l'intérieur à la dose de 1 à 6 grammes, sous forme de potions, solutions, capsules. A l'extérieur sous forme de lotions, injections ou lavements en solution à 2 p. 100.

DÉRIVÉS DU CHLORAL

Le chloral se combine à différents composés dont les propriétés hypnotiques sont plus ou moins accentuées. Ce sont :

L'*hypnal*, combinaison du chloral et de l'antipyrine ;

Le *chloralamide*, produit d'addition du chloral et de la formiamide ;

Le *chloralammonium*, combinaison de chloral et d'ammoniaque ;

Le *chloralimide*, produit de déshydratation du corps précédent ;

L'*ural*, combinaison de chloral et d'uréthane ;

La *chloralose*, obtenue par action du chloral sur le glucose.

Parmi ces composés deux méritent d'être retenus, l'*hypnal* et la *chloralose*.

HYPNAL

$$CCl^3 - CH\,(OH)^2.\ C^{11}\,H^{12}\,Az^2O.$$

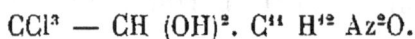

Le chloral peut contracter avec l'antipyrine, différentes combinaisons, une seule est utilisée en thérapeutique, c'est le *mono-chloral antipyrine* ou *hypnal*.

Il se présente en cristaux incolores, d'odeur peu marquée de chloral, de saveur légèrement amère. Il se dissout dans 15 parties d'eau, et très facilement dans l'alcool.

En solution aqueuse, l'hypnal doit donner une *coloration rouge vive* lorsqu'on y ajoute quelques gouttes de *perchlorure de fer*, coloration que ne donnent pas les autres combinaisons de chloral et d'antipyrine, combinaisons dépourvues d'actions thérapeutiques.

1 *gramme d'hypnal renferme 55 centigr. de chloral.*

L'hypnal se prescrit à la dose de 1 à 2 grammes.

CHLORALOSE

La chloralose s'obtient en faisant réagir le glucose sur le chloral anhydre.

Ce produit se présente sous forme de cristaux blancs, de saveur amère et nauséeuse, peu soluble dans l'eau froide, soluble dans l'alcool.

La chloralose est un hypnotique à la dose de 25 centigr. et se prescrit sous forme de *cachets*.

Dans ces derniers temps on a prétendu que la chloralose ne devait pas être administrée sous forme pulvérulente, car elle est incomplètement ou tout au moins très lentement absorbée sous cette forme et peut ainsi causer des accidents. *Il serait donc préférable de la prescrire sous forme de potion alcoolique.*

II. — CÉTONES

Les *acétones* ou *cétones* sont des dérivés répondant à la formule générale

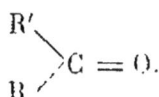

$$\begin{matrix} R' \\ \diagup \\ R \end{matrix} \!\!> C = O.$$

Parmi les cétones un seul corps est usité, c'est l'*hypnone*, dérivé de la série cyclique. Les cétones de la série polyméthylénique constituent les camphres.

HYPNONE

Benzophénone. Diphénylméthanone.
$$C^6 H^5 — CO — C^6 H^5.$$

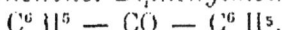

On obtient l'*hypnone* en distillant un mélange de benzoate et d'acétate de chaux.

C'est un liquide incolore, volatil, insoluble dans l'eau, soluble dans l'alcool, l'éther, le chloroforme et les corps gras. Son odeur rappelle celle du foin et de l'essence d'amandes amères.

C'est un *hypnotique*, *défectueux* toutefois, qui se prescrit sous forme de capsules à la *dose de une à deux gouttes*.

CAMPHRES

On désigne sous le nom de *camphres* des substances fournies par les végétaux, très voisines par leur constitution de l'essence de térébenthine et possédant une fonction cétonique.

On a cru pendant longtemps que leur nombre était très considérable, mais HALLER a démontré qu'il n'en était rien.

Les camphres étant doués de pouvoir rotatoire peuvent exister sous trois modifications physiques, une droite, une gauche, une racémique. C'est le mélange de ces isomères en proportions variables qui constitue les nombreux *camphres naturels*.

Le *camphre du Japon* forme le *camphre droit*, qui se trouve dans beaucoup de Labiées.

Le *camphre gauche* existe dans l'*essence de matricaire*.

CAMPHRE ORDINAIRE

$C^{10} H^{16} O$

On extrait ce camphre du *Laurus camphora*, lorsque cet arbre a deux cents ans.

Caractères. Propriétés. — C'est un corps solide se présentant en masse cristalline, peu soluble dans l'eau à laquelle cependant il communique son goût et son odeur. Il est soluble dans l'alcool, l'éther et les huiles. Un petit fragment déposé à la surface de l'eau est animé d'un mouvement giratoire.

Usages. Mode d'emploi. — Le camphre est un *calmant antispasmodique*, un *vermifuge*, un *diaphorétique*, un *anaphrodisiaque*. A l'*intérieur* il se prescrit en poudre à la dose de 5 centigr. à 2 grammes sous forme de pilules. A l'*extérieur* on l'utilise en *frictions* sous forme d'*alcool camphré*, d'*huile*, *de pommades camphrées*. Il entre dans la composition du baume Opodeldoch. En injection hypodermique on l'utilise en solution huileuse au cinquième à la dose de 1 centimètre cube.

CAMPHRE MONOBROMÉ

Préparation. — Traité par le brome, le camphre donne un produit d'addition le bromure de camphre qui n'est qu'une combinaison moléculaire.

Caractères. Propriétés. — Il se présente sous forme de longs cristaux prismatiques, incolores, cassants, ayant l'odeur et la saveur de l'essence de térébenthine camphrée, insolubles dans l'eau, solubles dans l'alcool et l'éther. C'est un corps très instable; il perd son brome par exposition à l'air.

Usages. Mode d'emploi. — C'est un *antispasmodique*, un *sédatif* qui se prescrit à la dose de 50 centigr. à 1 gr. 50 sous forme de *pilules*.

III. — ÉTHERS

Il existe deux catégories d'éthers, des *éthers oxydes* et des *éthers sels*.

Les *éthers oxydes* sont caractérisés par l'union de deux radicaux alcooliques par un oxygène bivalent et sont de formule

$$R — O — R'$$

Les *éthers sels* diffèrent des éthers oxydes par un *radical acide* substitué *à un radical alcool* et sont de la formule générale :

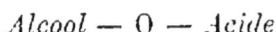

$$Alcool — O — Acide$$

Parmi les éthers ceux qui dérivent de carbures à chaîne ouverte sont utilisés comme anesthésiques et antispasmodiques. Ces éthers sont l'*éther ordinaire* ou *oxyde d'éthyle*, le *nitrite d'amyle* et la *nitroglycérine*.

OXYDE D'ÉTHYLE

Éther ordinaire.

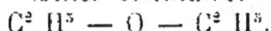

$$C^2 H^5 — O — C^2 H^5.$$

Préparation. — L'éther s'obtient soit en faisant réagir de l'acide sulfurique sur de l'alcool à la température de 130° à 140°, soit par l'action de l'alcool sur les dérivés sulfonés de la benzine.

Caractères. Propriétés. — L'éther pur est un liquide incolore très mobile, de saveur brûlante, d'odeur vive, agréable, *sui generis*. Sa densité est de 0,731. Il bout à 34°5. Il *s'enflamme très facilement* et cette propriété fait qu'on doit le manipuler avec d'extrêmes précautions, et *éviter son emploi auprès d'une lumière quelconque*.

Il se dissout dans 9 parties d'eau et en toutes proportions dans l'alcool.

Il dissout le brome, l'iode, les huiles fixes et volatiles, les résines, les alcaloïdes.

Il *n'est pas inaltérable à l'air;* peu à peu, en effet, il s'oxyde et se convertit en acide acétique.

Réactions. Essai. — L'*éther pur* doit marquer 0,721 à 15° centigr. Il ne doit pas être coloré en rose par la fuchsine (*présence d'eau ou d'alcool éthylique*), ni par le nitrate d'argent (*présence d'alcool méthylique*).

Il ne doit pas brunir au contact d'un fragment de potasse (*présence d'aldéhyde*), ni décomposer l'iodure de potassium et donner une coloration bleue en présence d'amidon (*présence d'eau oxygénée*).

Variétés commerciales. — Le commerce fournit trois variétés d'éther :

1° L'*éther pur* réservé à l'*anesthésie*, marque 0,722 au densimètre et donne 90 *gouttes* au gramme;

2° L'*éther de 0,734 de densité* est l'*éther rectifié destiné aux usages internes.* Il renferme environ 3 p. 100 d'alcool et des traces d'eau;

3° L'*éther de 0,758 de densité* est un mélange de 7 parties d'éther à 0,734 et de 3 parties d'alcool. Il sert à la préparation des *teintures* et *extraits éthérés.*

Usages. Mode d'emploi. — L'éther est employé comme *anesthésique à l'extérieur;* à l'*intérieur* il se prescrit comme *antispasmodique* à la dose de 50 centigr. à 2 grammes sous forme de *potion alcoolique.*

NITRITE D'AMYLE

$$C^5 H^{11} — O — AzO.$$

Préparation. — On prépare cet éther en chauffant légèrement un mélange d'acide azotique et d'alcool amylique.

Caractères. Propriétés. — C'est un liquide jaunâtre, d'odeur désagréable. Insoluble dans l'eau, il se dissout dans l'alcool, l'éther et le chloroforme. Sa densité est de 0,877. Sa vapeur est rutilante.

Très altérable à l'air, il se décompose sous l'action de la lumière, et peut alors renfermer de l'acide azotique, de l'acide azoteux, de l'acide valérianique et de l'éther valérianique.

65 *gouttes de nitrite d'amyle pèsent 1 gramme.*

Usages. Mode d'emploi. — Le nitrite d'amyle est employé comme *anesthésique*. Il accélère considérablement les battements de cœur; c'est un *vasodilatateur périphérique*, un *congestionnant*. Il a été préconisé dans le traitement des *angines de poitrine* et de l'*asthme* à la dose de *deux à cinq gouttes* en inhalation sur un morceau d'étoffe ou de papier non encollé.

Les malades qui usent de ce médicament désirant en avoir toujours à leur service, il est utile pour le praticien de le prescrire *additionné de 1 p. 100 d'alcool éthylique qui assure sa conservation.*

TRINITROGLYCÉRINE

Nitroglycérine. — Trinitrine.

$(C\,H^2, - O. - Az\,O^2)^2\,(CH - O - AzO^2),$

Caractères. Propriétés. — La trinitrine constitue un liquide jaunâtre, de saveur brûlante faiblement aromatique et sucrée. Très peu soluble dans l'eau, elle est peu soluble dans l'alcool éthylique.

Usages. Mode d'emploi. — La trinitrine est un *corps dangereux à manier*. On n'utilise que sa *solution alcoolique au centième* qu'on prescrit à l'*intérieur* à la dose de *une à cinq gouttes*, ou sous forme d'injection hypodermique à la dose de une à trois gouttes.

Son action est *analogue* à celle du *nitrite d'amyle*.

6 gouttes de ce soluté *renferme 1 milligr. de trinitrine*.

IV. — SULFONES

Les sulfones sont dérivés de l'acide sulfurique par substitution de deux restes de carbures aux deux oxhydryles de l'acide.

(Acide sulfurique.)   (Sulfone.)

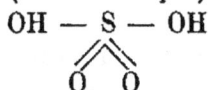
OH — S — OH

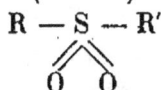
R — S — R'   ou R — SO² — R'.

A côté de ces corps il existe des *disulfones* ayant la formule

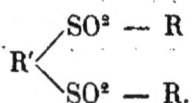

$$R' \begin{cases} SO^2 - R \\ SO^2 - R. \end{cases}$$

On peut enfin fixer indirectement sur une acétone les éléments de l'acide sulfurique avec élimination d'une molécule d'eau.

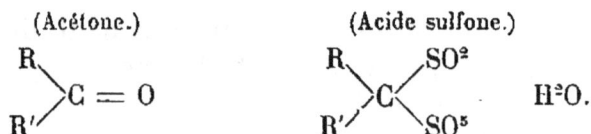

(Acétone.)

$$\frac{R}{R'} \Big\rangle C = O$$

(Acide sulfone.)

$$\frac{R}{R'} \Big\rangle C \Big\langle \frac{SO^2}{SO^5} \qquad H^2O.$$

Les corps ainsi engendrés portent le nom d'*acides sulfonés*. Ils possèdent encore deux fonctions acides qu'il est possible d'éthérifier par un alcool quelconque. Ces éthers portent le nom de *sulfonals* et sont des disulfones.

On n'utilise en thérapeutique que les sulfonals éthyliques, c'est-à-dire ceux dans lesquels la fonction éther est fournie aux dépens de l'alcool éthylique. L'expérience en effet a démontré que seuls les sulfonals éthyliques jouissent de propriétés hypnotiques. Il en existe trois, le *sulfonal*, le *trional* et le *tétronal*.

SULFONAL

Diéthylsulfonediméthylméthane.

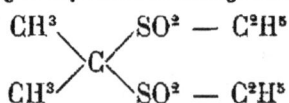

$$\frac{CH^3}{CH^3} \Big\rangle C \Big\langle \frac{SO^2 - C^2H^5}{SO^2 - C^2H^5}$$

Caractères. Propriétés. — Le sulfonal se présente sous forme de cristaux prismatiques, incolores, craquant sous la dent, inodores, insipides. Il est soluble dans 500 parties d'eau à + 15°, dans 65 parties d'alcool et dans 133 parties d'éther. Il se dissout mieux dans l'eau acidulée par un acide minéral ou organique et dans l'eau tenant en dissolution du chlorure de sodium ou des peptones. Cette propriété du sulfonal peut être mise à profit dans son administration.

Usages. Mode d'emploi. — Le sulfonal se prescrit à la dose de 50 centigr. à 3 grammes sous forme de cachets.

Pour faciliter son absorption, il faudra, conformément à ses propriétés, l'administrer soit au moment du repas, c'est-à-dire au moment où l'estomac sécrète le plus de suc gastrique acide ; soit à un moment quelconque de la soirée, en ayant soin toutefois de faire prendre en même temps une potion acide quelconque, de la limonade tartrique par exemple.

Élimination. — Le sulfonal est en partie détruit par l'organisme, en partie éliminé par le rein. Il communique alors à l'urine la propriété de *réduire la liqueur de Fehling au même titre que le glucose* (LAFONT).

TRIONAL

Diéthylsulfoneéthylméthylméthane.

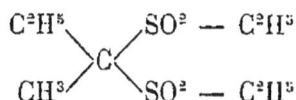

$$C^2H^5 \diagdown \quad SO^2 - C^2H^5$$
$$\qquad C \diagup$$
$$CH^3 \diagup \quad SO^2 - C^2H^5$$

Ce corps est constitué par des cristaux brillants solubles dans 320 parties d'eau. Il est plus soluble dans l'alcool que le précédent. Sa saveur est amère.

TÉTRONAL

Diéthylsulfonediéthylméthane.

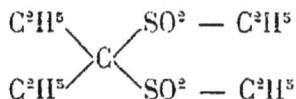

$$C^2H^5 \diagdown \quad SO^2 - C^2H^5$$
$$\qquad C \diagup$$
$$C^2H^5 \diagup \quad SO^2 - C^2H^5$$

Le tétronal est en lamelles cristallines brillantes à saveur amère et camphrée. Il présente des coefficients de solubilité dans les divers dissolvants de tous points comparables aux précédents.

Usages. Mode d'emploi. — Le trional et le tétronal sont *hypnotiques* au même titre que le sulfonal, mais s'administrent à doses plus faibles, de 50 centigr. à 1 gramme.

CHAPITRE IV

PHÉNOLS

Les phénols résultent de la substitution de un ou plusieurs hydrogènes par un ou plusieurs groupements OH (*radical de l'eau* H^2O) dans un carbure à chaîne fermée, dit carbure aromatique. Les phénols sont des composés jouissant de propriétés intermédiaires à celles des alcools et à celles des acides.

On utilise en thérapeutique des *monophénols*, des *diphénols*, des *triphénols*, c'est-à-dire des composés renfermant une fois, deux fois, trois fois une fonction phénol, c'est-à-dire 1, 2, 3 OH dans le noyau du carbure aromatique.

Comme tous les dérivés bisubstitués du benzène (*benzine*), les diphénols peuvent exister sous trois modifications isomériques, *ortho, méta, para.*

Les formules de constitution de ces différents corps sont :

Dérivés.

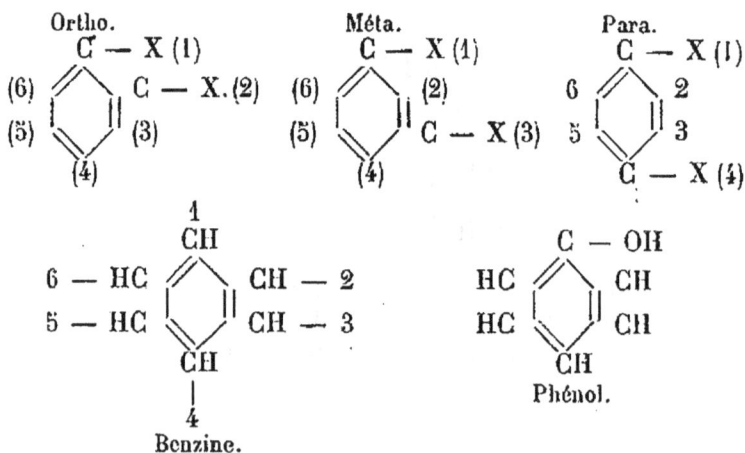

Benzine. Phénol.

Ces définitions restent vraies pour les *phénols* des carbures tels que la *naphtaline* ou l'*anthracène*, pour les dérivés phénols à fonctions multiples, pour les *polyphénols.*

Les positions en 1.2. (1.6) ; 1.3. (1.5.) ; 1.4. déterminent les appellations *ortho, méta* ou *para*, et ces positions diverses de deux corps de même formule centésimale *peut faire varier l'action physiologique du dérivé.*

Les *monophénols* sont peu solubles dans l'eau et même quelquefois insolubles. Ils sont *toxiques.*

MONOPHÉNOLS	ISOMÈRES	DÉRIVÉS substitués à compotion définie.	ACIDES
PHÉNOL C^6H^5OH	Ne peuvent exister.	Trichlorophénol. Tribromophénol. *Trinitrophénol.* Aseptol. Sozoiodol. Oxyquinaseptol. Sozol.	*Salicyliqu* Diiodosalic lique.
CRÉSYLOL $C^6H^4 {<}^{CH^3}_{OH}$	*Ortho.* *Méta.*		Crésotiqu
THYMOL $C^6H^3{-}^{CH^3}_{OH}{}_{C^3H^7}$	Carvacrol.		
NAPHTOL $C^{10}H^7OH$	*Naphtol α.*	Hydronaphtol.	Oxynaphtoï

ÉTHERS	DÉRIVÉS IODÉS	COMBINAISONS comparables aux sels métalliques.	COMBINAISONS plus ou moins définies.
Salol. lalophène. Salacetol. Anisol.	Aristols phénoliques.	Sodium. Mercure.	Camphre.
Crésalol.	Losophane. Europhène.	Sodium. Mercure.	Camphre. Lysol. Créolines. Solutol. Solvéol.
	Aristol. Jodure de carvacrol	Sodium. Mercure.	Camphre.
Bétol. azonaphtol. Asaprol.	Aristols naphtoliques.	Sodium. Mercure.	Camphre. Microcidine.

Les *diphénols* sont très solubles dans l'eau, et *moins toxique*, que les précédents.

Les *orthodiphénols* coagulent l'albumine, *annulent l'action des ferments* et *précipitent les alcaloïdes*.

Les phénols sont en général des *antiseptiques*. Toutefois grâce à quelques-unes de leurs propriétés générales et aux propriétés de certains de leurs dérivés, les pharmacologues ont pu étendre la sphère d'action des composés phénoliques.

Ces propriétés sont les suivantes :

A. — *Les éthers de phénol* [1] *;* les éthers benzoïque et salicylique en particulier (*benzonaphtol, salol,* etc.) d'un emploi courant, sont doués de la propriété très intéressante *de se dédoubler dans l'organisme en leurs deux constituants,* le phénol d'une part et d'autre part le radical phénolique, alcoolique ou acide qui avait engendré le composé.

Ces nouveaux corps, se trouvant dès lors dans l'organisme à l'*état natif,* jouissent de propriétés énergiques et parfois associent leur action. Pour certains auteurs, ce dédoublement s'effectue grâce à l'alcalinité du milieu intestinal; pour d'autres, il est dû à l'action du ferment *steapsine* du suc pancréatique. Ce ferment jouit en effet de la propriété de dédoubler un certain nombre d'éthers ; il dédouble la *tribenzoine* ou éther tribenzoïque de la glycérine; en acide benzoïque et glycérine; de même il dédouble le salol en acide salicylique et phénol.

B. — Les phénols triturés avec du camphre forment des combinaisons liquides. Ce sont ces composés qui ont reçu le nom générique de *phénols camphrés.*

C. — Lorsqu'on ajoute à une solution alcaline de phénol une solution d'iode dans l'iodure de potassium, il se forme un précipité volumineux généralement de couleur rouge brique. Ces composés sont des dérivés iodés ou mieux des éthers hypoiodeux de phénols. Ils sont d'une grande instabilité, et c'est à ce caractère qu'il doivent leur application thérapeutique.

Les *aristols,* tel est le nom de ces dérivés iodés, sont des produits énergiques agissant à la fois par le noyau phénolique qu'ils contiennent et par l'iode qu'ils mettent constamment en liberté. Il y a là synergie des composants.

Nous avons résumé dans le tableau (p. 272 et 273), les différents dérivés des phénols utilisés en thérapeutique,

---

[1] Les phénols peuvent se combiner soit entre eux, soit avec des alcools ou avec des acides et engendrer des éthers de même type que ceux qui peuvent être créés par les alcools.

tableau que nous empruntons à une des intéressantes leçons de M. *le professeur* POUCHET [1].

Les *polyphénols* utilisés en thérapeutipue peuvent se résumer dans le tableau suivant :

DIPHÉNOLS	ÉTHERS-PHÉNOLS	ÉTHERS
PYROCATÉCHINE $C^6H^4\begin{cases} OH\ (1) \\ OH\ (2) \end{cases}$	*Gaïacol.* Gnœtol.	Benzosol. Styracol. *Carbonate gaïacol.* Valérianate — Phosphate — Phosphite —
RÉSORCINE $C^6H^4\begin{cases} OH\ (1) \\ OH\ (3) \end{cases}$		
TRIPHÉNOLS	COMPOSÉS PHÉNOLIQUES NON DÉFINIS	
PYROGALLOL $C^6H^4\begin{cases} OH \\ OH \\ OH \end{cases}$	COALTAR CRÉOSOTES CRÉOLINES De houille. De hêtre. Créoline. Créosotal. Lysol, etc.	

Elimination. — Absorbés dans l'organisme, les phénols sont éliminés par l'urine sous forme de *dérivés sulfoconjugués,* c'est-à-dire à l'état d'éther sulfurique de phénol. Dans certains cas l'élimination des phénols peut donner lieu à de la mélanurie plus ou moins accentuée.

[1] G. POUCHET. Action physiologique et emploi thérapeutique du phénol. *Journal des praticiens,* X, p. 129, 1896.

Recherche des phénols. — Leurs réactions.

La recherche des phénols dans l'urine peut être effectuée suivant la méthode de DESESQUELLE.

On agite doucement dans un tube à essai 20 centimètres cubes environ d'urine avec 10 centimètres cubes de chloroforme. On enlève à l'aide d'une pipette l'urine qui surnage le chloroforme, puis on laisse tomber dans le tube une pastille de potasse caustique. Cette pastille se couvre alors de zones colorées caractéristiques des divers phénols.

Ces colorations sont :

Avec le **phénol**,   coloration *rose;*
— le **thymol**,   —   *violette foncée;*
— la **résorcine**,   —   *rose;*
— le **naphtol** α,   —   *bleu céleste;*
— le **naphtol** β,   —   *bleu vert;*
— le **pyrogallol**,   —   *violette;*
— le **gaiacol**,   —   *rose violacée;*
— la **créosote**.   —   *violette.*

Ces réactions peuvent servir également bien à différencier directement les phénols entre eux, il suffit de dissoudre alors le phénol à essayer dans du chloroforme et de chercher la réaction.

Usages. Mode d'emploi. — Les phénols ne sont presque uniquement employés que comme antiseptiques. Leur mode d'emploi varie avec chacun d'eux.

PHÉNOL

C^6H^5 OH

Préparation. — Le phénol ordinaire, *improprement appelé acide phénique*, s'obtient synthétiquement en décomposant par un alcali un dérivé monosulfone du benzène. Industriellement on le retire des huiles lourdes de houilles en recueillant le produit qui distille entre 150° et 220°. Ces produits plus ou moins purifiés donnent les différentes variétés commerciales du phénol : le *phénol absolu*, le *phénol cristallisé* le, *phénol brut*.

Caractères. Propriétés — 1° *Phénol absolu*. — C'est le phénol pur entièrement débarrassé des corps étrangers qui l'accompagnaient. Il se présente en petits cristaux parfaitement blancs d'odeur assez agréable. Il se dissout dans

15 parties d'eau distillée et est *soluble* en toutes proportions dans l'*alcool*, l'*éther*, le *chloroforme*, le *sulfure carbone*, les *huiles*, la *glycérine*.

Il se conserve longtemps à l'air sans se décolorer, mais il en attire facilement l'humidité et finit par se liquéfier.

2º *Phénol cristallisé.* — Ce produit se présente en masse cristalline formée de longs cristaux taillés en pointe, incolores ou légèrement rougeâtres, doués d'une odeur empyreumatique spéciale.

Il est soluble dans 50 à 60 fois son poids d'eau et se dissout en toutes proportions dans l'éther, le chloroforme, les huiles, la glycérine.

Exposé à l'air, il se liquéfie comme le précédent et ne tarde pas à se colorer en rose sous l'action de la lumière.

Ce produit *n'est pas chimiquement pur* et contient des homologues supérieurs du phénol et des carbures.

3º *Phénol brut.* — Ce produit de couleur foncée et d'odeur plutôt désagréable est un produit impur qui ne doit servir qu'à la désinfection des locaux.

Réactions. — Les solutions de phénol traitées par le *perchlorure de fer* se colorent en *violet, puis en bleu.*

Les solutions de phénol additionnées d'*ammoniaque* ou de chlorure de chaux se colorent *en bleu.*

L'*eau bromée* détermine dans les solutions de phénol un *précipité blanc jaunâtre de phénol tribromé.*

Usages. Mode d'emploi. — Le phénol est un *antiseptique. Il ne doit jamais s'employer à l'intérieur.* Il se prescrit sous forme de solutions à la dose de 25 p. 1000 solution faible, 40 p. 1000 solution forte.

Une des propriétés assez curieuse du phénol qui présente un intérêt dans la manipulation de ce produit est la suivante signalée par M. CARLES :

Le phénol pur est un caustique très énergique lorsqu'on l'applique sur la peau; mais, si on le dilue dans l'alcool ou la glycérine, il perd presque totalement toute causticité. Toutefois si on ajoute au mélange une certaine quantité d'eau, sa causticité réapparaît. Aussi dans les cas de brûlure causées par l'acide phénique est-il indiqué de laver la plaie avec de la glycérine et non pas avec de l'eau.

TRINITROPHÉNOL

Acide picrique.

$C^6H^2 OH (AzO^2)^3$

Ce corps est un dérivé nitré du phénol, mais non un éther.

Caractères. Propriétés. — L'acide picrique se présente sous forme de cristaux jaune clair très amers, colorant fortement la peau en jaune. Soluble dans vingt-trois parties d'eau distillée, très soluble dans l'alcool, l'éther et le chloroforme. *Chauffé brusquement, il détonne avec violence.*

Usages. Mode d'emploi. — On emploie l'acide picrique en solution aqueuse saturée pour le pansement des brûlures.

ASEPTOL

Acide ortoxyphénylsulfureux.

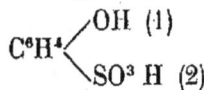

$$C^6H^4 \Big\langle {OH \ (1) \atop SO^3 H \ (2)}$$

Préparation. — On obtient l'aseptol par action directe de l'acide sulfurique sur le phénol. On laisse la réaction s'effectuer seule à la température ordinaire. Il est indispensable de ne pas opérer à chaud; on obtiendrait en effet dans ces conditions les dérivés méta et para dépourvus de propriétés antiseptiques. Cette différence dans les propriétés de trois corps possédant les mêmes fonctions chimiques avait fait admettre tout d'abord que dans les dérivés substitués de la benzine seuls les dérivés ortho pouvaient jouir de propriétés médicamenteuses. Cette règle ne paraît pas devoir être aussi absolue : en effet si on remplace dans l'aseptol par exemple l'acide sulfurique par du chlore, on obtient des produits désignés sous le nom de monochlorophénol ; or, dans ce cas particulier, des trois isomériques le dérivé para est le plus antiseptique.

Caractères. Propriétés. — L'aseptol est un liquide sirupeux rose rouge, doué d'une odeur piquante assez agréable. Il est *soluble* en toutes proportions dans l'*eau*, dans l'*alcool* et la *glycérine*.

Usages. Mode d'emploi. — C'est un *microbicide* et un *antiseptique*. Il présente l'avantage de n'être ni toxique ni caustique.

Il paraît pouvoir remplacer l'acide phénique pour le pansement des plaies. Il se prescrit en solutions à la dose de 2 à 4 p. 100.

SALICYLATE DE PHÉNYLE

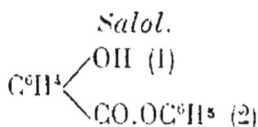

Salol.

$$C^6H^4 \begin{cases} OH \ (1) \\ CO.OC^6H^5 \ (2) \end{cases}$$

Préparation. — On obtient le salol en chauffant l'acide salicylique en vase clos, entre 160 et 240°.

Caractères. Propriétés. — Le salol se présente sous forme de poudre blanche cristalline onctueuse, donnant sous le doigt la sensation de matière résineuse et sous la dent une sensation de sable.

Son odeur et sa saveur offrent quelque analogie avec l'essence de Winter green, caractéristique des éthers alcooliques et phénoliques de l'acide salicylique.

Le salol rappelle l'odeur de la violette. Il est insoluble dans l'eau et la *glycérine;* il se dissout dans 10 parties *d'alcool,* l'*éther,* le *chloroforme,* les *huiles fixes* et *volatiles,* le *baume de copahu,* la *vaseline liquide.*

Trituré avec parties égales de camphre, il donne un produit liquide, le *salol camphré.*

Traité par les alcalis, il se dédouble en phénol et en acide salicylique.

Cent parties de salol renferment 40 *parties de phénol* et 60 *parties d'acide salicylique.*

Réaction. — Une *solution alcoolique de salol* prend par addition de *perchlorure de fer* une belle couleur *violette.*

Cinq centigrammes de salol mélangés à 8 centigrammes de nitrate de soude et à 1 centimètre cube d'acide sulfurique donnent un produit de *coloration rouge* passant au brun, puis au *bleu verdâtre.*

Usages. Mode d'emploi. — Le salol est utilisé comme *antiseptique* en chirurgie, comme *antiseptique intestinal* et des voies urinaires, *antinévralgique* et *antirhumatismal.* A l'intérieur on le prescrit à la dose de 50 centigr. à 2 grammes en *cachets* ou en *potions.* A l'extérieur on le prescrit sous forme de *poudre,* de *gargarismes,* de *solutions.*

On a préconisé sa solution éthérée pour l'enrobage des pilules qui ne doivent agir que sur l'intestin. Un tel enrobage peut en effet les préserver de l'action du suc gastrique.

CRÉSYLOLS ET LEURS DÉRIVÉS

CRÉSYLOL

$$C^6H^4 \Big\langle \begin{matrix} CH^3 \\ OH \end{matrix}$$

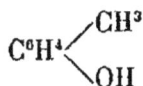

Ce phénol n'est pas utilisé à cause de son insolubilité, mais on a recours aux propriétés de son aristol, le *losophane*.

LOSOPHANE

Caractères. Propriétés. — Ce corps se présente sous forme d'aiguilles blanches solubles dans l'alcool insolubles dans l'eau. *Le losophane renferme 90 p. 100 d'iode.*

Usages. Mode d'emploi. — On a préconisé le losophane dans le traitement des *maladies cutanées d'origine non inflammatoire*. On le prescrit en solutions alcoolo-aqueuses ou sous forme de *pommades* à la dose de 2 à 3 p. 100.

ISOBUTYLORTHOCRÉSYLOL

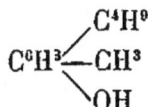

$$C^6H^3 \Big\langle \begin{matrix} C^4H^9 \\ CH^3 \\ OH \end{matrix}$$

Ce corps donne également un aristol qui seul est employé en thérapeutique, l'europhène.

EUROPHÈNE

Caractères. Propriétés. — L'europhène est une poudre jaunâtre à odeur aromatique; *insoluble* dans l'eau, *soluble dans* l'éther et le collodion; il se dissout également bien dans les huiles. Il est cinq fois plus léger que l'iodoforme. *C'est le plus instable des aristols*. Il met rapidement en liberté l'iode qu'il contient.

L'europhène renferme environ 43,7 p. 100 d'iode.

Usages. Mode d'emploi. — L'europhène sert au même titre que tous les aristols. Il présente l'avantage d'être *très léger* et de permettre sous un même poids de *recouvrir une surface cinq fois plus grande* qu'on ne pourrait le faire avec l'*iodoforme*. Il se prescrit aussi en pommades à 1 p. 100.

THYMOL

$$C^6H^3 < \begin{matrix} CH^3 \ (1) \\ OH^5 \ (3) \\ C^6H^7 \ (4) \end{matrix}$$

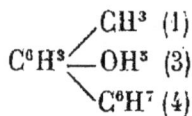

Origine. Préparation. — Le thymol se rencontre dans le *thym*, le *serpolet*. On le préparait autrefois en traitant l'essence de thym ; à l'époque actuelle l'industrie le prépare synthétiquement.

Caractères. Propriétés. — Le thymol cristallise en lames minces douées d'une odeur agréable qui rappelle un peu celle du thym. Sa saveur est piquante et poivrée. L'eau en dissout environ 2 grammes par litre. Il est *soluble* également dans l'*alcool*, l'*éther*, la *glycérine*, les *corps gras*.

Réactions. — La solution *aqueuse* de thymol *ne se colore pas* au contact du *perchlorure de fer*.

Une solution *alcoolique* de thymol traitée par le *perchlorure de fer* prend une coloration *verdâtre* qui passe au jaune brun.

Une solution de thymol dans la moitié de son poids d'acide acétique cristallisable, chauffée avec un volume égal d'acide sulfurique, prend une coloration *violet rouge*.

Usages. Mode d'emploi. — Le thymol est un antiseptique et un désinfectant, il se prescrit sous forme de pilules et potion à la dose de 1 à 2 grammes administrés en plusieurs fois. A l'*extérieur* on l'emploie en solution à 1 p. 100 comme astringent, à 4 p. 100 comme désinfectant, en solution au 1/5 comme cathérétique

ARISTOL proprement dit.

Thymol biiodé. Diodothymol.

Le thymol donne comme dérivé iodé l'*aristol*, corps qui a donné son nom à tous les dérivés iodiques des phénols.

Caractères. Propriétés. — L'aristol se présente sous forme d'une poudre amorphe rouge brun douée d'une odeur *sui generis* agréable.

L'aristol est *insoluble* dans l'eau, la *glycérine, l'alcool: très soluble* dans les *huiles fixes*, l'*éther* d'où l'alcool le précipite. Sous l'action d'une faible élévation de température, de la lumière, l'aristol se décompose très facilement et met en liberté l'iode qu'il contient.

L'aristol renferme environ 46,10 p. 100 d'iode.

Usages. Mode d'emploi. — L'aristol est un bon *antiseptique*, il s'emploie à l'extérieur sous forme de *poudre*, de *pommade*, de *collodion*.

NAPHTOLS

NAPHTOL-α et NAPHTOL-β

$C_{10}H_7OH$

Les naphtols sont les dérivés phénoliques du *naphtolène*. Ils existent sous deux modifications isomériques α et β.

Caractères. Propriétés. — Nous résumerons dans le tableau suivant les caractères et les propriétés de chacun de ces deux naphtols :

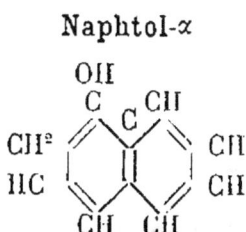

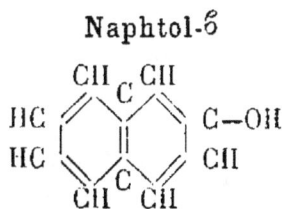

Naphtol-α

Naphtol-β

Aiguilles blanches brillantes. inodores, fusibles à 94°. Saveur très brûlante, *soluble* dans l'alcool, l'éther, le chloroforme, les huiles, la vaseline liquide, la benzine ; l'eau en dissout 25 centigr. par litre. L'acide borique facilite sa dissolution. 15 grammes de cet acide maintiennent 50 centigr. de naphtol dissout dans un litre d'eau. *Il n'est pas entraîné par la vapeur d'eau.*

Lamelles micacées incolores, brillantes, lorsqu'elles sont récemment obtenues, fusibles à 122°. *Il est très facilement entraîné par la vapeur d'eau;* aussi ses solutions aqueuses ne doivent-elles pas être préparées à l'ébullition. Ses autres caractères et propriétés sont les mêmes que ceux du naphtol-α.

Réactions des naphtols.

Réactifs.	α.	ε
Chlorure de chaux en solution.	Coloration *jaune.*	Coloration *violette.*
Ammoniaque.	*Fluoresc. violette.*	*Rien.*
Perchlorure de fer	Coloration *vert émeraude* persistante.	Coloration *jaune fugace,* passant au rose et au violet.
Solution de sucre + quelques gouttes d'acide sulfurique.	Coloration *brune.*	Coloration *violette.*

Une solution alcoolique ne naphtol à 15 p. 100 additionnée d'un peu de sucre de canne et de deux volumes d'acide sulfurique prend avec le *naphtol* α une *coloration violet foncé* qui *ne se développe pas avec le naphtol* β.

Usages. Mode d'emploi. — Les naphtols sont des *antiseptiques puissants* Ils s'administrent à l'intérieur à la dose de 2 à 3 grammes sous forme de *cachets* ou de *looch huileux.* Quoique certains auteurs admettent que cette forme pharmaceutique ne soit pas à recommander à cause de la saveur brûlante du naphtol, elle peut toutefois rendre des services chez les tout jeunes enfants, lorsque le naphtol doit être continué pendant longtemps à petites doses (25 à 40 centigr.). Il suffit de diluer cette potion huileuse dans du lait au moment de l'administrer. A l'*extérieur* on prescrit le naphtol sous forme de *solution* dans l'eau alcoolisée ou sous forme de *pommades.*

DÉRIVÉS DU NAPHTOL

NAPHTOL CAMPHRÉ

Le naphtol camphré s'obtient en triturant une partie de naphtol avec deux parties de camphre. C'est un liquide rougeâtre à odeur mixte de camphre et de naphtol, à saveur brûlante.

C'est un antiseptique utilisé en badigeonnages et en applications locales.

ALUMNOL

L'alumnol ou *sulfonaphtolate d'aluminium* est une poudre blanc grisâtre à saveur d'abord sucrée, puis styptique à réaction acide. Il est très soluble dans l'eau, moins soluble dans l'alcool et l'éther.

Il *coagule l'albumine*, mais ce coagulum est soluble dans un excès d'albumine. Ces propriétés facilitent la pénétration de l'alumnol dans les tissus.

Usages. Mode d'emploi. — Il se prescrit en solution à la dose de 50 centigr. à 2 grammes p. 100 pour le lavage des cavités purulentes. Il se prescrit comme vernis en solution de 10 à 50 p. 100 pour certaines dermatoses. Ses solutions à 1 p. 100 ont été employées dans les cas de blennorrhagie.

ASAPROL

L'asaprol est le sel de chaux de l'acide β-naphtol sulfonique.

C'est une poudre blanc rose, inodore, de saveur douceâtre puis amère, très soluble dans l'eau.

Usages. Mode d'emploi. — Il a été préconisé à la dose de 1 à 4 grammes dans le traitement des *rhumatismes polyarticulaires aigus.*

BENZONAPHTOL

Caractères. Propriétés. — Le benzonaphtol ou *éther benzoïque du β-naphtol* se présente sous forme de petits cristaux microscopiques de couleur blanche, à odeur et à saveur presque nulles. Il est presque insoluble dans l'eau et l'alcool, soluble dans le chloroforme.

Ce composé ne doit pas contenir de naphtol libre, ce qu'on peut reconnaître par la réaction suivante :

Une pastille de potasse caustique placée dans une solution de benzonaphtol bien sec dans du chloroforme, exempt d'alcool, ne doit pas se colorer même après ébullition.

Cent parties de benzonaphtol renferment 58 *parties de naphtol.*

Réactions. — Le benzonaphtol au contact d'acide sulfurique et de *sucre de canne* développe une coloration *rouge, puis violette.*

Dans les mêmes conditions, mais avec du *glucose*, la coloration est *violette, puis bleue.*

Usages. Mode d'emploi. — Le benzonaphtol est un *antiseptique intestinal.* Il s'administre à la dose de 50 centigr. par jour, sous forme de *cachets*, délayé dans un peu d'eau sucrée.

SALICYLATE DE NAPHTOL-β

Bétol.

Ce dérivé naphtolique est une poudre cristalline blanche, onctueuse, à odeur légèrement aromatique, sans saveur, insoluble dans l'eau et la glycérine.

Cent parties de bétol renferment 54,50 *parties de naphtol.*

Réactions. — Le bétol au contact de *sucre de canne* et d'acide sulfurique prend une coloration *rouge, puis violette.*

Une solution sulfurique de bétol, additionnée d'un cristal d'hydrate de chloral, se colore en *orangé*, puis en *rouge violet* et enfin en *rouge avec fluorescence verte.*

Usages. Mode d'emploi. — C'est un *antiseptique intestinal*, il s'administre sous forme de *cachets* ou *en potion* à la dose de 1 à 4 grammes.

Comme nous l'avons déjà fait remarquer plus haut, ces deux derniers dérivés naphtoliques ne doivent leur action thérapeutique qu'à leur mode de dédoublement en milieu alcalin dans l'intestin, en acide d'une part et en naphtol d'autre part.

MICROCIDINE

La microcidine est un produit complexe renfermant surtout de la *naphtoquinone* et du *β-naphtolate de soude*.

Elle s'obtient en chauffant de la soude caustique en présence de deux parties de naphtol-β fondues. C'est une poudre blanc grisâtre, à odeur piquante rappelant celle du naphtol, à saveur caustique. Soluble dans trois fois son poids d'eau, ses solutions sont brunâtres et fortement alcalines.

La microcidine est un *antiseptique* qui peut s'employer en *obstétrique*. Elle n'est pas toxique et peut se prescrire en solution à 5 p. 100.

PYROCATÉCHINE

Ortho-dioxybenzine.

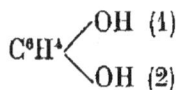

$$C^6H^4 \begin{cases} OH \ (1) \\ OH \ (2) \end{cases}$$

La pyrocatéchine est un phénol bivalent. C'est un *antiseptique puissant, mais inusité*. Son homologue supérieur, l'*homopyrocatéchine*, constitue la majeure partie de l'*absoline*, substance oléagineuse contenue dans la suie et très employée naguère et non sans raison dans les affections pulmonaires.

En sa qualité de phénol bivalent, la pyrocatéchine peut former deux séries d'éthers :

1° Des *éthers phénols* comme le *gaiacol* et le *guaethol ;*

2° Des *éthers neutres*, dérivés de la pyrocatéchine utilisés en thérapeutique qui ne sont en réalité que des dérivés du gaiacol dont la fonction phénolique libre est éthérifiée par un acide minéral ou organique.

GAIACOL

$$C^6H^4 \begin{cases} OCH^3 \\ OH \end{cases}$$

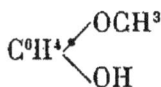

Origine. — On retire le gaiacol des créosotes de hêtre par distillation en recueillant les produits qui passent entre 200 et 207°.

Caractères. Propriétés. — Il existe *deux* variétés commerciales de gaiacol.

1° Le *gaiacol chimiquement pur*, appelé aussi *gaiacol synthétique* parce qu'on le prépare quelquefois en méthylant la pyrocatéchine iodée par le chlorure de méthyle. Il se présente sous forme de *cristaux fusibles à 32°, incolores* lorsqu'ils viennent d'être obtenus, mais se colorant en brun roux à la lumière. Soluble dans environ soixante fois son poids d'eau, le gaiacol pur est miscible à l'alcool absolu et à la glycérine anhydre. Très peu soluble dans la glycérine officinale, il est soluble dans les huiles.

2° Le *gaiacol ordinaire* est un *liquide incolore* doué d'une odeur agréable et d'une saveur désagréable. C'est un mélange de gaiacol, de créosol et d'homocréosol ou même de créosote et de gaiacol. Cette variété du produit est *soluble dans la glycérine officinale* et d'autant plus soluble qu'elle renferme plus de créosote.

Réaction. Essai. — *A*. Une solution *aqueuse* de gaiacol additionnée d'une petite quantité de *perchlorure de fer* donne une réaction *bleu pur*, une addition ultérieure de sel ferrique fait virer la couleur au *vert*, puis à la *teinte acajou*.

B. Un mélange de gaiacol pur avec le double de son volume de potasse doit au bout d'un certain temps se prendre en une masse cristalline blanche.

C. Dans le cas où le gaiacol aurait été *falsifié avec de la créosote* on peut rechercher cette dernière de la façon suivante. On dissout 1 partie de composé suspect dans 10 parties d'alcool à 90°, puis on ajoute à 4 centimètres cubes de cette solution 10 centimètres cubes d'acide sulfurique. La *créosote* donne lieu à une coloration *brune* ou *vert grisâtre;* le *gaicol* a une coloration *rose* ou *rouge pourpre*.

Usages. Mode d'emploi. — Le gaiacol est un *antiseptique puissant*. Il se prescrit à l'intérieur sous forme de *solution huileuse, de vin*, etc., à la dose de 1 à 2 grammes; en *injection sous-cutanée* à la dose de 5 à 10 centigr.

On ne doit *prescrire que le gaiacol cristallisé*, ce produit seul a une composition fixe. On ne doit en outre administrer le gaiacol qu'à petites doses répétées et non à doses massives, car en sa qualité de phénol substitué *ortho*, il jouit de la propriété de coaguler les ferments digestifs.

Enfin le gaiacol est un *antithermique*, par application directe sur la peau, on sait en effet qu'il n'est pas caustique et fond à 32° ou en solution huileuse à la dose de 30 centigr. à 1 gramme pour badigeonnages.

GUAETHOL

Éther monoéthylique de la pyrocatéchine.

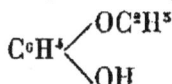

$$C^6H^4 \diagdown \substack{OC^2H^5 \\ OH}$$

Dans ces derniers temps on a essayé de substituer au gaiacol un autre éther de la pyrocatéchine, le guaethol.

Ce composé jouit de propriétés thérapeutiques non pas identiques mais très voisines de celles du gaiacol. Nous ne ferons que signaler ce produit, qu'il faut connaître mais dont l'utilité ne se fait nullement sentir.

ÉTHERS DÉRIVÉS DU GAIACOL

Dans ces dernières années on a préconisé une grande quantité d'éthers de gaiacol ; ce sont entre autres :

Le **benzosol** ou *éther benzoïque du gaiacol;*
Le **styracol** ou *éther cinnamique du gaiacol ;*
Le **carbonate de gaiacol** ;
Le **valérianate de gaiacol** ;
Le **phosphate de gaiacol** ;
Le **phosphite de gaiacol**.

Ces corps jouissent de propriétés participant à la fois des propriétés du gaiacol et de celles de l'acide qu'ils régénèrent en se dédoublant. Mais il ne faut pas perdre de vue qu'ils ont une teneur en gaiacol parfois assez faible ; le *styracol* par exemple n'en renferme que 48 p. 100.

Toutefois leur état solide permet d'administrer le gaiacol sous forme de paquets ou cachets ; et la saveur de ce phénol est considérablement atténuée dans la plupart de ces composés.

METADIOXYBENZÈNE

Résorcine.

$$C^6H^4 \begin{cases} OH\ (1) \\ OH\ (3) \end{cases}$$

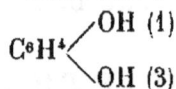

Préparation. — Industriellement on obtient la résorcine en traitant par la soude en fusion le sulfo-benzoate de soude.

Caractères. Propriétés. — La résorcine se présente sous forme de petits cristaux lamelleux blancs et ne tardant pas sous l'action de la lumière à devenir rose chamois. Leur odeur particulière rappelle un peu celle du phénol ; leur saveur est douceâtre, amère et désagréable. La résorcine est neutre au tournesol. Elle est *soluble* dans l'eau, l'alcool et l'éther. Ses solutions coagulent l'albumine et la fibrine.

Usages. Mode d'emploi. — C'est un *antiseptique* utilisé en chirurgie, gynécologie, otologie, rhinologie, sous forme de solution au dixième en *badigeonnages* ou en *pommade.*

TRIOXYBENZÈNE

Pyrogallol (Syn. *Acide pyrogallique*).
$$C^6H^3\ (OH)^3$$

Préparation. — Le pyrogallol se prépare par l'action de la chaleur sur l'acide gallique, qui se dédouble en pyrogallol et en acide carbonique.

Caractères. Propriétés. — Le pyrogallol se présente sous forme d'aiguilles blanches nacrées se teintant également à l'action de la lumière, devenant chamois et se fonçant avec le temps. Sa saveur est amère, son odeur nulle. Très soluble dans l'eau, l'alcool et l'éther, *ses solutions brunissent très rapidement*, le pyrogallol étant facilement oxydable au contact de l'air.

Usages. Mode d'emploi. — Le pyrogallol est un produit très employé en *pommade* à la dose de 5 à 20 p. 1000 dans le traitement des *maladies de la peau.*

COMPOSÉS PHÉNOLIQUES NON DÉFINIS

A la suite des phénols nous étudierons une série de produits de composition fort complexe et qui ne sont à proprement parler que des mélanges divers de phénols non déterminés.

Ce sont le *coaltar*, les *créosotes* et les *créolines*.

COALTAR

Origine. — Le coaltar ou *goudron de houille* est un produit provenant de la distillation de la houille.

Composition. — Le coaltar est constitué par un mélange de carbures du benzène, de phénols, de bases (*quinoléine, pyrrol, pyridine*), de dérivés sulfurés (*thiophène*), de *sulfure de carbone*.

Caractères. Propriétés. — Le coaltar est un liquide noir presque insoluble dans l'eau à laquelle il communique une réaction alcaline ; soluble partiellement dans l'alcool.

Usages. Mode d'emploi. — Le coaltar est un désinfectant qu'on utilise sous forme d'injection, d'irrigation et de lotions. Il se prescrit sous forme d'émulsion au cinquième avec de la teinture de Quilaya ; on étend ses solutions au moment du besoin à raison de 25 grammes par litre d'eau.

CRÉOSOTES

Origine. Variétés. — On connaît deux créosotes :

A. La *créosote de houille* provenant de la distillation du coaltar ;

B. La *créosote de hêtre* provenant de la distillation sèche du bois et des huiles lourdes fournies par la distillation des goudrons qui proviennent de la fabrication de l'acide acétique. La créosote de hêtre ainsi obtenue est distillée de nouveau et on ne recueille que les produits qui passent à la distillation entre 200 et 220°.

Composition. — A. *Créosote de houille.*

La créosote de houille est un mélange constitué surtout de *phénol ordinaire* et de *phénols sulfurés* (*thiophénols*).

B. *Créosote de hêtre.* — La créosote de hêtre est un mélange très complexe de *monophénols* et d'*éthers monométhyliques* de *diphénols*. Parmi les phénols on trouve : le phénol ordinaire, les trois crésylols, l'orthoéthylphénol, les métoxyphénols. Parmi les éthers monométhyliques, le gaiacol, le créosol, l'homocréosol, il existe en outre de petites quantités de produits accessoires tels que des thiophénols.

La créosote de hêtre officinale qui distille de 200 à 220° renferme en moyenne :

Gaiacol	20
Créosols et homologues	40
Monophénols [1]	40
	100

Caractères. Propriétés. — A. *Créosote de houille.*
La créosote de houille est un liquide brun à réaction acide.

B. *Créosote de hêtre.* — La créosote de hêtre est un liquide oléagineux, incolore, d'odeur spéciale, rappelant celle de la fumée de bois. Elle se dissout dans 80 parties d'eau froide, mais elle est plus soluble dans l'alcool et les huiles fixes. Sa saveur est brûlante.

43 gouttes de créosote de hêtre pèsent 1 gramme.

Réactions et essai des créosotes.

Créosote de houille.	*Créosote de hêtre.*
Transforme le collodion en gelée.	Épaissit le collodion.
Agitée avec cinq fois son volume d'ammoniaque officinale, elle se dissout abondamment.	Agitée avec cinq fois son volume d'ammoniaque officinale, elle ne se dissout qu'en très faible proportion et son volume ne diminue pas.

Usages. Mode d'emploi. — La *créosote de houille* est employée comme *caustique local* dans l'art dentaire.

---

[1] Les monophénols contiennent environ 15 p. 100 de crésylols.

La *créosote de hêtre* est un *antiseptique interne* dont on fait un usage considérable parfois immodéré en capsules, vins, huiles.

Elle doit se prescrire à la dose de 50 centigr. à 1 gramme par jour.

CRÉOSOTAL

Le créosotal est un produit cristallin obtenu en saturant la créosote d'acide carbonique. C'est un mélange d'éthers carboniques des différents phénols de la créosote.

CRÉOLINE

On trouve dans le commerce un grand nombre de corps dont la préparation exacte est inconnue. Ces produits de composition excessivement variable doivent être des produits de distillation de goudron de houille, qui passent entre 190 et 210 degrés. Ils sont par conséquent riches en crésylols.

Ces produits chauffés avec une matière grasse, une résine et un alcali constituent une espèce de savon qu'on vend dans le commerce sous le nom de *créoline, lysol, désinfectol*, noms variables avec le fabricant. Ces produits sont liquides, épais, goudronneux. Ce ne sont pas des substances définies. Il serait de beaucoup préférable de leur substituer, d'après M. Choay, des solutions dosées de paracrésylol auquel ces produits commerciaux doivent leurs propriétés ; ce qui permet de faire la formule suivante :

Paracrésylol pur	30 gr.
Savon amygdalin neutre pulvérisé. .	15 —
Eau distillée	1000 —

Ces produits ne sont pas à proprement parler des antiseptiques, mais plutôt des désinfectants qui donnent de bons résultats pour la désinfection des locaux.

APIOL

.Chimiquement l'apiol est l'éther méthylique du propenylapional. Le produit usité sous le nom d'apiol en médecine n'est pas une espèce chimique mais un mélange : 1° d'un produit cristallisé, dit *apiol allemand* ; 2° du composé chimique vrai ; 3° de produits résineux ; etc.

Préparation. — L'apiol se retire des semences du persil dont il constitue la majeure partie de l'huile essentielle.

Caractères. Propriétés. — Il doit présenter les caractères suivants :

Être un liquide onctueux, limpide, jaune brun foncé. Son odeur doit être pénétrante, sa saveur àcre et piquante. Il est plus dense que l'eau et doit tomber au fond de ce liquide dans lequel il est insoluble. Il doit se dissoudre complètement dans l'éther, le chloroforme et l'acide acétique. Il donne avec l'alcool un soluté trouble.

Réactions. — Si dans un tube on verse 2 centimètres cubes d'acide nitrique, et que l'on fasse couler sur la paroi du tube quelques gouttes d'apiol, à la surface de contact apparaît un disque de couleur rouge sang, virant au rose, puis au jaune (FRANCOIS).

Usages. Mode d'emploi. — L'apiol pur est un *emménagogue* à la dose de 25 centigr. matin et soir dans une capsule gélatineuse.

Il est *fébrifuge* à la dose de 1 à 2 grammes.

C'est un *diurétique inusité.*

Les effets de l'apiol sont inconstants, cela tient à ce qu'il est mal purifié. Il est en effet souvent coloré en vert par une certaine quantité de chlorophylle. Enfin très fréquemment il est falsifié avec des huiles fixes et de la glycérine, on lui substitue même en totalité ou en partie l'essence de persil.

CHAPITRE V

ACIDES ORGANIQUES ET LEURS SELS

Les acides organiques sont des corps analogues aux acides minéraux. Comme ceux-ci ils forment des sels en réagissant sur les bases, ou des éthers en réagissant sur les alcools.

On les représente généralement par le groupement fonction-nel.

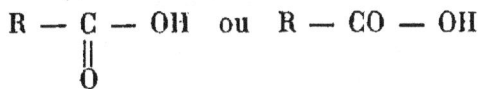

$$R - \underset{\underset{O}{\|}}{C} - OH \quad ou \quad R - CO - OH$$

Toutefois il n'y a pas que les composés organiques possédant ce groupement fonctionnel qui jouissent de propriétés acides; ainsi les corps de formule

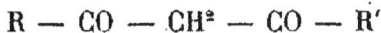

$$R - CO - CH^2 - CO - R'$$

ou

$$R - CO - AzH - CO - R'$$

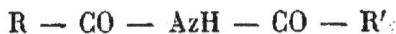

possèdent des propriétés acides parfois très accentuées.

La thérapeutique utilise quelques acides obtenus avec les acides de la deuxième formule, la *succinimide mercurique* par exemple.

Les acides organiques sont *caustiques* (acide acétique), *irritants* (acide salicylique), *astringents* (acide gallique). Ces propriétés sont dues à leur avidité particulière pour l'eau, ou à l'action qu'ils exercent sur l'albumine.

Élimination. — Les acides de la série grasse sont brûlés dans l'organisme, ceux de la série aromatique sont en général, comme les phénols, éliminés sous forme d'acides sulfo-conjugués.

ACIDE ACÉTIQUE

$CH^3 - CO.OH.$

Préparation. — L'acide acétique pur s'obtient en décomposant à chaud l'acétate de soude en présence d'acide sulfurique.

Variétés commerciales. — Il existe toutefois différentes variétés commerciales impures, et contenant des principes particuliers dus au mode spécial de fabrication. Ce sont :

L'*acide pyroligneux*, qui est un mélange d'acide acétique et de produits pyrogénés provenant de la distillation du bois.

Le *vinaigre*, provenant de la fermentation acide du vin, par un microbe spécial, le *Mycoderma aceti*.

Le *vinaigre radical*, mélange d'acide acétique et d'acétone, provenant de la distillation du sous-acétate de cuivre.

Caractères. Propriétés. — L'acide acétique pur est un liquide incolore, se prenant en masse cristalline à la température de + 17°, de densité 1,063. C'est l'acide acétique *glacial*. Il est soluble dans l'eau en toutes proportions, mais il y a contraction du liquide obtenu. Il se dissout également dans l'alcool et l'éther.

55 gouttes d'acide acétique pèsent 1 gramme.

C'est un liquide *corrosif* qui au contact des tissus les désorganise.

Il dissout la fibrine, l'albumine, le camphre, les résines.

Usages. Mode d'emploi. — Appliqué sur la peau, suivant son degré de concentration et la durée de son contact, il peut servir comme astringent, rubéfiant, vésicant ou caustique. En inhalations légères, c'est un stimulant de la muqueuse nasale.

Administré à l'intérieur, l'acide acétique est un diurétique ; toutefois, pour obtenir ce résultat, il est préférable de s'adresser à deux de ses sels, l'acétate de potasse ou de soude.

ACÉTATES ALCALINS

$C^2H^3O^2$ — Na ou K.

Préparation. — On obtient ces acétates par saturation de l'acide acétique par le bicarbonate alcalin correspondant.

Caractères. Propriétés. — Ce sont des sels incolores, de saveur amère et piquante, solubles dans l'eau et très déliquescents.

Usages. Mode d'emploi. — Les acétates alcalins sont prescrits comme *diurétiques* sous forme de potions ou de solutions à la dose de 6 à 10 grammes par jour.

Elimination. — Les acétates s'éliminent par l'urine à l'état de carbonates.

ACÉTATE D'AMMONIAQUE

Spiritus mendereri.
$C^2H^3O^2 - AzH^4$.

Caractères. Propriétés. — L'acétate d'ammoniaque cristallisé étant *éminemment altérable*, ce sel ne peut être utilisé qu'à l'état de solution. Sa solution, connue en pharmacologie sous le nom de *Spiritus mendereri*, est un liquide incolore, doué d'une légère odeur urineuse, de faible odeur d'acide acétique. Il est soluble dans l'eau et l'alcool. Sa densité est de 1,036.

Cent grammes de spiritus mendereri renferment 18^{gr},5 *d'acétate d'ammoniaque.*

Usages. Mode d'emploi. — L'acétate d'ammoniaque est un stimulant et un diaphorétique, qui se prescrit sous forme de potion à la dose de 1 à 20 grammes.

SOUS-ACÉTATE DE PLOMB LIQUIDE

Extrait de Saturne.

Préparation. — Cette solution de sous-acétate se prépare en dissolvant la litharge ou protoxyde de plomb dans une solution d'acétate neutre de plomb.

Caractères. Propriétés. — L'extrait de Saturne est un liquide incolore, de saveur douceâtre, sucrée, puis astringente. Sa réaction est alcaline; sa densité est de 1,32.

La solution de sous-acétate de plomb, exposée à l'air, se recouvre de lamelles blanches de carbonate de plomb insoluble, qui finissent par troubler la liqueur et la rendre opaline.

Versée dans de l'eau de pluie ou de rivière qui renferme de l'acide carbonique, des sulfates et des carbonates, il se forme un abondant précipité constitué par du sulfate et du carbonate de plomb. Cette solution d'aspect laiteux constitue *l'eau blanche.*

Usages. Mode d'emploi. — On utilise l'extrait de Saturne *exclusivement à l'usage externe* comme astringent, sous forme d'*eau blanche*, de *cérat*, etc.

L'eau blanche appliquée sur une plaie ou sur une partie du corps laisse déposer le sulfate et le carbonate de plomb insolubles. Ces sels constituent une réserve qui, se dissolvant peu à peu au contact du liquide des plaies ou de la transpiration cutanée, entretient les effets astringents du médicament.

ACIDE VALÉRIANIQUE

Acide méthyl-2 butanoïque-4; acide isovalérique.

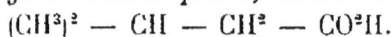

$(CH^3)^2 — CH — CH^2 — CO^2H.$

VALÉRIANATES

L'acide valérianique n'est pas utilisé en nature ; on emploie quelques-uns de ses sels, en particulier le *valérianate d'ammoniaque* et le *valérianate de zinc*.

Préparation. — Les valérianates s'obtiennent directement en saturant par la base l'acide obtenu suivant le procédé du Codex. Cet acide est un mélange d'acide isovalérique, de son isomère l'acide méthyléthylacétique, d'acide formique, d'acide acétique et d'acide caproïque. Les variations de composition de l'acide expliquent la grande variabilité de l'action thérapeutique de ses sels. Ceux-ci en effet sont d'autant plus actifs que l'acide qui a servi à leur préparation était plus impur, l'acide isovalérique pur étant dépourvu de propriétés antispasmodiques.

Caractères. Propriétés. — Le valérianate d'ammoniaque et le valérianate de zinc sont des sels cristallisés très odorants qui doivent leurs propriétés à leurs bases. Ils se prescrivent à la dose de 25 centigr. à 1 gramme sous forme de *potion*.

ACIDE OXALIQUE

$CO^2H — CO^2H.$

Etat naturel. — L'acide oxalique existe à l'état libre dans les vésicules des *pois chiches*, à la surface du *Boletus sulfureus* (champignon). On le rencontre combiné à la potasse

dans le *Rumex acetosa* et l'*Oxalis acetosella (oseille)*, combiné
à la chaux en petits amas dans les racines de la *rhubarbe*,
de la *betterave* et de l'*Iris florentina*.

Préparation. — L'acide oxalique s'obtient industriellement
en oxydant le sucre à l'aide de l'acide azotique.

Caractères. Propriétés. — Il se présente sous forme de
petits cristaux incolores, de saveur très aigre. Soluble dans
10 parties d'eau à 20°, il se dissout également dans l'alcool.

Sa dissolution dans l'eau s'accompagne de crépitation.

Réactions. — Son caractère distinctif est de former
avec les *sels de calcium* un précipité blanc d'oxalate de
chaux, soluble dans l'acide chlorhydrique, insoluble dans
l'acide acétique.

Usages. Mode d'emploi. — Très employé autrefois
comme acidulé, il est tombé aujourd'hui dans un juste oubli.
Il est en effet *toxique* à dose relativement faible, 8 *grammes*.

Élimination. — Introduit dans l'économie, il ne subit
pas de transformation, il est éliminé intact par le rein. On
peut le retrouver dans les sédiments urinaires sous forme
cristalline caractéristique, forme d'*enveloppe de lettre*.

ACIDE LACTIQUE

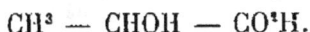

$$CH^3 — CHOH — CO^1H.$$

État naturel. Préparation. — L'acide lactique se rencontre
dans un grand nombre de fermentations. Il se prépare par la
fermentation lactique du glucose et du sucre de lait.

Caractères. Propriétés. — C'est un *liquide sirupeux,
incolore*, de saveur très acide, mais non désagréable. Sa densité est de 1,215. Il est très soluble dans l'eau, l'alcool et
l'éther. Il est hygrométrique. Il coagule l'albumine à toutes
les températures ; il ne trouble pas l'eau de chaux, et dissout le phosphate tricalcique récemment préparé.

L'acide lactique commercial est rarement pur. Quelques
produits même d'origine étrangère ne titrent guère que
74 p. 100 et renferment une proportion plus ou moins élevée de *lactide*, éther particulier de l'acide lactique.

39 gouttes d'acide lactique pèsent 1 gramme.

Réactions. — Une réaction très sensible de l'acide lactique et en général de tous les acides à fonction alcool est la suivante ; c'est la réaction de BERG.

On verse dans 100 centimètres cubes d'eau distillée deux gouttes de perchlorure de fer à 45° Baumé, et deux gouttes d'acide chlorhydrique à 22° Baumé. Cette solution incolore employée en excès donne les colorations suivantes avec : *acide lactique* et *acides alcools*, coloration **jaune intense**, tandis que les acides à fonction acide seule (*acides acétique, valérique*) donnent une coloration **rougeâtre**. L'*acide oxalique* donne une coloration **jaune verdâtre**.

Usages. Mode d'emploi. — On prescrit l'acide lactique en solution à 1 p. 100 comme *auxiliaire efficace du suc gastrique*. Mais sa principale application thérapeutique est la propriété spécifique qu'il a sur les agents pathogènes de la *diarrhée verte infantile*. On le prescrit alors sous forme de limonade à 1 p. 100.

Elimination. — L'acide lactique est un produit d'élimination constant dans l'organisme ; il provient du tissu musculaire.

LACTATE FERREUX

Préparation. — Le lactate ferreux s'obtient par décomposition du lactate de chaux par le sulfate de fer.

Caractères. Propriétés. — C'est un sel cristallisé en aiguilles verdâtres. Il est soluble dans 48 parties d'eau froide et se dissout mal dans l'alcool. Il est inaltérable à l'air quand il est sec, mais en solution aqueuse, il s'oxyde rapidement, brunit et se transforme partiellement en lactate ferrique.

Usages. Mode d'emploi. — Le lactate ferreux se prescrit sous forme de *poudre* ou de *pilules* à la dose de 10 centigr. à 1 gramme. On ne doit *jamais le prescrire sous forme de sirop*, parce qu'il s'oxyde très rapidement et qu'il transforme très rapidement aussi le sucre de canne en glucose.

On accorde à ce sel d'autres avantages : c'est de posséder une saveur peu atramentaire, de présenter une assez grande solubilité dans l'eau et d'être un des sels ferreux les moins altérables au contact de l'air.

LACTATE D'ARGENT

Voir l'*article spécial sur les sels d'argent à acide organique* à la fin du chapitre.

ACIDE TARTRIQUE

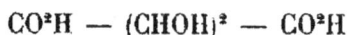

$$CO^2H — (CHOH)^2 — CO^2H$$

Etat naturel. — Préparation. — L'acide tartrique se rencontre dans les *raisins*, les *ananas*, les *mûres*, les *fruits* et les *feuilles du myrte d'Australie*.

Il s'extrait industriellement des *lies de vin*, des *marcs de raisin*, des *vinasses* où il se trouve à l'état de sel de soude. On transforme ce sel acide en tartrate neutre de chaux, et on élimine la base à l'aide de l'acide sulfurique.

Caractères. Propriétés. — L'acide tartrique est en gros prismes cristallins, très durs, transparents, inodores, de saveur très acide. Il se dissout dans 1 partie et demie d'eau; soluble dans 2 parties d'alcool, il ne se dissout pas dans l'éther.

Il existe sous quatre modifications physiques, l'acide droit, l'acide gauche, l'acide racémique et l'acide inactif, reconnaissables à leurs propriétés optiques. L'acide *droit* est *le seul employé*.

Inaltérable à l'air, il ne se conserve pas en solution aqueuse, les moisissures envahissent en effet rapidement ses solutions. Ce caractère existe également pour les tartrates neutres alcalins et les émétiques.

Réactions. — Il précipite à froid l'eau de chaux employée en excès. Il forme dans les solutions concentrées de *potasse* un précipité blanc cristallin de crème de tartre.

Lorsqu'on ajoute à sa solution *aqueuse* un peu de sulfate ferreux, deux gouttes d'eau oxygénée et un excès de potasse caustique, il se développe une belle *couleur violette*.

Une solution de résorcine dans l'acide sulfurique pur, à 1 p. 100, chauffée à 125° en présence d'un cristal d'acide tartrique, donne une belle coloration *rouge violacé* disparaissant à une température plus élevée ou par simple addition d'eau.

Usages. Mode d'emploi. — L'acide tartrique sert à aciduler une limonade et un sirop employés surtout comme rafraîchissants.

Il entre également dans la préparation de poudres gazeuses médicinales.

Absorbé par voie stomacale, il est complètement brûlé dans l'organisme.

TARTRATES ET ÉMÉTIQUES

L'acide tartrique est acide bibasique et alcool bivalent. Il pourra donc donner :

1° *Deux séries de sels*, des sels acides et des sels neutres. On utilise surtout le tartrate acide et le tartrate neutre de potasse, le tartrate double de soude et de potasse ;

2° *Comme alcool bivalent*, on peut éthérifier une de ses fonctions alcooliques par un oxyde minéral tel que le sesquioxyde de fer, l'oxyde d'antimoine, l'acide borique.

Si en même temps on sature une de ses fonctions acides par un métal, le potassium par exemple, on obtient une série de corps particuliers désignés sous le nom d'*émétiques*.

Les émétiques utilisés sont ceux de fer, d'antimoine et l'émétique de l'acide borique.

TARTRATE ACIDE DE POTASSE

Crème de tartre. Bitartrate de potasse.
$C^4H^5O^6K$

Etat naturel. Préparation. — Ce tartrate se dépose spontanément du vin récemment préparé. Après décoloration à l'aide du noir animal et plusieurs cristallisations successives, on obtient le produit commercial.

Caractères. Propriétés. — La crème de tartre se présente sous forme de cristaux durs, acides. Elle se dissout dans 240 parties d'eau, mais elle est insoluble dans l'alcool et l'éther.

Ce tartrate est inaltérable à l'air, mais ses solutions s'altèrent facilement.

Usages. Mode d'emploi. — C'est un *purgatif* à la dose

de 15 grammes. A petites doses c'est un diurétique. Son insolubilité et son acidité font qu'on lui doit préférer les tartrates neutres.

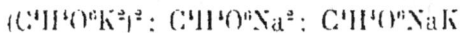

Elimination. — Le tartrate acide s'élimine sous forme de bicarbonate de potasse.

TARTRATES NEUTRES

$$(C^4H^4O^6K^2)^2 ; C^4H^4O^6Na^2 ; C^4H^4O^6NaK$$

Tartrate neutre de potasse. — Ce sel soluble dans 4 parties d'eau froide s'utilise assez fréquemment comme purgatif à la dose de 20 à 30 grammes. Il possède une saveur amère et très désagréable ; aussi il paraît logique de lui substituer le tartrate neutre de soude.

Tartrate neutre de soude. — Ce sel, en effet, est insipide, inaltérable à l'air, soluble dans 5 parties d'eau, ce qui devrait le faire préférer au précédent.

Tartrate neutre de potasse et de soude. — Ce sel, légèrement efflorescent, de saveur peu prononcée mais plutôt désagréable, soluble dans 2 parties d'eau froide, mérite d'être remplacé également par le tartrate neutre de soude.

ÉMÉTIQUE D'ANTIMOINE

Tartrate de potasse et d'antimoine. Émétique proprement dit.
$$C^4H^4O^6K (SbO)$$

Préparation. — On obtient ce produit en faisant réagir l'oxyde d'antimoine sur le tartrate acide de potasse.

Caractères. Propriétés. — Ce sel cristallisé en octaèdres est inodore, de saveur âcre et désagréable. Il est soluble dans 14 parties d'eau froide et dans 2 parties d'eau bouillante. L'alcool le précipite de ses solutions. Il est efflorescent à l'air.

Usages. Mode d'emploi. — C'est un *vomitif* très énergique à la dose de 5 centigr.

Appliqué sur l'épiderme, il agit comme *escharotique*, il cautérise au même titre que l'acide arsénieux ; toutefois il est peu usité, et se prescrit alors sous forme de pommade à 1 p. 30.

ÉMÉTIQUE D'ACIDE BORIQUE

Crème de tartre soluble. Tartrate borico-potassique.
$C^4H^4O^6K$ (BoO)

Préparation. — Cet émétique se prépare en dissolvant à l'ébullition l'acide borique dans une solution de crème de tartre.

Caractères. Propriétés. — C'est un sel amorphe blanc, de saveur très acide, très soluble dans l'eau.

Usages. Mode d'emploi. — C'est un *purgatif doux*, qui se prescrit aux mêmes doses que la crème de tartre, malheureusement sa saveur acide très désagréable fait qu'on ne l'emploie guère. Comme d'ailleurs il éprouve en outre une modification moléculaire qui diminue sa solubilité dans l'eau, il finit par perdre la propriété qui le faisait rechercher (SOUBEIRAN).

TARTRATE FERRICO-POTASSIQUE

Emétique de fer.
$C^4H^4O^6K$. (FeO)

Préparation. — On obtient ce produit en faisant dissoudre de l'oxyde ferrique dans une solution d'acide tartrique et en ajoutant à la solution du lactate de fer et du carbonate acide de potasse.

Caractères. Propriétés. — C'est un produit qui se présente sous forme d'écailles rouges amorphes, transparentes, de saveur faiblement métallique. Il doit être soluble en toutes proportions dans l'eau, mais toutefois il ne faut pas faire bouillir sa solution, car il se précipiterait du tartrate ferreux.

Usages. Mode d'emploi. — Le peu de saveur de ce tartrate fait que son emploi comme ferrugineux est assez recherché. C'est l'élément principal des préparations employées autrefois sous le nom de *teinture de Mars tartarisée, boules de Nancy*. Il se prescrit à la dose de 10 à 50 centigr. sous forme de *vin, élixir, sirop*, ou mieux sous forme de *solution en eau gazeuse*.

ACIDE CITRIQUE

$C^3H^4.OH (CO^2H)^3$

État naturel. — Cet acide existe dans les *oranges*, les *citrons*, dans les *groseilles*, les *framboises* et dans un grand nombre de *Solanées*.

Préparation. — Il se retire industriellement du suc de citron : on le prépare par fermentation citrique du glucose, à l'aide du *Citromyces pfeferianus*.

Caractères. Propriétés. — Il se présente sous forme de prismes volumineux, cassants, doués de saveur acide agréable. Il s'effleurit à une température supérieure à 30°.

Cent parties d'eau dissolvent 130 parties d'acide citrique à 16°.

Il est inaltérable à l'état sec, mais sa solution aqueuse est rapidement envahie par les moisissures qui produisent à ses dépens de l'acide acétique.

Réactions. — Il ne précipite pas à froid par l'eau de chaux. Il ne trouble pas les solutions de sels potassiques.

Mis en contact avec du permanganate de potasse en solution alcaline, il le réduit à l'état de manganate.

Ces trois réactions le distinguent de l'acide tartrique.

Usages. Mode d'emploi. — Comme la plupart des acides végétaux, l'acide citrique est un modérateur de la circulation et de la chaleur animales. Il donne naissance dans l'économie à un carbonate alcalin. Son emploi est le même que celui de l'acide tartrique.

CITRATE DE FER AMMONIACAL

Préparation. — Ce produit s'obtient en dissolvant du perchlorure de fer dans une solution de citrate d'ammoniaque.

Caractères. Propriétés. — Ce produit est incristallisable, d'un brun rouge et de saveur styptique. Il est soluble en toutes proportions dans l'eau et insoluble dans l'alcool. Il est assez hygrométrique. Sa solution aqueuse résiste bien à l'ébullition.

Usages. Mode d'emploi. — C'est un ferrugineux employé au même titre que le tartrate ferrico-potassique.

CITRATE DE MAGNÉSIE

$$(C^6H^5O^7)^2 Mg^3$$

Ce sel ne conservant pas son degré de solubilité peu de temps après sa préparation, fait qu'il est peu usité et qu'on préfère préparer une solution selon la formule du Codex et au moment du besoin. Cette solution contient du citrate acide et du citrate bimétallique.

Le citrate de magnésie effervescent du commerce n'est en général qu'un mélange de tartrates alcalins associés à du bicarbonate de soude.

CITRATE D'ARGENT

Voir à la fin du chapitre *l'article spécial sur les sels d'argent* à acide organique.

ACIDE BENZOÏQUE

$$C^6H^5.CO^2H$$

Il existe *trois variétés* commerciales de l'acide benzoïque :

1º *Acide benzoïque du benjoin.* — Cet acide est obtenu en soumettant le benjoin à une température ménagée. L'acide benzoïque se sublime.

On peut également faire bouillir le benjoin avec un lait de chaux; on obtient un benzoate de chaux qu'on décompose par un acide.

2º *Acide benzoïque d'Allemagne.* — Cet acide est extrait de l'urine des Herbivores. Cette urine, portée à l'ébullition avec de l'acide chlorhydrique, décompose l'acide hippurique en acide benzoïque et glycocolle.

3º *Acide benzoïque de synthèse.* — Cet acide s'obtient par oxydation du toluène chloré à l'aide de l'acide azotique.

Caractères. Propriétés. — Les deux premières variétés d'acide benzoïque sont plus ou moins odorantes. L'acide benzoïque extrait *par sublimation* doit son odeur à la présence d'aldéhyde benzoïque. L'acide benzoïque d'Allemagne garde l'odeur des urines des Herbivores dont il est originaire ou renferme des hydrocarbures nitrés. La dernière variété est inodore.

L'acide benzoïque se présente sous forme de cristaux blanchâtres, brillants, de saveur brûlante. Il se dissout dans 400 parties d'eau froide, dans deux fois et demie son poids d'alcool, dans trois fois son poids d'éther, dans 10 parties de glycérine.

Il est entraîné mécaniquement par la vapeur d'eau. Il est inaltérable à l'air.

Réactions. — Saturé par un *alcali*, il donne avec le *perchlorure de fer* un *précipité rouge* de benzoate de fer soluble dans l'acide chlorhydrique.

Usages. Mode d'emploi. — L'acide benzoïque est un stimulant diffusible, un modificateur de la sécrétion bronchique et de la sécrétion urinaire. Il est rarement utilisé, et se prescrit toutefois à la dose de 20 centigr. à 2 grammes.

L'acide benzoïque extrait *par sublimation* du benjoin de Siam doit une partie de ses propriétés médicales à la présence de corps étrangers et principalement du *gaiacol* et de la *pyrocatéchine*, substances qui proviennent de la destruction pyrogénée de deux substances contenues dans le benjoin, le *benzorésinol* et le *benzorésinotannol*.

Élimination. — L'acide benzoïque est éliminé à l'état d'*acide hippurique*.

On donne le nom d'acides hippuriques aux combinaisons d'un acide aromatique (*benzoïque, salicylique, anisique*, etc.) et de *glycocolle*, produit de désassimilation des albuminoïdes ; ces combinaisons paraissent s'effectuer dans le rein pour éliminer les acides aromatiques normalement dans l'organisme, ou introduits tout formés dans l'organisme.

BENZOATE DE SOUDE

$C^7H^5O^2Na$

Préparation. — On obtient ce benzoate en saturant l'acide benzoïque par de la soude caustique.

Caractères. Propriétés. — Ce sel se présente sous forme

d'aiguilles incolores, efflorescentes, solubles dans 2 parties d'eau froide et dans 13 parties d'alcool à 90°. Les acides organiques le dissolvent rapidement, tandis qu'il ne se dissout pas dans les acides minéraux dilués au dixième et même au cinquième.

Usages. Mode d'emploi. — Il possède les propriétés de l'acide benzoïque, on l'administre à la dose de 50 centigr. à 4 grammes.

Le praticien doit toujours prescrire le benzoate de soude neutre, et par neutre il faut entendre la réaction obtenue au tournesol. En effet, les recherches de LAFAY ont démontré que le benzoate de soude du commerce renfermait du carbonate de soude qui lui communique la propriété de bleuir le tournesol rougi et de rendre ce sel incompatible avec des substances auxquelles *il peut être associé sans danger quand il est chimiquement pur* (calomel).

BENZOATES MÉTALLIQUES

L'acide benzoïque peut former avec le bismuth, le mercure, etc., des sels qu'on a essayé d'utiliser en thérapeutique. Toutefois l'industrie, d'après REBIÈRE, ne fournit que des produits mal définis.

Le benzoate de bismuth, infidèle dans sa composition, est la plupart du temps souillé d'impuretés qui empêchent d'apprécier sa valeur.

Le benzoate de mercure répond très rarement aux qualités qu'on est en droit d'exiger de tout médicament. La valeur de ce composé a été d'ailleurs très exagérée. Il a été employé en injections hypodermiques, mais alors on est obligé de le faire dissoudre dans une solution de chlorure de sodium. Or les recherches de VAREY ont démontré que ces solutions ne renferment nullement du benzoate de mercure mais un mélange de sublimé, de chlorure de sodium et de benzoate de soude.

Il ne faut donc jamais prescrire ces dérivés métalliques de l'acide benzoïque

ACIDE SALICYLIQUE

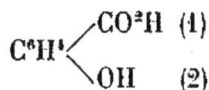

$$C^6H^4 \begin{cases} CO^2H & (1) \\ OH & (2) \end{cases}$$

Préparation. — L'acide salicylique est obtenu synthétiquement en combinant l'acide carbonique au phénol sodé.

Caractères. Propriétés.. — L'acide salicylique cristallise en prismes incolores, inodores, de saveur un peu sucrée, puis âcre et désagréable. Un litre d'eau en dissout $2^{gr},25$ à 15°, il se dissout également dans 2 parties d'alcool, dans 2 parties d'éther et dans la glycérine.

L'acide salicylique a une action remarquable *sur les ferments solubles*, il diminue considérablement leur activité.

L'acide salicylique donne avec le *perchlorure de fer* une coloration *violette*.

L'acide salicylique enlève au phosphate disodique un atome de son métal en le ramenant à l'état de phosphate. Cette transformation est démontrée de la façon suivante : Les solutions d'azotate d'argent, de chlorure de baryum, de rouge du Congo qui donnent avec la solution primitive de phosphate disodique un précipité jaune, un précipité blanc, ou une coloration rose clair, se conduisent de tout autre façon lorsque cette solution a été additionnée d'une molécule d'acide salicylique pour une molécule de phosphate disodique. Dans un pareil mélange l'azotate d'argent donne un précipité blanc, le chlorure de baryum pas de précipité, et le rouge du Congo une coloration bleu violacé, preuves de la formation d'un phosphate acide.

L'acide salicylique peut aussi se combiner à l'albumine, et dans cette combinaison l'acide est tellement dissimulé qu'il ne donne même plus de coloration violette pour le perchlorure de fer.

Usages. Mode d'emploi. — L'acide salicylique est le médicament *par excellence du rhumatisme articulaire aigu*. Il se prescrit sous forme de salicylate de soude. Toutefois on emploie ce médicament en solutions hydro-alcooliques à 1 p. 300 pour pulvérisations.

SALICYLATE DE SOUDE

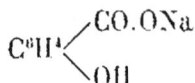

$$C^6H^4 \diagdown \begin{array}{l} CO.ONa \\ OH \end{array}$$

Préparation. — On prépare le salicylate de soude en saturant une solution aqueuse d'acide salicylique par du carbonate de soude.

Caractères. Propriétés. — Il cristallise en aiguilles soyeuses incolores, à peu près insipides. Quelquefois mais rarement il a l'aspect d'une poudre cristalline. Il est soluble dans 10 parties d'eau froide, dans l'alcool faible et dans 2,27 parties d'éther. Sa solution aqueuse est légèrement acide au tournesol. Il est altéré par la lumière et brunit assez rapidement.

L'acide salicylique, élément essentiellement actif du salicylate de soude, possède quelques propriétés chimiques particulières intéressantes à signaler. L'acide carbonique, l'acide formique, l'acide acétique, l'acide tartrique ne déplacent pas l'acide salicylique de ses combinaisons en solution diluée. L'expérience cependant démontre que l'acide carbonique *sous pression* est capable de déplacer partiellement l'acide salicylique de ses combinaisons. Cette réaction particulière, associée à la propriété qu'a l'acide salicylique de se combiner aux albuminoïdes et d'arrêter la vitalité du protoplasma, permet d'interpréter l'action médicamenteuse du salicylate de soude [1].

Usages. Mode d'emploi. — Le salicylate de soude est *le médicament spécifique du rhumatisme articulaire aigu*.

Il se prescrit à la dose de 1 à 8 grammes par jour en solutions ou en potions.

La nature de l'eau employée pour le dissoudre a une certaine influence sur la durée de sa conservation. Si on le dissout dans de l'eau ordinaire, ses solutions brunissent en quelques heures; par contre, dissous dans de l'eau distillée elles ne subissent aucune modification.

Élimination. — L'acide salicylique et le salicylate de

[1] Professeur G. Pouchet, Nouveaux remèdes, 1896.

soude s'éliminent par les urines. On reconnaît la présence
d'acide salicylique dans les urines à la *coloration violette*
obtenue lorsqu'on y ajoute quelques gouttes de *perchlorure
de fer.*

SALICYLATE DE LITHINE

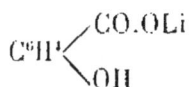

$$C^6H^4\begin{cases} CO.OLi \\ OH \end{cases}$$

Préparation. — Le salicylate de lithine s'obtient en saturant
une solution aqueuse d'acide salicylique par du carbonate de
lithine.

Caractères. Propriétés.— Le salicylate de lithine cristallise en aiguilles réunies en masses soyeuses blanches, inodores, à saveur piquante et sucrée. Il est soluble dans l'eau
et l'alcool. Il est complètement insensible à l'action de la
lumière lorsqu'il est pur, mais exposé à l'air il ne tarde pas
à brunir.

6 *grammes* de ce sel *renferment 1 gramme de lithine.*

Usages. Mode d'emploi. — Le salicylate de lithine
absorbé par la voie digestive favorise dans une large
mesure l'élimination de l'acide urique; aussi est-il employé
pour l'élimination des urates. VULPIAN a préconisé son
administration à la dose de 4 grammes par jour en faisant
suivre son absorption d'un verre d'eau de Vichy.

SALICYLATE DE BISMUTH

SALICYLATE DE MERCURE

Les sels de bismuth et de mercure à acide organique sont
traités dans un *article spécial à la fin de ce chapitre.*

ACIDE GALLIQUE

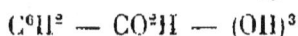

$$C^6H^2 - CO^2H - (OH)^3$$

État naturel. — L'acide gallique existe dans certains végétaux, tels que la *busserole*, la *racine de grenadier* et le *thé.*

Préparation. — On l'extrait de la *noix de galle* qui renferme un de ses éthers, le tanin ordinaire. On dissout ce tanin dans l'eau, on l'abandonne à l'action des moisissures (*Aspergillus niger, Penicilium glaucum, Sterigmatocystis nigra*). Le tanin est dédoublé rapidement en acide gallique par hydratation.

Caractères. Propriétés. — L'acide gallique cristallise en longues aiguilles, incolores et soyeuses, inodores, de saveur astringente et acidule. Il est soluble dans 100 parties d'eau froide, très soluble dans l'alcool, l'éther en dissout 2,5 pour 100.

L'acide gallique est un acide monobasique et triphénolique.

Sa solution aqueuse *absorbe l'oxygène de l'air* en déposant des flocons bruns, dérivés oxydés du pyrogallol, et en dégageant de l'acide carbonique. L'acide gallique doit subir probablement les mêmes phénomènes de dédoublement dans l'organisme.

Réactions. — La *solution* d'acide gallique précipite en *bleu* par le *perchlorure de fer*.

L'acide gallique *ne précipite* ni les alcaloïdes, ni la gélatine, ni l'albumine, caractères qui le distinguent des tanins.

Il se colore en *rouge* au contact d'une solution de *cyanure de potassium*. La coloration disparaît par le repos et reparaît par l'agitation.

Usages. Mode d'emploi. — L'acide gallique est regardé par les uns comme un bon astringent, et par les autres comme substance dépourvue d'intérêt. On l'a prescrit sous forme de cachets ou pilules, à la dose de 50 centigr. à 2 grammes.

TANINS

A la suite de l'acide gallique on a l'habitude de placer un groupe de corps jouissant de propriétés analogues et dont l'un, comme nous l'avons vu, donne naissance par hydratation à l'acide gallique.

Réactions. — Ces substances *coagulent* l'albumine, et les combinaisons qu'elles forment avec la gélatine et les albuminoïdes sont imputrescibles.

Les tanins *précipitent les alcaloïdes*, se colorent au contact des persels de fer et donnent des teintes allant du *bleu noir au vert clair.*

Constitution. — Ces réactions sont le propre des corps à fonction phénolique et surtout des polyphénols substitués en position ortho. Elles ne sont donc pas des propriétés exclusives aux tanins, leur dénomination est donc irrationnelle en tant que dénomination chimique. En effet, ce nom de *tanin* range dans un même groupe des composés à fonctions chimiques très différentes, fonctions qui modifient et différencient leurs propriétés thérapeutiques.

État naturel. — Les tanins existent dans toutes les plantes. Ce sont des produits d'excrétion, inutilisables pour la cellule végétale, provenant sans doute du dédoublement de composés plus complexes.

Les tanins auraient, dit-on, dans les fruits un rôle de protection à remplir vis-à-vis des matières sucrées dont ils empêcheraient la fermentation.

Divisions des tanins. — Les tanins, produits normaux de l'activité vitale du protoplasma végétal, forment le groupe des *tanins physiologiques de* Wagner.

Les tanins, produits morbides de certaines cellules levées par la piqûre d'insectes, au moment de la ponte de leurs œufs (exemple le tanin de la noix de galle), forment la classe des *tanins pathologiques* du même auteur.

Les tanins physiologiques donnent avec le perchlorure de fer un précipité verdâtre. Les tanins pathologiques au contact du même réactif fournissent un précipité bleu noir.

Cette division est défectueuse parce qu'elle range dans des classes différentes des tanins que leur constitution chimique tend à rapprocher (acide *tannique*, acide *ellagique*). Les récents travaux de Kunz-Kranse et de Heye permettent de les diviser en quatre groupes :

1° **Groupe de l'acide cafétannique** (*tanins du café, du quinquina, de la noix de kola, du cachou, des acides œnoliques*).

Ces tanins, sous l'influence de la potasse fondante, donnent de la *pyrocatéchine, de l'acide protocatéchique,* un acide gras.

2° **Groupe de l'acide tannique** (*tanins de la noix de galle, de la galle de chêne, des bezoards, du grenadier*).

Traités par la potasse fondante, ils donnent du *pyrogallol.*

3° **Groupe de la Maclurine** (maclurine).

Traités par la potasse fondante ils donnent de l'acide *proto-catéchique* et de la *phloroglucine.*

4° Groupe de la quercétine (*tanin du fuset, du genêt,* etc.).

Traités par la potasse fondante, ils donnent soit de la *phloroglucine,* soit de la *résorcine* ou un de ses dérivés et de l'acide *protocatéchique.*

Par déshydratation, les tanins engendrent un groupe de corps fort répandus dans la nature, *les rouges* ou *phlobaphènes.*

Nous n'étudierons que le *tanin de noix de galle,* celui de *cachou* et celui de *ratanhia.*

TANIN proprement dit.

Acide digallique. Acide tannique.

Préparations. Variétés. — On extrait ce tanin de la *noix de galle,* par dissolution dans l'éther aqueux, c'est le *tanin à l'éther* du commerce.

Le *tanin à l'alcool* est obtenu par épuisement de la noix de galle par l'alcool. Le tanin à l'alcool est impur et son emploi est à rejeter de la thérapeutique.

Caractères. Propriétés. — C'est une poudre jaunâtre légère, spongieuse et boursouflée, d'odeur faible et de saveur astringente. Le tanin est très soluble dans l'eau et la glycérine, moins soluble dans l'alcool, presque insoluble dans l'éther.

Sa solution *fermente à l'air* et se transforme en acide gallique. Si l'air est ozonisé, la solution ne tarde pas à renfermer de l'acide oxalique.

Il rougit le tournesol. Il donne avec les bases des sels noirs cristallisables et très peu stables.

Réactions. — Le tanin réduit les sels d'or et d'argent, la liqueur de Fehling.

Il précipite l'émétique, l'albumine, la gélatine, les sels d'alcaloïdes, l'empois d'amidon.

Ses solutions sont précipitées par les acides minéraux, l'ammoniaque, le chlorure de sodium, l'acétate de potasse.

TANIN DE CACHOU

On utilise sous ce nom un mélange d'acide catéchutanique et de catéchine associés à quelques impuretés qui constituent l'extrait aqueux de cachou.

TANIN DE RATANHIA

Ce tanin, qui communique ses propriétés astringentes à l'écorce du ratanhia, est un *glucoside*. Il se dédouble en sucre et en *rouge de ratanhia* qui donne, comme le précédent sous l'influence des alcalis, de la phloroglucine et de l'acide protocatéchique.

Usages. Mode d'emploi des tanins. — Les tanins sont des astringents.

L'administration du *tanin de noix de galle* demande une *extrême prudence* en raison de la possibilité où il se trouve de donner naissance dans l'organisme à du pyrogallol dont l'action toxique sur le sang est connue.

Les *autres tanins*, en raison de leur constitution même, ne présentent pas cet inconvénient; aussi doit-on les employer presque exclusivement à la dose de 1 à 4 grammes.

TANNOFORMES

Les différents tanins peuvent se combiner à l'aldéhyde formique pour donner des corps désignés sous le nom de tannoformes. Ces corps participent des propriétés médicinales du tanin et de l'action antiseptique de l'aldéhyde formique (*formol*).

TANNIGÈNE

On désigne sous ce nom l'éther penta-acétique du tanin ordinaire.

C'est une poudre jaunâtre, inodore, insipide, insoluble dans l'eau froide, mais soluble dans les solutions de phosphates et de carbonates alcalins. Ces solutions à la longue le saponifient et le transforment en acide acétique et en acide gallique.

On a prétendu qu'il agissait surtout dans le gros intestin. On l'emploie dans les *diarrhées chroniques* à la dose de 20 à 50 centigr.

CHRYSAROBINE

État naturel. — La chrysarobine se rencontre en abondance dans la *poudre de goa*, fournie par un arbre de la famille des Légumineuses, l'*Andira araroba*, AGUIAR.

Préparation. — On la retire en épuisant cette poudre par la benzine.

Caractères. Propriétés. — C'est une poudre jaune sale ou jaune verdâtre, douce au toucher et dont la saveur et l'odeur rappellent un peu celles de la rhubarbe. Elle est insoluble dans l'eau froide, soluble dans le chloroforme, les solutions alcalines de soude, de potasse et d'ammoniaque.

Les *solutions* de chrysarobine prennent d'abord une *coloration brune* qui ne change pas si on les conserve à l'abri de l'air, mais qui ne tarde pas à se teinter en *rose violacé*, si elles sont en contact d'oxygène. Cette coloration est due au dédoublement de la chrysarobine en acide chrysophanique.

L'*acide chrysophanique* est un dioxyméthylanthraquinone. La chrysarobine serait l'éther de cet acide, engendré par la combinaison de deux molécules de ce corps. La chrysarobine, appelée à tort dans le commerce acide chrysophanique, n'en est donc pas.

On peut les différencier par les réactions suivantes :

	Chrysarobine.	Acide crysophanique.
Acide sulfurique.	Coloration *jaune*.	Coloration *rouge*.
Fusion avec potasse. . .	*Masse brune*.	*Masse bleue*.

La chrysarobine ne se dissout que dans la potasse concentrée et sa solution alcaline présente une fluorescence jaune vert qui disparaît à l'air par conversion de la chrysarobine en acide chrysophanique.

Usages. Mode d'emploi. — La chrysarobine est utilisée en applications locales contre le *psoriaris* sous forme de *pommade au dixième*, ou sous forme de *traumaticine*, c'est-à-dire en solution chloroformique de gutta-percha et de chrysarobine.

M. le professeur Pouchet a démontré que la chrysarobine trouvait dans les liquides alcalins de l'économie, la sueur par exemple, des milieux favorables à sa dissolution et qu'elle agissait alors comme réducteur sur les tissus de l'organisme.

SELS DE BISMUTH A ACIDES ORGANIQUES

Les sels de bismuth à acides organiques préconisés dans ces dernières années sont en très grand nombre. On a tour à tour vanté le *salicylate de bismuth*, le *thioforme*, l'*airol*, le *nosophène bismuthique*, le *dermatol*, le *phénate de bismuth*, le *bismal* et un grand nombre d'autres.

Trois seulement présentent quelque intérêt : le *salicylate*, le *dermatol* et l'*airol*.

SALICYLATE DE BISMUTH

L'acide salicylique peut fournir un grand nombre de sels avec le bismuth. En ne tenant compte que des sels normaux on aurait la série suivante :

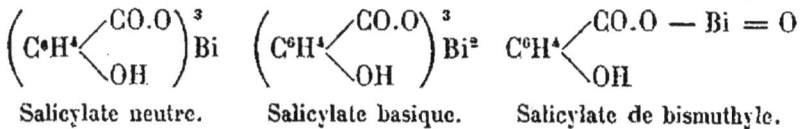

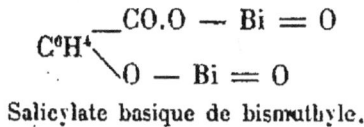

$$\left(C^6H^4\!\!<\!\!{CO.O \atop OH}\right)^3 Bi \qquad \left(C^6H^4\!\!<\!\!{CO.O \atop OH}\right)^3 Bi^2 \qquad C^6H^4\!\!<\!\!{CO.O - Bi = O \atop OH}$$

Salicylate neutre.   Salicylate basique.   Salicylate de bismuthyle.

$$C^6H^4\!\!<\!\!{CO.O - Bi = O \atop O - Bi = O}$$

Salicylate basique de bismuthyle.

Le salicylate de bismuthyle est seul *officinal* et répond à la formule hydratée

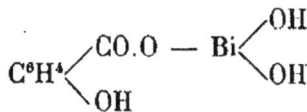

$$C^6H^4\!\!<\!\!{CO.O - Bi\!\!<\!\!{OH \atop OH} \atop OH}$$

Ce salicylate contient 61 p. 100 d'oxyde de bismuth.

Préparation. — On l'obtient directement par combinaison de l'acide salicylique avec l'oxyde de bismuth.

Caractères. Propriétés. — C'est une poudre blanc gri-

sâtre. Elle est *insoluble* dans l'eau, l'éther, l'alcool, la glycérine. *Il est dissocié par l'eau.*

Usages. Mode d'emploi. — En raison de la facilité avec
laquelle il perd son acide salicylique, ce produit joue un
rôle efficace dans un grand nombre d'affections intestinales.
On le prescrit à la dose de 1 à 4 grammes et de préférence
sous forme de cachets.

DERMATOL

Gallate basique de bismuth.

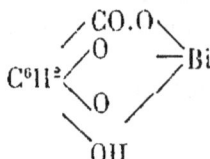

$$C^6H^2\!\!\begin{array}{c}CO.O\\O\\O\\OH\end{array}\!\!>Bi$$

Préparation. — On prépare ce produit en traitant l'azotate
de bismuth par l'acide gallique.

Caractères. Propriétés. — C'est une poudre jaune verdâtre, inodore, insipide, insoluble dans l'eau, l'alcool, les
acides dilués. Le dermatol n'est pas hygroscopique, il n'est
altéré ni par l'air ni par la lumière, ni même à une température de 100°.

Usages. Mode d'emploi. — C'est un *antiseptique* qui n'est
ni caustique ni irritant; de plus c'est un astringent efficace.
On l'administre à l'intérieur à la dose de 2 grammes, à
l'extérieur il entre dans la formule d'un grand nombre de
poudres topiques, de pommades, etc.

AIROL

Oxyiodogallate de bismuth.

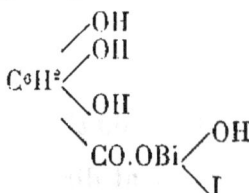

$$C^6H^2\!\!\begin{array}{c}OH\\OH\\OH\\CO.OBi\end{array}\!\!<\begin{array}{c}OH\\I\end{array}$$

C'est une poudre fine, peu compacte, jaune verdâtre, inodore
et insipide, inaltérable à la lumière. En raison de sa constitu-

tion l'humidité transforme cette préparation en une combinaison basique de couleur rouge.

C'est un *antiseptique dessiccatif* employé en nature.

SELS DE MERCURE A ACIDES ORGANIQUES

SALICYLATES DE MERCURE

Il existe plusieurs variétés de salicylates, les salicylates mercureux et les salicylates mercuriques. Les premiers sont inusités, et des deux derniers un seul est usité en thérapeutique, le salicylate basique.

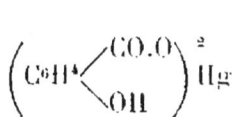

$$\left(C^6H^4 \diagup^{CO.O}_{\diagdown OH} \right)^2 Hg \qquad\qquad C^6H^4 \diagup^{CO.O}_{\diagdown O} Hg$$

Salicylate normal.   Salycilate basique officinal.

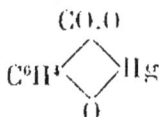

Préparation. — Il s'obtient en précipitant une solution d'acétate de mercure par une solution de salicylate de soude.

Caractères. Propriétés. — C'est une poudre blanche amorphe, sans odeur ni saveur, neutre, insoluble dans l'eau et l'alcool, soluble dans une solution de chlorure de sodium.

Usages. Mode d'emploi. — On a vanté ce sel dans le traitement de la syphilis à la dose de 1 centigr. sous forme de pilules. Il est également employé comme antiseptique au millième dans une solution de chlorure de sodium.

SUCCINIMIDE DE MERCURE

Ce produit est obtenu directement par la combinaison de la succinimide et de l'oxyde de mercure. Il se présente sous forme d'aiguilles soyeuses, incolores, très solubles dans l'eau, assez solubles dans l'alcool. Il ne coagule pas l'albumine.

C'est un antisyphilitique employé à la dose de 1 à 2 grammes en injections hypodermiques.

ASPARAGINATE DE MERCURE

On n'utilise en thérapeutique qu'une solution litrée de ce corps à 1 ou 2 p. 100. Cette solution est incolore, de saveur métallique et légèrement caustique.

C'est un antisyphilitique qui s'emploie à la dose de 1 centigr. Il s'élimine rapidement.

GALLATE MERCUREUX

C'est une poudre vert noir contenant 37,17 de mercure pour 100. C'est un antisyphilitique que son insolubilité a fait employer en pilules à la dose de 5 à 20 centigr.

La valeur thérapeutique de ces différents composés est *fort discutable*, comme le fait remarquer journellement M. le professeur POUCHET, à propos du phénate de mercure. Ce sont en effet des corps de composition variable.

SELS D'ARGENT A ACIDES ORGANIQUES

On sait depuis longtemps que les sels d'argent possèdent une action bactéricide puissante Des recherches faites avec le *liquide de* RAULIN ont démontré que l'*Aspergillus* ne se développait plus dans ce milieu, quand il renfermait un *seize cent millième d'argent*. Dans ces derniers temps on a essayé d'introduire en thérapeutique quelques sels organiques d'argent, mais l'extrême instabilité de ces sels ne leur promet pas un grand avenir médical.

Itrol. — L'itrol est du *citrate d'argent*. Il se présente sous la forme d'une poudre légère, inodore, soluble dans 3.800 parties d'eau. Il est employé en pommade au centième et en *solution au cinq millième* pour désinfecter les instruments.

Actol. — L'actol est du *lactate d'argent*. C'est une poudre blanche, inodore, soluble dans 15 parties d'eau, se décomposant à la lumière. Il est employé en solution au centième pour le lavage des plaies.

Argentol. — L'argentol est du *sulfate double d'argent et d'oxyquinoléine*. C'est une poudre peu soluble dans l'eau et se *décomposant au contact de l'eau bouillante*. L'argentol se prescrit en pommade à 1 p. 100.

GLYCÉROPHOSPHATES

La glycérine, alcool trivalent, peut avoir une de ses fonctions éthérifiée par un acide minéral, par exemple par l'acide phosphorique.

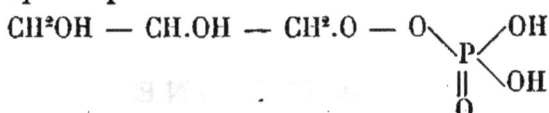

$$CH^2OH - CH.OH - CH^2.O - O\diagdown \underset{\underset{O}{\parallel}}{P} \diagup \overset{OH}{\underset{OH}{}}$$

L'acide phosphorique étant un acide tribasique possède encore deux fonctions acides libres qu'il est possible de saturer par de la chaux, de la soude, de la lithine. Ces sels portent le nom de glycérophosphates.

I. *Glycérophosphate de magnésie.*

Le glycérophosphate de magnésie est une poudre blanche cristalline soluble dans 10 parties d'eau.

II. *Glycérophosphate de chaux.*

Le glycérophosphate de chaux est une poudre blanche légèrement cristalline. Elle est soluble dans 30 parties d'eau à + 20°. Cette solution chauffée abandonne son sel. Elle présente une réaction alcaline, comme du reste tous les glycérophosphates, sauf celui de fer qui a une réaction acide.

III. *Glycérophosphate de lithine.*

Le glycérophosphate de lithine se présente sous forme de poudre blanche soluble dans 3 parties d'eau.

IV. *Glycérophosphate de soude.*

Le glycérophosphate de soude se présente sous forme d'une masse vitreuse déliquescente, soluble en toutes proportions dans l'eau, insoluble dans l'alcool.

V. *Glycérophosphate de fer.*

Le glycérophosphate de fer est une poudre verdâtre soluble dans 10 parties d'eau.

Usages. Mode d'emploi. — Ce sont des *toniques géné-*

raux du système nerveux. On les utilise sous forme de *vins,
élixir, solution* à la dose de 25 centigrammes. Malheureusement ces produits sont de *conservation difficile* à cause
de la nature même de leur constitution chimique. Ils se
dédoublent facilement en leurs composants, glycérine et
phosphates, et constituent d'excellents milieux de culture
lorsqu'on conserve ces solutions quelque temps. Ces dédoublements s'opèrent très rapidement lorsque les solutions de
glycérophosphates sont aqueuses.

SANTONINE

A la suite des acides on peut ranger un corps, la *santonine,*
regardé actuellement comme un anhydride d'acide particulier
(lactone).

Elle dérive de la naphtaline et répond à la formule $C^{15}H^{18}O^{3}$.
Elle existe dans le semen-contra dans la proportion de 2 p. 100.

Caractères. Propriétés. — Elle se présente sous la forme
de cristaux blancs, d'aspect nacré, sans odeur ni saveur. Elle
est soluble dans 300 parties d'eau froide, 40 parties d'alcool à
90°, 70 parties d'éther, 5 parties de chloroforme. Elle se colore
en *jaune* sous l'action de la *lumière.*

Réactions. — Lorsqu'on mélange 5 centigr. de santonine
avec 2 centimètres cubes d'acide sulfurique et qu'on y ajoute
2 centimètres cubes d'eau, la solution portée à une chaleur douce
devient *jaunâtre*, puis passe au *violet*, sous l'influence d'une
trace de perchlorure de fer.

Usages. Mode d'emploi. — C'est un *anthelmintique*. Il agit
sur les *ascarides lombricoïdes* à la dose de 1 à 5 centigr. Chez
les adultes on peut porter la dose jusqu'à 20 centigr. Elle se
prescrit sous forme de pastilles.

Élimination. — La santonine s'élimine par les urines auxquelles elle communique la propriété de se colorer en *rose* au
contact des alcalis.

CHAPITRE VI

AMINES. AMIDES. NITRILES. DÉRIVÉS DU PYRROL

I. — AMINES. AMIDES

On appelle ainsi des composés basiques résultant de la combinaison d'*un alcool à de l'ammoniaque*, combinaison qui s'effectue *avec élimination d'eau*. On distingue des *amines primaires, secondaires* ou *tertiaires*, suivant que la molécule d'ammoniaque a un, deux ou trois atomes d'hydrogène remplacés par un, deux ou trois radicaux alcooliques. On les représente par les groupements fonctionnels.

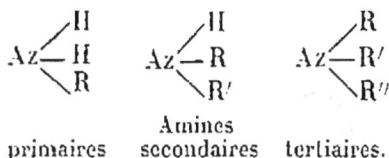

$$
Az \Big\langle\begin{matrix} H \\ H \\ R \end{matrix} \qquad Az \Big\langle\begin{matrix} H \\ R \\ R' \end{matrix} \qquad Az \Big\langle\begin{matrix} R \\ R' \\ R'' \end{matrix}
$$

Amines
primaires   secondaires   tertiaires.

Les *amides* résultent de la substitution des *résidus acides* à l'*hydrogène* de l'ammoniaque.

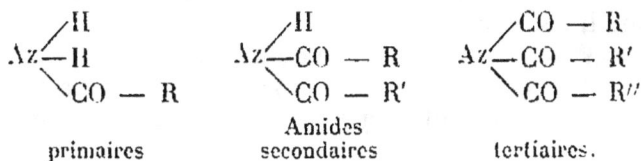

$$
Az \Big\langle\begin{matrix} H \\ H \\ CO-R \end{matrix} \qquad Az \Big\langle\begin{matrix} H \\ CO-R \\ CO-R' \end{matrix} \qquad Az \Big\langle\begin{matrix} CO-R \\ CO-R' \\ CO-R'' \end{matrix}
$$

Amides
primaires   secondaires   tertiaires.

Enfin dans l'ammoniaque on peut remplacer *un atome d'hydrogène* par un *résidu alcoolique* ou *phénolique* et *un autre* par *un résidu acide*, on obtient alors les *amines-amides*.

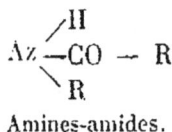

$$
Az \Big\langle\begin{matrix} H \\ CO-R \\ R \end{matrix}
$$

Amines-amides.

Tous ces produits sont *en général des analgésiques*. Ils s'éliminent par l'urine.

URÉE

Diamide carbonique.

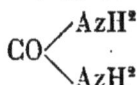

$$CO\begin{cases} AzH^2 \\ AzH^2 \end{cases}$$

Etat naturel. — On rencontre l'urée en grande abondance dans l'urine des Carnivores.

Préparation. — On la prépare synthétiquement en mettant à profit la propriété de l'isocyanate d'ammoniaque de s'isomériser et de se transformer en urée.

Caractères. Propriétés. — L'urée se présente sous forme de prismes incolores, transparents, inodores, de saveur fraîche et amère, rappelant celle du nitrate de potasse. Elle est soluble dans un peu plus de son poids d'eau à 15°, dans 5 parties d'alcool à froid ; insoluble dans les éthers et les essences. Elle est inaltérable à l'air sec et se liquéfie à l'air humide. Sa solution aqueuse se conserve longtemps lorsqu'elle est pure.

Usages. Mode d'emploi. — On utilise l'urée à l'heure actuelle comme *diurétique* et comme *dissolvant de l'acide urique* à la dose de 5 à 10 grammes *en solution*.

Buxel a trouvé qu'un litre de solution aqueuse d'urée à 2 p. 100 dissout 529 milligr. d'acide urique. Il admet que l'urée est le *dissolvant physiologique de l'acide urique* avec lequel elle forme pour lui une combinaison définie.

Les dérivés de l'urée portent le nom d'*uréides*. Un assez grand nombre d'entre eux se trouvent normalement dans l'économie animale et sont alors plus spécialement désignés sous le nom de *leucomaïnes*.

URÉTHANE

L'uréthane s'obtient par l'action du carbonate d'éthyle sur l'ammoniaque. Il se présente sous forme de cristaux incolores, très solubles dans l'eau et l'alcool.

Il a été préconisé comme *hypnotique* à la dose de 2 grammes ; son action est *très rapide*, mais également *très éphémère*.

THÉOBROMINE

Diméthylxanthine.
$C^7H^8Az^4O^2$

Préparation. — La théobromine se retire du *cacao* qui en contient environ 1,5 p. 100.

Caractères. Propriétés. — C'est une poudre cristalline blanche, inodore, à saveur amère. Elle est très difficilement soluble dans presque tous les dissolvants usuels. L'eau n'en dissout qu'un gramme par 1.400 parties.

Usages. Mode d'emploi. — C'est un *diurétique énergique* à la dose de 50 centigr. à 4 grammes.

On doit prescrire *la théobromine et non les prétendus sels doubles solubles* de théobromine désignés sous le nom de *diurétine* ou *salicylate double de soude et de théobromine*, d'*urophène* ou *salicylate double de lithine et de théobromine*. Ces corps ne sont pas des sels, mais des mélanges de théobromine dissoute dans un alcali et d'un sel quelconque. Ces mélanges sont des corps à réaction très alcaline se comportant comme si la quantité de soude qui a servi à dissoudre la théobromine était libre. Ils possèdent une saveur très désagréable. Ils sont très altérables, surtout en solution. Ils absorbent en effet avec avidité l'acide carbonique de l'air, l'alcali est carbonaté et la théobromine repasse à l'état insoluble. Ingérés, ils sont immédiatement décomposés par les acides du suc gastrique et la théobromine est précipitée. Il est donc illusoire de recourir à ces préparations solubles de théobromine.

CAFÉINE

Triméthylxanthine.
$C^{18}H^{10}Az^4O^2$

Etat naturel. — La caféine existe dans un très grand nombre de végétaux (cacao, café, noix de kola, maté, thé, guarana, etc.).

Le *café*	contient de $0^{gr},8$ à 1 p. 100 de *caféine;*		
Le *guarana*	—	— 5	—
Le *maté*	—	— 1,85	—
Le *thé*	—	— 4	—
La *noix de kola*	—	2 gr. à 3,4	—

Préparation. — Elle se retire surtout du café où elle se trouve à l'état de cafétannate de potasse, ou du thé.

Caractères. Propriétés. — La caféine se présente sous forme de longues aiguilles, soyeuses, amères, solubles dans

72 parties d'eau et 40 parties d'alcool (Codex), très peu solubles dans l'éther.

Elle offre une réaction faiblement alcaline.

Elle donne avec les acides des combinaisons cristallisées, mais ces pseudo-sels sont décomposés par l'eau, qui met en liberté la totalité de l'acide contenu dans le mélange.

Elle forme avec le *salicylate*, le *cinnamate*, le *benzoate de soude*, des combinaisons moléculaires découvertes par TANRET. Ces combinaisons sont très solubles dans l'eau et ont reçu une application très étendue en thérapeutique.

Réactions. — Lorsqu'on dissout la caféine dans l'*eau chlorée* et qu'on évapore lentement à siccité, le résidu offre une teinte d'un *rouge foncé* qui passe au *violet pourpre* sous l'influence de l'*ammoniaque*.

Usages. Mode d'emploi. — La caféine est un *tonique du cœur*, un *succédané de la digitale*, un *antinévralgique*. Elle se prescrit en potion, cachet, solution à la dose de 50 centigr. à 1gr,50 ; en injection hypodermique à la dose de 25 à 60 centigr. ; *associée au salicylate ou au benzoate de soude*.

Élimination. — La *caféine* et la *théobromine* s'éliminent par les urines, en petite quantité à l'état naturel, mais la majeure partie à l'état de *monométhylxanthine*.

SYMPHOROLS

On désigne sous ce nom les dérivés sulfonés de la caféine, qui peuvent être comparés aux acides sulfoconjugués.

On admet que l'introduction dans la molécule de caféine d'un groupement sulfoné modifie ses propriétés au point d'en faire un simple diurétique. Malheureusement ces sels sont extrêmement amers, semblent être d'une *conservation médiocre* ; des solutions du sel de soude à 5 p. 100 ne peuvent se conserver en effet plus de vingt-quatre heures.

Ils s'emploient à la dose de 4 à 6 grammes sous forme de cachets,

PIPÉRAZINE

Diméthylènediamine.
$$(CH^3—CH—AzH^2)^2$$

Préparation. — La pipérazine s'obtient par action du phosphate d'ammoniaque sur la glycérine.

Caractères. Propriétés. — C'est une poudre blanche, inodore, à saveur piquante, très soluble dans l'eau, l'alcool et l'éther. Elle est extrêmement déliquescente. Elle se combine avec les acides pour former des sels définis.

Usages. Mode d'emploi. — C'est un dissolvant de l'acide urique, employé à la dose de 50 centigr. à 1 gramme, sous forme de solution.

La combinaison qu'elle forme avec l'acide urique (*urate de pipérazine*) est soluble dans 47 parties d'eau.

L'*urate de soude* exige 77 parties d'eau pour se dissoudre.

L'*urate de lithine* ne se dissout que dans 368 parties d'eau.

L'*urate d'urotropine* a un coefficient de solubilité très voisin de celui de l'urate de pipérazine, 1 p. 40.

On a également préconisé dans le même but deux de ses dérivés.

1° La **lysidine**, *éthylène-éthényldiamine*.

C'est une base monoacide constituée par des cristaux déliquescents donnant avec l'acide urique un urate soluble dans 10 parties d'eau. On la trouve dans le commerce en général sous forme de solution à 50 p. 100. Cette solution est légèrement jaunâtre, possède une odeur de ciguë et bleuit le tournesol.

2° Le **lycétol** ou *tartrate de diméthylpipérazine*.

Ces deux dérivés de la pipérazine s'emploient à la dose de 1 à 5 grammes par jour en solution dans 500 grammes d'eau gazeuse.

ACIDE SULFANILIQUE

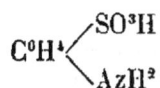

$$C^6H^4 \diagup {SO^3H} \diagdown {AzH^2}$$

Caractères. Propriétés. — Cet acide se présente sous forme de cristaux brillants, solubles dans 115 parties d'eau, insolubles dans l'alcool et l'éther.

Usages. Mode d'emploi. — Il a été préconisé par EHRLICH, contre l'iodisme. Cet auteur admet en effet que l'organisme renferme des azotites alcalins, qui peuvent être décomposés par l'acide carbonique des tissus.

Lorsqu'on ingère de l'iodure de potassium, l'acide azoteux déplacé de ses sels par l'acide carbonique réagit sur l'iodure et met l'iode en liberté. Si on fait suivre l'administration de l'iodure de celle d'acide sulfanilique, cet acide fixe l'acide azoteux pour donner un diazoïque.

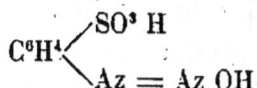

$$C^6H^4 \diagup {SO^3H} \diagdown {Az = Az\,OH}$$

Il n'y aura plus dès lors de mise en liberté d'iode et les accidents d'iodisme cesseront. L'expérience confirme la théorie.

On prescrit l'acide sulfanilique à la dose de 2 à 4 grammes, après l'avoir saturé par du carbonate de soude, car le sulfanilate de soude est plus soluble que l'acide.

SACCHARINE

Orthobenzoilsulfamide.

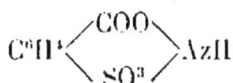

$$C^6H^4 \underset{SO^3}{\overset{COO}{<\quad>}} AzH$$

Caractères. Propriétés. — La saccharine se présente sous forme de poudre cristalline blanche. Elle a en masse une *vague odeur d'amande amère*. Sa saveur est extrêmement sucrée, persistante, donnant bientôt une sensation de sécheresse et d'âcreté dans la gorge. Son pouvoir sucrant est environ 250 à 300 fois supérieur à celui du sucre. Cinq centigrammes de saccharine équivalent à un morceau de sucre. Elle est soluble dans 400 parties d'eau froide, 30 parties d'alcool.

Les carbonates alcalins la dissolvent.

Réactions. — Elle ne *noircit pas* au contact de *l'acide sulfurique concentré*.

Sa *solution alcaline* ne réduit pas le *réactif cupro-potassique*.

Chauffée dans un tube à essai, elle brunit en dégageant une odeur d'amande amère.

Usages. Mode d'emploi. — On l'utilise comme *antiseptique* dans les affections mycosiques de la bouche et pour donner aux diabétiques l'illusion du sucre. Elle se prescrit à la dose de 10 à 25 centigr.

ACÉTANILIDE

$$C^6H^5 - AzH - CO - CH^3$$

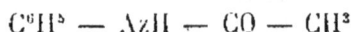

L'acétanilide est le type des amines amides désignés parfois sous le nom d'alcalamines.

Caractères. Propriétés. — L'acétanilide se présente sous forme de lamelles incolores, brillantes, inodores, de saveur légèrement brûlante. Elle est soluble dans 180 parties d'eau, dans l'alcool et l'éther, insoluble dans la glycérine.

Usages. Mode d'emploi. — C'est un *analgésique* à la dose de 20 centigr. à 1 gramme, sous forme de *cachets* ou d'*élixirs*.

EXALGINE

Méthylacétanilide.

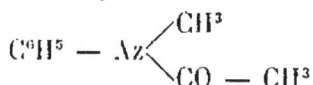

$$C^6H^5 - Az\begin{cases} CH^3 \\ CO - CH^3 \end{cases}$$

Caractères. Propriétés. — L'exalgine est cristallisée en aiguilles ou en longues tablettes blanches, inodores, insipides. Elle est peu soluble dans l'eau, mais *très soluble dans l'eau alcoolisée.*

Lorsqu'elle est en aiguilles fines, ses caractères physiques pourraient la faire confondre avec la strychnine. On pourra distinguer ces deux substances grâce aux caractères suivants dus à Jouis.

Exalgine.	Strychnine.
Chauffée : odeur *framboise.*	Odeur *éthérée.*
Saveur *non amère.*	Saveur *très amère.*
Pas de précipité avec solution de tanin.	Précipité *volumineux.*

Usages. Mode d'emploi. — D'après Bardet et Beaumetz, l'exalgine serait plus analgésique que l'acétanilide. Ils attribuent ce fait à son groupement méthylé. Pour ces auteurs en effet les composés aromatiques à fonction phénol, naphtol, sont antiseptiques, ceux à fonction alcalamine seraient surtout antithermiques, enfin les alcamines substituées par un résidu alcoolique seraient analgésiques.

L'exalgine s'administre sous forme de cachets et potion à la dose de 40 à 80 centigr.

PHÉNACÉTINE

$$C^6H^4\begin{cases} OC^2H^5 \\ AzH - CO - CH^3 \end{cases}$$

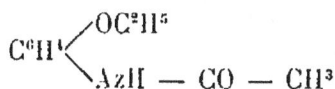

C'est une paraoxéthylacétanilide.

Caractères. Propriétés. — Elle se présente sous la forme de paillettes cristallines, blanches, brillantes, sans odeur ni saveur, à peu près insolubles dans l'eau, solubles dans l'alcool, peu solubles dans la glycérine. Elle se dissout dans les acides lactique, acétique en donnant des solutions neutres.

Usages. Mode d'emploi. — C'est un *antithermique*, un *analgésique puissant*. Elle se prescrit sous forme de cachets à la dose de 50 centigr. à 1 gramme.

SALOPHÈNE

Acétanilide oxysalicylique.

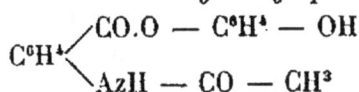

$$C^6H^4 \begin{cases} CO.O - C^6H^4 - OH \\ AzH - CO - CH^3 \end{cases}$$

Caractères. Propriétés. — Le salophène cristallise en petites lamelles blanches, inodores, insipides.

Il renferme 51 p. 100 d'acide salicylique.

Il est presque insoluble dans l'eau, mais se dissout dans l'alcool et l'éther. Il est soluble à froid dans les alcalis qui le dédoublent en acide salicylique et en acétyle paraamidophénol. Ce dédoublement paraît s'effectuer dans l'intestin sous l'influence du sucre pancréatique.

Réactions. — Traité par l'acide chlorhydrique à chaud, puis après refroidissement par un peu de phénol et une solution d'hypochlorite de soude filtrée, il prend une coloration *rouge*, qui passe au *bleu par l'ammoniaque.*

La solution alcaline de salophène devient *bleu foncé* par *agitation à l'air* ; elle vire au *vert* sous l'influence de *l'eau bromée.*

Usages. Mode d'emploi. — Il est employé dans le *rhumatisme articulaire aigu* à la dose de 4 à 6 grammes sous forme de cachets ou de potions.

UROTROPINE

Hexaméthylèneamine.

L'urotropine s'obtient par action de l'aldéhyde formique sur l'ammoniaque.

Elle se présente en cristaux alcalins, solubles dans l'eau. C'est un diurétique, un dissolvant de l'acide urique, à la dose de 1 gramme sous forme de solution.

BROMALINE

On désigne sous ce nom la combinaison de l'urotropine avec le bromure d'éthyle.

Ce sont des paillettes incolores très solubles dans l'eau, renfermant sensiblement 36,20 p. 100 de brome.

C'est un *sédatif nerveux* à la dose de *2* à *4* grammes en solution.

II. — NITRILES

On donne le nom de *nitriles* à des corps dérivant des *sels ammoniacaux à acides organiques, par déshydratation*. On les représente par le groupe fonctionnel.

$$R - C \equiv Az$$

On les rencontre en grand nombre dans la nature, dans le *cresson*, les *amandes amères*, le *laurier-cerise*, etc.

Les *nitriles de la série grasse* sont *toxiques* en raison de la grande facilité avec laquelle ils mettent leur acide cyanhydrique en liberté.

Les *nitriles de la série aromatique*, tels que ceux du *cresson alénois*, sont *plus stables*.

NITRILE FORMIQUE

Acide cyanhydrique. — Acide prussique.

$$H - C \equiv Az$$

Etat naturel. — On le rencontre à l'état de glucoside, *amygdaline*, dans le *laurier-cerise*, qui, sous l'influence d'un ferment soluble, se dédouble en donnant de l'acide cyanhydrique.

On le rencontre encore dans l'*essence d'amandes amères* et le *venin du crapaud*, mais il ne présente pas dans ces substances le même état. Ses combinaisons sont plus stables, mais peuvent produire toutefois de l'acide prussique en se décomposant.

Préparation. — On obtient le nitrile formique en décomposant le cyanure de potassium par l'acide sulfurique.

Caractères. Propriétés. — C'est un liquide incolore, mobile, à odeur d'essence d'amandes amères. Sa toxicité extrêmement redoutable, l'impossibilité de le conserver à la lumière empêchent de l'utiliser pur.

On emploie ses solutions aqueuses à 1 p. 100 ou mieux encore une solution de 5 centigr. p. 100 connue sous le nom d'*eau distillée de laurier-cerise*.

Réactions. — On reconnaît l'acide cyanhydrique officinal aux réactions suivantes :

Avec une solution d'*azotate d'argent, précipité blanc, caillebotté, de cyanure d'argent*. Ce cyanure desséché, introduit dans un petit tube effilé se décompose sous l'action de la chaleur en dégageant du cyanogène qui brûle avec une belle flamme pourpre caractéristique. Ce même cyanure traité par une trace d'iode et séché modérément dans un tube à essai, donne des aiguilles blanches d'iodure de cyanogène.

Autrefois on admettait, d'après Schoenbein, que la teinture de *gaïac* était un précieux réactif de cet acide. Il suffisait d'humecter un peu de papier avec une solution de résine à 3 p. 100, puis avec une solution de sulfate de cuivre à 2 p. 100, pour obtenir une magnifique coloration *bleue* dans une atmosphère contenant un quarante millionième d'acide cyanhydrique. La coloration bleue obtenue était due à l'oxydation par le mélange d'acide cyanhydrique et de sulfate de cuivre, d'un acide phénolique contenu dans la résine de gaïac, l'*acide gaïaconique*. Toutes les substances capables d'ozoniser la teinture de gaïac donnent avec le réactif de Schoenbein la même réaction. Or ces substances sont très nombreuses.

Il en est de même de la réaction de Bourquelot et de Bougault. Si dans la réaction de Schoenbein on substitue une solution aqueuse de *gaïacol*, ou une solution alcoolique de *naphtol-α*, à la teinture de gaïac, on obtient une couleur *rouge grenat* avec le *gaïacol*, et une couleur *bleu violacé* avec le *naphtol-α*. Ces réactions colorées sont dues simplement à l'oxydation de ces corps.

Usages. Mode d'emploi. — L'acide cyanhydrique est un *sédatif* employé à la dose de *cinq à quinze gouttes de la solution officinale au centième* et de 5 à 30 *grammes d'eau de laurier-cerise* sous forme de *potion*.

CYANURE DE MERCURE

Préparation. — On l'obtient en décomposant le bleu de prusse par l'oxyde mercurique.

Caractères. Propriétés. — Il cristallise en prismes anhydres, inodores, transparents, solubles dans 8 parties d'eau froide, 4 parties de glycérine, 2 parties d'alcool. Sa saveur est très désagréable. Il ne possède pas toutes les réactions des combinaisons mercurielles, il ne coagule pas l'albumine.

Usages. Mode d'emploi. — Il se prescrit aux mêmes doses que le *sublimé* et agit comme antisyphilitique. Il est très utilisé en *oculistique* pour instillations.

Un de ses dérivés, l'*oxycyanure de mercure*, combinaison moléculaire d'oxyde de mercure et du sel précédent, a été préconisé en solution aqueuse à 1 et 5 p. 1000 comme succédané de la *liqueur* de Van Swieten. Ce sel présente l'avantage *de ne pas avoir d'action sur le métal des instruments de chirurgie*.

A côté des cyanures métalliques composés toxiques il existe toute une classe de cyanures solubles dans lesquels *les propriétés de l'acide cyanhydrique sont dissimulées au point de ne plus avoir d'action sur l'organisme*, tel est le *ferrocyanure de potassium*. La formule de constitution de ce corps le rend très voisin des corps de la série aromatique.

Le ferrocyanure se présente sous forme de gros cristaux jaunes, inodores, efflorescents, légèrement amers, solubles dans 4 parties d'eau froide. Il a été préconisé récemment comme diurétique. Il n'est pas toxique, mais à condition que son administration ne soit pas suivie de l'ingestion de boissons acides, car les acides, même l'acide carbonique, le décomposent en mettant en liberté de l'acide cyanhydrique. Bien qu'on en ait dit, la stabilité de ce corps est très faible ; le suc gastrique, d'après Autenrieth, le décompose à 40°, les peptones, la caséine, par simple digestion à 37°, 38°, ont une action sensible sur lui. Enfin les expériences récentes et inédites de M. *le professeur* Pouchet montrent que, en liqueur neutre ou même légèrement alcaline, des traces de matières organiques, telles que du sucre, suffisent pour mettre à ses dépens de l'acide cyanhydrique en liberté.

Il est donc prudent de s'abstenir de prescrire ce composé.

III. — DÉRIVÉS DU PYRROL

On donne le nom de *pyrrol* à un noyau azoté se différenciant surtout de ceux dont dérivent les alcaloïdes par sa faible basicité. Il a pour formule

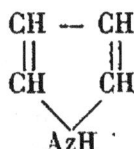

$$CH \!-\! CH$$
$$\| \qquad \|$$
$$CH \qquad CH$$
$$\diagdown \quad \diagup$$
$$AzH$$

On emploie un assez grand nombre de ses dérivés, le *pyrrol tétraiodé* ou *iodol*, l'*antipyrine* et ses *dérivés*.

IODOL

Pyrrol tétraiodé.

$$(CI)^4 - AzH$$

Préparation. — L'iodol s'obtient en faisant réagir l'iode sur le pyrrol en présence des alcalis.

Caractères. Propriétés. — C'est une poudre cristalline jaune brun, insipide, d'une odeur de thymol. Il est presque insoluble dans l'eau et la glycérine, soluble dans l'alcool, l'éther, les huiles, le chloroforme, le vinaigre. Toutes les solutions concentrées. d'iodol prennent rapidement une coloration brune. Il en est de même de ses mélanges avec les huiles et la vaseline. *Il renferme 90 p. 100 d'iode.*

Usages. Mode d'emploi. — C'est un *antiseptique, succédané de l'iodoforme;* il s'emploie aux mêmes doses et de la même manière.

PHÉNYLDIMÉTHYLPYRAZOLONE

Antipyrine. Analgésine. Analgine.

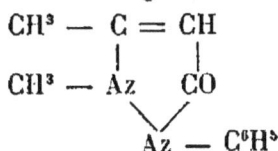

$$CH^3 - C = CH$$
$$CH^3 - Az \quad CO$$
$$Az - C^6H^5$$

Caractères. Propriétés. — L'analgésine se présente sous forme de poudre cristalline, blanche, inodore, de saveur un peu amère, très soluble dans l'eau, l'alcool, l'éther, le chloroforme.

Elle *augmente la solubilité* des sels de *quinine* et de *caféine*. Elle se combine avec les diphénols, les naphtols et le pyrogallol. Elle donne avec le chloral deux combinaisons dont nous avons parlé plus haut à propos de l'hypnal. Elle se combine avec les différents acides organiques, l'acide salicylique pour donner le *salicylate d'antipyrine* ou *salipyrine;* avec l'acide valérianique elle donne le *valérianate d'antipyrine;* avec l'acide benzoïque, le *benzoate d'antipyrine.*

Réactions. — Elle précipite par les réactifs des alcaloïdes. Sa *solution* traitée par le *perchlorure de fer* donne une coloration *rouge sang,* sensible au cinquante millième.

Usages. Mode d'emploi. — C'est un *analgésique,* un *antispasmodique,* un *hémostatique,* un *antigalactagogue.*

Elle se prescrit sous forme de solution, potion, sirop, cachet, injection hypodermique, lavement à la dose de 1 à 2 grammes.

L'administration en *cachets est à rejeter* à cause de l'action irritante de l'analgésine sur la muqueuse gastrique.

Élimination. — L'analgésine s'élimine par les urines.

FERROPYRINE

La combinaison rouge que forme l'antipyrine avec le perchlorure de fer a été employée sous le nom de *ferro* ou *ferripyrine.*

Caractères. Propriétés. — C'est une poudre rouge foncé, soluble dans 5 parties d'eau, à saveur astringente mais non caustique.

Ce sel renferme 12 p. 100 de fer et 64 p. 100 d'antipyrine. Il est inaltérable.

Usages. Mode d'emploi. — Ce corps présente toutes les propriétés de l'antipyrine et du fer, il se prescrit à la dose de 10 centigr. dans les états chlorotiques et anémiques. Il se prescrit également à l'extérieur en solution à 18 ou 20 p. 100 comme hémostatique.

PYRAMIDON

Phényldiméthyiamidopyrazolone.

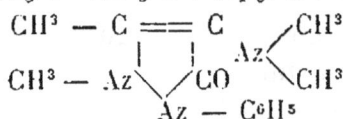

$$CH^3 — C = C \diagup CH^3$$
$$CH^3 — Az \diagdown \diagup CO \quad Az \diagup CH^3 \diagdown CH^3$$
$$Az — C^6H^5$$

Caractères. Propriétés. — C'est une poudre cristalline, blanche, soluble dans 10 parties d'eau, presque insipide.

Réaction. — Sa solution additionnée de perchlorure de fer prend une teinte bleu violet intense en passant à un violet très fugace.

Usages. Mode d'emploi. — Le pyramidon a été préconisé comme antithermique; toutefois c'est un antithermique peu efficace à la dose de 50 centigr. à 2 grammes.

TOLYPYRINE

La tolypyrine est l'homologue de l'antipyrine ou *diméthylpa- ratolypyrine*. Elle se présente sous forme de cristaux insolubles dans l'eau, solubles dans l'alcool. C'est un antithermique, un antirhumatismal à la dose de 4 grammes par jour.

TUSSOL

L'antipyrine se combinant à l'acide phénylglycolique donne un corps désigné sous le nom *d'amygdalate d'antipyrine* ou *tussol.*

C'est une substance cristalline, soluble dans l'eau, donnant de bons résultats à la dose de 5 à 10 centigr. dans le traitement de la *coqueluche.*

CHAPITRE VII

ALCALOÏDES

GÉNÉRALITÉS

Sous le nom d'*alcaloïdes*, on désigne un grand nombre de corps ayant comme caractères communs de contenir dans leur molécule un *noyau azoté* généralement *pyridique* ou *quinoléique* et de présenter une *réaction alcaline*.

Leur origine peut être très diverse : les végétaux, les animaux en contiennent ; enfin quelques-uns ont été créés de toutes pièces par la synthèse. On donne plus spécialement le nom d'*alcaloïdes* aux produits d'origine végétale ou synthétique, on réserve le nom de *ptomaïnes* aux alcaloïdes animaux.

Les premiers seuls sont utilisés en thérapeutique. Toutefois il est juste de faire remarquer que l'huile de foie de morue doit une partie de son action physiologique aux ptomaïnes qu'elle renferme. En raison de l'incertitude qui règne sur la constitution du plus grand nombre de ces corps, il est préférable, comme le fait remarquer Behal, de les ranger suivant les familles de plantes qui les produisent.

Les alcaloïdes ne se trouvent généralement pas libres dans les plantes ; mais, la plupart du temps, combinés soit aux tanins, soit aux acides citrique, malique, soit même à un acide minéral tel que l'acide sulfurique.

Les Cryptogames ne renferment que rarement des alcaloïdes. Les Monocotylédones, les Colchicées en fournissent plusieurs. Ce sont les Dicotylédones qui produisent la majeure partie d'entre eux ; toutefois, certaines familles (Labiées) ne paraissent pas en contenir. Une même plante renferme en général plusieurs alcaloïdes ayant un même noyau fondamental.

Préparation. Extraction. — On obtient les alcaloïdes à l'aide de procédés généraux que nous croyons utile de rappeler brièvement.

1° Lorsque les sels de l'alcaloïde sont décomposables par le bicarbonate de soude et le carbonate de potasse, on épuise la plante par une solution aqueuse acidifiée par l'acide tartrique. On alcalinise la liqueur obtenue par le bicarbonate de soude, on épuise cette solution alcaline à l'aide d'un liquide non miscible à l'eau, généralement l'éther. Par évaporation de l'éther on obtient un alcaloïde qu'on purifie par cristallisations répétées. On prépare par ce procédé l'*aconitine*, la *pelletiérine*, l'*atropine*, l'*ésérine*.

2° Quand les sels de l'alcaloïde ne sont pas décomposables par le bicarbonate de soude, on humecte la substance végétale à l'aide d'une lessive de soude, d'un lait de chaux ou de magnésie. On évapore à sec dans le vide la liqueur obtenue, on épuise le résidu à l'aide d'un liquide non miscible à l'eau qui s'empare de l'alcaloïde déplacé de sa combinaison par l'alcali. On agite avec de l'eau acidulée par de l'acide chlorhydrique la solution alcaloïdique ainsi obtenue, l'alcaloïde se dissout dans l'eau à l'état de chlorhydrate. Cette solution aqueuse évaporée dans le vide laisse pour résidu le sel de l'alcaloïde. Pour obtenir l'alcaloïde à l'état libre, il suffit de décomposer le sel obtenu par une base, et d'épuiser la nouvelle solution à l'aide d'un liquide approprié. On prépare par ce procédé la *cocaïne*, l'*ergotinine*, la *quinine*, la *strychnine*.

3° Enfin on peut encore épuiser la plante par une liqueur acide, alcaliniser la solution et distiller. C'est le procédé suivi pour l'extraction des alcaloïdes *volatils*, qui passent à la distillation, la *conicine* par exemple.

Dans ces derniers temps, GRANDVAL et LAJOUX en France, JANHS en Allemagne, ont proposé les procédés suivants : la liqueur acide qui a servi à l'épuisement de la substance végétale est précipitée soit par une solution d'iodure mercurique dans l'iodure de potassium et l'iodomercurate d'alcaloïde décomposé par l'hydrogène sulfuré (GRANDVAL, LAJOUX) ; soit par l'iodure double de bismuth et de potassium, l'iodobismutate d'alcaloïde décomposé par l'hydrogène sulfuré (JANHS).

Propriétés générales. — La plupart des alcaloïdes sont solides et non volatils, seuls ceux qui ne renferment pas d'oxygène (*à l'exception de la pilocarpine*) sont liquides et volatils (*conicine, spartéine, nicotine*).

Ils possèdent une saveur amère. Ils sont le plus souvent actifs sur la lumière polarisée, ceux d'entre eux qui possèdent cette propriété physique peuvent exister au moins sous trois formes : une forme droite, une forme gauche et une forme racémique.

Ils sont presque insolubles dans l'eau, généralement solubles dans l'éther, la *morphine* exceptée. Leurs sels à acides minéraux et en général à acides organiques sont solubles dans l'eau.

Ils sont précipités de leur solution aqueuse par le tanin, et donnent avec un grand nombre de réactifs des sels doubles ou des précipités peu solubles. Ces *réactifs* sont le *chlorure de platine*, le *chlorure d'or*, l'*iodure de potassium iodé* (BOUCHARDAT), l'*iodure double de bismuth et de potassium* (DRAGENDORFF), l'*iodure double de mercure et de potassium* (MAYER), l'*acide picrique*

(KEMP), l'*acide phospholimyotique* (SCHULTZE), l'*acide phosphomolybdique* (SONNENSCHEIN).

On a essayé de différencier les alcaloïdes en se basant sur les colorations différentes qu'ils peuvent produire sous l'influence de certains réactifs (*acides minéraux*), mais il ne faut pas perdre de vue que pour un grand nombre d'entre eux les colorations sont dues à l'oxydation de matières étrangères qui les accompagnent et ne peuvent fournir que des renseignements peu précis.

Usages. Mode d'emploi. — Au point de vue thérapeutique on n'utilise presque jamais les alcaloïdes à l'état libre, on a plutôt *recours à leurs sels* pour obtenir une action déterminée.

Élimination. — Les alcaloïdes s'éliminent généralement par l'urine, on peut y déceler leur présence à l'aide du réactif de BOUCHARDAT.

I. — ALCALOIDES DES CRYPTOGAMES

ERGOT DE SEIGLE

Le seigle ergoté ne paraît jusqu'à présent contenir qu'un alcaloïde découvert par TANRET, l'*ergotinine*. La substance isolée en Allemagne, regardée comme le principe actif de l'ergot, désignée sous le nom de *cornutine*, ne paraît être que de l'ergotinine plus ou moins altérée par les réactifs employés pour son extraction.

Il est donc prudent de *s'abstenir de prescrire la cornutine*.

Quant aux corps isolés par JACOBI, *crysotoxine, sécalotoxine, sphacélotoxine*, ils paraissent, jusqu'à plus amples informations, plus en rapport avec l'*acide sphacélinique* de KOBERT qu'avec l'*ergotinine* de TANRET et ne présentent par conséquent que peu d'intérêt au point de vue thérapeutique.

L'*ergot de seigle* renferme en moyenne *un gramme d'alcaloïde par kilogramme*.

ERGOTININE

$$C^{23}H^{40}Az^4O^6.$$

Caractères. Propriétés. — L'ergotinine se présente sous forme d'aiguilles cristallines, incolores, insolubles dans l'eau, très solubles dans l'alcool, l'éther et le chloroforme.

Elle se colore rapidement au contact de l'air et donne des solutions très fluorescentes. C'est une base faible donnant avec les acides des sels peu solubles.

Réaction. — Si on délaie quelques cristaux d'ergotinine dans quelques gouttes d'éther ordinaire, qu'on ajoute à cette solution un peu d'acide sulfurique légèrement nitreux, préalablement additionné de un cinquième d'eau et refroidi, il se développe une belle coloration *violet bleu* persistante ne disparaissant pas par addition d'eau.

Usages. Mode d'emploi. — L'ergotinine se prescrit *à la dose de un quart de milligramme à 1 milligramme en solution aqueuse associée à un peu d'acide lactique* pour faciliter la dissolution.

II. — ALCALOIDES DES COLCHICÉES

Parmi les Colchicées, la *cévadille* contient quatre alcaloïdes. Le mélange de ces alcaloïdes constitue le corps connu habituellement sous le nom de *vératrine*.

Ces quatre alcaloïdes sont la *cévadine* ou *vératrine* et dont la formule

$$C^{32}H^{40}AzO^9$$

représente la *vératrine commerciale* : l'*azagrine*, la *cévine* et la *vératrine*. Ce mélange cristallise difficilement, il est soluble dans 4 parties d'alcool à 90°, dans 6 parties d'éther. Il s'effleurit à l'air et donne des sels incristallisables.

VÉRATRINE

$$C^{32}H^{40}AzO^9$$

Origine. — Les fruits de *cévadille* fournissent 10 p. 100 de *vératrine* brute du codex ; les semences séparées des capsules en donnent le double.

Caractères. Propriétés. — La vératrine jouit des caractères du produit commercial. Elle est irritante ; respirée même en très minime quantité, elle produit l'éternuement avec violence. Sa saveur est d'une âcreté insupportable.

Réactions. — Chauffée quelques instants avec une solution concentrée d'*acide chlorhydrique*, elle prend une magnifique *coloration rouge*.

Avec le réactif de FROEHDE (sulfomolybdate de soude) elle prend une *teinte jaune paille* passant au rouge cerise persistant vingt-quatre heures.

Usages. Mode d'emploi. — La vératrine se prescrit sous forme de *pilules* à la *dose de 1 à 5 milligrammes par jour* ou en pommade au dixième

La vératrine s'élimine par les urines.

COLCHICINE

La colchicine se retire du *Colchicum autumnale*. Cet alcaloïde se retire surtout des graines de la plante qui en renferment 3 p. 1000.

C'est une poudre amorphe, blanc jaunâtre, amère, soluble dans l'eau et l'alcool.

Réactions. — La solution alcoolique de colchicine se colore en *rouge grenat* en présence du perchlorure de fer.

Sa solution chlorhydrique portée à l'ébullition se *colore en vert* en présence du même réactif.

Usages. Mode d'emploi. — La colchicine se prescrit comme antigoutteux; elle s'administre à la dose de 1/2 à 2 milligrammes par jour sous forme de *granules*, de *vin* ou de *solution*.

III. — ALCALOIDES DES SOLANÉES

On a isolé des Solanées huit alcaloïdes, qui sont l'*atropine*, l'*hyoscyamine*, la *pseudo-hyoscyamine*, la *solanine*, la *scopolamine*, l'*atropamine*, la *belladonine*, la *nicotine*. La nicotine contenue dans le tabac n'est plus usitée en thérapeutique. La solanine se rencontre dans les parties vertes des Solanées vireuses, et de quelques Solanées alimentaires (*tomate, pomme de terre*) ; cet alcaloïde toxique a occasionné quelques empoisonnements invo-lontaires, mais n'a pas reçu d'applications thérapeutiques. Les six autres fournis par les Solanées vireuses offrent des liens de parenté très étroits. Ils possèdent des propriétés physiques et chi-miques très voisines. Des discussions étendues et passionnées ont eu lieu au sujet de leur constitution, on a même été jusqu'à mettre en doute l'existence de quelques-uns d'entre eux. L'atro-pine et l'hyosciamine, qui devraient plutôt porter le nom unique d'*atropidine*, comme nous le verrons par la suite, sont les seuls alcaloïdes qui parmi les derniers possèdent des propriétés chi-miques, physiques et physiologiques constantes et qui méritent une place dans l'emploi thérapeutique.

L'*atropine* et l'*hyoscyamine* présentent entre elles deux iso-méries de même nature que celles qui existent entre l'acide tar-trique racémique et l'acide tartrique gauche, en d'autres termes l'atropine est un mélange en proportions égales d'hyoscyamine droite et d'hyoscyamine gauche.

Les recherches de G. REGNAULT sur les alcaloïdes des Solanées ont permis de mettre un peu d'ordre dans cette question obscure et ont une grande importance au point de vue pharmacologique. En tenant compte de la grande analogie que l'hyoscyamine présente avec l'atropine, il proposa de substituer au nom d'hyos-cyamine celui d'atropidine qui fait mieux voir quels liens de parenté unissent ces deux corps. Il se basait sur ce qui avait été fait pour la quinidine isomère de la quinine, pour la cincho-nidine isomère de la cinchonine, simplifiant ainsi une nomen-clature embrouillée par le génie commercial.

REGNAULT a démontré en outre que ces deux produits seuls étaient nettement définis, une des preuves d'identité presque absolue de l'atropine et de l'atropidine est fournie par ce fait que ces deux substances traitées par l'acide sulfurique donnent toutes deux *le même sulfate*. Au point de vue pratique, ce fait a une importance capitale parce qu'il rend comparables toutes les médications réalisées avec le sulfate d'atropine, quelle que soit son origine. Il explique en même temps que l'on n'ait jamais vu se produire avec des sulfates d'atropine de provenances diffé-rentes les irrégularités, les inconstances d'action et même les accidents qui ont été signalés au sujet de l'emploi des iodhy-drates, des bromhydrates de scopolamine, etc.

Comme l'a fait remarquer dans une de ses intéressantes leçons M. le professeur POUCHET, les quatre autres alcaloïdes des Solanées sont *trop peu connus*, leur étude chimique et physiologique est trop peu avancée pour qu'il ne soit pas nécessaire d'*éviter de les employer*. Quant aux prétendus alcaloïdes, *daturine* et *duboisine,* isolés du Datura et du Duboisier, ce ne sont vraisemblablement que des mélanges d'atropine et d'impuretés de nature diverse. Devant tous ces faits il faut donc bannir de la pratique médicale la majeure partie des alcaloïdes tirés des Solanées, *ne prescrire dans un but thérapeutique que l'atropine et l'atropidine, seuls produits nettement définis et constants dans leurs propriétés et leur action.*

Au point de vue chimique, les recherches de LADENBURG notamment ont montré que l'*atropine* pouvait être considérée en quelque sorte comme le chef de file d'une classe importante de composés à fonction chimique bien déterminée auxquels il a donné le nom de *tropéines.*

Ces tropéines prennent naissance dans les circonstances suivantes : une base pyridique hydrogénée possédant une fonction alcool base appelée *tropine,* perd en se combinant avec une molécule d'un acide aromatique les éléments de l'eau et engendre ainsi un *éther d'amine alcool,* c'est-à-dire une *tropéine.*

L'un des termes constants du dédoublement des tropéines est la base $C^6H^{15}AzO$, appelée tropine, base qui peut se présenter sous plusieurs modifications isomériques.

Dans l'atropine, en outre, on peut remplacer l'acide tropique par un de ses isomères; on obtiendra ainsi des corps possédant la même composition centésimale, les mêmes fonctions chimiques, mais différant entre eux par quelques propriétés. C'est probablement des *combinaisons de ce genre* qui constituent les *autres alcaloïdes des Solanées.*

Enfin, on peut encore remplacer l'acide tropique par un acide quelconque à fonction alcool; on obtient ainsi les *tropéines artificielles* présentant les propriétés mydriatiques de l'atropine, exemple l'*homatropine.*

ATROPINE
$C^{17}H^{23}Az^5$

Origine. — L'atropine est surtout fournie par les feuilles de Belladone qui en renferment 0,58 pour 100. — La teneur en alcaloïde des autres parties de la plante est sujette à de très grandes variations.

Caractères. Propriétés. — L'atropine se présente sous forme d'aiguilles soyeuses, solubles dans 500 parties d'eau, 60 parties d'alcool, 5 parties d'éther, 3 parties de chloroforme.

Réaction. — En ajoutant à des cristaux d'atropine dix fois leur volume d'acide azotique concentré, chauffant le mélange à l'ébullition pendant quelques instants, puis à une douce chaleur jusqu'à ce que l'acide libre soit entièrement dissipé, on obtient un produit qui, après refroidissement, prend une *teinte violette* passant graduellement au *rouge vineux* et au *rouge sale* quand on le touche avec quelques gouttes de solution alcoolique de potasse caustique.

Usages. Mode d'emploi. — L'atropine a surtout été employée dans les *affections de l'iris*, c'est un *mydriatique puissant*. On a également vanté son action contre les *sueurs profuses des phtisiques*. Toutefois il est préférable de prescrire aux lieu et place de l'atropine *son sulfate* pour les raisons exposées plus haut.

L'atropidine, dans les mêmes conditions, est plus active que l'atropine.

Elimination. — L'atropine s'élimine en nature par l'urine très peu de temps après son absorption. L'élimination dure de dix à vingt heures (DRAGENDORFF).

SULFATE NEUTRE D'ATROPINE

$$(C^{17}H^{23}AzO^3)^2SO^4H^2$$

Caractères. Propriétés. — Le sulfate neutre d'atropine est amorphe blanc, soluble dans une partie d'eau, 3 parties d'alcool à 90°. Il reste neutre aux réactifs. La *solution aqueuse* de ce sulfate *ne se conserve pas*. Il s'y forme assez promptement des *flocons* dus au développement d'algues microscopiques (*Leptomitus hygrocrocis*), aussi est-il toujours bon *d'additionner* une solution aqueuse de ce sulfate *d'un peu d'eau de laurier-cerise* qui permet sa conservation.

Ce sulfate contient 85, 30 p. 100 d'atropine.

Usages. Mode d'emploi. — Le sulfate d'atropine se prescrit sous forme de *collyre* à la *dose de 2 à 5 centigr. pour* 10 *grammes de véhicule*, instiller de *I à III gouttes;* sous forme *d'injection hypodermique*, en solution ou en *granules* à la *dose de un quart de milligramme.*

HOMATROPINE

$$C^8H^{15}Az — OOC — CHOH — C^6H^5$$

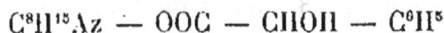

L'homatropine est un *alcaloïde artificiel*, c'est une tropéine obtenue en éthérifiant la base tropine par l'acide phénylglyco lique. Elle jouit des propriétés mydriatiques de l'atropine, mais elle est bien moins toxique qu'elle et dépourvue d'action irritante locale.

On utilise le *bromhydrate* de cet alcaloïde, sel soluble dans 10 parties d'eau.

Il se prescrit sous forme de *collyre* aux mêmes doses que le sulfate d'atropine.

IV. — ALCALOIDES DES STRYCHNÉES

Les plantes du genre *Strychnos* fournissent trois alcaloïdes particuliers : la *strychnine*, la *brucine*, et la *curarine*. La curarine n'a pas reçu d'application thérapeutique. La brucine est très rarement prescrite seule. La strychnine est d'un usage assez courant.

Ces deux alcaloïdes paraissent provenir du dédoublement d'une combinaison complexe.

STRYCHNINE

$$C^{21}H^{20}Az^2O^2$$

La strychnine a été découverte par PELLETIER et CAVENTOU. Sa formule est due à REGNAULT. Sa constitution chimique est inconnue, toutefois on la regarde comme l'anhydride d'un acide particulier, l'acide strychnique. C'est une base tertiaire monoacide qui se combine aux acides pour donner des sels intéressants, entre autres un sulfate et un azotate.

Origine. — La strychnine est principalement retirée du vomiquier. Les différentes parties de cet arbre en renferment des proportions différentes, comme le montre le tableau suivant. Elle se trouve dans cette plante associée à de la *Brucine* dans les proportions ci-dessous indiquées.

Pour 100 de	Strychnine.	Brucine.
Noix Vomique	0,50	2,00
Bois de Vomiquier	0,23	0,08
Fausse Angusture	traces	1,60
Feuilles de Vomiquier	néant	0,30

Ces deux alcaloïdes existent également dans la *fève de Saint-Ignace* dans les proportions suivantes :

Strychnine 1,50, Brucine 0,50 pour 100 de fèves.

Caractères. Propriétés. — La strychnine est un corps cristallisé incolore, de saveur très amère, persistante et tellement intense qu'une solution au 1,600 000° donne encore lieu à la sensation d'amertume.

Presque *insoluble dans l'eau froide*, elle est *assez peu soluble dans l'alcool.*

Réactions. — *A*. Si on ajoute à une solution sulfurique de strychnine un corps oxydant tel qu'un petit cristal de *bichromate de potasse*, il se produit une *belle couleur bleue*, qui passe au *violet*, au *rouge* et enfin au *jaune.*

B. Avec le réactif de Mandelin la strychnine donne une coloration *violet bleu* passant au *bleu violacé*, puis au *violet rouge.*

La *quebrachine* et les autres alcaloïdes de l'écorce de Quebracho possèdent des réactions colorées semblables à celles de la strychnine.

Usages. Mode d'emploi. — La strychnine agit comme *stimulant de la contractilité*, comme apéritif, comme anti-alcoolique à la dose de 1 *milligramme* à 1 *centigramme*. Elle est rarement employée pure ; on lui préfère ses deux sels.

Élimination. — La strychnine s'élimine par *l'urine et la salive*. Cette élimination commence assez tardivement et dure deux à trois jours pour être complète (Dragendorff).

SULFATE NEUTRE DE STRYCHNINE

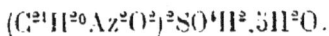

$$(C^{21}H^{20}Az^2O^2)^2SO^4H^2,5H^2O.$$

Caractères. Propriétés. — Le sulfate neutre de strychnine est le *sel officinal*. Il cristallise en aiguilles. Ses solutions sont extrêmement amères, neutres au tournesol. Il se dissout dans moins de 10 parties d'eau et dans 75 parties d'alcool à 90°.

100 parties de ce sel renferment 78,04 de strychnine et 10,05 d'eau.

Il existe dans le commerce :

A. Un autre sulfate neutre moins riche en strychnine cristallisant avec sept molécules d'eau ;

B. Un sulfate acide.

Ces deux sels ne sont point utilisés.

Usages. Mode d'emploi. — Le sulfate de strychnine se prescrit sous forme de solution ou de granules *aux mêmes doses que la strychnine* et dans les mêmes cas.

AZOTATE DE STRYCHNINE NEUTRE

$$C^{21}H^{20}Az^2O^2.AzO^3H.$$

Caractères. Propriétés. — Ce sel cristallise en belles aiguilles incolores, groupées en faisceaux anhydres. Soluble dans 60 parties d'eau froide, il se dissout à peine dans l'alcool.

Il renferme 84,13 p. 100 de strychnine, c'est-à-dire un peu plus que le sulfate.

Usages. Mode d'emploi. — L'azotate de strychnine se prescrit dans les mêmes conditions que le sulfate; toutefois, *sa teneur en strychnine le rend plus actif*, partant les doses à prescrire doivent être plus faibles.

BRUCINE

$$C^{23}H^{26}Az^2O^4$$

La brucine se rencontre dans les différentes parties du vomiquier et dans la fève de Saint-Ignace, associée à la strychnine dans des rapports indiqués plus haut.

Cet alcaloïde est très peu usité, peut-être à tort; il possède en effet les propriétés thérapeutiques de la strychnine et présente une action physiologique douze fois moins intense et beaucoup moins variable que le premier (MAGENDIE).

Peut-être mériterait-il d'être plus souvent prescrit.

Avec l'acide azotique il donne une *belle coloration rouge*.

V. — ALCALOIDES DES RUBIACÉES

Les différentes tribus de la famille des Rubiacées fournissent un certain nombre d'alcaloïdes. La tribu des Caféacées donne la *caféine*, corps chimiquement défini que nous avons étudié parmi les uréides.

Les plantes de la tribu des Ipécas doivent leur action à l'*éméline*, alcaloïde inutilisé; mais de toutes les tribus, celle des

Cinchonées est sans contredit celle qui fournit le plus grand nombre d'alcaloïdes. Ici les alcaloïdes sont unis soit à du tanin, soit à de l'acide quinique; très nombreux, ils varient avec les espèces qui les fournissent. Deux seulement nous intéressent d'une façon toute particulière à cause de leur emploi thérapeutique. Ce sont la *quinine* et la *cinchonine*.

QUININE

$C^{20}H^{24}Az^2O^2$.

Origine. — La quantité de quinine contenue dans les quinquinas est très variable. Les quinquinas jaunes américains, quinquinas sauvages, renferment une proportion de quinine ne dépassant pas 18 à 25 p. 100.

Cette proportion augmente considérablement si l'on s'adresse aux quinquinas cultivés et peut atteindre 30 à 40 p. 100. La plus grande partie de la quinine consommée en Europe est extraite sur place des quinquinas cultivés dans les Indes anglaises. Nous n'insisterons pas sur le procédé industriel qu'on emploie pour cette extraction.

Caractères. Propriétés. — La quinine est une base puissante dérivant de la quinoléine. Elle possède une fonction phénolique et probablement une fonction alcoolique.

La quinine est blanche amorphe, mais peut exister à l'état cristallin. Presque insoluble dans l'eau, elle se dissout dans l'alcool et l'éther. Sa saveur est très amère, son odeur nulle.

· La quinine est lévogyre. L'isomère dextrogyre de la quinine, la *quinidine*, se trouve dans les liqueurs mères des alcaloïdes du quinquina.

Chauffée avec de l'acide acétique, la quinine se transforme par isomérisation en une base toxique dépourvue de propriétés antipyrétiques, la *quinotoxine*.

Réactions. — Un sel de quinine additionné d'eau chlorée et de quelques gouttes d'ammoniaque donne une *liqueur vert émeraude* (Brandes).

Avec le *réactif de* Fromme la quinine se colore en *vert*, cette réaction apparaît au bout de une heure environ, persiste pendant vingt-quatre heures.

Une solution de sel de quinine additionnée d'*eau de brome* jusqu'à coloration jaune persistante, puis d'ammoniaque très étendu (à 1 p. 100), se colore en *rouge* (G. Blaise).

Usages. Mode d'emploi. — On utilise peu la quinine en nature : on préfère employer ses combinaisons salines.

Elimination. — La quinine s'élimine par toutes les sécrétions et principalement par l'urine. *Dix minutes après son ingestion*, l'urine en contient déjà et cette élimination est terminée douze heures après. La quinine absorbée est presque totalement éliminée par cette seule voie.

L'élimination de la quinine est surtout abondante *dans la sixième heure* qui suit l'ingestion. Toutefois KERNER put déceler la présence de la quinine dans l'urine soixante heures après son ingestion.

L'élimination de la quinine est plus rapide chez l'homme sain que chez le fébricitant. Dans les conditions d'élimination que nous venons d'indiquer, la quinine se trouverait en partie à l'état amorphe, en partie à l'état d'hydroxyl-quinine cristallisée (KERNER).

SELS DE QUININE

La quinine étant une *base diacide*, c'est-à-dire exigeant pour se saturer deux molécules d'un acide monobasique ou une molécule d'un acide bibasique, forme *deux ordres de sels*.

Les *sels neutres* obtenus par la combinaison d'une molécule de quinine avec deux molécules d'un acide monobasique ou une molécule d'un acide bibasique.

Les *sels basiques* dus à la combinaison d'une molécule de quinine avec une molécule d'un acide monobasique ou la combinaison de deux molécules de quinine avec une molécule d'un acide bibasique.

Tous les *sels basiques* sont *neutres* au tournesol et peu solubles dans l'eau; ce sont les sels neutres de l'ancienne nomenclature.

Tous les sels *neutres* sont *acides* au tournesol ; ce sont les sels acides de l'ancienne nomenclature.

Tous les sels de quinine possèdent une saveur amère très intense et très persistante.

Les solutions des sels de quinine sont remarquables par leur *fluorescence*. Elles présentent en effet une belle coloration bleuâtre caractéristique, coloration que la présence d'acide tartrique avive.

Nous résumerons dans le tableau suivant la richesse en quinine des différents sels de cet alcaloïde et leur solubilité comparée dans l'eau :

SELS DE QUININE	QUANTITÉ de quinine contenue dans 1 gramme.	SOLUBILITÉ à + 15° 1 gramme de sel se dissout dans
Bromhydrate basique. . . .	0,765	60
— neutre	0,600	7
Chlorhydrate basique. . . .	0,817	25
— neutre	0,816	9
Lactate basique.	0,782	12
— neutre	0,642	3
Salicylate basique	0,687	880
Glycérophosphate basique. .	0,686	353
Valérianate basique. . . .	0,760	110
Chlorhydrosulfate.	0,590	1
Sulfate neutre	0,591	11
— . basique.	0,743	680
Albuminate.	0,540	Très soluble dans l'eau acidulée d'acide lactique.

Usages. Mode d'emploi. — Les sels de quinine s'administrent à la dose de 0gr,10 à 2 grammes par jour en solution ou cachet. Il ne faut pas les prescrire en lavement à cause de l'action topique de la quinine sur la muqueuse rectale.

BROMHYDRATE DE QUININE

A. — *Bromhydrate basique.*

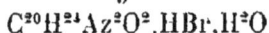

$C^{20}H^{24}Az^2O^2,HBr,H^2O$

Ce sel cristallise en fines aiguilles soyeuses groupées autour d'un point central, il est extrêmement amer.

1 gr. 30 de ce sel correspond à 1 gramme de quinine.

B. — *Bromhydrate neutre.*

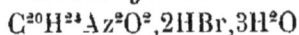

$C^{20}H^{24}Az^2O^2,2HBr,3H^2O$

Ce sel cristallise en gros prismes. Il est très soluble dans l'eau, 1 pour 7.

1 gr. 64 correspond à 1 gramme de quinine.

CHLORHYDRATE DE QUININE

A. — *Chlorhydrate basique.*

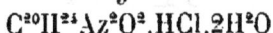

$$C^{20}H^{24}Az^2O^2,HCl,2H^2O$$

Ce sel cristallise en aiguilles longues, soyeuses, non efflorescentes à la température ordinaire. Il se dissout dans 3 parties d'alcool à 90° et 25 parties d'eau.

1 gr. 22 de sel correspond à 1 gramme de quinine.

Usages. Mode d'emploi. — D'après MARTY, le chorhydrate basique de quinine est le sel qui doit être employé de préférence dans les injections hypodermiques associé à l'analgésine.

Une partie de ce sel se dissout en effet dans 25 parties d'eau et permet d'obtenir une concentration suffisante. La solution est faiblement alcaline au tournesol.

B. — Le *chlorhydrate de quinine neutre* est inusité.

SULFATE DE QUININE

A. — *Sulfate basique.*

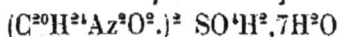

$$(C^{20}H^{24}Az^2O^2.)^2 \ SO^4H^2,7H^2O$$

Le sulfate basique est un sel blanc se présentant sous forme de cristaux prismatiques épais. Il constitue ce qu'on appelle le *sulfate de quinine lourd;* il est pur, exempt de cinchonidine et c'est le seul qu'on doit prescrire. Il existe en effet un sulfate basique de quinine léger qui se présente sous la forme d'aiguilles longues déliées d'un toucher cotonneux caractéristique. Ce produit de belle apparence est impur et contient du sulfate de cinchonidine.

Le sulfate basique possède une saveur amère légèrement alcaline. Il s'effleurit à l'air et peut perdre jusqu'à 10,32 p. 100 de son poids, ce qui augmente sa richesse en quinine. Il est soluble dans 80 parties d'alcool, 36 parties de glycérine pure, insoluble dans l'éther et le chloroforme.

1ᵍʳ,34 de ce sel contient 1 gramme de quinine.

B. — *Sulfate neutre.* — $C^{20}H^{24}Az^2O^2.SO^4H^2.7H^2O$.

Ce sel est *rarement prescrit;* on préfère administrer le sulfate basique qu'on transforme en sel neutre au moment du besoin avec un peu d'eau de Rabel.

CHLORHYDROSULFATE DE QUININE

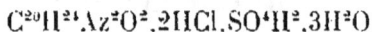

$$C^{20}H^{24}Az^2O^2,2HCl,SO^4H^2,3H^2O$$

Ce sel, qui pour certains auteurs ne constituerait pas une espèce chimique définie, mais un mélange, est très soluble à la température ordinaire.

Il se dissout dans son poids d'eau.

Son extrême solubilité fait qu'on réserve ce sel pour les *injections hypodermiques.*

EUQUININE

Ce corps très vanté en Allemagne est l'éther éthylcarbonique de la quinine.

Caractères. Propriétés. — Il se présente sous forme d'aiguilles déliées difficilement solubles dans l'eau, facilement solubles dans l'alcool et l'éther. Il est très peu amer.

Les propriétés de la quinine n'étant pas modifiées dans ce corps dérivé, l'euquinine peut donner deux séries de sels. Son chlorhydrate basique est facilement soluble dans l'eau.

Usages. Mode d'emploi. — L'euquinine agit comme la quinine mais il faut l'employer *à doses doubles.* Toutefois son administration aurait l'avantage de ne pas être suivie des *effets désagréables* de celle de la quinine (*ivresse quinique, nausées*).

L'euquinine se prescrit en *cachets* à la dose de *20 centigr. à 1 gramme.*

CINCHONINE

$$C^{20}H^{24}Az^2O$$

Origine. — La cinchonine s'extrait des eaux mères obtenues dans la fabrication du sulfate basique de quinine.

Caractères. Propriétés. — La constitution de la cinchonine est très voisine de celle de la quinine, elle n'en diffère que par l'absence d'une fonction probable alcoolique éthérifiée par l'alcool méthylique. Comme la quinine la cinchonine sous l'action de la chaleur et de l'acide acétique donne une base toxique la *cinchotoxine.*

La cinchonine est dextrogyre, son isomère lévogyre, la *cinchonidine* se retire des eaux mères de la fabrication du *sulfate* de quinine.

Les cristaux de cinchonine sont peu solubles dans l'eau, l'alcool, les huiles grasses. Ses solutions ne sont pas fluorescentes ; c'est une base biacide qui, comme la quinine, donne des sels basiques et des sels neutres.

Réactions. — Elle ne se *colore pas en vert* par l'action de l'eau chlorée et de l'ammoniaque.

Chauffée en présence du bichlorure de mercure, elle donne une coloration *rouge violacé*.

Usages. Mode d'emploi. — La cinchonine possède les propriétés de la quinine mais son action est moins intense et plus fugace. On n'utilise en thérapeutique que *son sulfate basique*.

SULFATE DE CINCHONINE BASIQUE

$$(C^{20}H^{24}Az^2O)^2SO^4H^2$$

Caractères. Propriétés. — Ce sel se présente sous forme de cristaux prismatiques, durs, solubles dans 65,5 parties d'eau froide et 5,8 d'alcool.

Ce sel renferme 81,44 p. 100 de cinchonine.

Usages. Mode d'emploi. — Il se prescrit à la dose de 5 à 15 centigr. comme tonique et de 1 gramme à 2,50 comme *antipériodique*.

BASES HOMOLOGUES DE LA QUININE

Grimaux et Arnaud ont démontré que la quinine était un éther méthylique de la *cupréine*, alcaloïde phénol retiré du *Quina Cuprea* : ces deux auteurs ont montré également qu'en substituant au radical méthyl les radicaux éthylique, ou propylique, ou butylique, ou amylique, on obtenait une série de bases plus actives à mesure que croissait le poids moléculaire du radical substitué.

La *Quinéthyline* est un excellent antipériodique à la dose de 50 à 75 centigr.

La *Quinopropyline*, bien qu'elle ait donné de bons résultats comme antithermique dans les fièvres continues à la dose de 20 à 50 centigr., et la *Quinamyline* sont des bases toxiques.

VI. — ALCALOÏDES DES OMBELLIFÈRES

Les fruits de la ciguë contiennent un alcaloïde auquel on a donné le nom de *conicine* ou *cicutine*.

Au point de vue chimique, c'est une isopropylpipéridine dont la synthèse a été effectuée par LADENBURG.

CONICINE
$C^8H^{17}Az$

Origine. — La conicine se retire des fruits de ciguë non murs. Ces fruits renferment 0,70 p. 100 d'alcaloïde.

Caractères. Propriétés. — La conicine ou cicutine est un *liquide oléagineux*, doué d'une odeur désagréable extrêmement persistante.

Réactions. — Pur, cet alcaloïde ne donne aucune réaction colorée.

Impure, la cicutine donne avec une solution d'acide chlorhydrique, après évaporation, une *belle coloration bleu foncé.*

Usages. Mode d'emploi. — On l'a préconisé sous forme de bromhydrate, sel soluble dans deux parties d'eau, à la dose de 1 à 10 centigr. comme *calmant* et *antispasmodique* sous forme de *solution* ou de *pilule.*

On a donné également des injections hypodermiques de cicutine à la dose de 1 à 2 centigr.

VII. — ALCALOÏDES DES GRANATÉES

L'écorce de racine de Grenadier est la seule plante de la famille qui fournisse des alcaloïdes médicamenteux.

Les alcaloïdes, qui sont au nombre de quatre, furent découverts par TANRET. Ce sont :

La *pelletiérine*, liquide.

L'*isopelletiérine*. liquide.

La *pseudopelletiérine*, solide.

La *méthylpelletiérine*, liquide.

De ces quatre alcaloïdes *deux seuls sont actifs*; ce sont *les deux premiers*. Leurs sels ne sont pas décomposables par le carbonate de soude.

PELLETIÉRINE

$$C^8H^{13}AzO$$

Origine. — La pelletiérine se trouve en proportion assez variable dans l'écorce de grenadier. Évaluée en sulfate elle oscille entre 0,66 et 2,25 p. 100 d'après TANRET.

Caractères. Propriétés. — La pelletiérine du commerce est un *mélange* de pelletiérine et d'isopelletiérine.

La pelletiérine est un liquide assez altérable à l'air, assez soluble dans l'eau, soluble en toutes proportions dans l'alcool. Elle forme avec les différents acides sulfurique, azotique, des sels très hygrométriques; aussi préfère-t-on employer son tannate.

Réaction. — Une solution sulfurique de pelletiérine additionnée d'un cristal de bichromate de potasse prend une couleur *verte* très intense caractéristique.

Usages. Mode d'emploi. — La pelletiérine s'administre comme *anthelmintique* sous forme de *tannate mixte* de pelletiérine et d'isopelletiérine. Ce tannate insoluble dans l'eau *ne doit pas être administré dissous* comme on le prescrit si souvent avec l'acide tartrique. Il doit être administré en *poudre*, délayé dans un peu de liquide. Sous cette forme les alcaloïdes ont moins de chance d'être absorbés et par conséquent de donner lieu à des phénomènes d'intoxication.

Le tannate de pelletiérine s'administre à la dose de 20 à 40 *centigr. On ne doit jamais le prescrire chez les enfants.*

VIII. — ALCALOÏDES DES LÉGUMINEUSES

Les Légumineuses fournissent trois alcaloïdes usités en thérapeutique : l'*ésérine*, la *sparléine*, l'*ulexine* ou *cytisine*.

ÉSÉRINE

$$C^{15}H^{21}Az^3O^2$$

Origine. — L'ésérine se retire des fèves de Calabar qui en renferment 0,10 p. 100.

Caractères. Propriétés. — Cet alcaloïde cristallise en lamelles incolores qui se teintent en rose. Soluble dans l'alcool il est presque insoluble dans l'eau.

L'ésérine se combine aux acides pour donner des *sels la plupart déliquescents*. Le *salicylate seul* fait exception, aussi est-il le seul qui doive être prescrit.

L'ésérine et ses sels donnent des solutions qui se colorent en rouge sous l'action de la chaleur et de la lumière.

Les recherches de Duquesnel ont montré que ces solutions colorées inactives renferment de la *rubrézérine*, produit de l'oxydation de l'ésérine, substance non toxique mais dépourvue des propriétés de l'alcaloïde. Il ne faut donc *employer que des solutions d'ésérine récentes*, tenues à l'abri de l'air, de la chaleur et de la lumière.

Réactions. — Chauffée au bain-marie dans un petit ballon avec un excès d'ammoniaque, l'ésérine donne une liqueur qui après évaporation fournit un *résidu bleu* très soluble dans l'eau. La solution aqueuse traitée par un acide devient dichroïque, *violette* par transmission et *rouge carmin* magnifique par réflexion (Petit).

Usages. Mode d'emploi. — L'ésérine est employée en *oculistique contre la mydriase pathologique* et la *paralysie de l'accommodation*.

On la prescrit en *collyres* à la dose de 5 *centigr. pour* 10 *grammes de véhicule dont on instille une goutte*. Elle est rarement employée à l'état libre; on lui *préfère son salicylate*.

Elimination. — L'ésérine s'élimine par la *bile* et la *salive*, elle ne s'élimine pas par l'urine.

SALICYLATE D'ÉSÉRINE

$$C^{15}H^{21}Az^3O^2,C^7H^6O^3$$

Caractères. Propriétés. — Le salicylate d'ésérine est en cristaux incolores ou un peu jaunâtres, solubles dans

150 parties d'eau et 22 parties d'alcool à 95°. Ses solutions sont neutres.

15 *grammes de ce sel renferment* 66,58 *p.* 100 *d'ésérine.*

Usages. Mode d'emploi. — Le salicylate d'ésérine se prescrit aux lieu et place de l'ésérine.

SPARTÉINE

$C^{15}H^{26}Az^2$

Origine. — La spartéine se rencontre surtout dans les feuilles et les rameaux du *genêt à balais* qui renferment 3 p. 1000 d'alcaloïde.

Caractères. Propriétés. — C'est un liquide huileux à odeur persistante, brunissant à l'air, insoluble dans l'eau, soluble dans l'alcool, l'éther le chloroforme. La spartéine est plus dense que l'eau.

Réactions. — Si dans un verre de montre contenant 1 ou 2 centim. cubes d'une solution alcoolique de spartéine on verse quelques gouttes d'une solution éthérée d'iode, il se produit immédiatement de très nombreux *cristaux noirs* de *spartéine iodée.*

Usages. Mode d'emploi. — La spartéine est un bon *médicament cardiaque*, dont les effets sont très appréciables pour relever l'activité du cœur dans les cas d'asthénie de l'organe.

On n'emploie jamais la spartéine en nature, on lui préfère son sulfate.

SULFATE DE SPARTÉINE

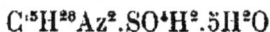

$C^{15}H^{26}Az^2.SO^4H^2.5H^2O$

Caractères. Propriétés. — Le sulfate de spartéine est une poudre blanche cristalline, soluble dans 2 parties d'eau et 5 parties d'alcool. La réaction de ses solutions est acide, leur saveur amère.

Ce sel renferme 35,43 *p.* 100 *de spartéine.*

Usages. Mode d'emploi. — Ce sel se prescrit aux lieu et place de la spartéine sous forme de *pilule* ou de *solution* à la dose de 1 *à* 2 *centigr.*

ULEXINE

Cytisine. — Sophorine. — Daptiloxine.

$C^{11}H^{14}Az^2O$

Origine. — Cet alcaloïde se rencontre dans un grand nombre de Papilionacées de la tribu des Génistées et Podagriées, *Ajonc épineux, cytise des Alpes, Daptisia tinctoria*, un grand nombre de *Sophoras*; certains d'entre eux peuvent fournir jusqu'à 2 p. 100 de principe actif.

C'est une base solide dont on n'utilise que le nitrate.

NITRATE D'ULEXINE

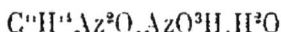

$C^{11}H^{14}Az^2O.AzO^3H.H^2O$

Caractères. Propriétés. — Les cristaux d'azotate d'ulexine non déliquescents comme les autres sels du même alcaloïde sont solubles dans l'eau.

Cet azotate renferme.70,11 p. 100 d'ulexine.

Réaction. — Une solution de cytisine traitée par 5 centimètres cubes d'eau oxygénée à 0,05 p. 100 et par 2 centimètres cubes de chlorure ferrique à 5 p. 100 donne une coloration *bleue* qui vire au *rouge* sous l'action de la soude ou de son acétate.

Usages. Mode d'emploi. — L'ulexine est un alcaloïde *très dangereux*. On a signalé des cas d'intoxication chez les enfants à la suite d'absorption de lait fourni par des vaches ayant brouté des fleurs de Cytise.

En thérapeutique on utilise les *propriétés diurétiques* de cet alcaloïde. Il se prescrit à la dose de *un dixième à un quart de milligramme*.

Élimination. — L'ulexine s'élimine par les urines.

ERYTHROPHLÉINE

$C^{28}H^{43}AzO^7$

Cet alcaloïde provient de l'écorce de l'*Erythrophleum guineense*, de la tribu des Mimosées, désignée quelquefois sous le nom d'*écorce de Mançone*.

Caractères. Propriétés. — Cet alcaloïde se présente sous forme de poudre cristalline, incolore, soluble dans l'eau, l'alcool, l'éther acétique, insoluble dans l'éther ordinaire.
Elle donne des sels amorphes.

Réaction. — Au contact de l'acide sulfurique et du permanganate de potasse, elle prend une coloration *violette* qui vire au *noir*.
Le *réactif de* FRŒHDE la colore en *vert*, puis en *jaune brun*.

Usages. Mode d'emploi. — D'après HARNACK, elle posséderait exactement l'action physiologique de la digitaline et pourrait être appelée à la remplacer en thérapeutique.

IX. — ALCALOÏDES DES RUTACÉES

Le seul végétal de la famille des Rutacées qui fournisse des alcaloïdes employés en thérapeutique est le *jaborandi*. Ce végétal renferme trois alcaloïdes : la *pilocarpine*, la *pilocarpidine* et la *jaborine*. *Le premier seul est utilisé.*
La pilocarpine est un liquide épais, visqueux, hygrométrique. On ne lui connaît pas de réactions caractéristiques. Au point de vue chimique, il appartient au groupe des bétaïnes.
Les feuilles de jaborandi renferment environ 0,383 p. 100 de pilocarpine.
La pilocarpine n'est pas employée en nature, on n'utilise que ses sels. Les sels de pilocarpine sont employés comme *sialagogues* et *sudorifiques* puissants.

CHLORHYDRATE DE PILOCARPINE

$$C^{11}H^{5}Az^{2}O,HCL$$

Caractères. Propriétés. — Ce sel est en cristaux, déliquescent, très soluble dans l'eau et dans l'alcool.
Il renferme 85 p. 100 d'alcaloïde.

Usages. Mode d'emploi. — Il se prescrit à la dose de *1 à 3 centigr. sous forme de potion, granules, solution*, et à la dose de *1 centigr. en injection hypodermique.*

AZOTATE DE PILOCARPINE

$$C^{11}H^{15}Az^2O,AzO^3$$

Ce sel *ne contient que* 76, 75 *p.* 100 *d'alcaloïde*, se dissout dans 8 parties d'eau. Il s'administre aux mêmes doses et dans les mêmes conditions que le chlorhydrate.

X. — ALCALOÏDES DES ÉRYTHROXYLÉES

La coca renferme un grand nombre d'alcaloïdes dont le plus important porte le nom de *cocaïne*. Ils résultent de la combinaison d'une base très voisine de l'atropine, *ecgonine*, avec l'alcool méthylique d'une part, avec les acides benzoïque, cinnamique d'autre part. Ces diverses combinaisons ont reçu les noms de *cinnamylocaïne*, de *cocamyle*, etc.

Un seul de ces alcaloïdes est utilisé, c'est la cocaïne ou *méthylbenzoylecgonine*.

COCAINE

$$C^{17}H^{21}O^4Az$$

Origine. — La cocaïne existe dans les feuilles de coca dans des proportions qui varient avec l'état dans lequel ces feuilles se trouvent. Les feuilles d'importation récente et bien conservées en renferment de 12 à 80 centigr. p. 100.

Caractères. Propriétés. — La cocaïne se présente en cristaux solubles dans 704 parties d'eau, assez solubles dans l'alcool, solubles dans l'éther, la vaseline, les corps gras.

Elle dévie à gauche le plan de la lumière polarisée. Son isomère droit, dont l'action physiologique est beaucoup plus intense, doit être délaissé. Le seul moyen de reconnaître la pureté de la cocaïne est de la précipiter dans des conditions données et d'examiner la forme des cristaux dans la solution. Cette forme seule est caractéristique.

On sature la cocaïne par l'acide chlorhydrique et on dilue la solution au 1000ᵉ. Quelques centimètres cubes de cette solution placés dans un verre de montre sont additionnés d'un peu de chlorure d'or. On chauffe doucement pour redissoudre le précipité et on l'abandonne à l'air libre. Les cristaux se déposent ; on examine leur forme caractéristique au microscope à un grossissement de 60 à 100 diamètres.

Usages. Mode d'emploi. — La cocaïne est un *anesthésique local* remarquable, c'est un *mydriatique*. Toutefois on n'utilise en thérapeutique que son chlorhydrate.

CHLORHYDRATE DE COCAÏNE

$$C^{17}H^{21}AzO^4,HCl$$

Caractères. Propriétés. — Le chlorhydrate de cocaïne est en cristaux incolores, solubles dans deux fois leur poids d'eau, dans l'alcool, l'éther.

Ils renferment 89,20 p. 100 *de cocaïne.*

Les solutions aqueuses doivent être faites à froid, car l'eau bouillante décompose la cocaïne en ecgonine et acide tropique.

Usages. Mode d'emploi. — Le chlorhydrate de cocaïne se prescrit comme *anesthésique local.* Le titre des solutions de chlorhydrate de cocaïne doit être en rapport avec le mode d'anesthésie employé. Pour l'anesthésie *de contact sur les muqueuses*, les solutions ne doivent pas dépasser 2 à 5 p. 100.

L'anesthésie *par contact avec l'épiderme* s'obtient avec des solutions à 10 p. 100. En oculistique, le titre des solutions employées est de 2 à 5 p. 100. Quand on utilise la cocaïne comme anesthésique local en *injections hypodermiques* le *titre des solutions* ne doit *jamais dépasser* 2 p. 100, *la quantité de liquide injectée* 10 *centimètres cubes, soit* 20 *centigr.*

La cocaïne se prescrit quelquefois à l'intérieur à la dose de 3 à 5 centigr.

TROPACOCAINE

Les feuilles de coca de Java renferment comme alcaloïde la benzoylpseudotropeine qui se rapproche par sa constitution bien plus de l'atropine que de la cocaïne.

Caractères. Propriétés. — Cet alcaloïde à l'état de chlorhydrate est un sel soluble dans l'eau salée que l'on désigne sous le nom de chlorhydrate de tropacocaïne et qui a été préconisé comme succédané de la cocaïne.

Usages. Mode d'emploi. — On emploie ce chlorhydrate en *solution à 30 centigr. p. 100.* Il est *moins toxique* que la cocaïne et jouit de propriétés antiseptiques. Les solutions aqueuses sont très stables car elles ne contiennent aucun groupe saponifiable comme le groupe éthérique de la cocaïne et de l'eucaïne.

Il est un fait sur lequel nous croyons devoir insister à propos de la cocaïne ; fait commun à tous les composés qui, utilisés en thérapeutique, possèdent au nombre de leurs propriétés physiques une action sur la lumière polarisée.

Obtenus par synthèse, ces composés sont inactifs sur la lumière polarisée. De mêmes actions chimiques en effet ne peuvent avoir une énergie différente et inégale ; aussi doivent-elles fournir autant de composé lévogyre que de composé dextrogyre dont le mélange en quantités égales donne nécessairement un corps inactif.

Retirés du règne végétal, ces composés dévient dans un sens ou dans un autre, comme nous l'avons vu, le plan de la lumière polarisée. L'expérience a montré que tous les composés inactifs sur la lumière polarisée étaient moins toxiques que ceux actifs dans un sens ou dans un autre.

Une modification du pouvoir rotatoire d'un alcaloïde sera donc suivie d'une modification de ses propriétés physiologiques. Or les recherches de E. SCHMIDT sur les alcaloïdes des Solanées ont montré que le mode de préparation d'un alcaloïde était parfaitement capable de modifier son pouvoir rotatoire initial. On sait, en effet, qu'une même plante peut fournir un alcaloïde de pouvoir normal ou légèrement affaibli, selon que l'on emploie pour l'isoler du bicarbonate de soude, de l'ammoniaque ou des bases fortes telles que la potasse ou la soude concentrées.

Le fait pourrait peut-être servir à interpréter les différences d'action physiologique observées pour divers échantillons commerciaux de cocaïne. Depuis quelque temps déjà en effet, l'équivalent toxique des diverses marques de cocaïne est essentiellement variable, et paraîtrait plutôt devoir augmenter. Or cette variabilité ne serait elle pas due au mode d'obtention de ce composé : on sait en effet que cette base est obtenue industriellement, à l'heure actuelle, en partant de l'ecgonine fournie par le dédoublement en masse de tous les alcoloïdes de la coca.

Une telle variabilité d'actions est très préjudiciable, surtout lorsqu'il s'agit d'un produit aussi important que la cocaïne. Les quelques phénomènes d'intoxication récents qu'on a pu signaler dans l'emploi de la cocaïne, paraissent être imputables non pas au composé en lui-même, mais à son mode de préparation industrielle.

DES SUCCÉDANÉS DE LA COCAÏNE

On a tenté de remplacer dans la cocaïne le radical alcoolique ou éthylique par un autre radical également alcoolique, méthylique, propylique, isobutylique. Ces derniers, d'après FALCK, agissent sur l'organisme comme la cocaïne ordinaire : mais si l'on vient à substituer à l'acide benzoïque un autre acide aromatique, aucun de ces nouveaux composés ne possède les propriétés anesthésiantes de la cocaïne.

Le résultat de ces recherches et des remarques de FILHEN sur les propriétés anesthésiantes de corps à fonction alcool ou phénol autres que celles de la série de la cocaïne, éthérifiée par l'acide benzoïque (benzoyl-morphine, benzoyl-quinine), ont conduit quelques industriels à préparer des corps similaires, les *Eucaïnes*.

Actuellement on connaît deux Eucaïnes :

L'**Eucaïne** *A* ou éther *méthylique* de l'acide *benzoyl-méthyl-tétraméthyl, γ. oxypipéridine carbonique ;*

L'**Eucaïne** *B* ou éther *benzoïque* de la *triméthyloxypipéridine.*

L'emploi du chlorhydrate de ces deux bases a été proposé aux lieu et place de celui de la cocaïne.

Ces chlorhydrates sont solubles dans environ 20 fois leur poids d'eau. Leurs solutions ne sont pas décomposées comme celles de la cocaïne par l'ébullition, et peuvent être stérilisées.

On a également préconisé, comme succédané de la cocaïne, l'**Holocaïne**. Ce composé est la *paradiéthoxyéthényl-diphényla-midine.* Son chlorhydrate qui se présente également sous forme d'aiguilles blanches est soluble dans l'eau, dans la proportion de 2,5 p. 100. Les solutions aqueuses de ce sel sont également stérilisables.

Enfin, dans ces derniers temps, on a présenté un nouvel anesthésique, l'**Orthoforme**, qui donne lui aussi un chlorhydrate soluble dans l'eau. L'orthoforme est l'éther *p. amido-oxy-benzoy-méthylique.*

De tous ces composés l'*Holocaïne* est la seule qui paraisse devoir donner de bons résultats dans certaines applications particulières, oculistique, odontologie. Les *Eucaïnes* qu'on a tenté de substituer à la cocaïne sont des anesthésiques inférieurs à celles-ci, et dont la toxicité à peine un peu plus faible que celle de la cocaïne fait que le praticien ne doit se servir de tels anesthésiques qu'avec grande prudence. Quant à l'*Orthoforme*, ce corps n'a pas encore été l'objet d'une étude physiologique assez détaillée pour qu'on puisse conclure sur ses effets médicamenteux.

XI. — ALCALOÏDES DES PAPAVÉRACÉES

Les seuls alcaloïdes importants au points de vue thérapeutique sont fournis par l'opium. Ces alcaloïdes très nombreux, augmentant chaque jour, sont probablement, quelques-uns exceptés, des modifications isomériques ou des produits de décomposition se formant pendant l'extraction. Les plus importants d'entre eux sont donnés dans le tableau suivant, dressé par Smith, avec la quantité approximative de chacun dans l'opium :

Morphine	10	grammes p. 100
Narcotine	6	—
Papavérine	1	—
Codéine	30	centigr. p. 100
Thébaïne	15	—
Narcéine	2	—

MORPHINE
$C^{17}H^{19}AzO^3H^2O$

Caractères. Propriétés. — C'est une base qui dérive du phénanthrène, elle possède une fonction alcoolique et une fonction phénolique. C'est une base végétale très puissante.

Elle se présente en prismes incolores, amers, peu solubles dans l'eau, solubles dans 40 parties d'alcool, insolubles dans l'éther.

Les solutions aqueuses de ses sels obtenues dans l'eau distillée sont inaltérables à l'abri de l'air et de la lumière lorsqu'elles sont pures, mais il n'est pas rare de les voir jaunir, devenir acides et laisser déposer des cristaux. La coloration jaune paraît être due à la formation de *morphéline*, les cristaux à la présence de *déhydromorphine*.

Essai. Réactions. — L'acide azotique colore la morphine en *rouge*.

Triturée avec l'acide iodique et de l'empois d'amidon, en raison de sa grande oxydabilité, elle met en liberté l'iode qui colore l'empois en bleu.

Traitée par le *réactif de Frœhde*, elle prend une coloration *violette* qui vire au *vert*, puis au *brun*, puis au *jaune* et qui passe au *bleu violet* au bout de vingt-quatre heures.

La solution sulfurique de morphine traitée à froid par le *réactif de Frœhde* prend une coloration *lilas* ; si on chauffe la solution sulfurique avant d'ajouter le réactif, la coloration que l'on obtient dans ce cas est *verte* ; et si on ajoute alors un cristal de nitre la solution vire au *rouge pour pâlir et disparaître* (BRUYLANTS).

Usages. Mode d'emploi. — La morphine est un *calmant énergique.* On l'emploie à l'intérieur à la dose de 1 à 5 centigr. A l'extérieur elle est utilisée en injection sous-cutanée sous forme de chlorhydrate à la dose de 1 à 2 centigrammes ou sous forme d'huile morphinée au millième.

Elimination. — La morphine ne se retrouve pas dans l'urine. DRAGENDORFF dit l'avoir trouvée dans les matières fécales.

CHLORHYDRATE DE MORPHINE

$$C^{17}H^{19}AzO^3,JICl.3H^2O$$

Caractères. Propriétés. — Il se présente sous forme de *petits cubes* caractéristiques, solubles dans 20 parties d'eau, 20 parties de glycérine et 50 parties d'alcool à 90° qui le déshydrate.

Il renferme 75,90 p. 100 d'alcaloïde.

Usages. Mode d'emploi. — Il est préféré à la morphine en raison de sa grande solubilité ; il s'emploie aux mêmes doses que la morphine sous forme de solution au 50° ou au 100°.

APOMORPHINE

$$C^{17}H^{17}.AzO^2$$

Préparation. — Cet alcaloïde artificiel s'obtient en déshydratant la morphine et en chauffant celle-ci en tube scellé entre 140 et 150°.

Caractères. Propriétés. — L'apomorphine se présente en cristaux incolores, solubles dans l'eau, plus solubles encore dans l'alcool, l'éther et le chloroforme. Les *solutions aqueuses et alcooliques* sont *vertes*, ses solutions *éthérées rouges* et les solutions *chloroformiques violettes*.

Lorsqu'elle est humide, elle s'oxyde au contact de l'air et verdit rapidement sans perdre ses propriétés physiologiques.

Réactions. — Elle doit se dissoudre facilement dans l'éther et le chloroforme quand elle ne contient pas de morphine.

Le *perchlorure de fer* lui donne une *teinte rose*, tandis qu'il colore la *morphine* en *bleu vert*.

La solution sulfurique d'apomorphine traitée dans les mêmes conditions que la solution sulfurique de morphine, donne dans les trois cas une coloration *vert-bleu* (BRUYLANTS).

Usages. Mode d'emploi. — C'est un *émétique énergique* à la dose *de 5 milligrammes à 1 centigr. en injection hypodermique.*

CHLORHYDRATE D'APOMORPHINE

$$C^{17}H^{17}AzO^2.HCl.$$

Caractères. Propriétés. — Ce sel est incolore, soluble dans 30 parties d'eau froide, 20 parties d'alcool, insoluble dans l'éther. L'air et la lumière le colorent rapidement en vert.

Il renferme 87,95 p. 100 d'apomorphine.

Les solutions *aqueuses sont vertes.*

Usages. Mode d'emploi. — Ce sel s'emploie aux mêmes doses et au même titre que l'apomorphine.

NARCÉINE

$$C^{23}H^{29}AzO^9,H^2O$$

Caractères. Propriétés. — Cet alcaloïde se présente en belles aiguilles fines, insolubles dans l'éther, presque insolubles dans l'eau et l'alcool, solubles dans le chloroforme.

Réactions. — Chauffée avec un peu d'acide sulfurique

et une trace de phénol, la narcéine donne une magnifique coloration *rouge*.

Avec le *réactif de Frœhde*, sa solution vire au *vert brunâtre*, puis au *vert* et finalement au *rouge*.

La solution sulfurique de narcéine traitée dans les mêmes conditions que la solution sulfurique de morphine, donne dans le premier cas une coloration *brune* qui vire au *vert* puis au *bleu*, et dans les deux autres cas une coloration *vert sale* (BRUYLANTS).

Usages. Mode d'emploi. — La narcéine est un *hypnotique* moins énergique que la morphine, mais il est *moins toxique et non convulsivant*. On emploie son chlorhydrate à la dose de 1 à 3 centigr. sous forme de sirop.

CODÉINE

$$C^{17}H^{17}(OH)(OCH^3)AzO.H^2O$$

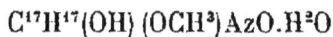

Caractères. Propriétés. — La codéine ou éther méthylique de la morphine se présente en cristaux solubles dans l'eau, très solubles dans l'alcool, l'éther et le chloroforme.

Réactions. — Traitée par le sulfosélénite d'ammonium, la codéine prend une teinte *verte*.

Mêlée à du sucre et touchée avec de l'acide sulfurique, elle devient *pourpre*, vire au *violet*, puis de nouveau au *pourpre*.

La solution sulfurique de codéine traitée dans les mêmes conditions que la solution sulfurique de morphine, donne dans les deux premiers cas une coloration *vert sale* qui vire au *bleu*, et dans le troisième cas la même *réaction que la morphine* (BRUYLANTS).

Usages. Mode d'emploi. — On l'utilise comme *sédatif* de la sensibilité et des spasmes musculaires à la dose de 1 à 5 centigrammes sous forme *de sirop*.

XII. — ALCALOÏDES DES RENONCULACÉES

Les Aconits et les Hydrastis sont les seules plantes fournissant des alcaloïdes utilisés en thérapeutique. Ces alcaloïdes sont l'*aconitine* et ses sels et l'*hydrastine*.

ACONITINE

$$C^{33}H^{47}Az.O^{12}$$

Origine. — De nombreux alcaloïdes ont été retirés des Aconits.

L'*Aconitum Napellus* contiendrait de l'*aconitine*, de la *pseudo-aconitine*, de la *picroaconitine*, de l'*isoaconitine*, de l'*aconine*. Seul, ce dernier alcaloïde n'a qu'une action toxique très faible; les quatre autres sont tous énergiquement toxiques, et fournissent des produits de dédoublement très voisins.

L'*A. ferox* renferme de la *pseudoaconitine*;

L'*A. Fisheri*, contient un alcaloïde analogue à l'aconitine, (MANDELIN), et également très toxique, la *japaconitine*.

L'*A. Heterophyllum*, donne l'*atisine*, identique à l'isoaconitine; l'*A. lycoctonum*, la *lycoaconitine*, toxique; l'*A. septentrionale*, la *lapaconitine* également toxique.

Deux alcaloïdes seulement paraissent préexister dans la plante: l'*aconitine française* ou *éther benzoylacétique de l'aconine*: l'*aconitine anglaise* ou *pseudo-aconitine veratroylaconine*.

L'*aconitine française est seule utilisée.* On la retire surtout de la racine de la plante qui en renferme une proportion variable suivant son lieu d'habitat et la variété qui la fournit.

Généralement cette proportion oscille *entre 1 gramme et 5 grammes* (var. lycoctonum) *par kilogramme de substance employée*

L'aconitine française existe sous deux formes:

A. L'*aconitine amorphe, produit impur* qui doit être rejeté;

B. L'*aconitine cristallisée, produit très pur*. Cet alcaloïde s'obtient par décomposition de son bromhydrate, insoluble dans l'éther, que l'on obtient par précipitation de la solution éthérée d'aconitine à l'aide de quelques gouttes d'acide bromhydrique.

Caractères. Propriétés. — L'aconitine cristallisée est soluble dans 750 parties d'eau froide, dans 24 parties d'alcool à 90°, dans 5 parties de chloroforme, dans 64 parties d'éther. Elle est insoluble dans la glycérine mais paraît assez soluble dans l'eau chargée d'acide carbonique.

C'est une substance très altérable, des traces d'acides

ou d'alcalis suffisent pour la dédoubler en aconine et en produits acides. Ce dédoublement peut même s'effectuer dans les préparations galéniques qui en renferment (MANDELIN).

Réactions. — *L'aconitine ne donne pas lieu à des réactions colorées caractéristiques.* Lorsque ces réactions ont lieu, c'est que le produit est impur, aussi est-il bien difficile d'arriver à caractériser cet alcaloïde par les réactifs chimiques.

Pour DUQUESNEL, un des caractères importants de l'aconitine est de causer, lorsqu'on la dépose sur la langue, une sensation de fourmillements et de picotements analogue à celle que produit la racine de pyrèthre.

La réaction chimique un peu caractéristique de l'aconitine serait, selon JURGENS, la forme cristalline lamelleuse microscopique du précipité obtenu en ajoutant à une solution du produit dans une goutte d'acide acétique un petit cristal d'iodure de potassium.

La seule réaction certaine de cet alcaloïde, est *l'expérimentation physiologique.* Cette substance donne, en effet, lieu à des phénomènes typiques et spéciaux, à dose inférieure à un dixième de milligramme. Aussi est-ce à l'expérimentation physiologique qu'il faille recourir en cas de recherche toxicologique.

Usages. Mode d'emploi. — L'aconitine est un *calmant du système nerveux.* Elle se prescrit à la *dose de un dixième de milligramme* sous forme de *solution* ou *granules.* Elle est rarement employée ; toutefois, on lui préfère, mais à tort, son azotate.

AZOTATE D'ACONITINE

La composition de ce sel est loin d'être connue avec certitude. Les uns lui attribuent la formule

$$C^{33}H^{47}AzO^{12}.AzO^3H$$

les autres,

$$(C^{33}H^{47}AzO^{12})^2.3\ AzO^3H$$

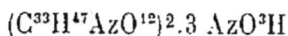

Sa *teneur en aconitine n'est donc pas fixe.* C'est un sel à réaction acide soluble dans l'eau froide.

Usages. Mode d'emploi. — *L'azotate d'aconitine doit se prescrire aux mêmes doses et de la même manière que l'aconitine cristalline.*

HYDRASTINE

Caractères. Propriétés. — L'hydrastine s'extrait de la racine de l'Hydrastis canadensis; cette *racine renferme* 1 p. 100 *d'alcaloïde*

L'hydrastine est en cristaux incolores, amers, solubles dans l'alcool et dans l'éther, insolubles dans l'eau. Elle forme des sels avec les acides minéraux, mais ne paraît pas se combiner aux acides organiques.

Réactions. — Traitée par l'acide nitrique, l'hydrastine donne une coloration *jaune,* puis *rouge jaunâtre,* qui par addition d'eau fournit une *fluorescence bleue.*

Usages. Mode d'emploi. — L'hydrastine est un tonique employé dans les hémorragies utérines. Elle se prescrit en *pilules* à la dose de 5 à 30 *centigr. par jour.*

CHAPITRE VIII

GLUCOSIDES

GÉNÉRALITÉS

Les *glucosides* sont des principes immédiats, qui sous l'influence des agents d'hydratation se scindent en une ou plusieurs molécules de sucre et en produits divers.

Les glucosides sont très nombreux dans le règne végétal, ils sont en général amorphes, solubles dans l'eau, l'alcool et l'éther.

Leur dédoublement fournit tantôt uniquement des matières sucrées, tantôt du sucre et des matières variées (*phénols, substances azotées*)

Les *premiers* de ces glucosides jouent dans la plante le *rôle de réserves alimentaires;* les *seconds* constituent surtout *des moyens de défense.* La plupart du temps, ce sont des produits très actifs, qui sont des poisons violents ou fournissent par dédoublement des produits odorants et doués d'amertume prononcée.

Le plus souvent un de leurs produits de dédoublement est un corps à *fonction phénolique*, ce qui explique les *réactions colorées* que les glucosides fournissent au contact du perchlorure de fer.

Un fait très remarquable du dédoublement des glucosides est le suivant : tantôt ces corps en se dédoublant donnent naissance à des corps inoffensifs, alors que le glucoside est très toxique, ou à des corps très toxiques alors que le glucoside est inoffensif. Sous l'influence de l'hydratation, en effet, l'*helléborine* donne du glucose et de l'*helléboritine*, corps non vénéneux, et l'*amygdaline*, principe inoffensif sous certaines influences, donne lieu en se dédoublant à la formation d'un poison extrêmement énergique, l'*acide cyanhydrique*.

I. — GLUCOSIDES DES LILIACÉES

CONVALLAMARINE

$$C^{23}H^{44}O^2$$

Caractères. Propriétés. — La convallamarine se rencontre dans le *muguet* qui *en renferme environ* 2 p. 1000 à l'état frais. Elle se présente sous forme de poudre blanche, soluble dans l'eau et dans l'alcool.

Réaction. — Mouillée avec un peu d'eau, puis additionnée d'un peu d'acide sulfurique, la convallamarine donne lieu à une coloration *bleu violacé*.

Usages. Mode d'emploi. — C'est un tonique du cœur et un diurétique. Elle se prescrit à la dose de 5 à 10 centigr. sous forme de *cachets* ou de *pilules*.

II. — GLUCOSIDES DES SALICINÉES

Les écorces de différents saules et de quelques peupliers renferment un glucoside, la *salicine*.

SALICINE

Cette substance se présente sous forme d'aiguilles brillantes, solubles dans l'eau et l'alcool, l'éther. Sa saveur très amère persiste dans une solution très étendue à 1 p. 1500.

La salicine sous l'influence des hydratants se dédouble en glucose et en saligénine ou alcool salicylique.

L'*éther méthylique* de la saligénine, ou *caféone*, constitue la partie odorante du *café torréfié*.

L'*éther benzoïque* de la salicine constitue *la populine* que l'on trouve dans les *bourgeons de peuplier*.

Usages. Mode d'emploi. — La salicine se prescrit comme *antipyrétique* à la dose de 5 à 10 grammes.

III. — GLUCOSIDES DES SCROFULARIACÉES

GLUCOSIDES DE LA DIGITALE

Les feuilles et les semences de digitale pourprée et de digitale jaune renferment des glucosides doués d'une action très énergique sur l'organisme animal. Leur nombre et leur nature sont l'objet encore maintenant de nombreuses discussions.

Jusqu'en 1875, d'après le travail de NATIVELLE, on admettait qu'elles renfermaient quatre principes :

1° De la *digitaline cristallisée*, glucoside ;

2° De la *digitaline amorphe*, glucoside amorphe ;

3° De la *digitaléine ;*

4° De la *digitine.*

De ces quatre produits les deux premiers sont insolubles dans l'eau mais solubles dans le chloroforme ; les deux derniers solubles dans l'eau.

A cette époque SCHMIEDEBERG publia un travail dont les conclusions sont les suivantes : la digitale renferme quatre glucosides différents, *deux solubles dans l'eau :*

a. *La digitonine*, poudre blanche amorphe ;

b. *La digitaléine*, poudre amorphe soluble dans l'alcool, partiellement soluble dans le cloroforme.

Deux *insolubles dans l'eau :*

a. La *digitaline allemande*, produit granulé, amorphe, presque insoluble dans le chloroforme, soluble dans l'alcool.

b. La *digitoxine*, soluble dans le chloroforme.

La digitaline que SCHMIEDEBERG décrivait n'était pas identique aux deux digitalines françaises.

Les travaux de HOUDAS et de KILIANI ont mis un peu de jour dans cette question. Il semble résulter de leurs recherches que :

1º La *digitaléine* de SCHMIEDEBERG était un mélange de *digitonine* avec une petite quantité de *digitaline* et de *digitoxine*;

2º La *digitoxine* de SCHMIEDEBERG n'était pas un produit pur.

Les feuilles de digitale renfermeraient trois glucosides :

a. La *digitaléine* ou *digitonine* se dédoublant sous l'influence des agents d'hydratation en *digitogénine* et deux molécules de sucre (dextrose et galactose);

b. La *digitaline* se dédoublant par hydratation en *digitaligénine* et en deux molécules de sucre (*dextrose* et *digitalose*);

c. La *digitoxine* se dédoublant de même en *digitoxigénine* et en *digitoxose*.

Toutefois il est impossible d'admettre les résultats des travaux de KILIANI. Cet auteur en effet considère la *digitaline cristallisée française comme un mélange de digitoxine* et de *digitogénine*. Or les travaux de LAFON et d'ARNAUD établissent nettement la fixité et la constance de la composition chimique de la digitaline cristallisée. Les travaux de KELLER, en Allemagne, montrent que dans un grand nombre de circonstances il est impossible d'obtenir de la digitoxine pure et que le produit désigné sous ce nom contient souvent de la digitaline allemande.

En admettant que le produit isolé par KILIANI soit un produit pur, quelles conclusions tirer au sujet de ces glucosides.

La formule donnée par KILIANI à son produit est *identique* à la formule de la digitaline cristallisée française ; mais l'accord est loin d'exister sur les caractères chimiques fournis par ces deux corps qui ne paraissent pas identifiés.

Aurait-on affaire à un composé capable de se présenter sous deux états différents ? Est-ce une modification moléculaire ? Rencontrerait-on ici les mêmes phénomènes que ceux constatés pour les diverses aconitines cristallisées ou pour les glucosides des *adonis* ?

Toutes ces questions ne paraissent pas devoir être résolues dans l'état actuel des choses.

Les différents produits isolés jusqu'ici de la digitale se rencontrent dans le commerce, les uns vendus sous le nom réel, les autres vendus comme digitaline. Or l'action exercée sur l'organisme par ces divers produits étant d'intensité variable, la digitoxine ayant une tonicité supérieure aux digitalines françaises (François Franck), il est donc nécessaire pour le thérapeute de faire un choix judicieux parmi ces produits.

Les produits français *sont les seuls* qui présentent une *action constante ;* ce sont :

A. *La digitaline cristallisée chloroformique du Codex.*

B. *La digitaline amorphe chloroformique du Codex.*

Chaque fois que le médecin voudra prescrire un des principes actifs de la digitale, c'est aux deux produits français qu'il devra avoir recours, produits inscrits au Codex.

Caractères. Propriétés. — Les feuilles de digitale renferment environ 1 p. 1000 de digitaline cristallisée.

La digitaline cristallisée se présente sous forme d'aiguilles incolores très amères, insolubles dans l'eau, solubles dans 12 parties d'alcool. Le chloroforme est son meilleur dissolvant.

Réactions. — Kiliani prétendait caractériser ses trois glucosides par les réactions suivantes :

Il versait dans un tube à essai 45 centimètres cubes de la solution suivante :

SO⁴ H concentré .... 100 centigr.
Solution de sulfate ferrique à 5 p. 100 ... 1 —

puis ajoutait une parcelle de la substance.

Avec de la *digitonine* on n'obtient rien; au bout d'un certain temps il se forme une coloration *jaune.*

Avec la *digitaline* on obtient une coloration *jaune* qui vire au *rouge,* puis au *rouge violacé foncé.*

Avec la *digitaline cristallisée* on obtient une sorte de coloration *brun noirâtre.*

Ces réactions colorées peuvent servir à démontrer combien il est imprudent de se baser sur leur production pour essayer de caractériser un alcaloïde ou un glucoside. En effet, BEITTER a constaté que les écorces de quinquina traitées par différents procédés donnaient les réactions des trois glucosides de KILIANI. Ces réactions dans ce cas particulier sont fournies par l'acide quinotannique.

M. le professeur POUCHET a insisté à maintes reprises sur des faits de même nature, montrant combien peu sûre est la base que nous offrent les réactions colorées pour établir le diagnostic de ces composés. Aussi faut-il dans les recherches médico-légales contrôler ces colorations par l'expérimentation physiologique.

LAFON a proposé pour la digitaline cristallisée un réactif bien plus caractéristique : une trace de digitaline additionnée d'alcool sufurique au cinquième puis d'une goutte de perchlorure de fer donne une coloration d'un *bleu verdâtre* persistant plusieurs heures.

La digitaline cristallisée et la digitaline amorphe française fournissent encore deux réactions colorées. En présence d'acide chlorhydrique, elles se colorent en *vert émeraude*. En présence d'acide sulfurique la coloration est *brun rouge.*

Usages. Mode d'emploi. — Les *digitalines françaises* s'emploient en solutions ou en granules à la dose de *un quart de milligramme* à un *milligramme.* Cette dernière dose *peut se donner en une seule fois mais à la condition de ne pas la renouveler.* Des doses de *un dixième à un quart de milligramme* ne doivent être *administrées que pendant quatre ou cinq jours au maximum,* et la médication ne doit être reprise *qu'après un repos de dix à vingt jours,* de façon à éviter des phénomènes d'intoxication graves, et souvent mortels, dus à l'accumulation du principe dans l'organisme.

IV. — GLUCOSIDES DES APOCYNÉES

STROPHANTINE

Origine. — Ce glucoside est fourni par les semences des divers Strophantus.

La semence du *Strophantus glabre* renferme 5 p. 100 de strophantine, celle du *Strophantus kombé* 0,9 p. 100, celle du *Strophantus hispidus* 0,6 p. 100.

Caractères. Propriétés. — La strophantine extraite du Strophantus kombé se présente sous forme d'aiguilles incolores solubles dans 43 parties d'eau froide, dans 13 parties d'alcool froid et très soluble dans la glycérine.

Sa solution aqueuse est légèrement acide, elle mousse fortement et présente une amertume excessive.

Réactions. — Traitée par l'acide sulfurique à 10 p. 100, elle donne une solution incolore, qui, chauffée entre 43 et 49 degrés devient *verte*, puis *bleu-violet*, et, après deux heures, d'un *noir violacé*.

Le *réactif de Fræhde* donne avec la strophantine une coloration *verte*, *orange*, puis *rouge*, qui à chaud vire au *brun foncé* puis au *vert*.

Usages. Mode d'emploi. — C'est un sédatif du cœur employé en granules à la dose de *un vingtième à un dixième de milligramme.*

Malheureusement la strophantine n'est pas toujours identique à elle-même, on trouve dans le commerce des strophantines retirées des Strophantus hispidus et Strophantus glabre et qui possèdent des propriétés différentes de celle de l'espèce précédente.

V. — GLUCOSIDES DES LÉGUMINEUSES

GLYCYRRHYZINE

Ce glucoside se rencontre dans la *racine de réglisse.* C'est une substance à fonction acide insoluble dans l'eau et insipide. On l'extrait de la racine en le combinant à l'ammoniaque. Cette combinaison à saveur sucrée est désignée sous le nom de *glyzine.*

Caractères. Propriétés. — La glycyrrhyzine a l'aspect d'un vernis brun translucide très friable. Elle est soluble dans l'eau froide à laquelle elle communique une saveur sucrée, une couleur jaune et la propriété de mousser par l'agitation. *Elle masque très bien la saveur désagréable de quelques médicaments* tels que l'*ipéca*, le *sulfate de magnésie*, l'*iodure de potassium*, le *salicylate de soude*, mais non, comme on l'a prétendu, la saveur amère des sels de quinine.

On l'associe aux solutions de ces sels à la dose de 5 à 10 centigrammes pour 200 centimètres cubes de liquide.

VI. — GLUCOSIDES DES RUTACÉES

QUASSINES

Le *Quassia amara* fournit quatre principes actifs, qui sont considérés comme des glucosides homologues les uns des autres et dont le premier répond à la formule brute $C^{32} H^{4} O^{10}$.

Le *Quassia excelsa* a de plus en plus des tendances à être employé aux lieu et place du Quassia amara; il ne renferme pas de quassine, mais une série de principes désignés sous le nom de *picrasmines*.

Il en résulte qu'une certaine quantité de quassines du commerce est constituée en partie ou même en totalité par de la picrasmine.

La quassine se rencontre dans le commerce sous deux variétés amorphes et une cristallisée. Les deux premières sont plus ou moins impures et doivent être rejetées. La quassine cristallisée est un stimulant de l'appétit et de la fibre musculaire du tube digestif, en granules à la dose de 1 à 2 milligrammes.

VI. — GLUCOSIDES DES RENONCULACÉES

ADONIDINE

Ce glucoside provient de l'*Adonis vernalis*, qui en contient 0,20 p. 1.000 grammes de plante sèche.

C'est une poudre jaune amorphe, de saveur amère, inso-

luble dans l'éther et le chloroforme, non soluble dans l'eau,
plus soluble dans l'alcool.

Succédané de la digitaline, à la dose de 0,02 à 0,025 par
jour, son action serait rapide (HUCHARD).

Toutefois ce glucoside n'est pas toujours identique à lui-
même ; car on lui substitue parfois les glucosides retirés de
deux espèces voisines, l'*A. œstivalis* et l'*A. amurensis* ; glucosides qu'on désigne sous le nom d'*Adonines*. Ces produits
présentent une action physiologique semblable mais d'intensité différente.

Les réactions suivantes permettraient de distinguer ces
trois composés.

	Adon. vernalis.	A. æstivalis	A. amurensis.
Acide azotique . .	»	col. *rose*.	col. *bleu indigo*.
Ac. chlorhydrique.	{ col. rose puis vert à chaud.	»	»

CORPS NON CLASSÉS

PICROTOXINE

La picrotoxine s'extrait de la *coque du Levant*.

Les plus récentes recherches effectuées sur la picrotoxine
ont montré qu'elle est formée d'un mélange de 34 p. 100
de *picrotine* et de 66 p. 100 de *picrotoxinine;* ce n'est donc
pas un corps de composition constante.

Caractères. Propriétés. — Elle se présente sous forme
de cristaux incolores, d'une amertume insupportable, solubles dans 150 parties d'eau froide, dans 10 d'alcool à 90°,
dans 2,5 d'éther.

Réaction. — Traitée par l'acide sulfurique, elle donne
une coloration *rouge orangé* qu'un cristal de bichromate
de potasse fait passer au *vert*.

Usages. Mode d'emploi. — On la préconise dans le traitement de l'épilepsie et de la chorée à la dose de 1 à 5 milligrammes en solution ou en granules. Elle agit comme poison stupéfiant sur les poissons.

CHAPITRE IX

ALBUMINES

GÉNÉRALITÉS

On désigne sous le nom d'*albumines* des substances de nature azotée constituant la masse principale des tissus animaux et qui jouent un rôle essentiel dans le développement des tissus végétaux.

Les propriétés chimiques et physiques de ces substances, qu'elles soient d'origine animale ou végétale, sont *extrêmement voisines* les unes des autres.

Ce sont des substances essentiellement constituées de *carbone, d'hydrogène, d'oxygène, d'azote* et de *soufre*; quelques-unes contiennent en outre du *phosphore*. Elles jouissent de propriétés acides et *forment des sels avec les métaux*.

On a discuté et on discutera longtemps encore sur la constitution de ces substances. Les travaux de Schutzenberger ont mis hors de doute la nature d'uréide complexe de ces composés.

La présence constante dans les produits de dédoublement de ces substances de *tyrosine*; la facilité avec laquelle sous l'influence de la digestion pancréatique elles donnent de l'*indol* et du *scatol* ont conduit certains auteurs à admettre la présence dans la molécule de ces composés de noyaux aromatiques.

D'après M. Gautier, les albumines renferment dans leur molécule *un noyau de tyrosine*. D'après Nencki, en dehors du noyau de tyrosine elles renferment deux autres noyaux, un d'acide *scatolacétique* et un d'acide *phénylamidopropionique*.

Les *gélatines* ne renfermeraient que le dernier de ces noyaux.

Enfin, à l'heure actuelle, quelques expériences tendraient à prouver que la *caséine* pourrait renfermer *un noyau de pyridine*.

La majeure partie de ces composés ne diffusent pas; ce sont des substances *colloïdes*.

On les divise en *trois grands groupes* :

1° Les *substances albumoïdes naturelles* telles que l'albumine du blanc d'œuf, la caséine du lait, la légumine des Légumineuses;

2° Les *protéides* : on désigne sous ce nom des substances formées par la combinaison d'une substance albuminoïde et d'une autre substance organique non albuminoïde, ex. : l'hémoglobine ;

3° Les *albuminoïdes* qui renferment les substances albuminoïdes qui ne rentrent pas dans les deux groupes précédents, ex. : la gélatine.

Les trois groupes renferment des produits intéressant l'art de guérir.

I. — ALBUMINES NATURELLES

Les unes sont solubles dans l'eau et coagulables par la chaleur, l'alcool; ce sont les *albumines proprement dites*. Les autres sont insolubles dans l'eau distillée, solubles dans les alcalis caustiques étendus et dans les solutions aqueuses de chaux, de magnésie, et ne sont pas coagulées par la chaleur; ce sont les *caséines*.

Elles donnent des *réactions de coloration* communes à toutes.

Réaction xantho-protéique. — Chauffées en solution avec un peu d'acide azotique, elles se colorent en *jaune serin*.

Réaction du biuret. — Traitées par un excès d'une lessive alcaline et par une petite quantité d'une solution diluée de sulfate de cuivre, leurs solutions se colorent en *bleu violacé*.

Réaction de Millon. — Plongées dans ce réactif, elles se colorent en *rouge brique* lentement à la température ordinaire et plus rapidement à chaud.

Elles donnent les *réactions de précipitation* suivantes :

1° L'acide nitrique versé dans leurs solutions les coagule;

2° Si à leur solution acidifiée par l'acide acétique on ajoute une petite quantité de solution aqueuse de ferrocyanure de potassium, elles sont précipitées.

Lorsqu'on fait agir sur ces substances le suc gastrique, le suc pancréatique ou les acides et les alcalis à l'ébullition, on obtient toute une série de produits analogues à ceux qui se produisent dans la digestion naturelle, produits d'hydratation et à poids moléculaire de moins en moins élevé :

1° Les *syntonines*;

2° Les *protéoses vraies ou albumoses*;

3° Les *peptones*.

Ces substances ne sont pas coagulables par la chaleur.

ALBUMINE

On ne l'utilise pas pure, mais telle que la fournit l'œuf de poule, délayée dans l'eau et aromatisée, à la dose de un à quatre blancs, comme analeptique, adoucissant.

On l'a vantée comme antiacide dans l'hyperchlorhydrie.

C'est un contrepoison des sels de mercure et de cuivre, mais il est important de ne pas en ingérer un grand excès qui redissoudrait le précipité formé.

ALBUMINATE DE FER

Nous avons vu que l'albumine pouvait se combiner aux oxydes métalliques pour donner des albuminates. La combinaison de l'albumine avec l'acide ferrique a été préconisée comme préparation de fer très assimilable, sous le nom d'albuminate de fer. On peut la préparer de façons très différentes : le commerce la fournit généralement en solution titrée à 5 p. 100 d'oxyde ferrique. On l'utilise à la dose de 20 à 50 centigrammes.

Le produit commercial désigné sous le nom de *ferratine* et considéré comme identique à la combinaison de fer qui existe dans le foie, semble en réalité n'être qu'un albuminate de fer préparé par dialyse.

ALBUMINATE DE MERCURE

L'albuminate de mercure est obtenu en versant dans une solution d'albumine d'œuf une solution de sublimé à 5 p. 100 et en ajoutant une solution de chlorure de sodium en quantité suffisante pour redissoudre le précipité formé. C'est donc sous forme de solution titrée à 1 p. 100 de mercure qu'on emploie cette combinaison à la dose de 1/2 à 1 centimètre cube.

FORMALDÉHYDE-ALBUMINES

Les albumines peuvent se combiner à l'aldéhyde formique. Cette classe nouvelle de dérivés albuminoïdes renferme des composés assez instables. La combinaison obtenue avec l'albumine d'œuf porte le nom de *protogène*.

C'est une poudre jaune, sèche et soluble dans l'eau froide.

C'est une substance, d'après BLUM et SCHLESINGER, très assimilable augmentant l'absorption des graisses ; elle est indiquée dans les cas de sténose stomacale à la dose de 60 grammes par jour.

ALBUMINES VÉGÉTALES

Jusqu'à ces dernières années, la thérapeutique ne faisait guère usage que du gluten de blé dans l'alimentation des diabétiques, mais depuis quelque temps l'emploi de l'albumine végétale (du blé, des Légumineuses) paraît fort en vogue.

ALBUMINES DES CÉRÉALES

Le *blé* renferme deux variétés d'albumine très analogues à l'albumine du blanc d'œuf, une *protéose* et deux substances également de nature albuminoïde, la *gladine* ou gélatine végétale soluble dans l'eau, la *gluténine* ou fibrine végétale insoluble dans l'eau.

Ces albumines constituent une poudre sèche, jaune, presque sans goût ni odeur. Leur valeur nutritive est la même que celle des aliments du règne animal. On les administre sous forme de pain à la dose de 20 à 50 grammes.

Les albumines du blé associées à un peu d'hydrate de carbone et de son constituent vraisemblablement le produit breveté allemand désigné sous le nom d'*aleuronat* et auquel on attribue des propriétés alimentaires merveilleuses.

GLUTEN

On appelle ainsi la partie de la farine qui s'agglutine quand on malaxe cette farine sous un filet d'eau.

Le gluten est formé par l'association des deux matières albuminoïdes du blé, la *gladine* et la *gluténine*. Ces deux substances sont absolument nécessaires à sa formation.

La *gladine* forme avec l'eau une masse gluante que la présence des sels qui l'accompagnent dans le blé empêche de devenir entièrement soluble.

La *gluténine* apporte de la solidité au gluten, formant un noyau auquel la gladine adhère et dont l'eau ne peut la détacher.

Substance grisâtre, plastique, insipide, d'odeur spermatique, collant, le gluten se dessèche par la chaleur. C'est la partie essentiellement nutritive des graines de céréales dont Bouchardat a proposé l'emploi dans le diabète sous le nom de pain de gluten. Il sert à faire également des capsules médicamenteuses.

LÉGUMINES

C'est le *nom générique* donné aux albuminoïdes retirés des graines des *Légumineuses*.

La graine dégraissée est épuisée par de l'eau salée au dixième ; la solution précipitée par le sulfate d'ammoniaque est ensuite dialysée dans un courant d'eau pour éliminer les sels minéraux.

Elle se présente sous forme de pain insoluble dans l'eau, à saveur forte.

On l'a préconisée en *biscottes* ou sous forme de *pain* dans l'alimentation des dyspeptiques et des diabétiques.

DÉRIVÉS DE LA CASÉINE

On utilise comme dérivés de cet albuminoïde :

1° *Le caséinate de soude.*

Ce sel de caséine très facilement soluble dans l'eau, que le commerce vend sous le nom de *nutrose*, est une poudre incolore, sans odeur, à saveur fade. D'après Mareuse, le caséinate de soude est égal au point de vue nutritif aux albumines de la viande. On l'emploie dans les cas où l'alimentation albumineuse étant indiquée, l'ingestion de viande est contre-indiquée. On l'administre par cuillerées à café dans du lait.

2° *L'eucasine.*

Combinaison de caséine et d'ammoniaque obtenue par l'action du gaz ammoniaque sur la caséine.

C'est une poudre blanche, inodore, insipide, donnant avec l'eau chaude une émulsion laiteuse ; c'est un succédané des albumines du lait et de la viande, ne produisant pas de phénomènes de putréfaction dans le tube intestinal.

D'après Laguens, à la suite de son ingestion, l'élimination d'acide urique est abaissée d'un tiers, ce qu'on peut expliquer par le fait que la caséine n'étant pas une albumine nucléaire, sa métamorphose régressive ne donnera pas naissance à de l'acide urique.

Dose de 30 à 40 grammes par jour, dose qui correspond à 24-32 d'albumine pure.

DÉRIVÉS DES ALBUMINES

ALBUMOSES. — PEPTONES

Nous avons vu que lorsqu'on soumettait les albumines à l'action des acides ou des alcalis, de la vapeur d'eau surchauffée, ou à une digestion artificielle obtenue soit avec du suc pancréatique ou du suc gastrique acidulé par l'acide chlorhydrique, on obtenait toute une série de corps formés à partir de l'albumine par hydratation et dédoublement de la molécule. De ces composés deux sont utilisés en thérapeutique, les albumoses et les peptones.

ALBUMOSES

Les albumoses sont des *produits intermédiaires* qui apparaissent transitoirement dans l'acte de la digestion.

C'est une transformation des albumines moins avancée que les peptones. Elles se distinguent des peptones par la propriété qu'elles possèdent de précipiter par le ferrocyanure de potassium acétique.

On les obtient à l'aide de procédés sur lesquels nous n'avons pas à insister ici, à l'aide de viande de bœuf, de poisson, de blanc d'œuf, etc.

Elles constituent des poudres blanc grisâtre, sans grande odeur, presque insipides.

On les administre à la dose de 2,50 à 40 grammes par jour.

Le produit commercial désigné sous le nom de *somatose* est constitué par le produit ci-dessus.

PEPTONES

Elles représentent les composés qui se forment par l'action du suc pancréatique ou du suc gastrique sur les albuminoïdes et constituent leur produit de transformation ultime dans l'estomac.

On les obtient dans l'industrie en soumettant les mêmes produits que précédemment à l'action :

1° De la vapeur d'eau surchauffée :

2° Du suc gastrique en présence d'acide tartrique ;

3° Du suc gastrique en présence d'acide chlorhydrique ;

4° Du suc pancréatique :

Les peptones préparées par les deux premiers procédés sont à rejeter par le médecin parce que dans le premier cas, comme les peptones KEMMERICH, elles ne renferment guère, d'après GAY, que des syntonines et que dans le second cas leur préparation exigeant avec l'acide tartrique une digestion très prolongée, elles enferment beaucoup de produits de destruction des albuminoïdes (acides protéiques, leucine, tyrosine, etc.), toutes substances impropres à l'alimentation.

Le commerce fournit les peptones sous deux états, *liquides* et *solides*.

Pour les obtenir *liquides*, il suffit de concentrer après neutralisation la liqueur qui les contient jusqu'à ce qu'elle représente environ trois fois son poids de viande.

Ce produit qu'il est nécessaire d'additionner de glycérine pour entraver son altération *est à rejeter, car il conserve mal*.

Pour obtenir les peptones *solides*, il suffit d'évaporer à siccité dans le vide le liquide.

Les peptones sèches sont blanches, amorphes, à odeur et à saveur de viande rôtie, très solubles dans l'eau; elles représentent en moyenne six fois leur poids de viande.

Le produit commercial n'est pas en général constitué par des peptones au sens chimique qu'on leur accorde; c'est un mélange renfermant 70 p. 100 d'albumoses et de peptones vraies.

On les prescrit à la dose de 10 à 30 grammes en lavements, potions, vins, etc.

Des expériences récentes dues à FIQUET établissent la valeur alimentaire des principaux groupes dérivés de l'albumine. On ne saurait, d'après lui, attribuer aux peptones et aux albumoses une valeur alimentaire supérieure à celle de l'albumine. La valeur nutritive des albumoses serait intermédiaire entre celle des albuminoïdes générateurs et celle des peptones ; cette valeur nutritive des produits de digestion des albuminoïdes serait en relation avec leur teneur en soufre. On sait, en effet que les albumoses contiennent moins de soufre que les albumines et que les peptones pures n'en contiennent plus.

Les accidents rares qu'il a été possible d'observer à la suite de leur administration tiennent à la présence de ptomaïnes ou de toxalbumines dans des produits mal préparés ou mal conservés.

Les peptones forment avec les sels de fer, de mercure, des *peptonates* de fer, de mercure, composés qui sont plutôt des préparations galéniques.

II. — PROTÉIDES

HÉMOGLOBINE

L'hémoglobine résulte de la combinaison d'une *matière albuminoïde* et de l'*hématine*, substance organo-métallique ferrugineuse qui constitue la matière colorante du sang des animaux supérieurs.

On la retire généralement du sang de bœuf. Bien préparée, elle constitue une poudre rouge brique soluble dans l'eau froide, décomposable par l'eau chaude.

On trouve dans le commerce trois sortes d'hémoglobine :

1° *En paillettes* ou en *petits grains irréguliers* plus ou moins rougeâtres ou violacés, à reflets brillants et métalliques. Cette sorte dite soluble est à rejeter, car pour obtenir cette forme plus flatteuse à l'œil, on l'additionne de 50 à 60 p.100 de son poids d'une solution de gomme arabique et on s'attache dans sa préparation à retenir le plus d'albumine avec les globules. De plus, la couleur foncée qu'offre cette sorte commerciale est due à la présence de méthémoglobine.

2° *En poudre rouge-brun* rappelant la couleur du sous-carbonate de fer, elle donne avec l'eau distillée des solutions limpides d'un beau rouge pourpre plus ou moins foncé. Cette sorte est constituée par de l'hémoglobine pure.

3º *En solution glycéro-aqueuse* renfermant 41, 6 p. 100 d'hémoglobine sèche.

L'hémoglobine pure se dissout environ dans

8 à 10 p. 100 d'eau;
5 p. 100 d'alcool à 10 p. 100;
4 p. 100 de vin blanc;
3 p. 100 de vin rouge;

L'alcool à 90° la précipite de ses solutions. La glycérine, par contre, favorise sa dissolution.

Cent grammes d'hémoglobine de bœuf renferment 0,054 de fer sous une forme très assimilable. D'après BARDET, en effet, l'hémoglobine administre par la voie stomacale fixe plus de fer dans l'organisme que les sels de fer.

On la donne à la dose de 3 à 10 grammes en *dragées, sirop*, etc.

PROTÉIDES SYNTHÉTIQUES

HÉMOLS

Lorsqu'on agite du sang d'animaux à sang chaud après l'avoir neutralisé, avec de l'eau et un métal tel que le zinc ou le cuivre, on obtient un précipité constitué par la combinaison du métal avec l'hémoglobine.

On a vanté en Allemagne l'*hémol zincique* et l'*hémol cuivreux* comme *toniques* à la dose de 10 à 50 centigr.

CARNIFERRINE

Les matières extractives des muscles renferment un acide phosphoré, l'acide *phosphocréatique*. En traitant la solution de ces matières extractives par un sel ferrique on détermine la précipitation de ce corps sous forme de *phosphocréatate de fer*; c'est à cette combinaison ferrique que l'on a donné le nom commercial de *carniferrine*.

C'est une poudre plus ou moins insipide, insoluble dans l'eau, soluble dans les acides et les alcalis dilués.

C'est un bon hématopoiétique renfermant environ 30 p. 100 de fer. On le donne à la dose de 20 à 50 centigr.

III. — ALBUMOÏDES

GÉLATINE

Le tissu cellulaire, le tissu des tendons, des os, de la corne de cerf, la colle de poisson sont formés en grande partie par une matière azotée spéciale, l'*osséine*, qui possède la propriété de se transformer en gélatine sous l'influence prolongée de l'eau bouillante.

Substance solide, incolore, inodore, se gonflant dans l'eau froide sans s'y dissoudre, soluble dans l'eau chaude en donnant une liqueur visqueuse et filante, se prenant en gelée par le refroidissement.

Elle donne la réaction du Biuret, mais ne donne ni la réaction de Millon, ni la réaction xanthoprotéique.

Elle sert à la préparation des gelées médicinales, des capsules médicamenteuses et de certains topiques.

En solution à 5 p. 100 elle jouit de propriétés hémostatiques énergiques. On l'emploie sur des compresses imbibées, ou en injection hypodermique en solution à 7 p. 1000 associée à du chloroforme de sodium (CARNOT).

GLUTOL

On utilise sous ce nom une combinaison de gélatine et d'aldéhyde formique possédant les propriétés physiques de la gélatine et capable de former à la surface des plaies un vernis antiseptique.

CHAPITRE X

ESSENCES ET HUILES ESSENTIELLES

GÉNÉRALITÉS

La dénomination d'*huiles essentielles*, d'*huiles volatiles* ou d'*essences* s'applique à un grand nombre de composés volatils retirés des substances végétales soumises à la distillation en présence de l'eau.

Elles sont le plus souvent *toutes formées* dans la partie du végétal qui les fournit ; cependant les essences d'*amande amère*, de *laurier-cerise*, de *moutarde*, de *raifort*, de *thlaspi*, etc., ne prennent naissance qu'au contact de l'eau.

Les unes sont liquides, les autres solides ; elles se résinifient à l'air. Leur densité est tantôt supérieure, tantôt inférieure à celle de l'eau. Leur saveur est ordinairement âcre et irritante, leur couleur est variable, leur odeur est forte et rappelle celle de la plante génératrice. L'eau les dissout en petite quantité, l'alcool pur les dissout bien, elles sont également solubles dans l'essence de térébenthine et les huiles grasses ; elles sont peu solubles dans la glycérine.

Ce ne sont pas des composés définis, mais un mélange de différentes espèces chimiques. Elles sont en général constituées par des carbures d'hydrogène isomères ou polymères de l'essence de térébenthine, associés à des composés oxygénés à fonction alcool éther ou de la nature des camphres. Leurs propriétés médicinales varient naturellement avec la nature et la composition de chacune d'elles : ce sont en général des antiseptiques et des anthelminthiques.

Il est impossible actuellement de faire une classification rationnelle des essences, nous les étudierons par famille de plantes : toutefois nous résumerons dans deux groupes, *essences sulfurées*, *essences riches en salicylate de méthyle*, des essences qui, bien que fournies par des végétaux de familles très éloignées, n'en possèdent pas moins des composants identiques.

On les prescrit pour l'usage interne sous forme de *capsules* ou à l'état d'*oléosaccharure*, préparation obtenue en broyant 4 grammes de sucre arrosés avec une goutte d'essence, soit sous forme de teinture obtenue en faisant dissoudre 2 grammes d'essence dans 98 grammes d'alcool à 90°, quelquefois aussi en pastilles.

On réserve de préférence leurs solutions alcooliques concentrées pour l'usage externe.

ESSENCES DES LAURACÉES

L'écorce de *cannellier* renferme une essence jaune pâle, assez visqueuse, à odeur forte ; elle est très parfumée. Le contact de l'air brunit et décompose l'essence de cannelle.

Elle renferme de 72 à 93 p. 100 d'aldéhyde cinnamique et un peu d'acétate de cynnamyle.

C'est un *aromate* et *stimulant* auquel les préparations de cannelle doivent leurs propriétés.

ESSENCES DES LABIÉES

Les sommités fleuries d'un grand nombre de Labiées fournissent des essences : les *menthes*, les *lavandes*, le *romarin*, les *sauges*, le *thym*.

Essence de Lavande. — Mélange d'un alcool particulier, le *linalol*, et d'éther de cet alcool, de terpènes et de cinéol.

L'essence de bonne qualité doit être jaunâtre, elle est fournie par la *Lavandula vera*.

Essence de Romarin. — Limpide, très fluide, elle présente une saveur et une odeur aromatiques et camphrées.

C'est un mélange d'un terpène et de camphre.

Essence de Sauge. — Liquide brun fourni par le *Salvia officinalis*; l'essence de sauge est de composition très variable.

Elle renferme des terpènes, du camphre et une substance huileuse de même formule, le *salviol*.

On utilise les *propriétés stimulantes* de ces trois essences en *liniment* sous forme de teinture.

Essence de Menthe. — Cette essence est un liquide incolore, d'une odeur vive et d'une saveur chaude, qui devient fraîche quand l'essence est diluée. Sa composition varie suivant son origine, mais elle renferme surtout du *menthol* auquel elle doit ses propriétés. Ce corps s'y trouve en partie libre, en partie à l'état d'éthers.

L'essence en renferme :

	P. 100.		P. 100.	
Américaine. .	40 à 45 à l'état libre et	14 à l'état combiné.		
Anglaise . . .	50	—	5	—
Japonaise. . .	72	—	3	—

L'essence de menthe est un *excitant digestif*, énergique et très apprécié à la dose de une à quatre gouttes.

Essence de Thym. — Liquide incolore, à odeur très accentuée, cette essence renferme environ la moitié de son poids de *thymol*, auquel elle doit sa propriété antiseptique.

On l'utilise pour masquer un peu l'odeur des solutions concentrées d'acide phénique à la dose de 2 p. 100.

ESSENCES DES COMPOSÉES

La racine d'*aunée* fournit environ 0,6 p. 100 d'une huile essentielle qui se présente sous forme de masse cristalline douée d'une odeur aromatique agréable. C'est un mélange constitué par de l'*alantol*, corps liquide, et de l'*anhydride alantique* ou *hélénine*.

Cette *essence* et l'*hélénine* ont été préconisées dans les maladies des voies respiratoires à la dose de 0,02 à 0,10 centigr. en pilules.

Les capitules de la *camomille romaine* renferment une essence verdâtre, très suave et légèrement acide. C'est un mélange d'un alcool, le *camillol*, de son polymère, de couleur bleue, le *tricamillol*, et de terpènes. Elle jouit de propriétés antispasmodiques. Elle forme la partie active de l'huile de camomille.

ESSENCES DES OMBELLIFÈRES

Les fruits d'Ombellifères sont généralement riches en huile essentielle. Tels sont les fruits de *cumin*, d'*angélique*, de *persil*, de *fenouil*, d'*anis*, etc.

Ces essences jouissent en général de propriétés *stimulantes* et *antispasmodiques*. Nous ne décrirons que les plus importantes.

Essence d'Anis. — Elle est fournie par les fruits du *Pimpinellaanisum* qui en contiennent 2,4 à 3,5 p. 100; incolore ou jaune pâle, liquide à la température ordinaire, elle se solidifie entre + 5° et + 15°, suivant sa provenance; à odeur très prononcée d'anis, sa saveur un peu sucrée est brûlante.

Elle est presque entièrement constituée par de l'*anéthol*.

On a quelquefois recours à ses propriétés excitantes carminatives à la dose de une à dix gouttes, mais on utilise plus souvent son odeur aromatique pour masquer la saveur ou l'odeur de quelques préparations médicinales.

Essence de Cumin. — Elle est fournie par les fruits improprement appelés semences du *Cuminum cyminum.*

C'est un liquide mobile à odeur aromatique et désagréable, à saveur amère.

C'est un mélange d'un hydrocarbure appelé *cymène* et d'*aldéhyde cuminique*, corps avec lequel l'industrie prépare synthétiquement le *thymol.*

Cette essence, comme en général celles des Ombellifères, est un succédané de l'essence d'anis et s'emploie aux mêmes doses.

Essence de Persil. — Elle se retire des semences du *Carum petroselinum.*

C'est un liquide épais, d'une odeur pénétrante de persil, d'une saveur aromatique piquante.

Mélange d'un terpène (carbure isomère de l'essence de térébenthine) et d'apiol ou camphre de persil, c'est un diurétique à la dose de une à quatre gouttes.

ESSENCES DES MYRTACÉES

Les fruits du *Caryophyllus aromaticus*, L., ou *Eugenia caryophyllata* (clous de girofle) sont gorgés avant leur maturité d'une essence incolore quand elle est pure, mais qui rougit très vite en vieillissant ; son odeur aromatique est spéciale, sa saveur brûlante.

C'est un mélange de terpènes, d'eugénol et d'un peu de vanilline.

On utilise fréquemment l'essence de girofle comme caustique dentaire.

ESSENCES DES ROSACÉES

Les noyaux d'un grand nombre de plantes de cette famille (*amandes amères, pêche, abricot,* les feuilles de *laurier-cerise,* fournissent une essence désignée vulgairement sous le nom d'*essence d'amandes amères*.

L'essence brute est jaune et contient, associées à de l'aldéhyde benzoïque, des quantités notables de phényloxyacétonitrile qui lui communiquent avec l'odeur de l'acide cyanhydrique ses propriétés toxiques.

L'essence *pure* n'est pas toxique, elle est constituée par de l'aldéhyde benzoïque. Elle se trouve dans l'eau distillée d'amandes amères et dans celle de laurier-cerise, auxquelles elle communique son odeur.

Usages. Mode d'emploi. — Elle est rarement prescrite en nature ; on l'emploie en pommade contre les douleurs névralgiques. L'essence brute, bien entendu seule, est efficace dans ce cas, grâce à sa composition.

ESSENCES DES RUTACÉES

On retire par expression des zestes de *bergamote*, de *cédrat*, de *citron*, d'*orange*, des huiles essentielles en général peu colorées et très suaves. (Essence de néroli, de petit grain, etc.)

Elles sont constituées par des carbures isomères de l'essence de térébenthine.

Elles ne sont guère utilisées que pour aromatiser des préparations fades ou désagréables.

L'essence retirée des *baies de genièvre* possède une composition très voisine ; elle est utilisée comme stomachique et diurétique à la dose de une à six gouttes.

ESSENCE DE MAGNOLIACÉES

Les fruits de l'*anis étoilé* renferment une essence extrêmement voisine de l'essence d'anis par sa composition et ses propriétés.

C'est un liquide mélangé de terpènes, de *safrol*, d'*anethol* et d'éther éthylique de l'hydroquinone.

ESSENCES RICHES EN SALICYLATE DE MÉTHYLE

Essence de Wintergreen. — Cette essence était autrefois retirée des feuilles de la *gaultherie couchée* (Éricacées), elle est constituée par du salicylate de méthyle associé environ à 0,3 p. 100 d'un terpène. Actuellement on lui substitue soit l'essence de bouleau, qui comme elle ne renferme que du salicylate de méthyle, soit mieux encore, ce dernier corps obtenu synthétiquement.

C'est un liquide incolore, très suave, peu soluble dans l'eau, très soluble dans l'alcool et les huiles grasses.

Essence de Bouleau. — L'écorce de bouleau renferme un glucoside, la *gaultherine*, qui sous l'influence de l'eau et d'un ferment se dédouble en glucose et en salicylate de méthyle ; l'essence en renferme 90 p. 100 associé à un terpène.

Essence de Coca. — Les feuilles de coca doivent leur odeur à une essence dont elles renferment de 0,2 à 0,13 p. 100 et dont le parfum tient à la fois du thé et de l'essence d'amandes amères. Cette essence est en majeure partie constituée par du salicylate de méthyle.

Usages. Mode d'emploi. — Le salicylate de méthyle est un antiseptique non caustique utilisé à la dose de 4 à 120 gouttes en frictions comme *antirhumatismal*, en *liniments* ou en *pommade* au dixième.

Il doit être *seul* utilisé, car il ne possède pas les propriétés irritantes des essences qui en contiennent.

Il renferme 90,75 p. 100 d'acide salicylique.

ESSENCES SULFURÉES

Les Crucifères, l'*ail*, l'*oignon*, renferment des huiles essentielles remarquables par la présence du *soufre* dans leurs molécules.

Ce soufre se trouve soit à l'état d'acide isosulfocyanique

combiné avec un radical hydrocarburé, soit à l'état d'éther sulfhydrique neutre sulfuré.

Ces huiles essentielles jouissent de propriétés irritantes; appliquées sur la peau, elles agissent comme des révulsifs énergiques.

Introduites dans l'organisme, elles produisent une stimulation manifeste des organes digestifs souvent utilisée dans le traitement de la scrofule. Elles décèlent leur présence dans l'économie et leur élimination par l'odeur caractéristique de la sueur, du lait et de l'urine. Elles ne sont jamais utilisées pures, mais les préparations obtenues avec les Crucifères leur doivent leurs propriétés.

Les essences de *moutarde* et de *raifort* sont constituées par de l'*isosulfocyanate d'allyle*.

Les essences de *cochlearia* par de l'*isosulfocyanate d'isonitrile*.

L'essence de *cresson* renferme une petite quantité d'essence sulfurée indéterminée, associée à du nitrile phénylacétique $C^6H^5 — CH^2 — CAz$.

L'essence d'*ail* renferme du bisulfure d'allyle et de propyle, du bisulfure d'allyle et des polysulfures de ce radical

---

ESSENCES RICHES DE CINÉOL

a. **Essence de Semen-contra.** — De couleur jaune pâle, son odeur est forte et analogue à celle de la menthe poivrée, sa saveur est amère et brûlante. Elle est presque entièrement constituée par du *cinéol*.

b. **Essence de feuilles d'Eucalyptus globuleux.** — Jaune verdâtre, odeur désagréable, cette essence renferme de 50 à 70 p. 100 de *cinéol* ou *eucalyptol*.

Essence de rhizomes de Fougère mâle. — Cent kilogrammes de cette racine donnent en moyenne 40 grammes d'une essence jaunâtre, d'odeur pénétrante, mélange d'acides gras, d'éthers de ces acides, d'alcools aromatiques et de cinéol, auquel, d'après ROBERT, la fougère mâle doit ses propriétés vermifuges.

Ces essences sont des vermifuges efficaces.

Nous avons réservé pour la fin de cette étude quatre essences toxiques :

1° **L'essence de Tanaisie**. — Liquide mobile jaunâtre, devenant brune à la lumière, d'une odeur forte rappelant celle du camphre ; cette essence renferme une acétone, la *tanacétone* C^8H^{13} CO — CH ou *camphre de tanaisie*, identique par sa composition au *camphre d'absinthe* ou *absinthone*, ce qui expliquerait pourquoi ces deux essences toxiques provoquent des accidents de même nature (accidents épileptiforme et tétaniforme).

2° **L'essence de Rue**. — Cette essence jaune verdâtre ou brune, odeur forte et désagréable, remarquable par sa solubilité dans l'eau, est constituée par de l'aldéhyde.

3° **L'essence de Sabine**. — Les feuilles sèches de sabine donnent de 2 à 4,5 p. 100 d'essence, qui est un mélange de terpènes et de cadinène.

Ces essences sont quelquefois employées comme *emménagogues* à la dose de une à dix gouttes. Elles sont dangereuses.

LIVRE V

PHARMACIE GALÉNIQUE

CHAPITRE PREMIER

PRÉPARATIONS OFFICINALES

Les préparations *officinales* ou *galéniques* sont les agents médicamenteux dont la *composition se trouve inscrite au Codex*. Ces agents se présentent sous un certain nombre de formes pharmaceutiques, formes que nous décrirons dans ce chapitre.

Dans le chapitre suivant nous étudierons avec détails les préparations galéniques fournies par les drogues végétales.

Quant aux *préparations officinales à base de médicaments chimiques*, elles seront traitées au livre VI, chapitre II.

ALCOOLATS

Les alcoolats sont des préparations qui résultent de la *distillation de l'alcool sur plusieurs substances médicamenteuses*.

Ils se préparent en faisant macérer les plantes dans l'alcool et en distillant la macération obtenue. Ils contiennent tous les principes volatils solubles dans l'alcool : ce sont les essences qui dominent. Si elles s'y trouvent en quantité suffisante, elles se précipitent quand on y ajoute de l'eau.

Les alcoolats peuvent se conserver pendant longtemps sans altération ; il suffit en effet d'avoir la précaution de les tenir dans des flacons bien bouchés pour éviter la formation d'acide acétique.

Les principaux alcoolats sont :

1° **L'alcoolat de Mélisse composé,** obtenu en distillant de l'alcool à 80° sur un mélange de *mélisse fraîche* en fleurs, de *zestes frais de citron*, de *cannelle de Ceylan*, de *girofle*, de *muscade*, de *coriandre* et de *racine d'angélique*. Il possède une odeur aromatique où l'on reconnaît celle de la mélisse. Il blanchit fortement l'eau.

2° **L'alcoolat de Fioraventi,** dans la formule duquel n'entrent pas moins de seize substances, parmi lesquelles dominent la *térébenthine du mélèze*, la *résine élemi*, le *styrax*, le *galbanum*, la *myrrhe*; son odeur est très marquée : on y distingue principalement celle du styrax et de la résine élemi. Il blanchit fortement l'eau.

3° **L'alcoolat vulnéraire**, obtenu par la distillation d'une macération alcoolique d'espèces vulnéraires. Il présente une odeur aromatique *sui generis* et ne blanchit pas l'eau d'une manière sensible.

Les alcoolats sont stimulants, on les emploie à l'intérieur, souvent à l'extérieur, comme par exemple l'alcoolat de Fioraventi, en lotions.

ALCOOLATURES

On donne ce nom à des médicaments qui résultent de *l'action dissolvante de l'alcool sur des plantes fraîches.*

On les obtient en général en faisant macérer en vase clos *pendant dix jours* parties égales de plante fraîche et *d'alcool à* 90°. La macération décantée, le résidu est exprimé et les liqueurs obtenues filtrées.

On prépare les alcoolatures le plus souvent avec des plantes actives dont les propriétés seraient modifiées en totalité ou en partie par la dessiccation (*aconit, ciguë, Solanées*). Ces préparations marquent en général de 62 à 63° alcoométriques.

APOZÈMES

Les apozèmes sont des préparations magistrales renfermant une forte proportion de principes médicamenteux ne servant pas de boisson habituelle aux malades. Les apozèmes se formulent au moment de l'emploi.

BIÈRES MÉDICINALES

On nomme ainsi les solutions dont le véhicule est la bière.

On les prépare en faisant macérer les substances dans un vase fermé pendant trois ou quatre jours seulement, avec de la bière contenant au moins 5 p. 100 d'alcool.

Il est impossible de garder ces préparations, qui s'altèrent aussitôt. Préparées comme l'indique le Codex, elles sont tombées dans un oubli profond.

Il n'en est pas de même de celles obtenues en mettant en contact les substances médicamenteuses avec le moût en fermentation.

Les bières *dites de Malt* sont des préparations de ce genre. Elles doivent à leur état de concentration, à la proportion d'alcool et d'acide carbonique qu'elles renferment leur peu d'altérabilité.

Elles sont obtenues avec des extraits concentrés d'orge, d'avoine ou de froment maltés additionnés d'une petite proportion de substances médicamenteuses amères autres que le houblon.

CACHETS

On donne le nom de cachets à *des feuilles de pain azyme découpées en forme ronde ou ovale*, plates sur les bords et concaves dans la partie centrale destinée à recevoir la poudre que doit prendre le malade. On dépose la poudre dans l'une des deux feuilles et on la recouvre par l'autre feuille dont on a préalablement humecté les bords, puis on soude les deux feuilles à l'aide d'un instrument approprié.

Il existe en général quatre grandeurs de cachets désignées par les chiffres 0, 1, 2, 3.

Le numéro 0 ne sert qu'à l'administration de très petites doses, de 1 à 5 centigr. de substance médicamenteuse ou de *calomel.*

(Pour les trois numéros suivants voir plus loin *Art de prescrire.*)

CAPSULES

Les capsules sont des préparations formées d'une enveloppe de nature variable (*gélatine, ichtyocolle, gomme ou glu-*

ten) et destinées à l'administration de médicaments liquides ou semi-fluides, à saveur forte et désagréable ou très volatiles (*éther, essences, chloroforme, extrait de fougère mâle*, etc.).

Lorsqu'il est indifférent que le contenu des capsules devienne libre dans l'estomac ou dans l'intestin, la substance de l'enveloppe importe peu ; il suffit qu'elle puisse se dissoudre. Mais lorsque la substance *ne doit pas être mise en liberté dans l'estomac*, il faut prescrire le médicament dans des *capsules de gluten* ou *de kératine*. En effet les capsules formées de ces substances pénètrent dans l'intestin avant de s'être dissoutes dans l'estomac.

La forme et les dimensions des capsules sont celles de petites olives.

Les *perles* diffèrent des capsules en ce qu'elles sont sphériques et qu'elles ont de moindres dimensions.

CATAPLASMES

Les cataplasmes sont des médicaments de consistance de pâte molle que l'on emploie seulement en qualité de topique. La plupart du temps, ils font l'office de simples réservoirs d'humidité. On les obtient le plus souvent en faisant *chauffer avec de l'eau des substances amylacées ou suffisamment mucilagineuses* pour emprisonner une quantité assez considérable de ce liquide.

La *farine de lin* est la poudre la plus employée à la confection des cataplasmes en raison de l'abondance du mucilage qu'elle contient.

On est parvenu également à fixer sur des toiles ou sur du papier la farine de lin privée d'huile, les mucilages de guimauve, de Fucus crispus. Mis en contact avec de l'eau chaude, ils fournissent des cataplasmes extemporanés. Les *cataplasmes de farine de moutarde* portent le nom de *sinapismes*, on doit les préparer avec de l'eau froide.

CAUSTIQUES

Toutes les préparations destinées à produire une action très vive sur la peau sont des caustiques. Les uns plus actifs sont nommés *escharotiques*, d'autres ayant une action plus faible sont nommés *cathérétiques*.

CÉRATS

Les cérats ont pour base un *mélange de cire et d'huile*, lequel peut servir d'excipient à des matières médicamenteuses très diverses.

Le type est le *cérat de Galien*, obtenu en faisant liquéfier 100 grammes de cire blanche dans 400 grammes d'huile d'amande douce et en incorporant au mélange par le battage à l'air 300 grammes d'eau de roses.

Comme il renferme plus du tiers de son poids d'eau, c'est-à-dire à peu près autant qu'il peut en contenir, ce n'est qu'à grand'peine qu'on parvient à lui ajouter des substances en solution aqueuse; en outre, l'air qu'on y introduit pendant le battage le rend très altérable.

COLLES MÉDICAMENTEUSES

Topiques de consistance molle ou ferme dont le but est de réduire la proportion de l'excipient au minimum, les colles médicamenteuses ont pour composition :

	Colle molle	Colle dure
Gélatine	15 grammes	30 grammes
Glycérine	25 —	30 —
Eau	45 —	30 —
Oxyde de zinc	15 —	10 —

La colle molle sert à incorporer les médicaments insolubles (*céruse, iodoforme, iodure de plomb,* etc...), dans la proportion de 5 à 30 p. 100. La colle dure est préférée pour les substances qui mettent obstacle à la solidification de la gélatine (*chloral, camphre, chlorure mercurique*) et dont le quantum est toujours moins élevé (1 à 2 p. 100).

On les applique au pinceau après les avoir fluidifiées au bain-marie. Elles forment des enduits faiblement adhésifs utilisés dans le traitement des affections cutanées.

COLLUTOIRES

Les collutoires sont des médicaments de *consistance demi-liquide* que l'on applique sur les gencives et les parois internes de la bouche.

« Les trois collutoires inscrits au Codex sont préparés en triturant 5 grammes de sel (borax, alun ou chlorate de potasse) avec 20 grammes de miel rosat. Dans aucun d'eux la dissolution n'est complète, aussi faut-il prescrire d'agiter le mélange avant de s'en servir.

« Comme il est à peu près impossible par l'agitation seule de suspendre uniformément un sel dans du miel rosat, les collutoires du Codex sont de mauvais médicaments. En remplaçant le miel rosat par la *glycérine* et en prescrivant de chauffer, on pourrait dissoudre le borax et l'alun. Quant au chlorate, qui est peu soluble dans la glycérine et qui l'oxyde à chaud, le meilleur moyen de le mettre sous forme de collutoire serait de le mélanger avec du miel. » (LAMBERT.)

COLLYRES

Les collyres sont des médicaments destinés à agir sur les yeux.

Ils sont *secs, mous* ou *liquides.*

Les collyres *secs* sont formés par des substances solides le plus souvent à l'état de cristal ou de crayon ou par des poudres qui doivent avoir un grand degré de ténuité. Exemple : *collyre sec au calomel.*

Calomel à la vapeur . . . . 10 grammes.
Sucre en poudre 10   —

On projette ces poudres par insufflation dans l'œil.

Les collyres *mous* ne sont en réalité que des pommades ophtalmiques. Telle est la *pommade à l'oxyde jaune* que nous avons citée en parlant des préparations mercurielles.

Les collyres *liquides* ont pour excipient ou pour base des eaux distillées, des infusés ou des décoctés auxquels on ajoute des sels ou autres substances suivant l'indication.

CONSERVES ET CHOCOLATS

Ces préparations résultent de l'*union du sucre à diverses substances.* Telles sont les conserves des pulpes de tamarin, de casse, de cynorrhodon ; la conserve de roses qu'on obtient en mélangeant par trituration du sucre, de la glycérine et de la poudre de roses rouges.

Le *chocolat ordinaire* s'obtient en broyant intimement 6 parties d'amandes de cacao avec 5 parties de sucre et ajoutant un peu de poudre de cannelle ou de vanille.

Les *chocolats médicinaux* ne sont que des chocolats ordinaires auxquels on a ajouté une substance médicamenteuse. Tels sont :

1° Le *chocolat à la magnésie*, qui contient un dixième de son poids de magnésie.

2° Le *chocolat ferrugineux*, qui contient un dixième de son poids de sous-carbonate de fer, préparation défectueuse bien qu'inscrite au Codex, car elle s'altère rapidement grâce à l'action comburante de l'hydrate ferrique, qui sert d'intermédiaire entre l'oxygène de l'air et les matières organiques.

On obtiendra une préparation aussi active et d'une conservation plus facile en remplaçant le sous-carbonate de fer par du fer réduit.

CRAYONS MÉDICAMENTE UX

On donne ce nom à des préparations obtenues sous la forme de *petits cylindres*, soit par la fusion d'un sel qu'on coule dans une lingotière ; soit en incorporant la substance active, ou dans une pâte molle qui est ensuite divisée, roulée en cylindres et durcie par la dessiccation, ou dans un mélange analogue à ceux qui servent à obtenir les colles médicamenteuses.

ÉLECTUAIRES

Cette expression sert à désigner des préparations ayant la *consistance d'une pâte molle* composée de *poudres*, de *miel*, de *sirop simple* ou *composé*.

EMPLATRES

Les emplâtres sont des médicaments externes qui ont pour *base* tantôt un *savon d'oxyde de plomb*, tantôt un *mélange de corps gras et de résines*, tantôt un *mélange de lanoline et de caoutchouc*. Ex.

1° Emplâtre simple.
2° Emplâtre diachylon gommé.
3° Emplâtre au caoutchouc.

Lanoline   60 grammes.
Solution benzénique de caoutchouc   30   —

On fait fondre la lanoline après y avoir intimement

mélangé les principes actifs que l'on veut introduire avec
l'emplâtre ; on y ajoute ensuite la solution de caoutchouc
et on chauffe en agitant jusqu'à vaporisation de la benzine.

Les *sparadraps* sont constitués par des bandes de tissu
de fil de coton calandré ou non, de soie ou même de feuilles
de papier dont on enduit une face et quelquefois les deux
faces avec une couche de masse emplastique.

ÉMULSIONS

Les émulsions sont des *liquides d'apparence laiteuse*, préparés en divisant des *semences huileuses au moyen de l'eau*.
Elles sont constituées par de l'huile tenue en suspension à
la faveur de la matière albumineuse des semences ; ces
médicaments sont très altérables et ne doivent être prescrits
qu'au moment de l'emploi.

Le nom d'émulsions est encore donné à des préparations
qui ont la même apparence que les précédentes et qu'on
obtient en divisant et suspendant quelques matières huileuses, résineuses ou gommo-résineuses dans l'eau à l'aide
d'une quantité suffisante d'un mucilage de gomme, de jaune
d'œuf ou d'un liquide émulsif. Ex.

1º *Looch blanc.*

Amandes douces mondées. . . .	30	grammes
Amandes amères --	2	—
Sucre blanc.	30	—
Gomme adragante pulvérisée . .	0gr.50	
Eau distillée de fleurs d'oranger.	10	grammes
Eau distillée	120	—

On fait une émulsion avec les trois premières substances et
une partie de l'eau ; puis un mucilage avec la gomme et le reste
de l'eau ; et on mélange les deux liqueurs.

2º *Looch huileux.*

Huile d'amande douce.	15	grammes
Gomme arabique pulvérisée . . .	15	—
Solution de gomme	30	—
Eau distillée.	100	—
Eau de fleurs d'oranger.	15	—

3° *Emulsion de baume de Tolu.*

Baume de Tolu	20 grammes.
Alcool à 90°	100 —
Teinture de Quillaja	100 —
Eau distillée chaude.	780 —

Dissolvez le baume dans l'alcool ; ajoutez la teinture et faites l'émulsion en ajoutant graduellement l'eau.

ESPÈCES

Les espèces sont des mélanges à parties égales de plantes ou de parties de plantes desséchées.

Exemple : Espèces *béchiques* vulgairement appelées quatre fleurs (fleurs sèches de mauve, de guimauve, de pied de chat, de tussilage, de coquelicot, de violettes et de bouillon blanc par parties égales).

EXTRAITS

On donne le nom d'extrait au produit de l'*évaporation partielle* ou *totale* et alors jusqu'en consistance molle, ferme ou sèche, d'*un suc* ou d'*une solution* obtenue en traitant une *substance végétale* ou *animale* par un véhicule tel que l'*eau*, l'*alcool* ou l'*éther*.

Préparation. — On obtient ainsi des *extraits fluides* et des *extraits mous*.

On distingue parmi les seconds :

1° Les extraits obtenus par l'*évaporation simple des sucs* végétaux ou animaux ;

2° Les extraits dont le véhicule est l'eau ou *extraits aqueux*;

3° Les extraits dont le véhicule est l'alcool ou *extraits alcooliques* ;

4° Les extraits dont le véhicule est l'éther ou *extraits éthérés*.

Les extraits préparés avec les *sucs* s'obtiennent par l'évaporation de ces sucs dépurés ou non dépurés ; on dépure les sucs en les faisant bouillir, mais l'albumine qui se coagule entraîne avec elle une partie des principes actifs. Il est préférable d'évaporer les sucs non dépurés. C'est ainsi qu'on obtient les extraits de feuilles de *ciguë*, des *Solanées vireuses*, de tige de *laitue vireuse*. La préparation de ce dernier est désignée sous le nom de *thridace*. On prend la plante prête à fleurir, on pile les tiges dépouillées de leurs feuilles, on exprime le suc et on l'évapore.

Les *extraits aqueux* s'obtiennent soit par macération (*gentiane*), soit par infusion (*cachou*), soit par décoction (*gaïac*), soit par lexiviation (*salsepareilles*).

Les extraits *alcooliques* s'obtiennent en épuisant la substance, suivant la nature, par de l'*alcool à* 60° (*digitale, ipéca, quinquina*) ou *à* 80° (*noix vomique*) ; on distille la liqueur alcoolique et on évapore le résidu.

Les *extraits éthérés* se préparent de la même manière en remplaçant l'alcool par de l'éther (*fougère mâle*).

Quelle que soit la nature du dissolvant employé ou la consistance que doit avoir l'extrait, l'évaporation devrait *toujours se faire dans le vide*.

Caractères. Propriétés. — Les *extraits aqueux* bien préparés présentent l'odeur et la saveur des substances qui les ont fournis ; ils sont à peu près entièrement solubles dans l'eau, à l'exception de ceux obtenus par décoction. Ils ont une couleur généralement brune, symptôme d'une altération partielle de leurs éléments effectuée pendant leur préparation sous l'influence oxydante de l'air. De plus la chaleur dissipe une partie des principes volatils, coagule les substances albuminoïdes, convertit le tanin en acides gallique et carbonique, le sucre de canne en glucose, etc...

Ils renferment peu de principes actifs (à l'exception toutefois des extraits de sucs).

Leur consistance peut être molle ou sèche.

Enfin, la facilité avec laquelle beaucoup d'entre eux absorbent l'humidité de l'air rend leur conservation difficile. Ils se liquéfient à la surface et bientôt ils se recouvrent de moisissures qui envahissent la masse tout entière et la rendent inutilisable.

Les *extraits alcooliques* sont moins colorés et moins altérés que les extraits aqueux. Ils sont plus actifs que les précédents, car ils renferment une proportion plus dense d'alcaloïdes, de résines, d'essences. *Les extraits éthérés* sont de médiocre conservation.

(Voir à la fin de l'ouvrage le tableau du *rendement de plante en extraits* et le tableau de *conservation des extraits.*)

Extraits fluides. — Les *extraits fluides* ne peuvent pas être comparés aux précédents et leur préparation est bien différente.

On prend un poids de plante déterminé : on le traite par déplacement par de l'alcool à 60°. On met de côté les 80 à 90 premières parties de colature, puis on évapore le reste à consistance d'extrait mou, on ajoute un cinquième du poids de glycérine et on termine le poids en ajoutant la partie alcoolique mise de côté, puis de l'alcool à 60° si cette portion n'est pas suffisante pour obtenir un poids total égal à celui de la plante employée.

1 *gramme d'extrait fluide représente* 1 *gramme de plante à peu près exactement*. Ils contiennent en effet approximativement la totalité des éléments solubles, à l'exclusion de tous les éléments parfaitement inutiles tels que cellulose, sucre, amidon, qui ne sont pas solubles dans l'alcool.

Les éléments solubles qu'ils renferment, ou tout au moins les neuf dixièmes, ne sont pas altérés.

Les extraits fluides fournissent donc des médicaments *parfaitement dosés*, sous *forme soluble*, doués par conséquent d'une action physiologique et thérapeutique très rapide : ils sont, en outre, *à peu près inaltérables*.

Ils ne sont pas inscrits au Codex.

FUMIGATIONS

On donne le nom de fumigations aux expansions de gaz ou de vapeurs provoquées dans une atmosphère limitée ou dirigées sur quelque partie du corps.

Toutes les substances qui sont susceptibles de se volatiliser ou de produire des fluides élastiques par leur décomposition ou leur combinaison peuvent servir de base aux fumigations. L'eau ou l'alcool purs ou chargés de principes aromatiques, l'éther et les dissolutions éthérées, le sucre, les baies de genièvre, l'iode, le chlore, le soufre, l'acide sulfureux, l'hypochlorite de chaux, le sulfure rouge de mercure sont les éléments les plus ordinaires des fumigations médicinales.

On fait une *fumigation sèche* toutes les fois qu'on projette sur une plaque métallique chauffée ou sur un charbon incandescent une substance solide.

Pour obtenir une *fumigation humide*, on fait bouillir de l'eau seule ou en présence de médicaments susceptibles de fournir des produits volatils.

On désigne sous le nom d'*inhalations* les fumigations qui ont pour objet d'introduire un gaz ou une vapeur dans les voies pulmonaires, introduction qui est effectuée à l'aide d'appareils spéciaux.

On peut enfin considérer comme des fumigations les vapeurs que produisent la combustion de cigarettes médicamenteuses ou de papier nitré.

Les *cigarettes médicamenteuses* s'obtiennent en incisant des feuilles sèches de la substance végétale qu'on introduit à l'aide d'un moule spécial dans des enveloppes de papier à cigarettes.

Chaque cigarette doit contenir 1 *gramme de feuille.*

Le *papier nitré* s'obtient en trempant du papier buvard dans une solution saturée de nitrate de potasse : on retire au bout de quelques minutes et on fait sécher.

GARGARISMES

On appelle gargarismes des solutions aqueuses, de nature très diverse, que l'on *introduit en qualité de topique dans la bouche et dans l'arrière-bouche*. On les rejette après un contact peu prolongé ; cette précaution est indispensable surtout lorsque le gargarisme contient des médicaments actifs.

Le *véhicule* des gargarismes est presque toujours de l'*eau*, quelquefois le *lait*, le *vin* ou le *vinaigre*. On y fait dissoudre fréquemment des sels ou des extraits, infuser des plantes émollientes, astringentes, ou douées de propriétés anesthésiques. Puis on les *édulcore* avec du *miel blanc* ou bien avec du *sirop* ou un *mellite*.

GELÉES

On donne le nom de *gelées* à des médicaments demi-solides, composés de sucre et d'une substance gélatineuse qui leur communique une consistance tremblante. Cette substance gélatineuse est tantôt d'origine végétale (*amidon, pectine, mucilage*) et tantôt d'origine animale (*gélatine, colle de poisson*).

GRANULÉS

Ces préparations s'obtiennent en imbibant de solutions médicamenteuses du sucre concassé *ad hoc* et en laissant évaporer le dissolvant.

Cette nouvelle forme médicamenteuse, qui n'est en réalité qu'une légère modification apportée dans la préparation des saccharures surannés des pharmacopées, est fort bien acceptée par les malades; nous donnerons ici la formule du granulé le plus en vogue à l'heure actuelle, celui de *kola* : elle permettra au praticien, dans le cas échéant, de pouvoir formuler sous cette forme quelques substances à saveur désagréable sans avoir recours aux produits spécialisés.

Autant que possible, le liquide qui doit servir à faire la solution devra être formulé à base d'alcool, d'éther ou de chloroforme, de façon à ne pas dissoudre le sucre.

Exemple :

> Extrait de kola du Codex. . . .   7 gr. 50
> Sucre granulé . . . .   150 grammes.

Faire dissoudre au bain-marie l'extrait dans le double de son poids d'alcool à 60°, verser le soluté sur le sucre granulé placé dans un mortier de porcelaine, mélanger à l'aide d'un agitateur, puis étaler en couche mince sur du papier et faire sécher entre 20 et 30 degrés en ayant soin de temps à autre de diviser les grains qui s'agglomèrent.

Chaque cuillerée à café rase pèse 4 grammes et renferme 20 centigr. d'extrait.

GLYCÉRÉS

Les préparations pharmaceutiques dont l'excipient est la glycérine portent le nom de *glycérés* ou *glycérolés*.

Les *glycérés liquides* sont des solutions ou des mélanges opérés avec la glycérine et une ou plusieurs substances médicamenteuses. Leur *inaltérabilité* et la commodité de leur emploi justifient la faveur dont ils sont l'objet.

Les *glycérés solides* ont pour base le *glycéré d'amidon* : ce médicament est préparé à chaud avec

> Amidon . . . .   10 grammes.
> Glycérine officinale.   140   —

On fait chauffer le mélange des deux substances dans une capsule de porcelaine à une chaleur ménagée en remuant continuellement avec une spatule jusqu'à ce que la masse commence à se prendre en gelée.

On incorpore à cet empois les substances actives qu'on prescrira *porphyrisées* lorsqu'elles seront solides, ou *dissoutes* dans une petite quantité d'eau lorsqu'elles seront solubles.

La formule du glycéré d'amidon que nous venons de donner est inscrite au Codex ; mais elle est défectueuse : le produit, en effet, absorbe l'humidité atmosphérique, se liquéfie partiellement, devient acide et acquiert une odeur peu agréable.

Nous croyons qu'il est préférable de substituer à cette formule la suivante :

Arrow root	2 grammes.
Eau.	q. s. pour humecter la fécule.
Glycérine	30 grammes.
Gomme adragante	0,25 centigr.

Chauffer jusqu'à consistance de gelée en agitant continuellement.

HYDROLATS OU EAUX DISTILLÉES

On désigne sous le nom d'hydrolats des eaux chargées de *principes volatils* appelés *essences,* contenus dans les plantes ou produits pendant la distillation.

On les obtient en faisant passer de la vapeur sur les plantes placées au-dessus de l'eau dans un alambic.

Les eaux distillées, à part celles que fournissent le laurier-cerise, les amandes amères, les Crucifères, sont des médicaments peu actifs. On les administre parfois en nature et à dose élevée, mais le plus souvent elles servent à préparer des sirops ou à aromatiser des potions.

Elles se conservent difficilement : exposées à l'action de l'air et de la lumière, elles subissent une décomposition qui frappe plus rapidement les eaux peu odorantes que les eaux aromatiques. Elles prennent une odeur fétide, deviennent acides et se laissent envahir par des algues et des champignons ; souvent aussi elles se teintent en rouge, coloration due à un pigment sécrété par le végétal qui s'y développe.

HUILES MÉDICINALES

Les huiles fixes peuvent dissoudre certaines substances médicamenteuses actives ; on emploie de préférence l'*huile d'olive* qui se conserve longtemps sans altération.

Les principes dont l'huile peut se charger sont : les parties odorantes des végétaux, les matières huileuses et résineuses, la chlorophylle, etc...

On les prépare par solution, par macération ou par digestion.

Ce sont des préparations fort altérables.

INJECTIONS. LAVEMENTS

Les *injections* sont des médicaments destinés à être introduits à l'aide d'une seringue ou de tout autre appareil, soit dans une cavité du corps, soit sous la peau. Celles qui doivent pénétrer dans l'intestin prennent le nom particulier de *lavement*.

On injecte parfois des gaz ; mais le plus souvent on a recours à des liquides (eau ou huile de vaseline).

Lavement des peintres :

Electuaire diaphœnix.	30	grammes.
Poudre de Jalap	4	—
Feuilles de séné	8	—
Sirop de nerprun	30	—
Eau bouillante	500	—

On fait infuser le séné, et à la liqueur on ajoute les autres substances.

LIMONADES

Les limonades sont des boissons rafraîchissantes, acidulées, diversement composées. Ex. :

Limonade vineuse, limonade gazeuse, limonade citrique, tartrique, sulfurique.

LINIMENTS

On nomme liniment des médicaments *généralement liquides, quelquefois de consistance ferme*, dont on se sert en *applications topiques sur la peau*.

Le véhicule des liniments est presque toujours une huile médicinale ou une liqueur alcoolique. Dans ce véhicule on introduit soit par dissolution, soit par simple mélange, des médicaments de toute nature (extraits, poudres, sels, alcaloïdes, etc.), qu'on traite à froid ou à chaud, suivant leurs propriétés.

LOTIONS

Les lotions sont des préparations destinées à être employées pour laver une partie quelconque du corps en promenant sur sa surface un linge trempé dans le liquide médicamenteux.

MASSES PILULAIRES

On désigne par cette expression générale les *pilules*, les *dragées*, les *granules* et les *bols*.

Les *pilules* sont des préparations qui se présentent sous l'aspect de petites boules de consistance suffisante pour conserver leur forme quand on les manie.

Certaines de ces préparations ne sont formées que de la *substance médicamenteuse sans excipient* : telles sont les pilules d'*extrait gommeux*, d'*opium*, de *térébenthine cuite* (c'est-à-dire de térébenthine privée de la majeure partie de son huile essentielle à l'aide de la chaleur). Mais la plupart des pilules peuvent être composées de *substances très diverses* (poudres minérales, végétales ou animales, résines, gommes résines, extraits), le tout amené en consistance *homogène et ferme* au moyen d'un *excipient approprié* : poudres de réglisse ou de guimauve, savon médicinal, mie de pain, extrait de gentiane.

On les prépare au mortier et on les divise ensuite très régulièrement au moyen d'un pilulier.

Pour les préserver du contact de l'air on les enveloppe

d'une feuille d'argent; on les enrobe d'une couche gélatineuse ou d'un vernis approprié, ou on les transforme en *dragées* en les enveloppant d'une couche de sucre.

On désigne sous le nom de *granules* des pilules très petites du poids de 3 à 5 centigr.

Les *bols* ne diffèrent des pilules que par leurs grandes dimensions, qui sont celles d'une olive ; ces préparations sont molles.

MELLITES ET OXYMELLITES

Les *mellites* sont des sirops dans lesquels on substitue le *miel* au sucre de canne. On les prépare avec des sucs de plantes, des infusés ou des décoctés. Lorsqu'ils ont pour *véhicule* le *vinaigre de vin* ou un *vinaigre médicinal*, ils prennent le nom d'*oxymellites* ou d'*oxymels*.

Les plus importants sont : 1° le *miel rosat*.

On l'obtient avec :

Roses rouges.	100 grammes.
Alcool à 30°	600 —
Miel blanc	q. s.

On fait fondre le miel dans la teinture de roses obtenue par lixiviation des roses dans l'alcool et on concentre au bain-marie. On écume et on filtre au papier.

2° L'*oxymel scillitique*, obtenu en faisant cuire jusqu'à ce qu'il ait acquis la consistance convenable, 500 grammes de miel dans 2 000 grammes de vinaigre scillitique.

MUCILAGES

Les mucilages sont des médicaments qui doivent leur consistance plus ou moins épaisse à la gomme ou à d'autres principes analogues tenus en dissolution ou en suspension dans l'eau.

Le mucilage de *gomme adragante* s'obtient en faisant gonfler de la gomme adragante dans dix fois son poids d'eau et en battant le mélange dans un mortier ; le mucilage de *gomme arabique* en divisant dans un mortier de marbre parties égales d'eau et de gomme arabique en poudre.

ONGUENTS

On donne le nom d'onguents à des médicaments *mous* composés de *corps gras* et de *résines,* préparés en général comme celui dont nous donnons ici la formule :

Onguent styrax.

Huile d'olive	150 grammes
Styrax liquide	100 —
Colophanes	180 —
Résine élémi	100 —
Cire jaune.	100 —

On fait liquéfier à une douce chaleur la colophane, la cire et la résine ; on ajoute le styrax, l'huile ; on passe à travers une toile et on remue l'onguent jusqu'à ce qu'il soit refroidi.

OVULES

On désigne sous ce nom des topiques utérins de forme olivaire obtenus avec de la *glycérine solidifiée* à laquelle on incorpore des substances médicamenteuses.

La formule de la pâte est la suivante :

Gélatine incolore	15 grammes.
Eau distillée.	60 —
Glycérine à 30°	50 —

On fait dissoudre la gélatine dans l'eau au bain-marie, on ajoute la glycérine et on coule dans des moules huilés avant refroidissement.

La substance médicamenteuse est mêlée à la pâte au moment de la couler.

PATES

On définit les pâtes des préparations de consistance molle formées de gomme arabique et de sucre dissous tantôt dans l'eau simple ou aromatisée, tantôt dans l'eau contenant des principes médicamenteux.

POMMADES

Médicaments de consistance ordinairement molle, les pommades ont pour base soit l'*axonge*, soit la *lanoline*, soit la *vaseline* ou un mélange de corps gras.

On distingue trois espèces de pommades, suivant qu'elles constituent de simples mélanges, des solutions ou des combinaisons chimiques.

POTIONS

Les potions sont des préparations magistrales *liquides, destinées à l'usage interne*, que l'on administre par *cuillerées à des intervalles plus ou moins rapprochés*. On y peut introduire presque tous les produits pharmaceutiques.

Les potions sont pour la plupart *très altérables*, les sirops, les extraits, les eaux distillées qu'elles renferment étant presque toujours fermentescibles. Elles deviennent rapidement filantes, en particulier quand elles contiennent de l'eau de fleurs d'oranger. Le meilleur moyen de prévenir cette altération est d'introduire dans la potion un antiseptique, tel que le sirop de Tolu par exemple, qui s'oppose au développement des organismes qui rendent visqueuse l'eau de fleurs d'oranger (VIGIER).

Elles ont généralement comme véhicules un des deux juleps inscrits au Codex.

1° *Julep gommeux :*

Gomme arabique.	10 grammes.
Eau de fleurs d'oranger.	10 —
Sirop de sucre	30 —
Eau distillée	100 —

2° *Julep simple :*

Eau de fleurs d'oranger.	20 grammes.
Sirop de sucre	30 —
Eau distillée	100 —

POUDRES

Les poudres sont des substances végétales, animales ou minérales, amenées par un procédé quelconque à l'état de particules plus ou moins ténues.

Ces produits présentent quelques avantages; ils permettent en effet une administration plus commode des matières médicamenteuses; se laissant facilement pénétrer par les liquides, ils facilitent la dissolution de leurs principes actifs par un liquide approprié. Toutefois, en raison même de leur division extrême, les poudres sont très sensibles à l'action des agents physiques et chimiques: aussi s'altèrent-elles très rapidement par l'action de la lumière, de l'oxygène et de l'humidité.

On divise les poudres en deux grandes classes :

1° *Les poudres simples*, qui ne sont formées que d'un seul médicament;

2° Les *poudres composées*, résultant du mélange de plusieurs poudres simples.

SIROPS

Les sirops sont des médicaments de *consistance visqueuse* due au sucre qui forme en général les deux tiers de leur poids. Leur densité est à peu près égale à 1,32. On les prépare de manière qu'on puisse en administrer de 30 à 60 grammes à la fois.

On les divise en *sirops simples* et *sirops composés*. On prépare les premiers soit avec des eaux distillées aromatiques (sirop de menthe), soit en ajoutant à du sirop de sucre la solution de la substance médicamenteuse (sirop tartrique), soit une teinture ou une alcoolature (sirop de belladone).

On les obtient également en ajoutant du sucre aux sucs végétaux, à des infusions, à des macérations de plantes sèches, etc., qu'on fait cuire ensemble. La plupart d'entre eux ont une action médicinale nulle ou douteuse; de plus, ils fermentent très facilement, deviennent acides, dégagent de l'acide carbonique et se recouvrent de moisissures.

SUCS VÉGÉTAUX

On appelle *sucs* les liquides qui existent dans les divers organes des végétaux. On les divise en quatre groupes :

1° Sucs AQUEUX ;

2° Sucs GOMMEUX ou *gommes* ;

3° Sucs RÉSINEUX comprenant :

a. Les *résines*, constituées par des alcools particuliers, les *résinotannols* (benjoin) ou des glucosides (scammonée) ;

b. Les *térébenthines*, résines dissoutes à la faveur d'un carbure d'hydrogène.

c. Les *gommes résines*, ou résines associées à la gomme ;

d. Les *baumes*, ou résines associées à un acide aromatique.

4° Sucs HUILEUX, se distinguant en *huiles volatiles* et huiles fixes.

Les sucs aqueux qui, suivant le Codex, constituent les sucs *proprement dits*, doivent leur nom à la forte proportion d'eau qu'ils renferment, eau qui tient en dissolution tous les principes qui les constituent. Les sucs proprement dits se subdivisent en trois classes, sucs aqueux *herbacés* (suc d'herbes, suc d'asperges) ; sucs aqueux *acides* (suc de cerises, suc de citron), sucs aqueux *sucrés* (suc de betteraves). Toutes ces préparations sont essentiellement altérables.

SUPPOSITOIRES

Les suppositoires sont des médicaments de *consistance solide* auxquels on donne une forme *conique*, préparés avec du *beurre de cacao*, du *savon*, du *suif*. Ces différentes matières peuvent servir d'excipients à des substances médicamenteuses qu'on incorpore au moment de couler le corps gras liquéfié.

TABLETTES

On donne le nom de tablettes à des préparations de consistance solide obtenues :

1° Avec un mélange de sucre et de substance médicamenteuse amené en consistance de pâte à l'aide d'un mucilage et divisé à l'emporte-pièce ;

2° Avec un mélange de sucre, d'eau et de substance médicamenteuse soumis à l'action de la chaleur et coulé par gouttes sur une plaque de marbre.

3° En comprimant énergiquement la substance médicamenteuse seule ou associée à un peu de gomme.

TEINTURES

On désigne sous le nom de teintures des solutions médicamenteuses *préparées à froid avec de l'alcool, une substance végétale ou animale sèche ou même minérale* (iode), *dans le rapport de 5 parties d'alcool pour une de substance médicamenteuse*. On augmente toutefois cette quantité pour quelques produits peu actifs. C'est ainsi que la *teinture d'iode* est au douzième, la *teinture de cantharide* au dixième.

Leur composition est extrêmement complexe et imparfaitement connue ; elles contiennent des huiles essentielles, des corps gras, des résines, des acides, des alcaloïdes, des glucosides, des tanins, quelques sels.

On les considère, mais à tort, comme susceptibles d'une longue conservation. Elles sont, de même que toutes les liqueurs alcooliques, exposées à subir la fermentation acétique. De plus, elles changent de couleur quand on les garde pendant plusieurs mois et les métamorphoses éprouvées par leurs principes colorants donnent lieu de croire que ce ne sont pas les seuls éléments qui sont le siège d'altérations profondes. En conséquence, il est prudent de ne pas en prescrire une trop grande quantité à la fois et de recommander de les garder à l'abri de la lumière solaire, qui active leur décomposition.

TEINTURES ÉTHÉRÉES

Ces préparations, obtenues en traitant diverses substances médicamenteuses par l'éther ordinaire ou l'éther acétique, ne sont guère, à l'exception de l'éthérolé de cantharides, que des solutions de chlorophylle.

TISANES

Les tisanes sont des préparations aqueuses qui servent en général de boissons au malade. On les obtient :

1° Par *infusion*, procédé le plus ordinaire qui consiste à verser de l'eau bouillante sur la substance médicamenteuse. On prépare ainsi la tisane de bourrache, de tilleul ;

2° Par *décoction*, en portant à l'ébullition l'eau avec la substance médicamenteuse (tisane de gaïac) ;

3° Par *macération :* la macération consiste à faire tremper la substance dans l'eau à la température ordinaire (tisanes de quinquina, de gentiane) ;

4° Par *digestion :* macération dans l'eau à une température supérieure à celle du milieu ambiant, mais inférieure à celle de son point d'ébullition ;

5° Enfin par *simple solution.*

Elles se font en général avec 10 grammes de substance médicamenteuse par litre d'eau.

Ce sont des préparations magistrales qui s'altèrent très promptement. Les principes médicamenteux que la plupart d'entre elles peuvent renfermer (gommes, mucilages, amidon, albumines, etc.). n'ont guère d'action, mais l'eau bouillie qu'elles permettent d'absorber est loin de posséder une action indifférente, comme vient enco re de le montrer WATRE dans le traitement de quelques affections par la diète hydrique.

VINAIGRES MÉDICINAUX

Les vinaigres se préparent comme les vins par macération.

Le vinaigre qui sert à les obtenir est le vinaigre de vin blanc, additionné pour quelques-uns d'entre eux d'un peu d'acide acétique.

VINS MÉDICINAUX

Les vins médicinaux sont des préparations qui résultent de l'*action du vin sur une ou plusieurs substances* contenant des principes solubles dans ce véhicule.

Les vins employés à ces préparations sont :

Le vin rouge et le vin blanc de France, contenant 10 p. 100 d'alcool.

Le vin de Grenache, contenant 15 p. 100 d'alcool.

Quelques autres vins liquoreux.

On les prépare en faisant macérer la substance médicamenteuse convenablement divisée avec le vin : après un contact plus ou moins prolongé, on passe avec expression et on filtre le produit recueilli.

Ce sont des préparations qui ne s'altèrent pas, renfermées dans des vases bien bouchés. Par l'alcool qu'ils renferment ils tiennent en dissolution des principes résineux et des alcaloïdes insolubles ou peu solubles dans l'eau ; par l'eau qui en fait partie ils tiennent en dissolution les gommes, les sucres, les sels solubles dans ce liquide.

CHAPITRE II

PRÉPARATIONS GALÉNIQUES

FOURNIES PAR LES DIVERSES FAMILLES VÉGÉTALES

La découverte des alcaloïdes et des glucosides, dont un grand nombre jouissent d'une action physiologique certaine et quelquefois très active, sur l'économie animale, a eu comme conséquence dans la seconde moitié de ce siècle l'emploi en thérapeutique des principes actifs isolés de drogues végétales, au détriment des préparations galéniques obtenues avec ces mêmes drogues. On pensait obtenir par l'emploi de principes cristallisés une uniformité et une constance d'action qui auraient permis au thérapeute un dosage rigoureux, en rapport avec les effets médicamenteux qu'il recherchait. Ce dosage rigoureux ne pouvait, au dire de quelques pharmacologues qui se basaient uniquement sur la teneur de ces préparations en principes actifs, être constaté dans les préparations galéniques. Mais, bientôt, on fut à même d'observer des différences considérables dans l'action de mêmes principes actifs, isolés par le même mode opératoire, et provenant de drogues de localités différentes. (Ex. : *Les digitalines, les aconitines, les pilocarpines, les cocaïnes*, etc.). Non seulement ces principes actifs pouvaient varier en intensité médicamenteuse, mais présenter des caractères physicochimiques différents de ceux qu'on leur avait reconnus tout d'abord.

De plus, depuis longtemps déjà, on savait pour quelques drogues (*opium, quinquinas*) que l'action totale de la drogue n'était nullement comparable à l'action de chaque principe actif qu'on avait pu en isoler, et même à l'action combinée de ces divers principes actifs. Depuis, des observations analogues ont été fournies par des substances assez nombreuses (*coca, kola, maté, thé, café*, etc.), toutes les préparations galéniques de ces substances ont une action toute spéciale et qu'on ne peut pas confondre avec celles des alcaloïdes ou des leucomaïnes qu'elles renferment.

A quoi attribuer ces différences d'observation et ces divergences d'action ?

On sait que la composition des plantes est fort complexe. Sans avoir à insister ni sur les substances inutilisables par l'économie, telles que les celluloses qui constituent la charpente du végétal, nous signalerons simplement les corps gras, les albumines, les tanins, les huiles volatiles, etc., qui entrent dans la composition de toute plante.

De plus, la combinaison dans laquelle est engagée le principe actif peut présenter une importance toute particulière au point de vue de l'action de ce même principe, lorsqu'on l'utilise en *combinaison naturelle* ou en *combinaison synthétique*. On sait qu'un grand nombre de ces principes alcaloïdiques sont combinés à l'acide cafétannique ou à des tanins du même groupe qui lui impriment des propriétés particulières.

Les feuilles de *coca* et leurs préparations galéniques en effet sont stimulantes, alors que la *cocaïne* est plutôt analgésique. L'étude de la composition de ces feuilles nous explique ce phénomène. A côté de la cocaïne ou probablement en combinaison partielle, ces feuilles renferment des tanins très voisins de la *quercétine*, (*ac. cocatannique, cocétine*) et des acides *œnoliques* dont l'action tonique a été depuis longtemps signalée comme principe actif des vieux vins en dehors des alcools qu'ils renferment.

L'action de la *kola* et de ses préparations galéniques, celle du *maté*, du *café*, du *thé* et de leur même principe actif, la *caféine*, ne sont pas parallèles. C'est qu'en effet cette même leucomaïne (caféine) se trouve dans des formes très différentes, suivant le végétal qui la renferme ; dans la kola, en combinaison à du glucose et à une substance tannigène, le rouge de kola, elle constitue la kolanine ; dans le café, dans le maté elle s'y trouve à l'état de cafétannate de caféine et de potasse ; dans le thé, elle paraît se trouver en combinaison simple avec le tanin et elle est probablement associée à un isomère de la théobromine, la théophylline, leucomaïne comme elle.

Quant au rôle des substances albuminoïdes végétales, M. le professeur POUCHET [1] a récemment montré par des exemples particuliers que leur action sur l'organisme devait être prise en très sérieuse considération dans l'interprétation de l'activité médicamenteuse d'une drogue.

Nous pensons que les exemples cités suffisent à montrer com-

[1] Nouveaux remèdes. 1897.

bien n'est pas justifiée l'opinion de quelques pharmacologues qui veulent aux préparations galéniques substituer le principe actif. A la variabilité de la teneur en principes actifs des préparations galéniques, le seul| argument à l'appui de leur thèse, on peut remédier par le dosage.

« L'emploi du principe actif au détriment de la préparation galénique n'est qu'une simplification apparente ; il constitue une atteinte portée à l'action médicamenteuse totale. L'emploi du principe actif est excellent pour atteindre rapidement et à coup sûr un but déterminé. » (G. POUCHET.)

Cet emploi en effet ne pourra jamais suppléer complètement celui des préparations galéniques.

« L'emploi des préparations galéniques est le côté d'art de la profession médicale nécessitant l'union du tact médical le plus délicat à la parfaite connaissance de l'activité physiologique de chacun des éléments utiles du médicament, depuis le plus actif jusqu'à celui en apparence le plus inerte. » (G. POUCHET.)

Aussi l'étude des préparations galéniques nous a-t-elle semblé assez importante pour mériter une étude détaillée, qui fait l'objet de ce chapitre.

I. — ALGUES

PRÉPARATIONS DE FUCUS VESICULOSUS

Les travaux de BAUMANN sur l'*iodothyrine* ont eu comme conséquence de ramener l'attention sur les préparations de Fucus jadis utilisées contre le goitre et l'obésité.

Depuis la découverte de l'iode on admettait que l'action de ces préparations de Fucus était due à la présence d'un iodure alcalin dans le thalle du végétal. Aussi sembla-t-il tout d'abord préférable de substituer des doses déterminées d'iodure de potassium à des préparations qui pouvaient en contenir des proportions fort variables.

Des recherches récentes dues à ESCHLE ont montré qu'en réalité, le Fucus vesiculosus renferme 0,02 p. 100 d'iode presque exclusivement à l'état de combinaison organique soluble dans l'eau et dans l'alcool. L'action de cette substance iodée paraîtrait en outre être *fort voisine* de l'action de l'iodothyrine.

Toutefois la *poudre* de Fucus torréfié et son *extrait hydroalcoolique*, utilisés autrefois, sont des préparations défectueuses. Dans le premier cas il est impossible d'apprécier quelles modifications la torréfaction peut faire subir aux combinaisons iodées du thalle. Dans le second cas, l'extrait obtenu ne renferme d'après nos recherches que des traces du composé iodé, recherches qui confirment les observations de Eschle, à savoir que l'alcool ne l'enlève qu'avec difficulté à la plante sèche. Ces deux préparations méritent donc d'être remplacées par les suivantes :

Poudre. — Cette poudre doit être obtenue avec le thalle desséché de Fucus.

Dose de 50 centigrammes à 1 gramme.

Extrait aqueux. — Cent parties de Fucus donnent 26 parties d'extrait.

1 *gramme* de cet extrait *correspond* à 3 gr. 84 de *Thalle*.

Dose de 20 à 25 centigrammes en pilules.

II. — POLYPORÉES

PRÉPARATIONS D'AGARIC BLANC

Les préparations d'Agaric blanc renferment de l'*acide agaricique*, auquel on rapporte l'action antisudorale de l'agaric. L'agaricine du commerce, regardée autrefois comme un produit différent de l'acide agaricique, est constituée par un mélange de cet acide et de matières résineuses amères.

On fait avec l'Agaric blanc une poudre et un extrait.

Poudre. — La poudre d'agaric s'administre à la dose de 5 à 25 centigrammes contre les sueurs des phtisiques et à la dose de 50 centigrammes à 1 gr. 25 en paquets ou pilules comme purgatif.

Extrait hydroalcoolique. — Cent grammes d'agaric donnent 10 grammes d'extrait.

Dose de 5 à 20 centigrammes en pilules comme drastique.

III. — PYRÉNOMYCÈTES

PRÉPARATIONS D'ERGOT DE SEIGLE

On prépare avec l'ergot de seigle une poudre, un extrait aqueux et un extrait fluide. Les extraits d'ergot sont plus communément désignés sous le nom d'*ergotines*.

Poudre d'ergot. — Cette poudre est gris foncé; son odeur est fade et nauséeuse; sa saveur, fade tout d'abord, devient d'une âcreté persistante. La poudre d'ergot doit être préparée au moment du besoin, car elle s'altère très rapidement; l'odeur de triméthylamine qu'elle dégage alors peut permettre de juger son degré d'altération.

La poudre d'ergot s'emploie à la dose de 50 centigr. à 4 grammes en obstétrique; à la dose de 2 à 6 grammes comme antipyrétique et comme hémostatique. Elle se prescrit sous forme de paquets, cachets ou pilules.

Ergotines.

Il existe *trois sortes principales d'ergotines* :

1° L'*ergotine de Bonjean,* ou extrait aqueux de seigle ergoté repris par l'alcool.

100 parties d'ergot donnent 14 parties de cet extrait.

1 *gramme correspond* à 7,14 *parties d'ergot.*

2° L'*ergotine Yvon*, extrait fluide préparé avec l'ergot de seigle débarrassé de sa matière grasse.

1 centimètre cube de cette préparation renferme les principes solubles de 1 gramme d'ergot.

3° L'*ergotine de Wiggers*, extrait alcoolique repris par l'eau.

Quelle ergotine doit choisir le praticien ?

Pour pouvoir répondre à cette question, il est nécessaire que nous examinions la composition chimique de l'ergot.

Les substances qui constituent l'ergot de seigle peuvent être rangées en deux groupes :

A. — Substances indifférentes.

L'ergot contient : 1° jusqu'à 5 p. 100 de cendres composées de phosphates de magnésie, de chaux, de potasse, de soude, qui se trouvent dans la plante à l'état de phosphates acides, solubles dans l'eau ;

2° Des *matières colorantes* : la *scléroxanthine*, jaune ; la *sclérocristalline*, jaune (DRAGENDORFF) ; la *scléroïodine*, violacée ; la *sclérérythrine*, rouge ;

3° Des *matières grasses* environ 33 p. 100, constituées surtout par de l'oléine et de la palmitine (KOBERT) ;

4° De l'*ergostérine*, principe analogue à la cholestérine.

5° Du *tréhalose*, isomère du sucre de canne ; du *glucose* ; de la *mannite* ; des *dextrines* ; de l'*acide lactique* ; de la *méthylamine* provenant du dédoublement partiel de la choline ; de la *leucine ;* de la *vernine :* des *matières albuminoïdes :* de la *fungine,* qui constitue la membrane cellulaire du champignon.

De ces différentes substances les sels acides, la sclérérythrine en combinaison avec la chaux, les hydrates de carbone, l'acide lactique, la méthylamine, substances solubles dans l'eau, se trouvent dans l'ergotine de Bonjean. Cette ergotine présente donc une réaction acide, elle ne devra donc jamais être utilisée telle quelle en injections sous-cutanées.

L'ergotine d'Yvon, en raison de son mode de préparation (*a.* Épuisement du champignon dégraissé par l'eau acidulée d'acide tartrique; *b.* Neutralisation du liquide acide par le carbonate de chaux) ne présente pas cet inconvénient, et de fait elle est seule utilisée pour la voie hypodermique.

B. — Principes actifs :

1° De la *choline ;*

2° De l'*acide ergotinique :*

3° De l'*ergotinine isolée par* TANRET :

4° Deux substances isolées par JACOBI. *a.* De la *chrysotoxine,* combinaison phénolique d'une matière particulière, la sphacélotoxine, avec une substance inactive, l'ergochrysine.

b. De la *sécalinitoxine,* combinaison de sphacélotoxine avec un alcaloïde, la sécaline [1].

L'*ergotine de Bonjean* ne renferme ni acide ergotinique, substance précipitée par l'alcool, ni ergotinine, ni les corps de Jacobi, corps insolubles dans l'eau. Lorsque après l'avoir additionnée d'un peu de soude, on l'agite avec de l'éther, elle ne cède à ce solvant aucune substance capable de donner la réaction de TANRET.

L'ergotine Bonjean renferme de la choline. De couleur rouge plus ou moins foncé, cet extrait a une odeur de viande rôtie très caractéristique.

L'*ergotine d'Yvon* renferme de l'ergotinine dissoute à la faveur de l'acide tartrique, qui entre dans la préparation de cet extrait. C'est un liquide de couleur madère, brunissant rapidement à la lumière et à odeur d'ergot.

L'*ergotine de Wiggers* renferme la *totalité de la sphacélo-*

---

[1] La sphacélotoxine qui entre dans la composition de ces deux corps, de l'aveu même de Jacobi, adhère plus ou moins à tous les produits obtenus du seigle ergoté par les divers auteurs. Il est probable que la sécalinitoxine de Jacobi est de l'ergotinine, mêlée de sphacélotoxine.

toxine de l'ergot. Sa couleur est rouge brun. Elle est insoluble dans l'eau. Elle est *très toxique* et doit être rejetée de la pratique médicale.

L'*ergotine Bonjean* se prescrit à la dose *de 1 à 4 grammes en pilules, potion ; elle est très altérable.*

L'*ergotine Yvon* sert en injections sous-cutanées *à la dose de 1 à 2 centimètres cubes. Elle se conserve mieux.*

IV. — POLYPODIACÉES

PRÉPARATIONS DE FOUGÈRE MALE

Les rhizomes de fougère mâle donnent, lorsqu'on les épuise par l'éther, un *extrait éthéré* souvent appelé *huile éthérée* de fougère mâle et dont les propriétés thérapeutiques sont d'autant plus actives que les rhizomes ont été recueillis au mois de juillet, en Normandie plutôt que dans les Vosges, et débarrassés des radicelles et des écailles brunes qui s'y trouvent fixées.

100 parties de rhizome donnent 12,5 parties d'extrait. Cet extrait se présente sous forme d'une masse fluide, à consistance huileuse, de couleur verte, à odeur forte peu agréable : il est assez soluble dans l'alcool. Il renferme :

1° De la *cire de fougère ;*

2° Une *huile essentielle* dans laquelle domine le cinéol :

3° Du *rouge filicique* provenant du dédoublement de l'acide aspido-tannique du rhizome ;

4° Des *résines acides ;*

5° De l'*acide filicique cristallisé*, désigné aussi sous le nom de *filicine :*

6° De l'*acide filicique amorphe.*

On a longuement discuté sur le principe tænifuge de cet extrait.

Pour certains auteurs, l'acide filicique seul est actif et il y aurait lieu, d'après eux, de faire une différence entre l'acide filicique cristallisé qui serait dénué de toutes propriétés vermifuges et l'acide filicique amorphe qui, dissous dans les matières grasses du rhizome, assurerait l'action vermifuge de cette partie de la plante.

Pour KOBERT, la fougère mâle ne doit ses propriétés qu'à l'essence qu'elle renferme. Quelques thérapeutes admettent même que non seulement l'acide filicique est dénué de toute espèce de propriété vermifuge, mais que la majeure partie des accidents toxiques qu'on a été à même d'observer quelquefois après l'administration de fougère mâle, surtout lorsqu'on fait suivre cette administration d'un purgatif huileux sont imputables à cet acide.

L'acide filicique [1] en effet est à peu près insoluble dans l'eau et dans l'alcool, il se dissout par contre très facilement dans les huiles. L'absorption d'un purgatif huileux faciliterait sa dissolution et par suite son absorption.

L'étude de la constitution chimique et de l'action physiologique de cet acide n'est pas suffisamment avancée pour permettre de trancher la question, dans un sens ou dans un autre; mais il est un fait à retenir, c'est qu'en raison de la très faible solubilité de l'acide filicique dans l'alcool, l'extrait alcoolique des rhizomes de fougère mâle, jadis très vanté, ne devait pas renfermer des quantités très appréciables de cet acide. Il devait donc tenir ses propriétés à la présence d'autres substances, peut-être à celle des résines acides.

On l'administre généralement en capsules gélatineuses à la dose de 1 à 4 grammes pour un adulte et à une dose moitié moindre pour un enfant. Le purgatif qu'on doit donner après est le calomel (40 centigr.) et non de l'huile de ricin, pour les raisons que nous avons données plus haut.

La formule suivante due à COINDET est préférable :

> Extrait éthéré de fougère mâle. 2.5
> Calomel à la vapeur. 1.5
> Poudre de fougère mâle. . . . . Q. s.

L'essence se prescrirait à la dose de 60 centigr. en capsules.

V. — CUPRESSINÉES

PRÉPARATIONS DE TÉRÉBENTHINE

En dehors du *sirop de Térébenthine* qui est au dixième et se prescrit à la dose de 20 à 50 grammes, on fait avec la térébenthine deux préparations : des *pilules de Térébenthine*, et de la *Térébenthine cuite.*

Pilules de térébenthine. — La Térébenthine d'Alsace est

---

[1] Pour les uns, éther isobutyrique d'un dérivé de l'anthracène, pour les autres composé ne renfermant pas de noyau aromatique.

solidifiée lorsqu'on l'additionne de $\frac{1}{16}$ de magnésie. Ce phénomène, dû à la combinaison des acides qu'elle renferme, a été mis
à profit pour la préparation des pilules de térébenthine dont la
formule est :

Térébenthine d'Alsace	2 grammes.
Hydrocarbonate de magnésie. . .	2 —

Pour 10 pilules.

Chaque pilule contient 20 centigrammes de térébenthine
(Code x).

Dose de 1 à 10 pilules.

Térébenthine cuite. — La Térébenthine cuite s'obtient en
faisant bouillir de la térébenthine d'Alsace avec de l'eau jusqu'à
ce qu'elle devienne solidifiable au contact de l'eau.

Elle est formée des acides de Flückiger et des produits d'oxydation de l'essence.

Dose de 1 à 2 grammes en pilules.

PRÉPARATIONS DE GOUDRON

Eau de goudron. — L'eau de goudron s'obtient avec la formule suivante :

Goudron.	5 grammes
Bourgeons de sapin	15 —
Eau distillée.	1000 —

100 grammes renferment de 1 à 2 grammes de matières dissoutes. Cette préparation acide, par suite de la présence d'acide
acétique, est une mauvaise prescription.

Additionnée d'une goutte de perchlorure de fer en solution au
1000e, l'eau de goudron prend une coloration *rose*.

Huile de cade.

On emploie l'huile de cade en applications locales. L'excipient choisi est le *glycéré d'amidon* ou le *mucilage de
semences de coings*.

Avec le premier il est nécessaire d'émulsionner l'huile
de cade avec un peu d'extrait fluide de bois de Panama
pour pouvoir obtenir une pommade stable.

Extrait fluide de panama. . . .	5 grammes.
Glycérolé d'amidon.	45 —
Huile de cade.	50 —

VI. — LILIACÉES

PRÉPARATION DE SCILLE

On prépare avec la Scille une *poudre*, une *teinture*, un *vin*, un *vin composé*, un *extrait*, un *vinaigre*, un *oxymel*.

Poudre. — Cette poudre rougeâtre, inodore, très amère, est très hygrométrique. Il est bon, lorsqu'on la prescrit sous forme de paquets ou de cachets, de l'associer de un dixième de son poids de sucre de lait, qui assure la conservation de la poudre.

Dose de 10 à 80 centigrammes, en paquets ou pilules.

Teinture. — 1 *gramme* ou 53 *gouttes correspondent* à 20 *centigr. de scille*.

Dose de 2 à 4 grammes à l'intérieur.

— 10 à 25 — à l'extérieur, en liniment comme diurétique.

Extrait alcoolique. — 100 grammes de squames donnent 60 grammes d'extrait.

Une partie d'extrait correspond à 1,66 de bulbes.

Dose de 2 à 15 centigrammes en pilules.

Vin. — 20 grammes de vin renferment les parties solubles de 1 gr. 20 de squames.

Dose de 5 à 20 grammes.

Oxymel. — 25 *grammes* d'oxymel correspondent à 50 *centigr. de scille*.

Dose de 5 à 20 grammes en potion.

Vin de scille composé. Vin amer de la Charité. — On l'obtient en associant à des squames de scille des produits végétaux amers (quinquina gris, écorce de winter) et aromatiques (angélique, absinthe, mélisse, genièvre, macis, citron) ou doués de propriétés douteuses (asclépiade).

20 *grammes de ce vin correspondent sensiblement à* 7 *centigrammes de scille*.

Dose de 50 à 250 grammes.

Lorsqu'on examine la constitution chimique des squames de scille on constate qu'elles renferment :

1º De *la scillaine*, alcaloïde peu soluble dans l'eau, très soluble dans l'alcool ;

2º De *la scillipicrine*, peu soluble dans l'eau ;

3º De *la scillitoxine*, peu soluble dans l'eau, soluble dans l'alcool ;

4º De *la scilline*, peu soluble dans l'eau, soluble dans l'alcool.

Ces différents produits se retrouvent dans toutes les préparations galéniques inscrites au Codex français, mais dans le vinaigre et dans l'oxymel les propriétés de la scillaïne doivent être modifiées grâce à la combinaison que paraît former cette substance avec l'acide acétique.

VII. — ASPARAGINÉES

PRÉPARATIONS DE SALSEPAREILLE

On utilise fréquemment le *sirop de salsepareille composé*, désigné sous le nom de *sirop de Cuisinier*.

Sirop de Cuisinier. — Ce sirop est obtenu par infusion et décoction de salsepareille, bourrache, de roses pâles, de séné et d'anis.

Dose de 60 à 125 grammes.

La salsepareille renferme trois glucosides :

1º La *smilacine*, insoluble dans l'eau ;

2º La *smilasaponine*, soluble dans l'eau ;

3º La *sarsaponine*, peu soluble dans l'eau.

Ces deux derniers seuls se trouvent dans le sirop, ils se rapprochent de la saponine et font mousser l'eau.

La préparation du Codex est une préparation défectueuse : l'action de la chaleur à laquelle est soumis longuement ce sirop doit altérer ces deux glucosides.

Tisane. — La tisane de salsepareille se prépare par digestion de 60 grammes de racine pour 1 litre d'eau.

Extrait alcoolique. — 100 parties de salsepareille donnent 15 grammes d'extrait.

Un gramme de cet extrait correspond à 6,66 de racines.

Dose de 1 à 5 grammes en solutions, pilules.

PRÉPARATIONS DE MUGUET

Extrait de suc repris par l'eau. — 100 parties fournissent 4 parties d'extrait.

1 *gramme* d'extrait correspond sensiblement à 25 parties de plante et *renferme* de 20 à 25 milligrammes de *convallamarine*.

Il possède une réaction acide et ne renferme que de la convallamarine ; le deuxième glucoside du muguet, la convallarine, doué de propriétés drastiques, est éliminé grâce à la reprise par l'eau.

Dose de 1 à 3 grammes en sirop, pilules.

Extrait aqueux de feuilles sèches. — 100 parties de muguet desséché donnent 25 grammes d'extrait.

1 gramme d'extrait correspond à 4 grammes de muguet.

C'est une préparation inférieure à la précédente, car le muguet desséché ne renferme que des traces de convallamarine.

Les recherches de Tanret ont au surplus montré que ces extraits s'altéraient profondément pendant l'évaporation.

Dose de 1 à 3 grammes en sirop.

VIII. — COLCHICÉES

PRÉPARATIONS DE COLCHIQUE

Les bulbes, les fleurs et les semences de colchique entrent dans la préparation des teintures, alcoolatures, extraits et vins ; ces différentes préparations doivent leur action à la *colchicine* qu'elles renferment.

Bulbes de colchique.

Les différences d'énergie observées dans l'emploi médical des bulbes de colchique tiennent certainement à ce qu'ils ne sont pas tous recueillis au moment opportun.

L'époque la plus favorable à la récolte du colchique en effet est le mois d'août, moment où le nouveau bulbe ne fait que naître ; malheureusement il n'y a sur le sol aucun indice pouvant permettre de déceler sa présence; aussi en général ne le recueille-t-on qu'à l'apparition des fleurs ou au moment du développement du fruit ou des graines, c'est-à-dire à une époque où il est considérablement appauvri en principes actifs.

Les bulbes du commerce *renferment environ* 0 gr. 50 p. 1000 *de colchicine*.

100 grammes de bulbes frais donnent 35 grammes de bulbes secs.

Teinture. — 1 *gramme* ou 53 *gouttes renferme* 0 gr. 00028 *de colchicine*.

Dose de 1 à 8 grammes.

Alcoolature. — 1 *gramme* ou 53 *gouttes renferme* 0 gr. 00044 *de colchicine*.

Dose de 2 à 5 grammes.

Extrait. — 100 parties de bulbes secs donnent de 18 à 20 parties d'extrait.

1 *gramme d'extrait* correspond à 5 parties de bulbes et *renferme environ* 0 gr. 0066 *de colchicine*.

Dose de 1 à 4 grammes.

Vin. — 1 *gramme* de ce vin, soit 33 *gouttes*, renferme les *principes solubles* dans ce véhicule de 10 *centigr. de bulbes frais*.

Dose de 5 à 10 grammes.

Fleurs de colchique.

Elles renferment de la colchicine en assez forte proportion, 0 gr. 80 pour 1000 environ.

Alcoolature. — 1 *gramme* ou 53 *gouttes renferme* 0 gr. 0006 *de colchicine*.

Dose de 2 à 5 grammes.

Semences de colchique.

Les préparations obtenues avec les semences de colchique sont préférées à celles faites avec les bulbes; la constance de leur composition conduit à cette option.

Il est toujours facile en effet de les récolter au moment

de leur maturité, c'est-à-dire à une époque où la proportion de colchicine qu'elles renferment varie dans des limites extrêmement restreintes.

Elles *renferment* 3 p. 1000 *de colchicine.*

Teinture. — 1 *gramme* de teinture ou 53 *gouttes renferme* 0 gr. 00072 *de colchicine.*

Cette teinture de couleur jaune ambré n'a pas d'odeur spéciale mais possède une saveur amère assez prononcée.

Dose de 1 à 5 grammes.

Extrait. — 100 parties de semences donnent 9,7 parties d'extrait.

1 *gramme d'extrait* correspond à peu près à 10 grammes de semences et *renferme* 0 gr. 035 *de colchicine.*

Dose de *un à dix* centigrammes.

Vin. — 1 *gramme* de vin ou 33 *gouttes renferme* les parties solubles *de* 0 gr. 05 *de semences.*

Dose de 5 à 10 grammes.

De ces dosages dus à M. HOUDÉ il résulte que les préparations de colchique qui doivent être préférées sont, à l'exclusion de toute autre :

1º La *teinture de semences ;* 2º l'*extrait de semences ;* 3º l'*alcoolature de fleurs.*

Pour caractériser les teintures ou les alcoolatures de colchique on agite cette teinture avec une certaine quantité de chloroforme, on évapore la liqueur chloroformique et on traite le résidu sec par une goutte d'acide azotique : il doit se produire une *coloration violette très fugace.*

L'administration des préparations de colchique doit toujours être surveillée de très près à cause de la très lente élimination des principes actifs de cette plante.

IX. — JUGLANDÉES

PRÉPARATIONS DE FEUILLES DE NOYER

Extrait hydroalcoolique. — Cent grammes de feuilles de noyer donnent 33 grammes d'extrait. Un gramme de cet extrait correspond sensiblement à 3 grammes de feuilles.

Il paraît devoir son action à un mélange de matières résineuses amères voisines de celles isolées de l'écorce du Juglans cinerea et qu'on désigne sous le nom de *Juglandin*.

Dose de 2 à 4 grammes comme tonique, antiscrofuleux, sous forme de pilules ou de sirop.

Extrait aqueux. — Cent grammes de feuilles donnent 25 grammes d'extrait.

Un gramme de cet extrait correspond à 4 grammes de feuilles.

Cet extrait est acide, phénomène dû à la présence d'acides citrique et malique, à du tanin ; il renferme également de l'inosite, matière sucrée de même constitution que celle des muscles de l'homme. Cet extrait ne renferme pas de matières résineuses ; c'est une préparation inférieure à la précédente.

Dose de 2 à 4 grammes.

X. — CANNABINÉES

PRÉPARATIONS DE CHANVRE INDIEN

L'extrait de Chanvre indien a été très préconisé dans certaines affections de l'estomac à la dose de 25 centigr. en potions. Malheureusement on trouve dans les pharmacies trois sortes d'extraits dont les propriétés thérapeutiques sont loin d'être identiques. Ce sont :

1° *L'extrait hydro-alcoolique du Codex français ;*

2° *Un extrait alcoolique repris par l'eau ;*

3° *Un extrait gras*, dit des Arabes, préparé avec les sommités fleuries de la plante qu'on épuise par le beurre à la manière de la pommade de populeum.

De ces trois variétés la dernière devrait être la plus active si la proportion de corps gras était bien pondérée, mais chacun la dose à sa façon.

L'extrait alcoolique repris par l'eau est une mauvaise préparation car l'action secondaire de l'eau élimine les essences et les résines qu'on a coutume de représenter comme le principe actif. L'extrait du Codex français est le plus régulier comme action thérapeutique et c'est celui qu'on doit prescrire, mais il ne faut pas perdre de vue qu'il se dissocie avec le temps et que cette dissociation s'accentue lorsqu'on le dissout dans l'eau. Les résines et les huiles essentielles viennent alors à la surface. Aussi ne faut-il jamais le prescrire en dissolution. On le formulera en pilules.

100 parties de chanvre indien donnent 13 parties d'extrait.

1 p. d'extrait correspond à 7 p. 6 de sommités fleuries.

XI. — SCROFULARIACÉES

PRÉPARATIONS DE DIGITALE

Poudre. — Bien préparée, cette poudre est verte, offre une saveur amère et une odeur *sui generis* très prononcée, très agréable, rappelant l'odeur du thé.

Dose de 10 à 20 centigrammes en pilules, cachets.

Cette poudre possède une action locale sur la muqueuse stomacale, capable de produire quelques troubles digestifs (nausées, vomissements). Aussi préfère-t-on l'employer fréquemment en macération ou en infusion.

Macération. — Cette macération se prescrit :

> Poudre de feuilles de digitale   de 25 à 50 centigr.
> Eau distillée froide . . . . 300 grammes

Faites macérer 12 heures ; filtrez. On sucre avec 60 grammes d'un sirop.

Cette macération se prend en *quatre ou cinq fois pendant la journée,* dans l'intervalle des repas, et non pas pendant les repas, comme le prescrivent quelques auteurs.

On doit toujours cesser l'administration de cette macération digitalique au bout de trois ou quatre jours.

Infusion. — La formule de cette infusion est :

> Poudre de feuilles . . . .   de 25 à 50 centigr.
> Eau bouillante . . . . 150 grammes

Faites infuser une demi-heure ; filtrez et sucrez avec 30 grammes de sirop d'écorces d'oranges amères.

A prendre en deux ou trois fois par jour, pendant trois ou quatre jours, en diminuant progressivement les doses.

Ces deux préparations renferment les glucosides de la digitale solubles dans l'eau, tels que la digitaléine ; elles renferment également un peu de digitaline « dite chloroformique ». On sait en effet, actuellement, que bien qu'insolubles dans l'eau les digitalines (du Codex français) peuvent cependant être maintenues en solution dans ce liquide, grâce à la présence de certaines matières extractives et des autres glucosides de la digitale.

Essai et réactions. — Ces deux préparations rougissent le papier de tournesol, donnent avec le perchlorure de fer une coloration *noir foncé*, avec le tanin en solution à 1/10 un abondant précipité.

Traitées par l'ammoniaque, elles *ne doivent pas se colorer en vert.* Cette réaction permettant de les différencier de l'infusion et de la macération de *conyze* qui verdissent au contact de l'ammoniaque.

Extrait aqueux. — Cent parties de feuilles donnent 25 parties d'extrait.

Un gramme d'extrait correspond à 4 grammes de feuilles. Dose de 10 à 15 centigrammes en pilules.

Extrait alcoolique. — Cent parties de feuilles donnent 30 grammes d'extrait.

Un gramme correspond donc à 3^{gr},33 de feuilles. Dose de 10 à 15 centigrammes.

Teinture alcoolique à 1/5. — LIV *gouttes* de cette teinture *pèsent 1 gramme.*

Dose de X à XXX gouttes.

Sirop. — Ce sirop s'obtient en mélangeant :

Teinture alcoolique de digitale .   25 grammes
Sirop de sucre . . . . 975 grammes

Vingt *grammes de ce sirop renferment* 50 centigrammes, *soit* XXVII *gouttes de teinture.*

Vin de digitale composé. Vin de l'Hôtel-Dieu. Vin de Trousseau. — Ce vin figure au Codex sous la dénomination de *Vin de digitale composé* ou de *Vin diurétique* de *l'Hôtel-Dieu.* Nous conseillons de le prescrire sous l'une ou l'autre de ces deux dénominations et *non* sous le nom de *Vin de Trousseau* : c'est qu'en effet la formule primitive de cette préparation due à Trousseau, et que renferment encore beaucoup de formulaires, contenait pour 20 grammes les principes solubles de plus de 25 centigrammes de digitale. Elle a été modifiée par le Codex de façon que le même poids de vin *ne corresponde plus qu'à* 10 *centigrammes* de *feuilles de digitale.* En formulant « Vin de Trousseau », on courrait les risques de faire prendre au malade une proportion de principes actifs double de celle qu'on pourrait croire en réalité prescrire.

	Vin de digitale composé ou de l'Hôtel Dieu.		Vin de Trousseau.	
Feuilles de digitale. .	5 grammes.		6 grammes.	
Squames de scille. . .	7,50	—	3	—
Baies de genièvre . .	75	—	30	—
Acétate de potasse sec.	50	—	20	—
Vin blanc	900	—	400	—
Alcool à 90°	100	—	50	—

Faites macérer dix jours les substances végétales dans le vin et l'alcool; passez avec expression; faites dissoudre l'acétate de potasse et filtrez.

Une cuillerée à soupe de ce vin pèse 16 grammes et renferme 80 centigrammes d'acétate de potasse, les principes solubles *de 8 centigrammes de feuilles de digitale et 12 centigrammes de squames de scille.*

Dose de une à deux cuillerées à soupe.

Les préparations alcooliques de digitale renferment surtout de la digitaline.

Teinture éthérée. — Cette teinture renferme peu de principes actifs; elle est surtout riche en chlorophylle.

Le tableau suivant, dû au Dr Huchard, indique les rapports de poids qui existent entre ces diverses préparations. *10 centigrammes de poudre de feuilles de digitale équivalent à*

Digitaline cristallisée	1	milligr.
Extrait aqueux	45	—
Extrait alcoolique.	50	—
Teinture alcool	50	centigr.
Teinture éthérée.	1	gramme
Sirop de digitale	20	grammes
Vin de digitale	20	—

« Ces équivalences toutefois sont illusoires; on ne peut pas en effet comparer entre elles des préparations d'activité absolument dissemblable puisqu'elles renferment, circonstances dues à la nature des dissolvants employés et aux manipulations nécessitées par la confection de quelques-unes de ces préparations, des principes différents ou modifiés ou en moindre abondance. Ainsi, pour ne parler que de la teinture et de l'infusion, il est probable que l'alcool et l'eau enlèvent à la plante des proportions variables de principes actifs. » (HUCHARD.)

On donne la confirmation de ces judicieuses remarques dans ce fait que les préparations officinales sont de 9 à 12 fois plus toxiques que la proportion de digitaline renfermée dans la quantité de feuilles qui a été utilisée à leur confection. D'après F. FRANCK, *50 centigrammes de feuilles de digitale au point de vue toxique correspondent à 3 ou à 4 milligrammes de digitaline cristallisée, alors qu'elles ne renferment qu'un demi-milligramme de ce principe actif.*

Dix centigrammes de feuilles ne correspondent donc pas au point de vue thérapeutique à 1 milligramme de digitaline.

XII. — SOLANÉES

Le nombre des Solanées usitées est aujourd'hui fort restreint, les seules espèces que l'on puisse considérer comme officinales en France sont : en première ligne, la Belladone, puis la Stramoine et les Jusquiames noire et blanche.

Les préparations galéniques qu'elles servent à préparer sont :

Des poudres ;
Des extraits de suc de feuilles de la plante fraîche ;
Des extraits alcooliques de semences ;
Des teintures ;
Des alcoolatures ;
Des sirops ;
Des huiles ;
Des emplâtres.

PRÉPARATIONS DE BELLADONE

On utilise surtout les préparations faites avec les feuilles.

Avant les recherches de M. LEFORT la racine de Belladone était regardée comme la partie de la plante la plus riche en atropine et par conséquent comme l'organe le plus actif.

Cette opinion est inexacte surtout pour les racines qui comptent plusieurs années d'existence. M. Lefort a constaté en effet qu'elles s'appauvrissent à mesure qu'elles vieillissent et que leur richesse en alcaloïdes peut osciller entre 2 et 5 grammes pour 1 000. Les feuilles par contre présentent une composition constante, elles contiennent assez régulièrement 5,5 pour 1 000 d'atropine, surtout lorsqu'on les récolte entre la floraison et la fructification du végétal. Il découle naturellement de ces faits que l'emploi des préparations galéniques de *feuilles* offre *plus de sécurité* que celui des préparations de racines ou de semences.

Les travaux de Gerrard, tout en confirmant les recherches de Lefort, ont démontré également que la plante est plus riche en alcaloïdes à l'état sauvage qu'à l'état cultivé. Le tableau suivant indique la proportion des alcaloïdes dosés par lui dans 1 000 parties des organes désignés.

	BELLADONE CULTIVÉE		BELLADONE SAUVAGE	
AGE DE LA PLANTE	Racines.	Feuilles.	Racines.	Feuilles.
2 ans.	2,60	4,31	2,07	3,20
3 —	3,81	4,07	3,70	4,57
4 —	4,10	5,10	3,13	4,91

Poudre de feuilles. — La poudre de feuilles de Belladone est *verte;* son odeur *nauséeuse* rappelle celle de la plante.

Elle renferme en dehors des alcaloïdes 3 p. 100 d'une substance grasse répandant l'odeur propre des Solanées vireuses et une substance fluorescente, l'*acide chrysatropique*, peu soluble dans l'eau, plus soluble dans l'alcool. Ses solutions concentrées sont jaunes avec une fluorescence vert émeraude qui devient bleue dans les solutions diluées; cet acide semble être un dérivé du Naphtalène.

La poudre de feuilles s'altère rapidement; aussi doit-on formuler : Poudre de belladone *préparée récemment.*

Dose de 5 à 20 centigrammes en paquets, pilules.

Poudre de racines. — Cette poudre est *blanchâtre* et moins odorante que la précédente.

Elle renferme 1 p. 100 d'une matière grasse dont l'odeur est

moins prononcée que celle du principe analogue contenu dans
les feuilles.

Dose de 2 à 10 centigrammes en cachets, pilules.

L'habitude de la prescrire à des doses moitié moindres que la
poudre de feuilles provient de cette opinion peu fondée que les
racines étaient plus riches en alcaloïdes que les feuilles.

Extrait de suc de feuilles. — 100 parties de feuilles
fraîches donnent 2 parties d'extrait.

1 *gramme* de cet extrait *renferme en moyenne* 22 *milligrammes d'alcaloïdes.*

1 gramme de cet extrait renferme également en moyenne
10 milligrammes de choline.

Dose de 2 à 10 centigrammes, en pilules, potions, sirops.

Extrait alcoolique de feuilles sèches. — 100 parties
de feuilles sèches donnent 21 parties d'extrait.

1 *partie correspond à environ 5 parties de feuilles sèches
et renferme en moyenne 3 centigr. d'alcaloïdes.*

Dose de 1 à 10 centigrammes.

Extrait alcoolique de racines. — 100 parties de racines
donnent 23 parties d'extrait.

1 *gramme* de cet extrait *correspond à* 4 gr. 35 environ
de *racines et renferme 27 milligrammes d'alcaloïdes.*

Dose de 1 à 5 centigrammes.

Teinture de feuilles de Belladone. — 1 *gramme de
cette teinture,* c'est-à-dire 53 *gouttes, renferme* une proportion
d'alcaloïdes *qui oscille entre* 0 gr. 0002 et 0 gr. 0007.

Les *échantillons commerciaux* ne titrent guère plus de
0 gr. 0005 d'alcaloïdes totaux par gramme.

Dose de V à XXX *gouttes* en potions.

Alcoolature de feuilles de Belladone. — 1 *gramme* de
cette alcoolature, c'est-à-dire 53 *gouttes, renferme environ*
0 *gr.* 0005 *d'alcaloïdes,* elle doit donc posséder une activité
double de celle de la teinture.

Dose de V à XXX *gouttes.*

Teinture éthérée de feuilles. — Cette préparation, en
raison de la faible solubilité de l'atropine dans l'éther, est inférieure aux précédentes et son emploi mérite d'être rejeté.

Sirop de Belladone. — Il s'obtient d'après le Codex avec :

Teinture de belladone . . . . .   75 grammes.
Sirop de sucre   925   —
Une cuillerée à bouche *correspond à 1 gr. 50 de teinture.*

Le sirop obtenu par cette formule, sur laquelle est calquée la formule de tous les sirops de plantes vireuses, ne fermente pas, mais il subit une altération révélée par l'apparence nébuleuse qu'il prend ; au bout de quelque temps, il s'en sépare alors une substance d'aspect résinoïde que l'on suppose mêlée des principes actifs de ces végétaux. On ne peut qu'être de l'avis de J. RÉGNAULT, qui conseille de rejeter de tels sirops de la pratique médicale.

PRÉPARATIONS DE STRAMOINE

Les feuilles et les semences de Datura stramonium renferment de l'atropine (3 gr. 07 p. 1000 dans les feuilles et 3,65 p. 1000 dans les semences). Elles jouissent de propriétés analogues à celles de la Belladone. La *poudre de feuilles* est presque inusitée ; on a recours aux préparations suivantes :

Extrait de suc de feuilles fraiches de Stramoine. — 100 parties de feuilles fraîches donnent 2 parties d'extrait.

1 *gramme d'extrait renferme* de 6 à 8 *milligrammes d'alcaloïdes.*

Dose de 2 à 20 centigrammes en pilules, sirop, potion.

Extrait alcoolique de semences. — 100 parties de semences donnent 7 parties d'extrait.

1 *gramme* de cet extrait *correspond assez sensiblement à* 14,2 *parties de semences et renferme* de 0 gr. 0165 à 0 gr. 0257 *d'alcaloïdes.*

Dose de 1 à 10 centigrammes.

Teinture de feuilles de Stramoine. — 1 *gramme* de cette teinture, soit 53 *gouttes,* correspond à 0 gr. 0006 *d'alcaloïdes.*

Dose de V à XXX *gouttes.*

Alcoolature de feuilles de Stramoine. — 1 *gramme* de cette alcoolature, 53 *gouttes, renferme* 0 gr. 0002 *d'alcaloïdes.*

Dose de X à XL *gouttes.*

PRÉPARATIONS DE JUSQUIAME NOIRE

Les préparations de Jusquiame renferment un *isomère* de l'atropine, l'*atropidine*, qui existe dans les feuilles de la plante dans la proportion de 0,30 pour 100. Cette proportion est moins élevée dans les semences.

Les préparations de Jusquiame présentent une action thérapeutique très voisine de celle des préparations de Belladone, mais un peu plus énergique. L'action physiologique de l'atropidine est identique en effet à l'action de l'atropine, à l'intensité près. L'atropidine est plus active que l'atropine, c'est-à-dire détermine l'apparition de mêmes phénomènes à doses moindres que l'atropine.

Pour que les préparations de Jusquiame aient leur *maximum d'activité*, il faut employer à leur confection des *plantes âgées de deux ans*. HERTZ et HOULTON ont en effet démontré que les plantes de première année étaient à peu près inactives.

Il existerait, d'après DONOVON, un caractère susceptible d'indiquer l'âge de la plante employée, dû à l'apparence de la teinture. Cette teinture deviendrait en effet *laiteuse* si elle a été faite avec des plantes de 2ᵉ *année*, alors qu'elle conserverait sa limpidité, préparée avec des plantes de première année.

Extrait de suc de feuilles fraîches de Jusquiame noire. — 100 parties de feuilles fraîches donnent 2 parties d'extrait.

1 *gramme* de cet extrait *renferme* de 5 à 7 *milligrammes d'alcaloïdes*.

Dose de 5 à 20 centigrammes en pilules, potions.

Extrait de semences. — 100 parties de semences donnent 16 parties d'extrait.

1 *partie* d'extrait *correspond* à 6,2 parties de *semences* et *renferme environ* 0 gr. 0135 *d'alcaloïdes*.

Dose de 2 à 10 centigrammes.

Teinture de feuilles de Jusquiame. — 1 *gramme*, c'est-à-dire 53 *gouttes*, *renferme* 0 gr. 00014 *d'alcaloïdes*.

Dose de 1 à 4 grammes.

Alcoolature de feuilles de Jusquiame. — 1 *partie*, c'est-à-dire 53 *gouttes*, *renferme* 0 *gr*. 0003 *d'alcaloïdes*.

Dose de XX à L *gouttes*.

PRÉPARATIONS DE DOUCE-AMÈRE

Les préparations de Douce-amère renferment deux glucosides contenus dans les tiges de la plante et solubles dans l'eau, la *solanine* et la *dulcamarine*, associées au produit de dédoublement de la dulcamarine, la *dulcamarigénine*.

La solanine[1] exerce sur l'épiderme une action topique très intense, qui se traduit souvent, chez les ouvriers chargés de la préparation de l'extrait de douce-amère, par des dermatoses polymorphes.

Extrait aqueux de Douce-amère. — 100 parties de tiges donnent 16 parties d'extrait.

Un gramme d'extrait correspond à 6,2 parties de tiges.

Dose de 2 à 4 grammes en pilules, sirop, comme dépuratif, diurétique, diaphorétique.

Sirop de Douce-amère. — Ce sirop s'obtient en faisant dissoudre 180 parties de sucre dans 100 parties d'une infusion de Douce-amère à 1 p. 15.

Dose de 20 à 100 grammes.

C'est une préparation assez active ; les glucosides qu'elle renferme en effet n'ont pas subi d'altération.

HUILES MÉDICINALES A BASE DE SOLANÉES

Les Solanées fraîches servent également à la préparation d'huiles médicinales obtenues par digestion de la plante fraîche avec de l'huile d'olive.

Ces huiles contiennent la chlorophylle, les matières grasses et les huiles volatiles des végétaux qui lui servent de base, plus une petite quantité d'alcaloïdes.

---

[1] **Réactions de la solanine.** — 1° Dissous dans quelques gouttes d'acide *sulfosélénique*, ce glucoside prend à chaud une coloration *rougeâtre* qui devient d'un *beau rouge* par le refroidissement.

2° La solution de solanine dans l'alcool *amylique*, chauffée, se *gélatinise* par refroidissement.

On formule fréquemment les huiles de Jusquiame, de Belladone, mais surtout une huile composée, désignée sous le nom de *Baume tranquille*.

L'huile de *Jusquiame renferme environ* 15 *centigrammes* d'alcaloïdes *par litre*.

L'huile de Belladone en contient une proportion très voisine (0,10 p. 1000).

Le Baume tranquille s'obtient en faisant digérer :

Feuilles fraîches de Belladone, de Jusquiame, de Morelle, de Nicotiane, de Pavot, de Stramonium (200 grammes de chaque) dans 5 kilogrammes d'huile d'olive et en aromatisant avec huile volatile d'Absinthe, d'Hysope, de Marjolaine, de Menthe, de Romarin, de Sauge, de Thym (50 centigr. de chaque).

C'est un topique beaucoup plus usité que les huiles simples de Jusquiame ou de Belladone, mais dont l'efficacité n'est pas beaucoup plus grande.

EMPLATRES

L'emplâtre de Belladone a la composition suivante :

Extrait alcoolique de belladone .	9 grammes.
Résine.	1 —
Emplâtre diachylon gommé . .	2 —

Cette préparation, sur laquelle est calquée la préparation des emplâtres d'Opium, de Digitale, etc., est trop active en raison de la forte proportion d'extrait qu'elle renferme.

10 *grammes* de cet emplâtre *renferment* 0 gr. 022 *d'atropine*.

XIII. — GENTIANÉES

PRÉPARATIONS DE GENTIANE

Les racines de Gentiane servent à préparer une poudre, un extrait, une teinture, un vin, un sirop. Ces diverses préparations doivent leur saveur amère à une très petite quantité de *gentiopicrine*. Ce principe n'existe qu'à l'état de traces dans les racines desséchées. La saveur et l'odeur légèrement nauséeuses de ces racines sont dues à la présence d'une huile volatile.

Extrait. — Dose 20 centigrammes à 2 grammes en pilules.

Poudre. — Dose 50 centigrammes à 5 grammes.

Teinture. — Dose 2 à 50 grammes.

Vin. — Dose 60 à 120 grammes.

Sirop. — Dose 10 à 100 grammes.

XIV. — **STRYCHNÉES**

On fait avec la *Noix vomique* un extrait, une teinture ; avec les *fèves de Saint-Ignace*, une teinture composée désignée sous le nom de *gouttes amères de Baumé*.

PRÉPARATIONS DE NOIX VOMIQUE

Poudre. — La poudre de Noix vomique est grise, sans odeur et d'une amertume fort prononcée.

Quelques chimistes admettent qu'en dehors de la strychnine et de la brucine, elle renferme un troisième alcaloïde, l'*igasurine*. Sous ce nom Schutzenberger a décrit neuf alcaloïdes distincts par leur composition chimique et par leur degré d'hydratation. Il considère ces alcalis comme des produits d'oxydation de la brucine formés sous l'influence de la végétation.

Dose de 1 à 20 centigrammes, en paquets, cachets.

Teinture. — Cette teinture donne 57 *gouttes au gramme.* 1 *gramme* de cette teinture *renferme* 2 *milligrammes d'alcaloïdes* (*brucine et strychnine*), dans le mélange desquels la brucine entre pour une proportion assez variable dans le rapport de 1 à 10[1].

Cette teinture est peu colorée, légèrement jaunâtre, d'une amertume accentuée. Pour la caractériser on en prend 10 à 15 gouttes qu'on met en contact avec 3 gouttes d'acide sulfurique au tiers ; on évapore au bain-marie à

---

[1] Des recherches dues à M. Adrian ont montré que différents échantillons commerciaux de teinture de noix vomique titraient de 0.0042 à 0,0107 d'alcaloïdes par gramme de teinture. Ces chiffres montrent la variabilité extrême des préparations galéniques dans certains cas, et la nécessité jusqu'à un certain point de leur titrage.

siccité ; il doit se produire une coloration *violette* due à la loganine et non à la strychnine ou à la brucine.

Dose de 50 centigrammes à 2 grammes.

Extrait alcoolique. — 100 parties de noix vomique donnent en moyenne 10 parties d'extrait. C'est une préparation qui jouit d'une conservation presque indéfinie.

Les doses d'extrait de Noix vomique à administrer *pro die* sont portées dans quelques formulaires comme pouvant varier de 2 à 20 centigrammes. — *De telles doses sont exagérées, voire même dangereuses.* — *L'extrait de noix vomique renferme de 52 à 130 milligrammes d'alcaloïdes par gramme.* Mais l'extrait préparé d'après la Pharmacopée allemande, extrait qui peut se rencontrer dans le commerce de la droguerie, peut renfermer jusqu'à 179 milligrammes d'alcaloïdes par gramme. Administrer 20 centigrammes d'extrait de Noix vomique peut revenir à donner de 10 à 22 milligrammes et même 35 milligrammes de strychnine et brucine. — Il est donc prudent, étant donnée la variabilité de cette préparation en teneur de principes actifs, d'*éviter de prescrire une dose d'extrait supérieure à 5 centigrammes.*

Dose de 2 à 5 centigrammes.

PRÉPARATIONS DE FÈVES DE SAINT-IGNACE.

On prépare avec les fèves de Saint-Ignace un extrait et une teinture composée.

Extrait. — 100 parties de fèves de Saint-Ignace donnent 19 parties d'extrait. C'est une préparation extrêmement active, dangereuse même, pouvant *renfermer jusqu'au dixième de son poids d'alcaloïdes mixtes* (strychnine et brucine) dont *les trois quarts* sont constitués par de la *strychnine.*

Gouttes amères de Baumé. — Cette teinture composée s'obtient en faisant macérer pendant dix jours :

Fèves de Saint-Ignace râpées .	500 grammes.	
Carbonate de potasse	5	—
Suie.	1	—
Alcool à 60°.	1000	—

1 gramme de cette préparation, c'est-à-dire 53 *gouttes*, *correspond à 9 milligrammes d'alcaloïdes.*

Dose de I à X *gouttes.*

On a beaucoup discuté sur le rôle de la suie dans les gouttes amères de Baumé. Comme éléments principaux la suie renferme des phénols parmi lesquels dominent le mélange connu sous le nom de créosote, l'homopyrocatéchine, l'acide acétique en partie libre, en partie combiné à de l'ammoniaque ordinaire et à des ammoniaques composées, enfin les produits multiples désignés sous le nom de produits empyreumatiques ou mieux pyrogénés. La majeure partie de ces principes immédiats étant très soluble dans l'alcool à 60°, M. CARLES admet que leur présence dans les gouttes amères de Baumé n'est pas indifférente; ils apportent, d'après lui, leur contingent d'amertume, leur action vermifuge et surtout antiseptique. Malheureusement la petite proportion de suie qui entre dans la formule officielle de ce produit ne doit pas traduire sa présence au point de vue thérapeutique par une action bien sensible. Nous aimons mieux admettre que les principes de la suie, au contact du carbonate de potasse qui exagère leur teinte bistreuse, donnent aux gouttes amères un aspect et une physionomie particuliers susceptibles d'attirer l'attention et d'éviter les erreurs et les empoisonnements.

XV. — ASCLÉPIADÉES

PRÉPARATIONS DE CONDURANGO

Teinture. — 1 gramme de teinture correspond à 53 *gouttes.*

Dose de 15 à 30 grammes.

Extrait hydroalcoolique. — 100 parties d'écorce donnent 21 parties d'extrait; 1 gramme d'extrait correspond à 4,76 de plante.

Dose de 20 centigrammes à 1 gramme.

Vin. — On obtient ce vin en faisant avec :

Poudre de condurango . . . . 1.000 grammes.

un extrait aqueux qu'on reprend par l'alcool; on filtre et on évapore et on mélange à cet extrait :

Vin de Malaga. . . q. s. pour 1.000 grammes.

10 *grammes de ce vin représentent les parties solubles de 10 grammes d'écorce.*

Dose de 10 à 20 grammes.

Décoction. — Cette décoction a pour formule :

Écorce . . . . 50 grammes.
Eau bouillante . . . . 1.000 —

Faites réduire à 500 grammes ; laissez refroidir et filtrez.
Dose de 60 à 200 grammes.

Le condurango est un amer et un calmant des douleurs que cause la gastralgie et de celles qu'éprouvent les malades atteints de cancer ou d'ulcères de l'estomac.

Ces diverses préparations paraissent devoir leur action thérapeutique à un glucoside ou plus exactement à un mélange de glucosides désigné sous le nom générique de *condurangine;* c'est une substance soluble dans l'alcool, l'eau froide, peu soluble dans l'eau chaude : pour cette raison, la décoction ne doit pas être filtrée froide, car la condurangine se prendrait en gelée et resterait sur le filtre. Ces diverses préparations galéniques sont quelquefois obtenues dans le commerce avec des espèces différentes du Gonolobus Condurango, le Condurango de la Nouvelle-Grenade, *Macroscepis Trianæ,* le Condurango blanc provenant du *Maisdema Condurango* et le *Gonolobus riparius*, espèce voisine.

L'étude chimique et physiologique de ces diverses variétés étant encore à faire, on ne peut se prononcer sur la valeur de ces substitutions.

Quoi qu'il en soit, la présence de la condurangine dans les préparations galéniques de condurango peut être mise en évidence de la façon suivante :

La préparation amenée à sec est agitée avec du chloroforme; on évapore le chloroforme décanté, le résidu est repris par un peu d'acide chlorhydrique additionné d'un cristal de phénol. On obtient une *solution vert jaunâtre* qui, sous l'influence de la chaleur, devient *violette* (DRAGENDORFF).

XVI. — APOCYNÉES

Il est vraisemblable que l'action physiologique des préparations galéniques de Strophantus est due à la présence de strophantine. Cette action physiologique doit être très variable si on se rapporte à ce fait que parmi les dix-huit espèces de Strophantus qui parviennent sur les marchés, la présence de strophantine n'a pu être décelée que dans un très petit nombre (*hispidus, glabre, kombé*); qu'il est très difficile de différencier les uns des autres morphologiquement, et que de plus quelques espèces à strophantine renferment en outre de l'*ouabaïne*. ARNAUD a montré en effet que les graines du Strophantus glabre en renfermaient une notable proportion.

Le Codex a adopté comme espèce officinale le *Strophantus kombé.*

Extrait alcoolique. — 100 parties de semences donnent 9,5 parties d'extrait.

1 *partie correspond* à 10 gr. 52 de *semences* et *renferme* 0 gr. 18 de *strophantine.*

Dose de 1 à 2 milligrammes.

Teinture. — 1 *gramme,* c'est-à-dire 57 *gouttes, renferme en moyenne* 0 *gr.* 0036 *de strophantine.*

Dose de 1 à 6 gouttes.

On peut caractériser la présence de la strophantine dans ces deux préparations de la manière suivante. On agite soit la teinture évaporée à sec, soit l'extrait avec un peu d'éther; on décante; on reprend le résidu d'évaporation de l'éther par un peu d'acide sulfurique auquel on ajoute une goutte d'eau contenant du furfurol : il se développe une belle coloration *rouge violet.*

XVII. — LOBÉLIACÉES

PRÉPARATIONS DE LOBÉLIE

Teinture de Lobélie. — Cette teinture est au cinquième. Un *gramme équivaut* à 53 *gouttes.*

Cette teinture jouit de propriétés expectorantes, utilisées dans le traitement du catarrhe pulmonaire, propriétés dues à la présence d'un alcaloïde liquide, la *lobéline,* qui est un émétique très puissant.

Dose de 1 à 5 grammes en potion, sirop.

XVIII. — COMPOSÉES

PRÉPARATIONS D'ARNICA

Teinture. — La teinture d'arnica est une liqueur alcoolique de couleur madère, d'odeur très aromatique, de saveur astringente.

Quelques auteurs admettent que cette teinture renferme de l'*ulexine*. Elle renferme de l'éther isobutyrique d'un phénol, le *phlorol* ; des éthers méthyliques de la thymohydroquinone et du phénol ordinaire.

La teinture d'arnica sert comme résolutif en pansements, dans les cas d'entorse, de contusion.

PRÉPARATIONS DE TEUCRIUM SCORDIUM

Extrait aqueux. — Cet extrait est connu sous le nom de *Teucrine*.

100 grammes de plante donnent 25 grammes d'extrait.

Cet extrait s'emploie en injections sous-cutanées dans le traitement des abcès froids et des adénites fongueuses.

Dose 50 centigrammes.

La poudre de Teucrium scordium a également été proposée dans le traitement du prurit.

PRÉPARATIONS DE SEMEN-CONTRA

Poudre. — La poudre de Semen-contra est verdâtre, d'odeur très aromatique plutôt désagréable, de saveur amère.

Elle *renferme* 2 p. 100 *de santonine* et 8 p. 100 d'*huile essentielle*.

Dose de 1 à 5 grammes en électuaire.

Ces doses de semen-contra renferment de 2 à 10 centigrammes de santonine. L'expérience a prouvé que le *mélange* de l'huile essentielle et de la santonine est bien moins toxique que ne l'est chacun de ses composants, qu'en outre son action vermifuge est bien plus prononcée que ne le seraient ou l'essence ou la santonine prises chacune séparément. Il en résulte donc que la poudre de semen-contra, qui renferme ces deux substances en union plus intime que ne pourraient le réaliser les procédés mécaniques, constitue un vermifuge de beaucoup supérieur à la santonine seule.

XIX. — VALÉRIANÉES

PRÉPARATIONS DE VALÉRIANE

Les préparations de Valériane jouissent à un degré différent de propriétés antispasmodiques qu'elles doivent non pas à l'acide valérianique qu'elles renferment, mais à des éthers de cet acide.

Poudre. — La poudre de Valériane, d'odeur aromatique très désagréable, se prescrit en électuaire à la dose de 1 à 20 grammes, ou en infusion.

Eau distillée. — L'eau distillée de Valériane est une des meilleures préparations de ce produit. Elle renferme de 50 centigrammes à 1 gr. 50 d'acides valérianique, acétique, formique et butyrique en partie libres, en partie à l'état d'éthers du bornéol. Cette eau ne renferme pas d'aldéhyde valérianique.

Dose de 10 à 100 grammes.

Extrait hydroalcoolique. — 100 parties de racines donnent 18 parties d'extrait, 1 gramme de cet extrait correspond à 5,5 grammes de racines.

C'est une préparation inférieure à l'eau distillée de Valériane, car la majeure partie des éthers qui préexistaient dans la racine se trouvent presque entièrement saponifiés dans l'extrait.

Dose de 50 centigrammes à 2 grammes en pilules, sirop.

Teinture alcoolique. — Un gramme de cette teinture correspond à 53 *gouttes*.

Dose de 2 à 10 grammes.

Teinture éthérée. — Un gramme de cette teinture correspond à 82 *gouttes*.

Dose de 2 à 5 grammes.

Alcoolature. — L'alcoolature de Valériane mériterait d'être substituée aux deux préparations précédentes.

Obtenue avec des racines sauvages en effet, cette alcoolature renferme l'acide valérianique entièrement à l'état d'éther ; car l'acide valérianique à l'état libre n'existe que dans les racines sèches, auxquelles elles doivent leur odeur, cet acide ne se trouvant mis en liberté que par suite d'un long séjour de ces racines à l'air.

Valérianate liquide d'ammoniaque. — Cette préparation, obtenue d'après la formule suivante :

Valérianate d'ammoniaque . . .	3 grammes.
Extrait de valériane	2 —
Eau distillée de valériane. . . .	95 —

ne doit ses propriétés qu'à l'eau distillée de valériane et à l'extrait qui entre dans sa formule. Aussi est-il préférable de lui substituer un des produits galéniques ci-dessus décrits; les valérianates n'ayant aucune action certaine.

Dose de 2 à 3 cuillères à café.

XX. — RUBIACÉES

PRÉPARATIONS DE QUINQUINA

« En considérant le quinquina au point de vue thérapeutique, doit-on, quand on prescrit des préparations de cette écorce, donner la préférence aux quinquinas gris, riches en matières astringentes et pauvres en quinine, ou au quinquina jaune, plus amer et plus chargé d'alcaloïdes ? Les chimistes, portés en général à penser que toute la valeur du quinquina réside dans ses principes fébrifuges, accordent la prééminence au quinquina jaune. SOUBEIRAN est loin d'admettre que ce choix soit suffisamment justifié; le quinquina gris de bonne qualité est, suivant lui, plus aromatique et plus chargé de parties tanniques solubles dans l'eau que le calysaya. »

Dans tous les cas, « il est nécessaire que le médecin, fixé sur les propriétés des diverses écorces officinales, spécifie dans sa formule celle d'entre elles qu'il désire choisir comme base des préparations pharmaceutiques qu'il veut administrer. » (REGNAULD.)

La récolte des Quinquinas n'ayant plus lieu comme autrefois, c'est-à-dire directement sur les arbres sauvages; le commerce ne fournissant plus que des écorces cultivées, titrées, comme nous l'avons fait remarquer dans un cha-

pitre précédent ; il en résulte que les préparations pharmaceutiques que l'on peut faire avec de telles écorces n'ont
plus la même composition que jadis. Les préparations du
commerce en effet sont obtenues le plus souvent avec les
écorces cultivées. Ces écorces, dont la teneur en alcaloïdes
peut aller jusqu'à 68 p. 1000, dont 46 de quinine, donneront
des préparations dont l'action s'éloignera de celle des préparations employées autrefois pour se rapprocher davantage
de la quinine [1]. Le thérapeute devra donc se souvenir de
cette modification importante au sujet de l'action qu'il
désire obtenir ; l'action tonique et stimulante des quinquinas ne se rencontrant guère que dans les écorces dont le
titrage se rapproche le plus de celui des écorces sauvages;
aussi serait-il désireux de savoir la richesse d'une préparation en alcaloïdes de façon à obvier à cet inconvénient.

PRÉPARATIONS DE QUINQUINA GRIS

Poudre. — La poudre de quinquina gris est jaune rougeâtre, amère, très astringente.

Extraits. — Il faut avec soin distinguer l'extrait alcoolique de l'extrait aqueux.

a. EXTRAIT ALCOOLIQUE DE QUINQUINA GRIS. — 100 parties
d'écorce donnent 24 parties d'extrait.
1 gramme d'extrait renferme 5 milligrammes d'alcaloïdes.

b. EXTRAIT AQUEUX. — 100 parties d'écorce donnent 16 parties d'extrait.
1 gramme d'extrait renferme 1 centigramme d'alcaloïdes.

Vin de quinquina jaune. — *50 grammes, c'est-à-dire un
verre, renferment 24 milligrammes d'alcaloïdes.*

Teinture. — *1 gramme de cette teinture renferme 4 milligrammes d'alcaloïdes.*

---

[1] Des variétés cultivées à la Nouvelle-Grenade,

le « juna » renferme	67,8 pour 1000	de	quiniue
	1,2 —	—	de cinchonine
le nigra —	54,8 —	—	de quinine
	0,10 —	—	de cinchonine.

PRÉPARATIONS DE QUINQUINA JAUNE

Poudre. — La poudre de quinquina jaune est jaune franc, astringente et très légèrement odorante.

Extrait alcoolique de quinquina jaune. — 100 parties d'écorce donnent 19,4 d'extrait.

1 *gramme d'extrait renferme environ* 30 *centigr. d'alcaloïdes.*

Sirop de quinquina jaune. — D'après Soubeiran, il contient par_*cuillerée à soupe* 12 *centigr. d'alcaloïdes.*

Extrait sec. — Appelé également *sel essentiel de Lagaraye.* Il attire fortement l'humidité et n'est pas conservable.

Vin de quinquina. — 50 *grammes*, c'est-à-dire *un verre, renferment environ* 5 centigr. d'alcaloïdes.

Teinture de quinquina. — La richesse de cette teinture préparée avec les quinquinas commerciaux est très variable ; elle titre en général 1 *centigramme* d'alcaloïdes *par gramme.*

Sirop de quinquina au vin.

Extrait de quinquina jaune. . .	1 gramme.
Vin de Grenache.	4-3
Sucre blanc	2-6

20 *grammes de ce sirop* équivalent à 20 *centigr. de quinquina.*

Sous le nom de *quinium* on désigne un extrait alcoolique de quinquina que l'on obtient de la manière suivante.

On ajoute à de la poudre de quinquina titrée la moitié de son poids de chaux éteinte et on épuise le tout avec de l'alcool à 90° bouillant : on évapore à siccité après avoir retiré l'alcool.

Il doit contenir environ 30 p. 100 d'alcaloïdes, mais il ne renferme ni acide quinique, ni acide quinotannique, ni la totalité des principes résineux du quinquina, comme on l'a souvent répété.

De plus, les alcaloïdes qu'il renferme paraissent très altérés car ils ne sont plus cristallisables. C'est une préparation inférieure certainement à l'extrait alcoolique de quinquina jaune.

PRÉPARATIONS DE QUINQUINA ROUGE

Poudre. —Cette poudre de quinquina, amère, astringente, aromatique, se distingue des deux autres poudres par sa couleur rouge accentuée.

Quant aux préparations de quinquina rouge elles sont très·rarement utilisées.

DOSES DES PRÉPARATIONS DE QUINQUINA

Extraits.   — De 1 à   6 grammes.
Poudres.   — De 4 à 12   —
Teintures.   — De 5 à 20   . .
Sirops.   — De 10 à 100
Vins.   — De 30 à 100   —

On voit de ce qui précède que les préparations de quinquina ne peuvent guère agir que comme toniques, à l'exception de l'extrait de quinquina jaune.

Les vins, dont la consommation est énorme, sont des préparations irrationnelles. « Si le vin et le quinquina sont indiqués, il faut les faire prendre à part et non ensemble. Les bons vins sont gâtés par le quinquina et les bons quinquinas ne cèdent aux vins qu'une portion de leurs principes. »

PRÉPARATIONS D'IPÉCA

Les préparations d'ipéca doivent une partie de leur action à deux alcaloïdes, l'*émétine* et la *cœphéline*, qui se trouvent répartis dans la plante sauvage de la façon suivante.

Racine . . . . 1,60 à 2,20 p. 100
Tiges.   1,13   —
Feuilles.   1,45   —
Semences. . . . .   Néant.

Les espèces cultivées ne renferment que des traces d'alcaloïdes ; 0 gr. 02 p. 100, environ. (GRANDVAL.)

La racine d'Ipéca, seule utilisée, sert à préparer une poudre, un extrait, des sirops divers.

Poudre. — La poudre d'ipéca est de teinte grise, d'odeur désagréable ; elle *contient en moyenne 1,8 p. 100 de principes actifs.*

Cette poudre est uniquement préparée avec le méditullum de la racine.

Dose 50 centigrammes à 2 grammes.

Extrait alcoolique. — 100 parties de plante donnent de 10 à 13 p. 100 d'extrait.

1 gramme d'extrait correspond à 5 gr. 76 de poudre et renferme environ 20 centigr. d'alcaloïdes.

Dose de 20 à 30 centigrammes.

Sirop d'ipéca. — 20 grammes de ce sirop renferment 20 centigr. d'extrait, *correspondant à 2 grammes de poudre et à 4 centigr. d'alcaloïdes.*

Dose de 10 à 30 grammes.

Sirop d'ipéca composé ou de Desessarts. — Sirop d'ipéca et de séné aromatisé avec du serpolet et de l'eau de fleurs d'oranger et contenant du sulfate de magnésie.

Les préparations alcooliques d'ipéca doivent leurs propriétés émétiques à l'émétine et à la céphoeline.

Les préparations faiblement alcoolisées, telles que la préparation de Desessarts, doivent leurs propriétés expectorantes à l'émétine.

Pastilles d'ipéca. — *Chaque pastille renferme 1 centigr. d'ipéca.*

XXI. — OMBELLIFÈRES

PRÉPARATIONS DE CIGUE

Les préparations de Ciguë sont faites soit avec les feuilles soit avec les fruits non mûrs, improprement appelés semences. Ces divers organes renferment des proportions variables des quatre alcaloïdes que renferme toute la plante :

Conicine. *Méthylconicine.*	Produits liquides.
Conhydrine. *Pseudo-conhydrine.*	Isomères, solides et cristallisés.

De ces alcaloïdes le plus important est la *Conicine*[1]. Cet alcaloïde existe dans toute la plante, sauf peut-être dans les racines. Toutefois les feuilles n'en renferment que 0,09 p. 100 alors que les fruits en fournissent jusqu'à 0,70 p. 100 : il est donc très important de spécifier, dans les prescriptions. quelle est la préparation de ciguë que l'on désire employer, celle obtenue à l'aide des feuilles ou celle obtenue à l'aide des fruits.

Extrait de suc. — 100 parties de feuilles fraîches donnent 3 parties d'extrait.

1 *gramme d'extrait renferme* 10 à 17 *milligrammes d'alcaloïdes*.

Dose de 5 à 25 centigrammes.

Extrait alcoolique de semences. — 100 parties de semences donnent 11 parties d'extrait.

1 *gramme d'extrait renferme* de 24 à 32 *milligrammes d'alcaloïdes*.

Dose de 1 à 4 centigrammes.

Teinture alcoolique de feuilles. — 1 *gramme* ou 53 *gouttes* de cette teinture *renferme* 1 *dixième de milligramme d'alcaloïdes*.

Dose de X à XXX gouttes.

Alcoolature de feuilles. — 1 *gramme* ou 53 *gouttes* de cette alcoolature *renferme* 2 *dixièmes de milligramme d'alcaloïdes*.

Dose de V à XV gouttes.

Emplâtre de ciguë. — Cet emplâtre est une préparation complexe obtenue avec les feuilles fraîches de ciguë et qui pourrait bien ne devoir son action qu'aux matières résineuses et surtout à la gomme ammoniaque qui entrent dans sa composition. La conicine en effet ne doit guère se dissoudre dans l'huile.

---

[1] Les feuilles fraîches du gouet ou *Arum maculatum*, employées naguère comme vésicantes, renferment une conicine. De vraies conicines ont été également isolées d'une Légumineuse (*Lupinus luteus*). Un alcaloïde analogue peut-être même identique à la cicutine a été signalé dans le *Capsicum annuum* et dans le *sureau*.

GOMMES RÉSINES DES OMBELLIFÈRES

Ces gommes sont un mélange de matières gommeuses solubles dans l'eau et de matières résineuses solubles dans l'alcool et d'huile essentielle.

Les matières gommeuses de ces produits ont été peu étudiées. il n'en a pas été de même des résines et des huiles essentielles.

Ces résines sont constituées par des éthers d'alcools particuliers désignés sous le nom de *résinotannols* : dans le *galbanum* existe l'éther ombelliféronique du galbanorésinotannol, dans la *gomme ammoniaque* on trouve l'éther salicylique de l'ammorésinotannol. La saponification de cette dernière résine fournit de l'acide valérianique et de l'acide butyrique. L'*essence de galbanum* contient de l'ombelliférine ou oxycoumarine ; celle d'*asa fœtida* est formée de différents sulfures parmi lesquels domine le composé $C^7H^{14}S^2$. C'est à cette essence que l'asa fœtida doit son odeur particulière.

La composition de ces différentes résines doit rendre leur action physiologique assez complexe.

Dose de 50 centigr. à 2 grammes comme antispasmodiques.

En raison de son odeur, l'*asa fœtida* est administré en lavements ou en pilules.

Le *galbanum*, la *gomme ammoniaque* peuvent être, comme DELROUX l'a montré, administrés en solution dans le vin blanc, suivant une formule voisine de celle-ci :

> Gomme ammoniaque. . . . . . . 5 grammes
> Vin blanc généreux . . . . 40 —

faites dissoudre au bain-marie et ajoutez

> Sucre . . . . 75 grammes

faites un sirop par simple solution au bain-marie, filtrez et ajoutez

> Sirop de Tolu . . . . 50 grammes
> Sirop de laurier-cerise . . . . . 30 —

Chaque cuillerée à bouche correspond à 0 gr. 50 de gomme ammoniaque. Dose de 1 à 4 cuillerées.

XXII. — CACTÉES

PRÉPARATIONS D'ANHALONIUM LEWINII

Extrait fluide. — Cet extrait préparé avec les capitules d'Anhalonium Lewinii donne lieu à des phénomènes tout particuliers. — A la dose de 6 à 25 centigrammes, il provoque un état d'ivresse avec apparition de visions étranges et brillantes. — Durant cette ivresse le sujet a une sensation subjective d'augmentation considérable de capacité physique. — Les visions restent quelque temps fixées dans la mémoire et peuvent être exactement décrites après l'accès d'ivresse, qui est suivi de stupeur et de somnolence.

Cette action spéciale est due à l'un des trois alcaloïdes isolés par HEFFLER, les *Mézéaline*, *Anhalonidine* et *Lophopharine*, qui existent tous trois dans l'extrait.

XXIII. — GRANATÉES

PRÉPARATIONS DE GRENADIER

L'écorce de grenadier fraîche doit être préférée à la sèche, bien que cette dernière soit un médicament énergique, lorsqu'on a soin de la laisser macérer pendant douze heures dans l'eau avant de la soumettre à l'ébullition.

```
Ecorce de grenadier . . . . . .   60 grammes.
Eau . . . . . . . . . . . . . .  750    —
```

Faites macérer 6 heures, puis bouillir afin de réduire à demi-litre, filtrez.

Le décocté doit être pris en trois doses. La veille au soir, on administre au malade de 30 à 60 grammes d'huile de ricin

XXIV. — ROSACÉES

Les rosacées ne donnent lieu qu'à une préparation active, l'eau distillée de laurier-cerise.

Eau distillée de laurier-cerise. — 100 *grammes* de cet hydrolat *renferment* 5 *centigr. d'acide cyanhydrique.*
Dose de 10 à 30 grammes en potion.

La proportion d'acide cyanhydrique fournie par les feuilles de laurier-cerise varie avec l'époque de la récolte. Elle atteint son maximum, d'après SOUBEIRAN, dans les mois de juillet et d'août. De là la précaution recommandée par le Codex de distiller cette plante entre mai et septembre. — Même obtenue en hiver, cette eau renferme toujours plus d'acide prussique que ne l'exige le formulaire légal. — D'où la nécessité pour le pharmacien de vérifier la richesse du produit qu'il doit préparer, afin de le ramener exactement au titre de 0 gr. 05 p. 100. On exécute très rapidement cette analyse au moyen du procédé de BUIGNET. — Ce procédé est le suivant :

On verse dans l'eau distillée de Laurier-cerise rendue ammoniacale une solution titrée de sulfate de cuivre. L'acide prussique d'abord combiné à l'ammoniaque s'empare du cuivre avec lequel il forme un cyanure double de cuivre et d'ammonium. Dès que la totalité se trouve engagée dans cette combinaison, le plus léger excès de sulfate de cuivre rencontrant de l'ammoniaque libre, ajoutée à dessein à la liqueur, communique à celle-ci une teinte *bleue* manifeste, témoin de la saturation. — Un simple calcul permet de connaître la teneur en acide cyanhydrique de l'eau de Laurier-cerise et de la ramener au titre voulu.

XXV. — LÉGUMINEUSES

PRÉPARATIONS DE FÈVES DE CALABAR

Extrait alcoolique. — 100 parties donnent 3 grammes d'extrait.

1 *gramme d'extrait correspond à* 33 *parties de semences* et *renferme 4 centigr. d'alcaloïdes*, mélange de calabarine, d'ésérine, d'éséridine et d'éséramine, mais où domine surtout l'ésérine.

Cet extrait est incomplètement insoluble dans l'eau, il est soluble dans la glycérine. Il est extrêmement actif.

Dose. — *Usage externe*, de 2 à 15 centigrammes en solution dans 5 grammes de glycérine ; *instiller de 1 à 5 gouttes de ce mélange*

PRÉPARATIONS DE GENET

On utilise l'infusion de fleurs de genêt à la dose de 10 à 15 grammes pour 1.000 d'eau. Cette préparation jouit de propriétés diurétiques qu'elle ne doit pas à la spartéine [1], mais à un tanin, la *scoparine*.

C'est la seule préparation de genêt utilisée.

XXVI. — RUTACÉES

PRÉPARATIONS GALÉNIQUES DE JABORANDI

Les feuilles du Pilocarpus pennatifolius renferment environ 3 gr. 83 p. 1000 de pilocarpine. On utilise parfois ces feuilles en infusion, en sirop, extrait, ou en teinture alcoolique ; la formule de ces diverses préparations galéniques est inscrite au Codex.

Tisane de Jaborandi.

> Feuilles sèches de Jaborandi. .　　10 grammes
> Eau distillée bouillante. . . . .　1 000 　—
> Faites infuser une demi-heure ; filtrez.

100 grammes de cette préparation correspondent à 0 gr. 0038 *de pilocarpine.*

Sirop de Jaborandi.
— On l'obtient en faisant dissoudre à chaud 180 grammes de sucre dans 100 grammes d'infusion (à 1/15) de feuilles.

20 grammes de ce sirop correspondent sensiblement à 0 gr. 47 *de feuilles.*

Teinture de Jaborandi.
— 53 *gouttes* ou 1 *gramme* de cette préparation *correspondent à environ* 0 gr. 0007 *de pilocarpine.*

Extrait alcoolique.
— 1 *gramme d'extrait correspond à* 5 *grammes de feuilles et à* 0 gr. 019 *de pilocarpine.*

---

[1] Un produit d'oxydation de la spartéine du *rétamine* se trouve dans les jeunes rameaux et l'écorce du *Retamia sphærocarpa*. Cet alcaloïde, bien qu'une oxyspartéine, ne semble pas avoir d'action physiologique certaine.

Quelle est la valeur de ces diverses préparations ?

On leur a fait le reproche, notamment à l'infusion de Jaborandi, de donner lieu très fréquemment à des nausées, à des vomissements, à un sentiment d'extrême faiblesse, phénomènes qu'on a attribué à la présence dans les feuilles d'une essence dont elles renferment de 4 à 5 p. 1000 et qui se rapproche par sa constitution chimique de l'essence de térébenthine.

Nous n'avons pas à insister ici sur le rôle prêté à cette essence ; nous nous bornerons à faire remarquer que la quantité qu'en peuvent renfermer les préparations aqueuses et même l'extrait alcoolique de Jaborandi doit être minime, ce qui tient d'une part à la très faible solubilité dans l'eau des carbures de la classe des terpènes ; d'autre part à ce fait que l'intervention de la chaleur dans la préparation de ces drogues doit suffire à volatiliser la plus grande partie de cette essence.

Nous croyons que les accidents ou tout au moins la variabilité d'action qu'on peut observer dans l'emploi des préparations galéniques de Jaborandi tient à d'autres causes.

1° La pilocarpine n'est pas le seul alcaloïde que renferment les feuilles de *Pilocarpus pennatifolius ;* on y trouve en outre deux bases : la *pilocarpidine* et la *jaborine.*

La pilocarpine, au point de vue chimique, depuis les travaux de Hardy et Calmels, est considérée comme une bétaïne très soluble dans l'eau. La pilocarpidine, d'après A. Petit et Polonovski, est un isomère physique de la pilocarpine, c'est-à-dire qu'il existe entre ces deux bases des rapports identiques à ceux qui lient l'atropine à l'atropidine, la cinchonine à la cinchonidine.

La transformation de la pilocarpine en pilocarpidine est facile à réaliser, d'après A. Petit : l'eau bouillante peut seule, dans une faible mesure il est vrai, effectuer cette transformation.

La *jaborine* est peu conue ; elle est moins soluble dans l'eau que les deux bases précédentes. On la considère comme un produit d'altération ou de transformation de la pilocarpine. La proportion de cette base qui préexiste dans la feuille peut augmenter après la récolte, phénomène dû à

26.

des causes multiples. Il suffit même, d'après REYNAULD, de soumettre à l'action de la chaleur des solutions aqueuses de pilocarpine pour transformer cette base en jaborine. L'infusion, le sirop, l'extrait de Jaborandi toutes préparations obtenues avec l'aide de la chaleur, renfermeront donc surtout de la jaborine et peu ou point de pilocarpine et de pilocarpidine.

Ce fait peut avoir une grande importance, car les propriétés thérapeutiques de la pilocarpidine et de la jaborine s'éloignent de celles de la pilocarpine. La jaborine possède pour sa part une action physiologique très voisine de celle de l'atropine, c'est-à-dire qu'elle est antagoniste de la pilocarpine.

2° Les feuilles du *Pilocarpus pennatifolius* sont assez fréquemment mêlées de feuilles provenant du *Piper reticulatum*, qui contiennent un alcaloïde, la *jaborandine* alcaloïde jouissant de propriétés énergiques spéciales qui ne sont pas celles de la pilocarpine.

Doit-on, dès lors, comme le veulent la plupart des auteurs, rejeter les formes pharmaceutiques que peuvent revêtir les feuilles de Jaborandi et n'utiliser que la pilocarpine?

Nous ne le croyons pas non plus. PAUL et CORONLEY ont attiré l'attention sur la confusion qui règne actuellement dans la dénomination et la description des divers alcaloïdes du Jaborandi; ils ont constaté à maintes reprises que les sels dits de pilocarpine livrés par le commerce présentent tous une très grande variation dans quelques-unes de leurs propriétés physico-chimiques et dans leurs effets physiologiques.

En effet, les feuilles du *Pilocarpus pennatifolius* ne sont pas les seules qui servent à l'extraction de la pilocarpine ; on utilise assez indifféremment pour cet usage les feuilles du *Pilocarpus selloanus*, celles du *Pilocarpus spicatus*, du *Pilocarpus grandiflorus*, etc...

Or les recherches de PETIT ont établi que la pilocarpidine qui accompagne la pilocarpine dans presque toutes les sortes de Jaborandi passe avec elle dans les sels du commerce. Cet auteur a trouvé en outre que la proportion de pilocarpidine que pouvaient renfermer ces sels variait selon l'espèce de Jaborandi qui a servi à l'extraction.

Bien plus, les différentes espèces de Jaborandi ne renferment pas toutes des alcaloïdes identiques.

PETIT a retiré des feuilles de *Pilocarpus spicatus* deux alcaloïdes différents, quoique très voisins de ceux contenus dans les feuilles du *Pilocarpus pennatifolius*, la *pseudo-jaborine* et la *pseudopilocarpine*.

Il semble donc exister pour les alcaloïdes des Jaborandi des phénomènes identiques à ceux que nous avons indiqués dans l'étude des alcaloïdes des Solanées.

Pour ces raisons nous croyons que l'abstention systématique de toute espèce de préparation galénique de Jaborandi est un tort. Si l'infusion, le sirop ou l'extrait constituent de mauvaises préparations il ne nous semble pas que la macération obtenue en laissant en contact pendant douze heures de 1 à 4 parties de feuilles dans 125 grammes d'eau distillée froide, ou la teinture présentent les inconvénients que nous avons signalés pour les précédentes préparations.

Dans tous les cas, il est un fait à retenir, c'est que la macération effectuée avec des feuilles de vrai Jaborandi bien conservées peut constituer une drogue très active en raison de la très grande solubilité de la pilocarpine dans l'eau.

Une *macération* préparée avec 5 grammes de feuilles et 100 grammes d'eau distillée *renferme sensiblement* 2 *centigrammes de pilocarpine* et produit les mêmes effets, de l'aveu même de NOTHNAGEL et de ROSBACH, deux contempteurs des préparations galéniques.

XXXVII. — ERYTHROXYLÉES

PRÉPARATIONS DE COCA

On n'utilise que les feuilles de Coca. L'écorce de l'Erythroxylon n'a été jusqu'ici l'objet d'aucune étude. Quant aux *fruits*, ils ne renferment que très peu d'alcaloïdes, 50 centigrammes pour 100, dont 11 centigrammes de cocaïne.

On fait avec les feuilles de Coca un *extrait fluide*, un *extrait alcoolique*, une *teinture*, un *vin*. Ces préparations sont assez indifféremment préparées avec les diverses espèces de Coca qui se trouvent sur les marchés européens. Ce sont :

1° Les feuilles de coca, larges feuilles, du Pérou, de Bolivie, fournies par l'*Erythroxylon coca* ;

2° La coca à feuilles minces, fournie par une variété de l'espèce précédente, *Novo granatenses de la Colombie* ;

3° Une variété de coca sud-américaine, qui ne paraît sur le marché de Paris que par intervalles et qui appartient à une espèce indéterminée :

4° La coca de Java, fournie par l'*Erythroxylon coca*, var. *sprucianum*, variété cultivée dans les Indes hollandaises ;

5° La coca de Ceylan, fournie par l'*Erythroxylon bolivianum*, cultivée à Ceylan.

L'action thérapeutique de ces différentes préparations, suivant qu'elles ont été obtenues avec l'une ou l'autre des espèces précédentes, n'est évidemment pas la même si on s'en rapporte à la composition chimique des feuilles.

100 grammes de feuilles de Coca du Pérou *renferment en moyenne 2 gr. 10 p. 100 d'alcaloïdes, dont 0 gr. 80 de cocaïne.*

La coca à feuilles minces *renferme en moyenne 1 gr. 90 p. 100 d'alcaloïdes, dont 1 gramme de cyannamylcocaïne.*

La variété sud-américaine *renferme en moyenne 1 gr. 20 p. 100 d'alcaloïdes, dont 0 gr. 60 de cocamine.*

La coca de Java renferme surtout de la *benzoylpseudotropéine*.

La coca cultivée de Ceylan est très pauvre en cocaïne, d'après BURKE. et très riche, d'après HESSE, en *cinnamylcocaïne*.

Un autre facteur important intervient encore pour augmenter ou diminuer la richesse des feuilles en alcaloïdes, c'est leur état de conservation.

Les feuilles d'importation récente et bien conservées peuvent renfermer *jusqu'à* 80 *centigrammes* p. 100 de cocaïne. Cette proportion chez des feuilles vieilles ou mal conservées peut descendre au-dessous de 15 centigrammes. HESSE a même vu des feuilles de coca mal desséchées ne plus contenir que de la benzoylecgonine, provenant du dédoublement de la cocaïne sous l'influence de l'humidité.

Effectuées avec des feuilles de coca du Pérou de bonne qualité, ces différentes préparations sont les suivantes :

Poudre. — La poudre de Coca est brun-jaune ; son odeur

se rapproche un peu de celle du thé ; sa saveur légèrement astringente laisse un peu de chaleur à la gorge. Elle se conserve mal.

En dehors des alcaloïdes et de l'essence, cette poudre renferme des tanins, de l'*acide cocatannique,* de la *cocétine,* tanins du groupe de la quercétine.

Dose de 4 à 6 grammes en électuaires, cachets.

Extrait alcoolique. — 1 partie de feuilles bien desséchées fournit 25 parties d'extrait.

1 *gramme d'extrait correspond donc à 4 grammes de feuilles* et à 2 *centigr. de cocaïne.*

Extrait fluide. — 1 *gramme ou* 45 *gouttes renferme* 7 *milligrammes de cocaïne.*

Dose de 1 à 2 grammes.

Teinture. — 1 *gramme* ou 53 *gouttes correspond à* 1 *milligramme de cocaïne.*

Dose de 5 à 15 grammes.

Le Codex renferme aussi la formule :

1° D'un **vin de coca** obtenu en faisant macérer pendant dix jours 60 grammes de feuilles de coca sèches dans 1 kilogramme de vin de Grenache.

60 grammes de ce vin renferment environ les principes solubles de 4 grammes de feuilles sèches, constitués par des alcaloïdes en minime quantité, un peu de cire, du tanin et de l'essence de coca ;

2° D'un **sirop** ; 1 cuillerée à bouche de ce sirop renferme les parties solubles dans l'eau d'environ 45 centigr. de feuilles de coca.

Ce sirop ne renferme que des traces impondérables de cocaïne, mais il contient toute l'*hygrine* des feuilles [1].

PRÉPARATIONS DE SETHIA ACUMINATA

Poudre. — Cette poudre présente les plus grandes analogies avec la poudre de coca officinale.

Dose de 50 centigrammes à 2 grammes comme vermifuge.

---

[1] Le dosage des alcaloïdes dans les préparations de coca permet de constater que les préparations obtenues à l'aide de la chaleur, renferment une notable proportion d'*ecgonine.*

Cette poudre n'a été, à notre connaissance du moins, l'objet d'aucune étudè chimique. Soumise à la distillation avec de l'eau, elle donne une essence dont l'odeur est identique à celle de l'Erythroxylon coca.

XXVIII. — STERCULIACÉES

PRÉPARATIONS DE KOLA

La noix de kola renferme de la *caféine*, de la *théobromine*, un tanin ou *rouge de kola*, et, d'après KNEBELL, un glucoside, la *kolanine*. Ce glucoside seul préexisterait, d'après KNEBELL, mais sous l'influence de la maturation, ou plutôt d'une substance douée de la propriété de fixer de l'oxygène sur la kolanine, celle-ci se dédouble en caféine, glucose, tanin. Les préparations galéniques qui contiennent le plus de kolanine seraient donc les plus actives : elles en renfermeraient d'autant plus qu'elles sont plus récentes et qu'elles auraient été obtenues avec des noix fraîches. D'après CARLES, la kola du Congo est la plus riche.

Extrait fluide. — 1 *gramme* ou 45 *gouttes renferme* 0 gr. 02 d'*alcaloïdes* (caféine et théobromine) et 0 gr. 01 de *kolanine.*

Teinture alcoolique. — 1 *gramme* ou 53 *gouttes renferme* 0 gr. 001 de *kolanine* et 2 *milligrammes de caféine et théobromine.*

Vin. — 100 *grammes renferment* 6 *centigr. d'alcaloïdes.*

Extrait alcoolique. — 100 parties de semences donnent 13 grammes d'extrait; 1 *gramme d'extrait renferme* 0 gr. 0617 d'*alcaloïdes* et 0 gr. 0520 de *kolanine.*

Sucre granulé. — 1 *gramme renferme* 0 *gr.* 003 d'*alcaloïdes et* 0 *gr.* 0026 *de kolanine.*

La présence de cette substance rend ce sucre imparfaitement soluble dans l'eau.

XXIX. — POLYGALÉES

PRÉPARATIONS DE POLYGALA

Les préparations de Polygala doivent probablement une partie de leur action à un glucoside voisin de la saponine, la *sénégine;* l'écorce des racines en renferme de 2,3 à 3,5 pour 100; d'après FUNARD, il se dédoublerait en glucose et *sénégénine.*

Les préparations obtenues avec des racines de *Triosteum perfoliatum* qu'on substitue parfois dans le commerce aux racines de Polygala sont plus actives. Elles doivent leur action, d'après C. HARWITCH, à un alcaloïde, la *triostéine,* soluble dans l'eau et dans l'alcool et que ses propriétés physiologiques rapprochent de l'émétine.

Le polygala sert à préparer une poudre, une teinture, un sirop qui s'administrent aux doses suivantes :

Poudre. — De 1 à 10 grammes.

Teinture. — De 50 centigrammes à 8 grammes.

Sirop. — De 20 à 60 grammes.

XXX. — CRUCIFÈRES

Les préparations de Crucifères doivent leur action aux essences sulfurées qu'elles renferment. On peut dans les formules substituer aux trois plantes fraîches les feuilles de la roquette maritime (*Bunias maritima*), antiscorbutique puissant, dont la saveur participe de la saveur du cresson, de cochlearia et du raifort; et à la ményanthe substituer également le pissenlit qui, en dehors de la *taraxacine,* principe amer peu connu, renferme une grande quantité de sels de potassium et de calcium, dont l'action purgative est certaine.

Sirop antiscorbutique.

Feuilles récentes de cochléaria.	1.000	grammes
— — de cresson . .	1.000	—
Racines — de raifort . .	1.000	—
Feuilles sèches de ményanthe .	100	—
Écorce d'oranges amères . . .	200	—
Cannelle	50	—
Vin blanc	4.000	—
Sucre.	5.000	—

On distille du vin blanc sur les plantes; avec le résidu aqueux de la distillation on fait un sirop que l'on mélange à la liqueur distillée.

Sirop antiscorbutique de Portal.

Racines fraîches de raifort. . .	30 grammes	
Feuilles — de cochléaria .	100	—
— — de cresson . .	100	—
Racines de gentiane.	20	—
— de garance	10	—
Quinquina jaune	5	—
Eau distillée.	550	—
Sucre blanc	1.180	—

On exprime les plantes fraîches, on fait avec le suc ainsi obtenu et un infusé aqueux des substances amères, et le sucre, un sirop.

Ces deux sirops doivent surtout leurs propriétés aux *essences de crucifères.*

On emploie encore quelquefois le vin antiscorbutique, préparé par macération et de formule analogue à celle des sirops.

XXXI. — PAPAVERACÉES

PRÉPARATIONS D'OPIUM

« Existe-t-il une différence appréciable entre l'action des nombreuses préparations pharmaceutiques dont l'opium est la base, quand la dose de cet agent est la même et qu'il n'a pas été associé avec d'autres substances douées de propriétés énergiques ?

« La réponse à cette question est difficile à donner et les faits propres à lever les doutes sont peu démonstratifs. Sans aucune contestation l'opium est la base immuable, mais les effets qu'il produit dans l'organisme sont souvent influencés par les conditions qui président à son administration, par son état de dilution, par les condiments médicinaux, par les agents synergiques ou antagonistes auxquels il est associé. » (REGNAULT.)

Extrait d'opium. — C'est la forme la plus usitée, la mieux connue, le *type auquel il convient de rapporter tous les médicaments opiacés.*

On l'obtient en faisant macérer l'opium dans l'eau froide ; au bout de douze heures de contact, on passe sur une toile, on fait avec le résidu et l'eau distillée une nouvelle macération qu'on passe comme la première. On évapore ces liqueurs à consistance d'extrait mou. On reprend cet extrait par seize fois son poids d'eau ; on filtre et on évapore à consistance d'extrait ferme. La reprise par l'eau distillée de l'extrait mou a pour but d'éliminer une partie des matières résinoïdes et la majeure partie de la *narcotine* (environ 75 p. 100) qu'il contenait.

100 parties d'opium donnent 50 parties d'extrait.

L'opium *contenant un dixième de morphine fournit l'extrait d'opium du Codex*, qui à la dose usuelle de 5 centigr. renferme environ :

Morphine	0 gr. 01
Codéine	0,0004
Narcéine	0,0003
Thébaïne	0,0002
Narcotine	0,0001

On prépare avec l'extrait d'opium une *teinture au 1/13e*. Il est regrettable que cette teinture, dit REGNAULT, qui présente une composition fixe et un titrage constant, ne soit pas entièrement substituée à la bizarre préparation désignée sous le nom de LAUDANUM DE ROUSSEAU. Ce laudanum est une véritable teinture faible obtenue en soumettant à la fermentation alcoolique du miel en présence d'opium. Cette préparation renferme la majeure partie des substances résineuses et *surtout la narcotine* de l'opium.

La teinture alcoolique préparée avec l'extrait d'opium ne présente pas cet inconvénient.

1 *gramme de teinture d'opium*, c'est-à-dire 53 *gouttes*, *correspond à 0 gr. 0417 d'extrait d'opium.*

1 *gramme de laudanum de Rousseau* ou 35 *gouttes correspond à 25 centigr. d'opium*, c'est-à-dire à 0 gr. 125 *d'extrait.*

Sirops d'opium. — Il en existe *deux* :

Un *sirop d'opium* ou *thébaïque* qui renferme 4 centigr. *d'extrait d'opium par cuillerée à soupe ;*

Un *sirop d'opium faible* ou *sirop diacode*, qui ne contient que 1 centigr. *d'extrait d'opium par cuillerée à soupe.*

En associant au sirop thébaïque 50 centigr. de teinture

de succin pour 100 grammes de sirop on obtient la préparation inscrite au Codex sous le nom de *sirop de Karabé*.

Laudanum de Sydenham. — Cette préparation s'obtient en faisant macérer pendant quinze jours :

Opium officinal titré	200 grammes
Safran incisé.	100 —
Cannelle de Ceylan	15 —
Girofle.	15 —
Vin de Grenache	1600 —

Ces quantités fournissent environ 1.500 grammes de laudanum.

1 gramme de laudanum de Sydenham, c'est-à-dire 33 gouttes correspond environ à 0 gr. 125 d'opium et à 0 gr. 0662 d'extrait.

Dans cette préparation l'opium cède au vin la morphine, la codéine, les autres alcaloïdes et très peu de narcotine ; une grande partie des principes résineux, oléagineux, odorants et des matières colorantes entrent également en dissolution.

Ces diverses substances se trouvent associées aux matériaux aromatiques, astringents et colorants de la cannelle, du safran et de la girofle.

Caractères. — Il présente une couleur d'un brun jaune en masse donnant aux parois du verre qui le contient une coloration jaune orange intense qui persiste longtemps. Son odeur vineuse et opiacée est dominée par l'odeur du safran.

Une partie de laudanum étendue de 57.000 parties d'eau donne une liqueur de teinte jaune encore appréciable.

Gouttes noires anglaises. — Elles s'obtiennent en faisant macérer un mélange d'opium, d'acide acétique, d'eau distillée, de safran, de muscade et de sucre. Quelques praticiens croient que les gouttes noires ne possèdent pas les propriétés excitantes de l'opium ; la présence de tous les alcaloïdes convulsivants de l'opium dans cette préparation rend cette assertion peu probable.

1 gramme de gouttes noires, c'est-à-dire 37 gouttes, renferme 50 centigr. d'opium, c'est-à-dire 25 centigr. d'extrait. Une goutte représente donc environ 0 gr. 013 d'opium et 0 gr.,0062 d'extrait.

Elixir parégorique. — C'est une teinture faible d'opium dans laquelle entrent en petite proportion de l'acide benzoïque, de l'*essence* et du *camphre*. Lorsqu'il vient d'être préparé, cet élixir laisse nettement percevoir l'odeur de tous ses composants, mais au bout d'un certain temps, temps que la température rend nécessairement variable, il s'établit entre eux une véritable combinaison, une éthérification qui en fait une sorte d'anisette, vieille et agréable. Il blanchit lorsqu'on le mélange avec de l'eau.

10 *grammes de cette teinture représentent* 5 *centigr. d'extrait d'opium.*

1 *gramme de cette préparation représente* 52 *gouttes.*

En prescrivant de *dix à vingt gouttes* de cette préparation, ce qui se produit journellement, la *quantité d'opium administrée ainsi oscillerait entre* 1 *et* 2 *milligrammes.*

Pilules de Cynoglosse. — Ces pilules ont au Codex la formule suivante :

Extrait d'opium	10 grammes
Poudre de semences de jusquiame.	10 —
— d'écorce de racine de cynoglosse.	10 —
— de myrrhe.	15 —
— d'oliban	12 —
— de safran	4 —
— de castoréum.	4 —
Mellite simple.	35 —

On fait avec cette masse des pilules du poids de 20 centigr. *Chacune d'elles contient donc* 2 *centigr. d'extrait d'opium et* 2 *centigr. de poudre de semences de jusquiame.*

Lorsque le médecin prescrit ces pilules, il doit formuler « *pilules de cynoglosse* » et non pas « pilules de cynoglosse opiacées », comme le porte le Codex. En se conformant à cette dernière dénomination, comme le dit justement REGNAULT, ces pilules perdent leur principal avantage, qui consiste à permettre d'administrer l'opium sans exciter les préventions souvent exagérées de quelques malades contre cette drogue.

Electuaire diascordium. — Cet électuaire s'obtient en associant l'extrait d'opium à un assez grand nombre de substances astringentes (roses rouges, tormentille, bistorte, bol d'Arménie), ou aromatiques (gingembre, poivre, cannelle), ensemble auquel on donne la consistance d'électuaire avec du miel rosat et du vin de Grenache.

Il contient par gramme environ 5 à 6 milligrammes d'extrait d'opium.

Il se présente sous forme de masse pâteuse présentant une belle couleur rouge lorsqu'il vient d'être préparé, mais qui ne tarde pas à brunir par suite de l'action de la combinaison du fer que renferme le bol d'Arménie avec le tanin des diverses poudres végétales. Son odeur est légèrement aromatique et rappelle vaguement celle du miel rosat. Sa saveur est astringente. On le prescrit fréquemment dans le traitement des diarrhées chroniques. On l'administre de préférence au moment où cessent les accidents inflammatoires. On commence par une dose de 1 à 2 grammes qu'on porte jusqu'à 10 grammes progressivement pour un adulte.

Thériaque. — La thériaque est un des derniers vestiges de la polypharmacie, mélange complexe et hétérogène de cinquante-six substances.

4 grammes de thériaque contiennent environ 15 milligrammes d'opium brut.

Poudre de Dower. — C'est une poudre composée, contenant par gramme 10 centigr. de poudre d'opium, 10 centigr. de poudre d'ipéca, 40 centigr. de nitrate de potasse et 40 centigr. de sulfate de potasse.

L'extrait d'opium entre encore dans la composition de différentes pâtes pectorales (pâtes de lichen, de réglisse) et dans la formule du sirop de lactucarium opiacé, assez rarement prescrit.

CORRESPONDANCE DES DIFFÉRENTES PRÉPARATIONS D'OPIUM

	Gouttes noires.	20 centigr.
10 centigr. opium	— Rousseau. . .	40 —
5 — extrait	Pilules de cynoglosse	50 —
1 — morphine	Poudre de Dower	
correspondent à	Teinture d'opium	60 —
	Laudanum Sydenham . .	80 —

	Diascordium	8 gr.
	Thériaque	
	Elixir parégorique. . . .	10 —
10 centigr. opium	Sirop d'opium (ou de Ka-	
5 — extrait	rabé).	25 —
1 — morphine	Sirop diacode.	100 —
correspondent à	Sirop lactucarium opiacé.	200 —
	Pâte pectorale du codex	
	Pâte de lichens	200 —
	Pâte de réglisse brune	

DOSES DES PRÉPARATIONS D'OPIUM

Extrait.	1 à 10 centigrammes.
Poudre.	5 à 20 —
Elixir parégorique . . .	2 à 20 grammes.
Sirop.	5 à 50 —
Gouttes noires	I à V gouttes.
— Rousseau. . . .	II à XX —
Teinture	V à XXX —
Laudanum Sydenham. .	V à XL —

PRÉPARATIONS DE PAVOT BLANC

Les capsules de *pavot blanc* servent à préparer un extrait qui entre dans la formule du sirop de pavot blanc du Codex.

20 grammes de ce sirop contiennent 20 centigr. d'extrait de pavot blanc correspondant sensiblement à 0 gr. 004 de morphine.

D'après HESSE, l'alcaloïde contenu dans l'extrait de pavot blanc n'est pas de la morphine, mais de la *réadine*, qui se différencie de la morphine par les *colorations rouges* que ses dissolutions acides prennent sous l'influence de la chaleur.

XXXII. — MÉNISPERMÉES

PRÉPARATIONS DE COLOMBO

Extrait. — Cent parties de racines de Colombo donnent 16,20 d'extrait.

1 gramme de cet extrait correspond à 6 gr. 1 de racine.

Dose de 20 centigrammes à 1 gramme.

Les autres préparations s'administrent aux doses suivantes :
Poudre, de 50 centigrammes à 4 grammes en cachets, pilules.

Teinture alcoolique, de 5 à 15 grammes.

Vin, de 50 à 100 grammes.

Les préparations alcooliques de Colombo doivent leurs propriétés à de minimes quantités de *colombine*, d'acide colombique et de *berbérine*, toutes trois assez peu solubles dans l'alcool.

La présence de la berbérine dans ces préparations peut être caractérisée de la façon suivante : on reprend des préparations évaporées à siccité par un peu d'alcool. Cet alcool décanté, puis évaporé, abandonne un résidu qui, au contact du *réactif de Mandelin*, donne une coloration *violet rouge*.

XXXIII. — MAGNOLIACÉES

PRÉPARATIONS DE BADIANE

La teinture alcoolique de badiane, qui se prescrit à la dose de X à XXX gouttes, est intéressante, car elle a donné lieu à quelques accidents. Il arrive en effet qu'on substitue à l'*Ilicium anisatum*, les fruits de l'*I. religiosum*, ou *Badiane du Japon*. Ces derniers fruits sont toxiques ; or, les accidents imputés à la teinture de Badiane sont dus à une sophistication qu'il est facile de reconnaître à la réaction fournie par les teintures de badiane de Chine et celles de badiane du Japon. La première en effet se trouble au contact de l'eau, par suite de la présence de beaucoup d'*anéthol*, qui se précipite, tandis que la seconde ne donne lieu à aucun phénomène au contact de l'eau ; elle ne contient pas en effet cette essence spéciale.

XXXIV. — RENONCULACÉES

PRÉPARATIONS D'ACONIT

Les parties utilisées sont les *feuilles* et les *racines*.

On fait avec les *feuilles* une teinture, une alcoolature, un extrait aqueux.

Avec les *racines* une teinture, une alcoolature, un extrait alcoolique, un sirop.

Ces diverses préparations galéniques doivent leurs propriétés thérapeutiques à la proportion d'aconitine qu'elles peuvent renfermer. Cette proportion est extrêmement variable, elle peut aller de 1 à 5 *grammes d'aconitine pour un kilogramme de racines* notamment. Cette variabilité est la résultante d'un certain nombre de facteurs parmi lesquels nous citerons la variété de l'espèce employée. L'*Aconitum lycoctonon* peut donner jusqu'à 5 grammes d'aconitine par kilogramme de racines. Les aconits du Dauphiné renferment en moyenne de 1 à 3 grammes. Il est rare chez les aconits des Vosges d'obtenir plus de 1 gramme d'aconitine par kilogramme [1]. Il est juste aussi de faire observer que l'action physiologique des aconitines fournies par ces différentes espèces n'est pas identique au point de vue de l'intensité. Les feuilles renferment beaucoup moins d'aconitine que les racines. La quantité qui existe dans ces organes est tellement minime qu'on s'explique fort bien le peu d'activité qu'on obtient avec elles.

PRÉPARATIONS DE FEUILLES

Extrait aqueux. — 100 parties de feuilles donnent en moyenne 45 gr. 30 d'extrait.

1 *gramme d'extrait correspond sensiblement à* 2,2 *p. de feuilles et renferme en moyenne* 0 gr. 0049 *d'alcaloïdes*.

Dose de 1 à 5 centigrammes.

Teinture. — 1 *gramme* de teinture, soit 53 *gouttes, correspond* à 0 *gr.* 00017 *d'alcaloïdes*.

Dose de 1 à 3 grammes.

Alcoolature. — 1 *gramme d'alcoolature*, soit 53 *gouttes, correspond à* 0 *gr.* 00018 *d'alcaloïdes*.

Dose de 1 à 3 grammes.

---

[1] KELLER prétend avoir retiré des racines d'aconit de Suisse de 0,87 à 1,23 p. 100 d'alcaloïdes totaux parmi lesquels dominait l'aconitine ; et des feuilles 0,21 seulement p. 100 d'alcaloïdes.

PRÉPARATIONS DE RACINES

Extrait alcoolique. — 100 parties de racines donnent en moyenne 19 parties d'extrait.

1 *gramme de cet extrait correspond sensiblement à 5 p. 30 de racines et renferme 25 milligrammes d'alcaloïdes.*

Les doses de 5 à 10 centigrammes figurant dans certains formulaires *peuvent être très toxiques. Il ne faut pas prescrire de doses supérieures à 1 centigramme.*

Teinture. — 1 *gramme de teinture* ou 53 *gouttes renferme en moyenne 0 gr.0005 d'alcaloïdes.*
Dose de X à XXX gouttes.

Alcoolature. — 1 *gramme d'alcoolature* ou 53 *gouttes renferme en moyenne 0 gr.00075 d'alcaloïdes.*
Dose de V à XX gouttes.

Sirop. — Le sirop d'aconit, obtenu, d'après le Codex, en mélangeant 25 grammes d'alcoolature de racines d'aconit à 975 grammes de sirop de sucre, *renferme par cuillerée à soupe 50 centigr. d'alcoolature.*

L'action thérapeutique de ces différentes préparations pour les raisons ci-dessus énoncées, est donc extrêmement variable et même peut être nulle dans certains cas. Il est donc préférable de leur substituer l'aconitine cristallisée.

PRÉPARATIONS D'HYDRASTIS CANADENSIS

On prépare avec les souches de cette plante un extrait alcoolique, un extrait fluide, une teinture. Elles doivent leurs propriétés à trois alcaloïdes : la *berbérine*, dont elles renferment 4 p. 100, l'*hydrastine* dont elles contiennent 1 p. 100, et la *canadine*.

Extrait alcoolique. — 100 grammes d'hydrastis donnent en moyenne 23,80 p. 100 d'extrait ;
1 *gramme de cet extrait correspond sensiblement à 4 gr. 2 de racines et renferme 20 centigr. d'alcaloïdes.*

Extrait fluide. — 1 *gramme,* soit 45 *gouttes, renferme 24 milligrammes d'alcaloïdes.*

Teinture. — 1 *gramme* ou 53 *gouttes correspond à 0 gr. 0048 d'alcaloïdes.*

PRÉPARATIONS D'ANÉMONE PULSATILLE, D'ADONIS

Les préparations d'anémone obtenues avec la plante fraîche sont une alcoolature et un extrait de suc. Seule l'alcoolature est active; elle contient en effet du *camphre d'anémone*, substance très volatile qui se dédouble très facilement en *anémonine* et *acide anémonique*, et par suite ne se rencontre pas dans l'extrait et donne aux feuilles et aux rhizomes des propriétés vésicantes énergiques. Cette alcoolature se prescrit à la dose de II à XX gouttes dans les cas de catarrhe bronchique et d'asthme.

Les feuilles et les rhizomes secs d'anémone, qui ne contiennent plus de camphre par suite de la dessiccation, ne sont plus, comme à l'état frais, doués de propriétés vésicantes. Ils servent toutefois à préparer une teinture alcoolique qui est prescrite comme antiamaurotique à la dose de X à XXX gouttes.

Le camphre d'anémone communique également à d'autres Renonculacées des propriétés vésicantes. Telles sont certaines Renoncules, la *R. scélérate*, et certains Adonis, l'*Adonis vesicatoria* et *gracilis*.

Les Adonis toutefois contiennent d'autres principes actifs particuliers à certaines espèces du genre, l'*adonidine*. Ces adonis sont doués alors de propriétés qui les ont fait ranger parmi les médicaments cardiaques proprement dits.

La présence dans le genre Adonis de deux principes différents a permis de le diviser en deux groupes particuliers : d'une part, les A. à adonidine, et, d'autre part, les A. vésicantes. Les espèces qui entrent dans chacun de ces groupes sont :

Adonis à adonidine.	*Adonis vesicantes.*
A. œstivalis.	A. vesicatoria.
A. vernalis.	A. gracilis.
A. Amurensis.	

XXXV. — DES PURGATIFS VÉGÉTAUX

Il existe toute une série de drogues végétales appartenant à des familles différentes, mais que nous avons préféré réunir en raison de leurs propriétés physiologiques et parfois même de leur composition chimique très voisine.

A. — GROUPE DE LA RHUBARBE

Les purgatifs végétaux qui appartiennent à ce groupe sont :

a. La *rhubarbe*.

b. Le *séné*.

c. Le *nerprun*.

d. La *bourdaine*.

e. Le *cascara sagrada*.

f. L'*aloès*.

Ces plantes doivent leurs propriétés à des dérivés de l'anthracène. Ces principes sont :

L'*émodine* et *acide chrysophanique* dans la rhubarbe.

La *cathartine* dans le séné.

La *xanthorhamnine* dans le nerprun.

La *franguline* dans la bourdaine.

La *cascarine* dans le cascara sagrada.

L'*aloïne* dans l'aloès.

L'*émodine* est de la dioxyméthylanthraquinone.

L'*acide chrysophanique* est de la trioxyméthylanthraquinone.

La *cathartine* est un glucoside se dédoublant en glucose et acide cathartogénique, voisin de l'acide chrysophanique.

Administré par la voie gastro-intestinale, il agit comme un drastique : introduit dans l'économie sous forme d'injection sous-cutanée, il est inactif.

Les trois autres corps paraissent être constitués par des glucosides de l'émodine.

La *cascarine*, isolée par Leprince, est contenue en proportions variables dans l'écorce (de 15 à 25 p. 1000). Cette richesse de l'écorce est en rapport avec l'altitude à laquelle la plante s'est développée.

La cascarine comme la xanthorhamnine, sous l'influence de la potasse fondante, donnent de la phloroglucine.

L'*aloïne* est également un dérivé de l'anthracine. Pure, l'aloïne est peu active ; mais sa décomposition fournit une substance amorphe qui existe préformée dans l'*Aloe lucida*, et à laquelle Schmiedeberg attribue l'action de l'aloès.

Les différentes substances végétales de ce groupe introduites dans l'économie communiquent à l'urine la propriété de rougir au contact des alcalis.

PRÉPARATIONS DE RHUBARBE

Poudre. — La poudre de rhubarbe est caractérisée par sa couleur *jaune* et par sa saveur *amère* et *nauséeuse*.

Elle se prescrit sous forme de paquets ou de cachets, à la dose de 30 à 60 centigrammes comme tonique, et à la dose de 4 grammes comme purgatif.

Extrait aqueux. — Cent parties de racine de rhubarbe fournissent 40 parties d'extrait.

Un gramme d'extrait correspond à $2^{gr},5$ de poudre.

Cet extrait se prescrit rarement seul; on l'associe fréquemment aux préparations de quinquina ou de fer, à la dose de 10 à 50 centigrammes.

Teinture et vin. — La teinture de rhubarbe est faite au cinquième. Elle se prescrit à la dose de 5 à 10 grammes.

Le vin de rhubarbe est au six-millième et s'administre à la dose de 10 à 50 grammes.

Sirop de rhubarbe composé. — Obtenu en transformant en sirop un infusé de :

Rhubarbe de Chine	200	grammes
Racine sèche de chicorée	200	—
Feuilles sèches de chicorée . . .	300	—
— — fumeterre . .	100	—
— — scolopendre .	100	—
Baies d'Alkékenge.	50	—
Cannelle de Ceylan	20	—
Santal citrin	20	—

Ce sirop est un purgatif très utilisé dans la médecine infantile, mais qui doit être peu actif en raison de la faible solubilité de l'acide chrysophanique et de l'émodine dans l'eau; la Pharmacopée suisse y adjoint du carbonate de potasse qui solubilise ces principes actifs. Le sirop de rhubarbe se prescrit à la dose de 10 à 50 grammes.

PRÉPARATIONS DE SÉNÉ

Le séné s'emploie surtout sous forme d'infusion après avoir été lavé à l'alcool. L'alcool dissout en effet les matières colorantes et sapides du séné, substances dans lesquelles résident les propriétés nauséeuses de cette plante.

Essai. — Les différentes préparations de séné peuvent être caractérisées par la réaction suivante : On agite 10 centigr. de la préparation avec 20 à 25 c. c. d'éther. On laisse déposer : la couche supérieure jaune clair est décantée, on y ajoute 2 à 3 c. c. d'eau, puis quelques gouttes d'ammoniaque ; on agite : l'éther se décolore et la liqueur *aqueuse* devient *rouge*.

Lavement purgatif du Codex. — Ce lavement a pour formule

Feuilles de séné.	15 grammes
Sulfate de soude	15 —
Eau bouillante	500 —

PRÉPARATIONS DE NERPRUN

Suc. Sirop. — Les baies de nerprun renferment un suc qui, d'abord vert, devient jaune safran, puis pourpre à maturation complète des fruits. Ce suc obtenu par pression, abandonné pendant trois ou quatre jours, fermente et rougit sous l'influence de l'acide acétique qui se forme dans sa masse.

Mélangé à son poids de sucre, ce suc fournit le *sirop de nerprun*.

Ce sirop, de couleur *pourpre foncé*, paraît noirâtre ; étendu d'eau, il a une belle couleur rouge pourpre, et sa coloration est suffisamment intense pour qu'étendu de 200 parties d'eau, il teinte encore ce liquide. La saveur du sirop de nerprun, *âcre et amère*, est due à la présence de *rhamnocarthaline*.

Il vire au *vert* sous l'influence des *alcalis* et au *rouge* sous l'influence des *acides*.

Dose de 15 à 30 grammes, *toujours associé* à l'eau-de-vie allemande. Le sirop de nerprun ne se prescrit seul qu'en thérapeutique vétérinaire.

PRÉPARATIONS DE CASCARA SAGRADA

Poudre. — La poudre de Cascara se prescrit à la dose de 50 à 75 centigrammes en paquets ou cachets.

Extrait alcoolique. — 100 grammes d'écorce de cascara fournissent 32 grammes d'extrait.

1 gramme correspond à 3gr,10 d'écorce.

Dose de 10 à 20 centigrammes en pilules.

Extrait fluide. — 1 *gramme* de cet extrait ou 45 *gouttes* représente 1 gramme de cascara sagrada.

Dose de 2 à 4 grammes en potion.

PRÉPARATIONS D'ALOÈS

Les préparations d'aloès doivent leurs propriétés à l'*aloïne*, glucoside peu soluble dans l'eau et l'alcool.

En dehors de l'aloès en nature, on utilise :

1° La **poudre** à la dose de 5 à 15 centigr. comme tonique et à la dose de 15 à 50 centigr. comme purgatif.

2° La **teinture alcoolique** composée désignée sous le nom d'*élixir de longue vie.*

Elle s'obtient en associant l'aloès à quelques substances amères et purgatives (rhubarbe, gentiane, agaric) et aromatiques (safran, thériaque).

10 grammes de teinture équivalent à 20 centigr. aloès.

Dose de 5 à 20 gr.

3° Les **pilules ante cibum** (*Codex*).

Aloès pulvérisé.	1 gramme.
Extrait de quinquina gris	50 centigr.
Cannelle pulvérisée.	20 —
Miel blanc	Q. s.

Pour 10 pilules.

Une pilule renferme 0 gr. 10 d'aloès.
Dose de 2 à 3 pilules.

4° Les **pilules écossaises** ou **d'Anderson** (*Codex*).

> Aloès pulvérisé. . . . . 1 gramme.
> Gomme-gutte pulvérisée . . . . . 1 —
> Essence d'anis . . . . 10 centigr.
> Miel blanc . . . . Q. s.

Pour 10 pilules.
Une pilule renferme 0 gr. 10 d'aloès et 0 gr. 10 de gomme-gutte.
Dose de 2 à 4 pilules.

5° Les **pilules de Bontius** (*Codex*).

> Aloès. . . . . 1 gramme.
> Gomme-gutte . . . . 1 —
> Gomme ammoniaque . . . . . . 1 —
> Vinaigre blanc . . . . 6 —

On évapore le mélange au bain-marie en consistance pilulaire, dont on fait au moment de l'usage des pilules de 20 centigr.

Une pilule renferme 0 gr. 05 d'aloès, de gomme-gutte, de gomme ammmoniaque.

Dose de 2 à 6 pilules.

Essai. — La présence de *l'aloïne* dans ces diverses préparations peut être décelée à l'aide de la réaction suivante :

On évapore une petite quantité du liquide et on traite le résidu, si on opère sur une préparation liquide, par l'éther. Pour caractériser l'aloïne dans une préparation solide on traite directement un petit fragment de celle-ci par l'éther : dans les deux cas on obtient une solution *éthérée jaune* d'aloïne, on ajoute de l'ammoniaque et on agite. L'aloïne se combine à l'ammoniaque pour former une substance *soluble dans l'eau, l'éther se décolore* et la couche *aqueuse* se colore en *jaune*.

B. — GROUPE DE LA GOMME-GUTTE

PRÉPARATIONS DE GOMME-GUTTE

On n'utilise que la poudre de gomme-gutte. Cette poudre est toujours associée à l'aloès. (Pour les prescriptions, voir *Aloès*.)

Elle doit ses propriétés à une résine, *l'acide cambodgique*, qui donne comme produit de décomposition de la *phloroglucine* et de *l'acide isuvitunique*. Cette résine est moins active qu'une égale quantité de gomme gutte, parce que la matière gommeuse qui constitue le quart de la drogue facilite en qualité de substance colloïde l'émulsion de la résine, peu soluble dans l'eau, et par suite son passage dans les parties les plus reculées de l'intestin.

C. — RÉSINES

On prépare les *résines* en épuisant la substance végétale par l'alcool : la solution alcoolique est distillée et le résidu versé dans l'eau. Le mélange se trouble par suite de la précipitation de la résine ; on recueille celle-ci et on la sèche après l'avoir lavée.

Résine de Jalap.

Les tubercules de Jalap fournissent de 15 à 18 p. 100 de résine. C'est une matière brune qu'on trouve quelquefois roulée en magdaléons, mais le plus souvent réduite en poudre blanchâtre à odeur de Jalap.

Elle est insoluble dans l'eau, peu soluble dans l'éther, très soluble dans l'alcool. Elle renferme deux **glu**cosides auxquels elle doit ses propriétés purgatives :

1° La *convolvuline* se dédoublant, sous l'influence de l'acide sulfurique étendu, en glucose et acide convolvulinolique ;

2° La *jalapine*, glucoside identique à la scammonine.

La résine de Jalap est un purgatif drastique que l'on administre à la dose de 20 à 60 centigr. en poudre ou en pilules. On doit lui attribuer en partie les propriétés médicinales de la *teinture de Jalap composée*, désignée sous le nom d'**eau-de-vie allemande** et qui s'obtient avec

Jalap	8 grammes.
Scammonée.	2 —
Turbith	1 —
Alcool à 60°.	96 —

On administre de 10 à 30 grammes de cette teinture dans un peu d'eau sucrée, ou associée à son poids de sirop de nerprun.

Résine de Scammonée.

La Scammonée donne 10 p. 100 de résine.

Poudre blanche ou à peine colorée, légèrement odorante et d'une saveur presque nulle, cette résine est insoluble dans l'eau, soluble dans l'alcool et l'éther.

Le principe immédiat de la résine est la *scammonine*, glucoside se dédoublant, sous l'influence de l'acide chlorhydrique étendu, en glucose et acide scammonolique.

C'est un succédané de la résine de Jalap, moins irritant que cette dernière, administré de préférence aux enfants sous forme de *biscuits* renfermant 30 centigr. de résine ou sous forme d'*émulsion* obtenue d'après la formule de Planche.

Résine de scammonée . .	de 10 à 50 centigr.
Sucre blanc	10 grammes.

triturez : ajoutez peu à peu

Lait	120 grammes.
Eau de laurier-cerise.	5 —

Résine de Podophylle.

La racine de podophylle donne de 3 à 4 p. 100 de résine désignée sous le nom de *podophyllin*.

C'est une poudre *verdâtre* qui s'altère un peu et devient *jaune brunâtre*, coloration qu'offre fréquemment la résine qu'on trouve dans le commerce.

La *poudre de Podophylle*, qu'il ne faut pas confondre avec le podophyllin, se prescrit à la dose de 50 centigrammes à 1 gramme. Cette poudre est peu employée; son action étant due aux mêmes principes que ceux contenus dans la résine, il est préférable de lui *substituer toujours* le podophyllin, de façon à éviter des erreurs dangereuses.

Elle est soluble dans l'alcool, peu dans l'éther.

Les principes actifs de cette résine sont la *podophyllotoxine* et la *picropodophylline*, dont la résine renferme environ 34 p. 100 de son poids.

Elle renferme en outre une matière colorante jaune, la *podophyllo-quercitine*, des acides gras et des huiles grasses.

Le *podophyllin* est un purgatif énergique et un irritant assez violent, prescrit en pilules à des doses qui n'excèdent pas 5 centigr.

Il est préférable de l'administrer, d'après Bouchut, en sirop qu'on peut formuler ainsi :

Podophylline	5 centigr.
Alcoolat de Garus	5 grammes.
Sirop de miel	95 —

Une cuillerée à soupe pour un adulte dans un verre d'eau, le soir au moment du coucher.

Essai. — Les préparations qui renferment de la résine de podophylle peuvent être caractérisées par la réaction suivante :

La préparation évaporée à sec ou desséchée est agitée avec de l'éther. Le résidu d'évaporation de la liqueur éthérée, additionné d'un peu d'acide acétique mélangé d'une goutte d'acide azotique, prend une coloration *rouge* qui vire au *rouge-brun* et finalement au *jaune*.

PRÉPARATIONS DE BRYONE

La racine de Bryone doit ses propriétés purgatives à un glucoside, la *bryonine*, soluble dans l'eau et l'alcool, et à une résine, la *bryorésine*, soluble dans l'alcool, insoluble dans l'eau, mais qui toutefois peut se rencontrer dans les préparations aqueuses de Bryone à l'état de combinaison alcaline.

La **Poudre** de Bryone s'administre sous forme de pilules ou d'infusions à la dose de 1 à 2 grammes.

On fait avec les racines de Bryone une **alcoolature** qui se prescrit à la dose de 2 à 4 grammes.

Un gramme de cette alcoolature contient 53 gouttes.

D. — GROUPE DE LA COLOQUINTE

Les fruits de Coloquinte constituent un des purgatifs les plus énergiques de la matière médicale, propriétés qu'elles doivent à une substance amorphe, la *colocynthine*, dont l'étude chimique est à faire.

Ils doivent être prescrits avec prudence sous forme de poudre à la dose de 20 à 50 centigr.

Le Codex fait entrer cette poudre dans la formule de pilules purgatives désignées sous le nom de pilules de *coloquinte composées*.

Aloès.		
Coloquinte	}	ââ 50 centigr.
Scammonée		
Essence de girofles.		5 centigr.
Miel.		Q. s.

pour 10 pilules. De une à quatre par jour.

E. — GROUPE DES EUPHORBIACÉES

Huile de Ricin.

L'*huile de ricin* est un purgatif huileux journellement employé à la dose de 15 à 60 grammes. Elle doit ses propriétés purgatives à un acide particulier, l'acide *ricinolique*. L'huile de ricin est *épaisse*, visqueuse, de *teinte ambrée*, d'*odeur fade*.

On a essayé de masquer sa saveur *fade* et *nauséeuse* en l'administrant sous forme d'émulsion ; malheureusement cette forme pharmaceutique nécessite trop de véhicule, il est préférable de l'administrer suivant l'une des deux formules suivantes :

> Huile de ricin. . . .
 Vin de Malaga . . . . } ââ de 15 à 45 grammes.

Agiter au moment de l'emploi.

> Huile de ricin. . . . .
 Cassis. . . . . } ââ 15 grammes.

Agiter au moment de l'emploi.

Huile de Croton.

L'*huile de Croton* est un drastique redoutable employé à la dose de *une à deux gouttes* en émulsion :

Huile de croton	I goutte.
Huile de ricin	10 grammes.
Gomme arabique.	25 —
Sirop d'orgeat	25 —
Eau	100 —

Miel de Mercuriale.

La *Mercuriale annuelle* sert à préparer un mellite purgatif dit *miel de mercuriale*.

Le miel de mercuriale se prescrit en lavements à la dose de 10 à 20 grammes.

On avait attribué autrefois les propriétés purgatives de ce mellite à un alcaloïde, la mercurialine. Ce corps n'est en réalité qu'un mélange de méthylamine et de triméthylamine, qui est volatilisé en grande partie pendant la préparation du mellite.

CHAPITRE III

PRÉPARATIONS GALÉNIQUES

FOURNIES PAR LE RÈGNE ANIMAL

LAIT

Le lait est plutôt un aliment qu'un médicament ; il n'est en réalité la base que d'un très petit nombre de préparations médicinales, mais à ce titre nous croyons devoir donner ici le tableau de sa composition.

Sa densité oscille entre 1,029 et 1,036, sa réaction est alcaline au moment où il sort de la mamelle. Il renferme :

1º Trois substances albuminoïdes : la *caséine*, la *lactalbumine*, la *lactoglobuline*.

La proportion de caséine contenue dans le lait est d'environ 40 p. 100.

2º Une protéide, la *lactonucléone*, substance très voisine de l'acide phosphocréatique des muscles.

Le lait de vache renferme 0,56 p. 1000 de lacto-nucléone, qui, d'après SIEGFRIED, joue un grand rôle dans la résorption et l'assimilation du phosphore et paraît également participer à la résorption de la chaux en se fixant au calcium. Cette protéide est altérée par la stérilisation prolongée du lait.

3º Une matière sucrée, le *sucre de lait* ou *lactose*, dont il renferme environ 5 p. 100.

4º Environ 4 p. 100 de *matière grasse ou beurre*, composée de 30 à 40 parties d'oléine et de 60 à 70 parties de palmitine et de stéarine avec de très petites quantités de quelques autres triglycérides.

5º Une graisse phosphorée ou *lécithine*.

6° Environ de 6 à 8 grammes de sels dont voici le tableau :

Phosphate de chaux.	3 gr. 87
— de magnésie	0 gr. 87
— de fer.	traces
Chlorure de potassium	3 gr. 41
Chlorure de sodium [1]	0 gr. 81
Fluorure de calcium.	traces
Carbonate de chaux.	traces
Acide citrique (à l'état de sel alcalin).	1 gramme
	9,96

Les phosphates alcalino-terreux se trouvent en solution dans le lait à la faveur du sucre de lait et du citrate alcalin.

On prépare avec le lait le *petit lait*, le *koumis* et le *képhyr*.

A. **Petit lait**. — Ce liquide clair, obtenu en séparant du lait les albumines et les matières butyreuses, est en réalité le sérum de lait renfermant le lactose et les sels du lait.

On l'obtient en versant dans du lait bouillant un peu d'acide acétique qui coagule les albumines : celles-ci en se séparant entraînent dans une sorte de réseau la substance butyreuse.

C'est une solution physiologique de lactose qu'il serait rationnel de substituer aux solutions aqueuses de cette substance.

B. On a essayé d'introduire dans la thérapeutique les liquides fermentés que les Orientaux préparent avec le lait sous les noms de **koumis** et de **képhyr**.

Le **Koumis** est fabriqué avec du lait que l'on fait fermenter par addition de lait de vache aigri. La durée de la fermentation est d'un jour pour le *koumis faible*, de deux à trois jours pour le *koumis moyen* et de cinq à sept jours pour le *koumis fort*. Le premier contient environ 1 p. 100 d'alcool, dans le second de 4 à 5 p. 100, dans le troisième de 5 à 12 et même 20 p. 100 quand la fermentation a été prolongée.

Les trois variétés renferment une petite quantité d'acide lactique, mais jusqu'à 0,8 p. 100 d'acide carbonique.

---

[1] La faible quantité de chlorure de sodium contenu dans le lait impose au praticien, lorsqu'un malade est soumis au régime lacté exclusif, le soin de prescrire d'associer du sel marin à cette alimentation.

Le **Képhyr** est obtenu en délayant dans du lait de vache bouilli un mélange de *Saccharomyces cerevisiæ* et d'une bactérie particulière, le *Dispora caucasica*, vendu sous le nom de graine de képhyr, qui convertit le lactose en alcool. On fait du képhyr faible, moyen ou fort comme avec le koumis.

Le képhyr faible contient pour 100 parties, en dehors des albumines, des peptones et des matières grasses.

    0.8 parties d'alcool
    2,8   —   de sucre
    0,9   --   d'acide lactique.

Il renferme en outre de l'acide carbonique, qui lui donne la propriété de mousser fortement.

On administre le Koumis et le Képhyr depuis un à deux verres jusqu'à trois bouteilles par jour ; à petites doses, ils stimulent l'appétit ; à dose un peu plus élevée, ils sont laxatifs lorsque leur fermentation a été courte ; ils constipent au contraire lorsqu'ils sont très alcooliques. Ils possèdent en même temps des qualités nutritives en raison des albuminoïdes et des matières grasses qu'ils contiennent.

HUILE DE FOIE DE MORUE

Les matières grasses renfermées dans l'huile de foie de morue associent leur action aux divers principes alcaloïdiques que nous avons signalés plus haut. Des travaux récents, d'origine anglaise, attribuent à ces matières grasses une composition toute spéciale. Ce seraient des glycérides d'acides appartenant à la même série que l'acide oléique, très peu stables, existant dans l'huile, associés à 4 p. 100 de *palmitine* et 51 p. 100 de glycérides non encore déterminés. Ces glycérides particuliers sont :

La *thérapine* (glycéride de l'acide thérapique), 20 p. 100.

La *jécoléine* (—   —   jécoléique), 20 p. 100.

Les matières grasses entreraient donc dans la proportion de 95 p. 100 dans l'huile de foie de morue, qui contiendrait en outre 5 p. 100 d'éléments divers.

Essai des huiles de foie de morue. — Les huiles de foie de morue falsifiées à l'aide d'huiles de poisson fournissent les réactions suivantes (TORELLI) :

L'*acide sulfurique concentré* (I goutte dans XX gouttes d'huile) donne avec l'**huile pure** une coloration *violette*, passant rapidement au *rouge-brun* ; avec l'**huile de poisson**, une coloration *rouge-brun immédiate* ; avec l'**huile de phoque**, une coloration *rouge cochenille*.

L'*acide azotique concentré* (I goutte pour XX gouttes d'huile) donne avec l'**huile pure** une coloration *rosée*, devenant *rouge orangé* par agitation ; avec l'**huile de poisson**, un *trouble* et une légère coloration *rose* ; avec l'**huile de phoque**, *pas de réaction*, coloration *brune par agitation*.

L'iode pouvant être ajouté frauduleusement à l'huile de foie de morue pour en augmenter la valeur thérapeutique commerciale, on reconnaît, d'après le même auteur, cette falsification aux réactions suivantes :

1° Agiter dans un tube à essai l'huile avec de l'eau et de l'alcool ; s'il y a addition d'iode ou d'iodure, l'*eau alcoolisée* le dissoudra et la recherche sera faite dans la solution ;

2° Incinérer l'huile. L'iode *organique* restera dans les cendres, tandis que l'iode ajouté frauduleusement sera volatilisé.

Mode d'administration. — On a tenté de différentes manières de masquer l'odeur et la saveur de l'huile de foie de morue, ou, pour augmenter son action pharmaco-dynamique, de lui incorporer du fer, de l'iode, etc... La dissolution de ces principes ne peut que troubler l'équilibre de ses principes actifs.

La meilleure manière de masquer la saveur de l'huile de foie de morue est de l'administrer en émulsion ; la formule suivante, due à BRUEL, donne de bons résultats :

Gomme adragante	5	grammes
Solution de lacto-phosphate de chaux à 50 p. 100	150	—
Sirop de lacto-phosphate de chaux à 50 p. 100	325	—
Huile de foie de morue	480	—
Alcoolat de citrons	20	—

CANTHARIDES

Les Cantharides grossièrement pulvérisées entrent dans la composition d'un grand nombre de préparations vésicantes.

La plus importante d'entre elles est l'*emplâtre vésicatoire* du Codex. Il s'obtient avec

Résine élemi.	100 grammes.	
Huile d'olive.	40	—
Onguent basilicum	300	—
Cire jaune	400	—
Cantharides pulvérisées.	420	—

7 *grammes de cette préparation renferment environ* 2gr,30 de cantharides. C'est la quantité qui se trouve généralement *répartie* sur un *emplâtre vésicatoire de* 10 c. carrés de côté.

Teinture éthérée. — Cette teinture s'obtient en léxiviant 10 parties de Cantharides avec 100 grammes d'éther acétique, qui dissout facilement la cantharidine.

Un *gramme ou* 59 *gouttes de cette préparation correspond à* 1 *centigramme de cantharidine.*

Dose de I à X gouttes.

CHAPITRE IV

OPOTHÉRAPIE

« L'idée de traiter les maladies par l'ingestion de certains organes ou tissus animaux est déjà ancienne. Il s'agissait là d'une thérapeutique instinctive sans autre base scientifique que des observations très confuses transmises par la tradition. C'est ainsi que les toreros mangeaient les testicules de taureaux sacrifiés pour se donner du muscle, que les chasseurs, pour augmenter leur résistance à la fatigue, recherchaient les organes mâles du sanglier, que les personnes affectées de toux opiniâtre étaient traitées par le sirop de mou de veau, que les anémiques se régénéraient en buvant aux abattoirs le sang encore chaud des animaux. On pourrait multiplier ces exemples et montrer combien l'âme populaire avait foi en ces remèdes dont quelques faits heureux lui avaient révélé la puissance. Mais ces croyances étaient restées sans écho dans les milieux scientifiques. » (Doct. MAUBRAC et G. MAURANGE.)

La première découverte qui ne fut pas le fruit d'un empirisme grossier date de 1854, époque à laquelle CORVISART utilisa la pepsine dans les cas où l'estomac était altéré dans sa sécrétion. Il fut suivi dans cette voie par ELLIS, qui prépara le premier liquide organique en faisant macérer un estomac de veau dans du vin de Xérès. Le produit de cette macération était administré par lui dans les cas où la sécrétion des glandes stomacales était défectueuse, puis plus tard en 1864 par DOBELL, qui introduisit la pancréatine dans la thérapeutique.

En 1889, les découvertes de BROWN-SÉQUARD firent pressentir de la façon la plus précise le rôle que devaient tenir les extraits des glandes ou des tissus normaux de l'organisme.

Le principe de cette nouvelle médication, désignée sous le nom d'*opothérapie*, repose sur le fait suivant :

Les glandes et les tissus de l'organisme sont le siège de sécrétions très diverses qui jouent un rôle important dans l'évolution des phénomènes vitaux. C'est tantôt la neutralisation d'un produit toxique, comme cela semble se produire dans le corps thyroïde ; tantôt l'élaboration d'un ferment soluble (estomac, pancréas, suc intestinal) ou bien la production d'un dérivé chimique capable d'avoir une influence sur d'autres éléments anatomiques de l'organisme, comme on l'observe dans le testicule, dans l'ovaire et dans la rate.

L'opothérapie a précisément pour but de fournir au malade les déficients des sécrétions d'un organe absent, détruit ou altéré dans sa fonction, à l'aide d'un organe identique emprunté à la série animale.

Les organes dont les sécrétions sont destinées à la médication opothérapique sont administrés frais et en nature ou desséchés sous forme de cachets ou de solution. On réserve cette dernière forme pour les injections sous-cutanées. Ces solutions sont préparées en laissant en contact pendant vingt-quatre heures dans un poids égal de glycérine des glandes ou tissus débarrassés au préalable des éléments étrangers qui peuvent y adhérer. On filtre sur porcelaine à l'aide d'acide carbonique sous pression dans l'appareil de d'Arsonval. Les sucs organiques sont mis ensuite en ampoules stérilisées qu'on scelle à la lampe. Chaque ampoule contient la quantité nécessaire pour une seule injection. Pour la voie gastrique on s'adresse de préférence aux organes frais, qu'on donne soit en cachets soit en capsules gélatineuses. Le seul inconvénient que présentent de pareils produits est la rapidité avec laquelle ils s'altèrent. On a préconisé pour prévenir cette altération :

1° De les pulper frais, puis de faire avec cette pulpe, du sucre, du borax et du charbon une masse de consistance pâteuse qu'on introduit dans des capsules gélatineuses ;

2° De faire dessécher les organes dans le vide à une température ne dépassant pas 36°. Au bout de trente-six heures au plus, ils sont transformés en une masse brune facilement pulvérisable et capable d'être administrée en cachets ou en pastilles fabriquées avec du sucre ou du miel.

Ce sont ces différents produits qu'on désigne sous le nom de la glande qui constitue leur partie active et qu'on fait suivre du suffixe « ine » : par exemple *thyroïdine, ovarine*.

Ces différentes préparations pharmaceutiques présentent les inconvénients des organes frais. Leur dessiccation dans le vide les rend extrêmement avides d'eau ; leur hydratation effectuée, ils s'altèrent aussi rapidement que les organes frais, mais sans que cette altération se traduise par des signes visibles ou perceptibles. Il en résulte une série d'accidents, qui sont imputables non à la médication, mais au remède lui-même. On trouve en effet dans nombre de ces tablettes toute une flore bactérienne comprenant même le vibrion septique et aussi des produits de décomposition putride (ptomaïnes, etc.). Il faut donc s'en tenir aux préparations d'organes frais si l'on veut avoir des résultats comparables. L'utilisation même de ces préparations n'est pas sans dangers. Ce sont en effet des produits très actifs, voire même toxiques, dont l'emploi prolongé ou inopportun peut amener des accidents. Il faut tenir compte de la possibilité de la présence simultanée dans le médicament opothérapique du principe utile et de la substance nuisible qu'il a précisément pour effet de neutraliser. De là, nécessité d'une grande prudence dans les doses et d'une exacte surveillance des malades.

I. — GLANDE THYROIDE

On emploie surtout les glandes thyroïdes du veau et du mouton. Une glande de veau pèse à l'état frais de 4 à 5 grammes et donne de 80 à 90 centigr. de poudre sèche. On administre la glande thyroïde dans le myxœdème, l'obésité, à la dose d'une glande de mouton ou d'une demiglande de veau ; soit encore desséchée et associée au carbonate de soude suivant la formule de Dobrotwosky.

> Glande desséchée. . . . . } àà 35 centigr.
> Bicarbonate de soude . . . . . }
> Faire par compression une tablette.

On donne dans la première semaine de une demi à deux tablettes par jour, les autres semaines de deux à quatre tablettes par jour dans du lait ou du café.

On a beaucoup écrit sur les produits actifs de la glande thyroïde. D'après Notkin, elle renfermerait deux principes albuminoïdes différents, la *thyréoprotéine* et la *thyréoïdine*. La thyréoprotéine est un composé très toxique produit des échanges organiques, tandis que la thyréoïdine au contraire est un produit spécifique élaboré par les cellules du corps thyroïde agissant comme ferment sur la thyréoprotéine qui est décomposée et perd sa toxicité. Comme la thyréoïdine n'est pas attaquée par le suc gastrique, on s'explique que ce produit administré à l'intérieur soit efficace contre le myxœdème et la goutte puisqu'il peut passer intact dans l'organisme et décomposer la thyréoprotéine qui s'est accumulée.

La thyréoïdine qu'on trouve dans le commerce sous le nom de *thyroïdine épurée* s'emploie en pilules à la dose de 1 à 2 centigr. par jour.

Bourquelot a fait remarquer avec juste raison que Notkin avait omis de publier jusqu'ici le mode de préparation des deux principes dont il vient d'être question.

Frankel a isolé du corps thyroïde un corps qui n'est pas une albumine, mais probablement un dérivé de la guanidine, auquel il a donné le nom de *thyréo-antitoxine*.

Cette substance n'influence ni le goitre ni le myxœdème. Son administration à la dose de 1 à 5 centigr. par jour associée avec un peu de sucre de lait produit de l'amaigrissement.

Les travaux de Baumann paraissent établir que l'action thérapeutique de la glande thyroïde est due surtout à un *composé organique iodé* particulier. Ce dernier chimiste a en effet réussi à retirer des glandes thyroïdes une substance riche en iode, qu'il a désignée sous le nom de *thyroïodine*. Ce produit représente de 0,2 à 0,5 p. 100 de la glande

r aîche. Il est azoté et renferme environ 10 p. 100 d'iode et
0,50 p. 100 de phosphore en combinaison organique. Cette
substance ne présente aucune des réactions des matières
albuminoïdes. Préparée et purifiée d'après les procédés
indiqués par Baumann, elle se présente sous la forme d'une
poudre brunâtre insoluble dans l'eau, difficilement soluble
dans l'alcool, soluble dans les alcalis caustiques. C'est un
corps très stable qui se trouve dans la glande en combinaison avec des matières albuminoïdes ; cette combinaison
est détruite pendant la préparation de la thyroïodine sous
l'influence des acides.

La *thyroïodine*, qu'on désigne aussi dans le commerce
sous le nom de *iodothyrine*, s'administre à la dose de 30 c en-
tigr. à 2 grammes par jour.

Enfin pour être complets nous ajouterons qu'Hutchison
a retiré de la glande thyroïde une substance colloïdo-iodée
qui doit être identique à l'une des deux combinaisons albuminoïdes de la thyroïodine signalée par Baumann et à laquelle
il attribue l'efficacité spécifique de cette glande.

Ces deux derniers faits sont intéressants, « ils montre nt
que le traitement du goitre par les composés iodés est u n
traitement rationnel. Ils ramènent aussi notre attentio n
sur les produits anciennement préconisés contre la m ême
affection. Parmi ces produits vient en première ligne l a
poudre d'éponge torréfiée qu'on trouve encore dans la Pharmacopée française. Il serait curieux de rechercher si l'iode
qu'elle renferme se trouve encore sous la forme d'une combinaison organique analogue à celle que vient de signaler
Baumann dans la glande thyroïde. » (Bourquelot.)

II. — FERMENTS ANIMAUX

Les deux ferments du suc gastrique des Vertébrés, *pepsine* et
présure ou *labferment,* ont reçu une application thérapeutique.

PEPSINE

On emploie la pepsine de porc ou de mouton. Il en existe
deux sortes officinales :

1° La *pepsine pure* ou *extractive*, très altérable ; elle absorbe en effet rapidement l'humidité atmosphérique, devient visqueuse et subit la fermentation putride. Cette pepsine se dissout lentement dans l'eau en donnant une liqueur trouble.

20 centigr. de ce produit doivent peptoniser 10 grammes de fibrine.

2° La *pepsine amylacée* ou *médicinale*, constituée par la sorte précédente qu'on additionne d'amidon ou de sucre de lait auquel on ajoute un peu d'acide tartrique destiné à faciliter l'action du ferment.

50 centigr. de ce produit peptonisent 10 grammes de fibrine.

3° On trouve dans le commerce, désigné sous le nom de *pepsine cristallisée*, un mélange de solution de gélatine et de suc gastrique purifié, évaporé à sec ; ce produit doit être rejeté de la pratique médicale.

On administre la *pepsine amylacée* à la dose de 50 centigr. à 4 grammes.

Sous quelle forme ?

Les Formulaires renferment une foule de prescriptions dites digestives, poudres, sirops, élixirs, vins.

La pepsine peut être formulée en cachets, mais à la condition de ne pas l'associer, comme cela se fait couramment aux bicarbonates alcalins ; *ces sels enlèvent en effet à la pepsine la propriété de peptoniser les albuminoïdes.*

Le *sirop de pepsine* est une préparation qu'il faut *éviter* de prescrire, car, d'après les expériences de SCHEFFER, les solutions aqueuses de pepsine perdent assez promptement leur action sur les substances protéiques.

La saveur et l'odeur peu agréables de la pepsine ont conduit à administrer ce ferment sous forme d'*élixir alcoolisé.* La proportion d'alcool que doivent renfermer ces préparations ne doit pas être trop élevée. Pour VIGIER, en effet, il suffit de 15 p. 100 d'alcool pour diminuer de moitié le pouvoir transformateur de la pepsine. Pour cette raison la formule de COURSAUT :

Pepsine	10	grammes.
Alcoolat de Garus	45	—
Sirop de cerises	60	—
Eau	45	—

doit être rejetée.

La formule du Codex

Pepsine médicinale. . . . .   50 grammes

ou

Pepsine extractive . . . .   20 grammes
Alcool à 80°   150   —
Sirop simple   400   —
Eau distillée   450   —
Huile essentielle de menthe ou
    autre. . . . .   q. s.

donne un produit dont la saveur va à l'encontre du but que
se propose le praticien en administrant la pepsine sous
forme d'élixir. Une telle préparation ne répond pas en outre
à la qualification de *préparation officinale*, puisque l'aroma-
tisation variable doit fatalement donner un produit variable
tout au moins dans la forme.

La formule de MIALHE :

Pepsine amylacée . . . .   6 grammes.
Alcool à 33°   12   —
Eau   24   —
Sucre blanc   30   —
Vin blanc de Lunel   54   —

ou celle de VIGIER :

Pepsine amylacée . . . .   50 grammes.
Rhum à 45°   265   —
Eau distillée.   325   —
Sirop de sucre.   400   —

Délayez la pepsine dans l'eau, ajoutez les autres substances et
filtrez après vingt-quatre heures de contact.

ne présentent pas ces inconvénients.

Ces diverses formules sont coordonnées de façon à ce que
20 gr. d'élixir renferment 50 centigr. de pepsine extractive.

La pepsine, n'étant pas précipitée par le tanin, peut être
administrée sous forme de vin. Les vins qui serviront à
cette préparation ne devront pas marquer plus de 10 degrés
alcoométriques.

PRÉSURE OU LABFERMENT

La *présure* est le ferment qui communique au suc gastrique la propriété de cailler le lait.

Ellis l'a préconisé en solution vineuse qu'on peut obtenir très active en faisant macérer une caillette de veau hachée et débarrassée de ses couches musculeuses dans son poids de glycérine; après vingt-quatre heures de macération, on recueille le produit liquide qu'on additionne d'une quantité suffisante de vin blanc pour faire un litre.

Dose : un verre à bordeaux.

En réalité les pepsines commerciales ne sont que des mélanges de ces deux ferments, *présure* et *pepsine*, véritables extraits de muqueuse gastrique, obtenus en faisant macérer la muqueuse gastrique d'un estomac de porc, de veau ou de mouton dans de l'eau alcoolisée, filtrant et faisant évaporer à basse température dans un courant d'air; un grand nombre des produits commerciaux jouissent en effet, comme l'a montré C. A. Pekelharing, du pouvoir protéolytique et du pouvoir caséifiant.

PANCRÉATINE

Les trois ferments du suc pancréatique (*anylopsine, steapsine, trypsine*) constituent le produit désigné sous le nom de *pancréatine*.

On retire la pancréatine des pancréas de porc ou de mouton.

Il en existe deux variétés officinales :

1° La *pancréatine extractive* ou *médicinale*, poudre blanc jaunâtre à peu près complètement soluble dans l'eau;

2° La *pancréatine amylacée*, constituée par la variété précédente additionnée de son poids d'amidon.

La pancréatine médicinale doit dissoudre et changer en peptone cinquante fois son poids de fibrine et saccharifier quarante fois son poids d'amidon ou de fécule.

On administre la pancréatine médicinale à la dose de 20 à 80 centigr. en élixir faiblement alcoolisé ou en pilules. La pancréatine amylacée se prescrit à la dose de 50 centigr. à 2 grammes en cachets, poudres, dans les dyspepsies atonique, acide, et dans quelques états généraux, tels que le diabète.

Quelle est la valeur de ces différentes préparations ?

D'après DEFRESNE, la pancréatine serait un ferment digestif complet. EWALD, par contre, ne lui attribue aucune propriété, attendu que la trypsine ne tarde pas à être digérée par le suc gastrique comme un albuminate.

VULPIAN, PORTES, VIGIER ont prouvé que la trypsine qui ne peut agir que dans un milieu alcalin était tuée par la pepsine. Pour obvier à cet inconvénient, UNNA a proposé de l'administrer en pilules *recouvertes d'une couche de kératine,* matière cornée insoluble dans les liquides acides, soluble dans les liqueurs alcalines; mais la valeur de ce procédé reste à démontrer.

En résumé l'utilité des préparations à base de pancréatine est très contestable, et si, comme le prouvent les expériences citées, ce mélange de ferments ne peut agir physiologiquement, il est utile de faire les plus grandes réserves au sujet de son emploi.

III. — FERMENTS VÉGÉTAUX

DIASTASE

On retire la diastase de l'orge germé par dissolution dans l'eau et coagulation au moyen de l'alcool.

Substance blanche, amorphe, très soluble dans l'eau, insoluble dans l'alcool concentré, elle a la propriété de transformer l'amidon en dextrine et en maltose, métamorphose qui cesse vers 65° et que gênent plus ou moins la magnésie, les carbonates alcalins, les acides minéraux et organiques; l'alcool, l'éther, les essences toutefois n'exercent sur elle aucune influence.

Elle a été préconisée comme agent de la digestion des substances amylacées à la dose de 10 à 50 centigr.

Elle doit être prescrite en nature, car son altération est rapide lorsqu'elle est en solution.

Les préparations dites de malt lui doivent leurs propriétés antidyspeptiques. On pourra, comme succédané de ces préparations, formuler l'élixir de DUQUESNEL.

> Extrait de malt . . . . 2 grammes.
> Sirop de sucre. . . . . 20 —
> Vin blanc de Lunel . . . . 20 —

PAPAINE

On retire ce ferment de nature albuminoïde du suc du *Carica papaya.*

On prépare la papaïne en traitant le jus du fruit par l'alcool, desséchant le précipité et agitant ensuite celui-ci avec de l'eau à une température de 36 à 40°.

La papaïne possède la propriété de dissoudre et de peptoniser de grandes quantités de fibrine.

Les sortes commerciales sont très variables, comme couleur et comme pouvoir protéolytique. La couleur varie du brun pâle au blanc presque pur ; moins elle est colorée, plus son activité est grande.

La papaïne blanche est amorphe et entièrement soluble dans l'eau ; sa solution aqueuse concentrée possède une saveur un peu astringente.

Elle se rapproche beaucoup de la trypsine. L'action protéolytique du suc pancréatique en effet s'accomplit en milieu neutre, très légèrement acide ou alcalin. L'action protéolytique de la papaïne, d'après les expériences de F. DAVIS, s'exerce en milieu neutre ou très légèrement alcalin, mais elle est absolument annihilée en présence de 0,05 p. 100 d'acide chlorhydrique, alors qu'il est nécessaire d'atteindre la dose de 0,20 p. 100 pour supprimer les propriétés de transformation du suc pancréatique. Elle ne semble donc pas, d'après ces travaux, pouvoir constituer un succédané de la pepsine.

La papaïne s'administre à la dose de 10 à 30 centigrammes en paquets, associée ou non au bicarbonate de soude.

LIVRE VI

PHARMACOGRAPHIE

La pharmacographie (φαρμακον, médicament; γραφω, j'écris) est la branche des sciences pharmacologiques qui étudie et règle la prescription des différents médicaments simples ou composés.

Connaissant l'action physiologique d'un médicament et l'action différente qu'il peut exercer avec les diverses doses, le médecin prévoit dans une certaine mesure les bénéfices qu'il peut retirer de l'administration de ce médicament dans le traitement de telle ou telle affection. Mais comment administrer ce médicament? Quelle forme pharmaceutique lui donner, pour permettre à la fois une absorption régulière et convenable et une administration facile et agréable pour le malade? C'est là le problème que doit résoudre le médecin, toutes les fois qu'il prescrit une ordonnance.

Dans un des chapitres précédents nous avons vu qu'il existait en pharmacie des préparations particulières connues sous le nom de *préparations galéniques*. Or, parmi ces préparations, les unes, renfermant un ou plusieurs principes actifs, sont susceptibles d'être employées directement ou associées à d'autres médicaments; les autres, dépourvues d'action réelle, sont utilisées comme *adjuvants* ou *auxiliaires* pour la prescription et l'administration de médicaments simples ou composés, tels les juleps, les glycérolés, etc.

L'art du thérapeute ne se résume pas dans le choix du médicament et dans la dose à prescrire. Il faut choisir le mode approprié pour l'administration médicamenteuse, car la forme pharmaceutique employée peut non seulement faire varier l'absorption d'un médicament, mais modifier dans une large mesure l'action qu'on attendait de lui.

La difficulté augmente lorsque la prescription exige l'emploi simultané de plusieurs drogues. Certains médicaments peuvent s'administrer simultanément, quelques-uns même associent leur action et deviennent synergiques. Mais il en est un assez grand nombre dont la prescription simultanée est à rejeter ; de tels médicaments sont dits *incompatibles*. Laissant de côté les incompatibilités physiologiques que le médecin doit connaître, il existe d'autres incompatibilités d'ordre chimique et d'ordre physique, qui non seulement annihilent l'effet médicamenteux recherché, mais qui parfois peuvent donner lieu à une action médicamenteuse non seulement contraire à celle cherchée, mais dans certains cas même toxique.

Dans un premier chapitre nous étudierons les règles à suivre pour formuler un médicament.

Dans un second chapitre nous exposerons l'avantage de certaines prescriptions et enfin nous résumerons les diverses incompatibilités médicamenteuses dont le médecin peut avoir besoin, dans un tableau spécial.

CHAPITRE PREMIER

ART DE PRESCRIRE

I. — RÈGLES GÉNÉRALES

Dans un chapitre précédent, nous avons vu ce qu'était une *préparation officinale*. A côté de la préparation officinale, on distingue une autre préparation désignée sous le nom de *préparation magistrale*. La préparation magistrale est la préparation exécutée par le pharmacien extemporanément *suivant la formule inscrite par le médecin sur l'ordonnance*.

La préparation *officinale* au contraire est une préparation de *formule déterminée*, toujours la même, et *inscrite au Codex*.

Le médecin fait une *prescription* lorsqu'il ordonne une préparation officinale, et *formule*, lorsqu'il inscrit une préparation magistrale.

Toutes les fois que le médecin désire faire délivrer une préparation officinale, il suffit d'indiquer le *nom seul* de la préparation (sans indiquer la formule) et la *dose*. Exemple :

Sirop de Raifort iodé. . . . . . 500 grammes

ou

Vin de la Charité. 250   —

en faisant suivre la prescription du mode d'administration.
Exemple :

Sirop de Raifort iodé. . . . . . 500 grammes

Prendre une cuillerée à soupe avant les deux principaux
repas.

Lorsque le médecin désire *formuler*, il est un certain
nombre de règles auxquelles il doit se soumettre, pour
l'ordre à établir dans la formule, et quelques connaissances
techniques spéciales dont il doit se souvenir pour la forme
à donner à la préparation à administrer.

Nous examinerons dans ce paragraphe les règles qui
président à l'établissement d'une formule ; dans un paragraphe suivant, nous étudierons les diverses formes pharmaceutiques les plus employées.

—————

1º Dans toute formule on doit *commencer par le médicament actif* pour continuer par les médicaments ou auxiliaires qui entrent dans la formule de la préparation magistrale, en inscrivant chaque médicament *par ordre croissant
de dose*.

Exemple :

Salicylate de bismuth . . . . .   4 grammes.
Elixir parégorique   6   —
Glycérine   30   —
Julep gommeux   120   —

et non :

Glycérine . . . .   30 grammes.
Elixir parégorique.   6   —
Julep gommeux   120   —
Salicylate de bismuth   4   —

2º Lorsque les médicaments actifs sont employés à des

doses *inférieures au gramme*, on doit toujours écrire la dose prescrite *en toutes lettres* et *soulignée*.

Exemple :

Biiodure de mercure. . .	*Cinq centigrammes.*
Alcool à 90°	20 grammes.
Eau distillée.	1,000 —

et non :

Biiodure de mercure	0 gr. 05
Alcool à 90°.	20 —
Eau distillée.	1.000 —

3° Lorsque les médicaments actifs sont des *teintures* ou *alcoolatures* que l'on prescrit à la dose de *gouttes*, le nombre de gouttes à mettre dans la prescription doit être *en chiffres romains* et *souligné*.

Exemple :

Alcoolature de racines d'aconit .	X gouttes.
Teinture de belladone	XXX —
Julep gommeux	125 grammes.

et non :

Alcoolature de racines d'aconit .	10 gouttes.
Teinture de belladone	30 —
Julep gommeux	125 grammes.

4° On devrait en pratique ne jamais formuler que des prescriptions, à quelques rares exceptions, capables d'être administrées dans les vingt-quatre heures, en ajoutant au bas de la formule : « *Renouveler la prescrition une ou deux fois* », ou davantage, plutôt que prescrire des préparations susceptibles d'être conservées plusieurs jours, dans de mauvaises conditions, et par conséquent susceptibles de s'altérer.

5° Inscrire immédiatement après la formule le mode d'administration du médicament ; le nombre de cuillerées, de cachets ou de pilules à prendre dans les vingt-quatre heures et l'intervalle auquel ils doivent être pris si le médicament est pour l'usage interne. Si la préparation est pour l'usage externe, indiquer le mode d'application.

6° Lorsque *deux* ou *plusieurs substances médicamenteuses* sont associées dans une même formule *à la même dose*, il est de règle de réunir les diverses substances médicamenteuses par une *accolade* et d'inscrire à la suite *ââ, suivi de la dose* (qui signifie parties égales).

Exemple :

Teinture de noix vomique. . . . 2 grammes
Teinture de badiane . . . . . } ââ 5 —
— rhubarbe . . . . . }

7° On fait suivre chaque formule de l'abréviation *f. s. a.* (fac secundum artem), suivie elle-même lorsqu'on désire faire plusieurs préparations du même genre (voir cachets, pilules) de la formule *n° X semblables.*

Exemple :

Salicylate de soude. . . . . . } ââ *dix centigr.*
Benzoate de soude . . . . . . }

Pour un paquet.
F. s. a. n° 20 semblables.

8° Lorsque le médecin désire parfois prescrire *une dose médicamenteuse*, très voisine de la dose maxima à employer, il est bon *d'écrire la dose en toutes lettres* et de faire précéder la dose inscrite de la formule : *je dis*, pour exprimer l'intention précise, et ne pas s'exposer à un refus de délivrer de la part du pharmacien.

Exemple :

Chloral . . . . *je dis cinq grammes.*
Lait. . . . . 250 —
Jaune d'œuf. . . . . n° 1
F. s. a. pour un lavement.

9° Enfin si la formule ou la prescription est pour l'*usage externe* ; il est bon de faire suivre l'énoncé de la prescription du mot *usage externe.*

Surtout lorsque la forme pharmaceutique adoptée peut aussi bien être employée pour l'usage interne (*solutions, mixtures, poudres*).

Exemple :

Liqueur de van Swieten. . . . . 125 grammes.
Pour usage externe.

II. — DES DIVERSES FORMES PHARMACEUTIQUES

Les formes pharmaceutiques à donner aux médicaments sont de deux ordres, suivant l'emploi que l'on doit faire de la substance médicamenteuse : *usage interne* ou *usage externe*.

Les formes les plus usitées pour l'administration des médicaments par voie gastro-intestinale, sont : les *poudres, cachets, paquets, potions, pilules, solutions, vins, mixtures, sirops*.

Pour l'*usage externe*, pour les applications topiques, les frictions, les formes à employer sont : les *lavements, pommades, liniments, suppositoires, emplâtres, solutions, mixtures*.

Nous étudierons dans ce paragraphe ces diverses formes en les classant en trois groupes ; les formes pharmaceutiques pour usage interne, les formes mixtes (solutions, mixtures), enfin les formes pour usage externe, en les rangeant dans chaque groupe par ordre alphabétique.

PRÉPARATIONS POUR USAGE INTERNE

I. — POUDRES, PAQUETS, CACHETS

Poudres. Paquets. — Les poudres simples sont presque toujours officinales et comme telles se trouvent toutes prêtes. Pour les prescrire il suffit d'énoncer sur l'ordonnance la quantité de poudre que le pharmacien doit délivrer, et le mode d'administration.

Les poudres composées se prescrivent de la même façon, en inscrivant chaque substance l'une au-dessous de l'autre. Exemple :

Sous-carbonate de fer. . . . . . 4 grammes
Poudre de quinquina 20   —

Quelques poudres végétales toutefois très hygrométriques peuvent s'altérer lorsqu'elles sont administrées en nature. On peut remédier à cet inconvénient en les associant *au dixième* de leur poids de sucre de lait.

Exemple :

Sucre de lait	*dix centigr.*
Poudre de scille.	1 gramme
Soufre lavé	2 —

Lorsque le mélange pulvérulent prescrit ne contient pas de substance trop active, on se contente souvent de le faire administrer par *pincées* dans un peu de pain azyme.

Ce mode d'administration est peu recommandable ; aussi est-il presque toujours préférable de prescrire de diviser les poudres en *paquets*, dont la teneur correspond à la dose de principes que le thérapeute devra faire prendre en une prise.

Exemple :

Salicylate de soude . . . .)	
Benzoate de soude . . . . {	àà 10 grammes.

F. s. a. 30 paquets.

ou :

Antipyrine . . . .)	
Bicarbonate de soude. . . . . . {	àà *cinquante centigr.*

Pour un paquet.

F. s. a. nº 10 semblables.

Cachets. — Depuis longtemps on a pris l'habitude d'administrer dans des cachets de pain azyme les poudres dont la saveur désagréable provoquait, chez certains malades, une répugnance instinctive ; les acquisitions multiples que l'art de guérir fait tous les jours, dans le domaine des composés chimiques organiques, n'ont pas peu contribué à mettre le sceau à la vogue dont jouissent à l'heure actuelle les cachets médicamenteux. Les corps dits aromatiques en effet contribuent, pour la plus large part, à cet enrichissement de l'arsenal thérapeutique. Ces produits doués d'une saveur amère assez désagréable, parfois même brûlante, imposent, en quelque sorte, au praticien la nécessité de les soustraire au contact de la muqueuse buccale du patient : tels sont l'antipyrine, les naphtols, pour ne citer que les plus connus prescrits journellement en cachets.

Ces avantages ne sont pas les seuls que présentent les cachets. Il est facile et même utile d'administrer, par ce moyen, des substances insolubles telles que le sous-nitrate

de bismuth dont la dissociation par l'eau des potions ne doit ...
pas être sans influence sur son action thérapeutique et une
foule d'autres corps, de nature pulvérulente, s'accommodant ..
mal des différentes formes pharmaceutiques dont il serait
possible de revêtir leur administration.

Il semblerait donc que l'emploi du cachet médicamenteux ne présente que des avantages :

Possibilité d'administrer, sous un petit volume, une dose
massive de substance active sans avoir recours à la potion
ou à la solution de conservation souvent difficile, et dont le
volume effraye parfois le malade, surtout lorsque le traitement doit être de longue durée ;

Atténuation et même suppression de la saveur désagréable de la drogue ;

Certitude pour le médecin que la préparation se disso-
ciera pendant son trajet dans le tube digestif.

Il ne faudrait pas croire toutefois que l'emploi de cette
forme pharmaceutique soit exempt d'inconvénients. Un
grand nombre de substances prescrites en cachets présentent, sous cette forme, des incompatibilités d'ordres divers,
d'ordre physico-chimique et d'ordre physiologique.

Il n'est pas rare de voir prescrire, à l'heure actuelle,
dans le traitement du rhumatisme articulaire aigu, de 6 à
8 grammes de salicylate de soude, en cachets de 1 gramme,
dose à répartir dans les vingt-quatre heures, par fractions
généralement de 2 grammes.

Or, la dissociation du cachet dans l'estomac met immédiatement en contact une portion donnée de sa muqueuse
avec la dose de 2 grammes de salicylate de soude. La présence du sel en nature se manifeste par une douleur de
pression, un malaise gastrique qu'accompagnent parfois des
nausées et des vomissements : l'action irritante du salicylate de soude sur la muqueuse stomacale peut même aller
jusqu'à déterminer des ulcérations (A. ROBIN).

L'action souvent fâcheuse de l'antipyrine sur la digestion
doit être, dans un très grand nombre de cas, mis sur le
compte de son administration en cachets. On attribue, en
effet, les phénomènes douloureux, les vomissements, que
peut provoquer l'antipyrine, comme le résultat d'une action
de contact. Il est facile de comprendre que ce contact sera

assuré d'une façon parfaite lorsque les deux capsules de pain azyme, venant à se rompre dans l'estomac, mettront en liberté les cristaux d'antipyrine qu'elles renferment.

Pour réduire au minimum l'action topique de ces deux substances, il est de toute nécessité de *proscrire* pour elles la formule en cachets. Le salicylate de soude devra être administré, dilué dans au moins vingt fois son poids d'eau. L'antipyrine sera avec avantage prescrite dissoute dans un verre d'eau de Vichy, qu'on pourra au besoin rendre gazeuse, au moment de l'emploi, à l'aide d'une trace d'acide citrique.

Pour des causes différentes mais non moins importantes au point de vue pratique, il existe toute une série de substances médicamenteuses qu'il ne faut jamais prescrire en cachets.

Ces substances possédant des fonctions chimiques différentes, il est donc préférable pour l'étude des incompatibilités qui nous occupent de les réunir en trois groupes :

Le *premier groupe* renferme les substances *déliquescentes* absorbant facilement l'humidité de l'air et formant avec le *cachet une pâte plus ou moins fluide.*

Le *deuxième groupe* comprend les corps dont le *mélange donne naissance à un composé de consistance fluide* se conduisant avec le cachet comme les corps du premier groupe.

Dans le *troisième groupe* seront rangées les substances décomposées par l'oxygène de l'air et dont les *produits de décomposition colorent* le cachet.

A. — Dans le premier groupe rentrent :

1° Les *phosphates acides de chaux, de soude, de potasse.*

2° Le *glycérophosphate de soude.*

En raison même de sa constitution, comme tous ses congénères (glycéro-phosphate de chaux, etc.), ce sel est assez peu stable ; et bien que la question de savoir si, pur, il est susceptible d'être conservé, sans altération sensible, à l'état solide, soit loin d'être tranchée ; il est préférable à l'heure actuelle de s'abstenir de le formuler en cachets. Des cachets de 25 centigr. de ce sel prescrits à un malade formaient une pâte fluide vingt-quatre heures après la préparation.

3° Le *bromure de sodium.* Ce sel est assez souvent prescrit en cachets ; desséché ou non, il est très déliquescent et ne saurait, par conséquent, se prêter à cette manipulation .

4° Le *chlorure de calcium cristallisé* qu'il ne faut pas confondre avec le chlorure de calcium fondu. Ce sel, utilisé en Allemagne, contre les démangeaisons chroniques, absorbe plus ou moins lentement l'humidité atmosphérique.

5° Le *chlorure de strontium.* Ce corps, mis en cachets, se conduit comme le sel précédent.

6° Parmi les ferrugineux à la mode, le *citrate de fer ammoniacal* et le *tartrate ferrico-potassique,* sels s'altérant assez lentement à l'air ; il est donc préférable de s'abstenir, de les prescrire en cachets, soit seuls, soit associés à d'autres substances.

7° La *pipérazine* et la *lysidine* que leur extrême déliquescence rend d'un maniement difficile.

8° Le *chloral* qui ne tarde pas à couvrir de taches huileuses les cachets qui en contiennent.

9° Les *extraits végétaux secs* et en général les produits préparés par évaporation dans le vide. Parmi les extraits, l'extrait sec de quinquina désigné encore sous le nom de sel essentiel de Lagaraye est prescrit assez souvent.

Son mode de préparation le rend extrêmement avide d'eau. Mise en cachets, la liquéfaction de cette préparation est déjà sensible au bout de vingt-quatre heures.

A côté des extraits secs, nous signalerons :

a) Les *peptones sèches* préparées par évaporation dans le vide. Comme les substances précédentes, les peptones absorbent l'humidité de l'air et se liquéfient ;

b) Les *extraits d'organes d'animaux* desséchés dans le vide.

B. — Le second groupe, comprend les corps qui seuls ne sont pas altérables à l'air, mais qui, mélangés, donnent des composés extrêmement avides d'eau, tombant en déliquescence : tel est le mélange d'antipyrine et de salicylate de soude.

> Antipyrine . . . . (*ââ trente centigr.*
> Salicylate de soude . . . . (
> Bicarbonate de soude . . . . *vingt-cinq —*

Pour un cachet, en préparer 20 semblables.

Deux jours après leur préparation, les vingt cachets ne formaient plus qu'une masse pâteuse, complètement inutilisable.

Les dernières recherches de PATEIN sur les combinaisons
de l'antipyrine et des acides oxybenzoïques ont confirmé
ce fait, connu depuis quelque temps, que l'antipyrine donne
avec le salicylate de soude un salicylate double de soude
et d'antipyrine, sel très déliquescent. Cette propriété rend
donc impossible son administration en cachets.

C. — Dans le dernier groupe, rentrent les *iodures alcalins*
et *alcalino-ferreux* et les *aristols*.

Les *iodures de potassium et de calcium* s'altèrent à l'air,
le premier assez lentement, le second très rapidement et
mettent de l'iode en liberté qui, au contact de l'amidon
renfermé dans la trame du cachet de pain azyme, colore
plus ou moins son enveloppe. L'*iodure de sodium* partage
également cette propriété ; de plus, comme le bromure de
sodium, il est très déliquescent.

Les *aristols*, dérivés iodes des phénols, doivent une bonne
partie de leurs propriétés à leur faible stabilité, à la facilité
avec laquelle ils peuvent mettre en liberté l'iode qui entre
dans leur molécule. Mis en cachets, ils se décomposent
assez rapidement grâce au contact de l'air et colorent
également leur enveloppe.

Pour les substances susceptibles d'être prescrites sous
forme de cachets, il est un dernier point sur lequel il faut
insister, c'est le rapport du volume du médicament et de
la taille du cachet employé.

Il existe trois grandeurs courantes de cachets. Nous indiquons ci-dessous les doses contenues dans le cachet *le plus
petit*.

Le cachet *moyen* en contient le double.

Le cachet *grand* en contient le quadruple.

Tanin.	} 10 centigr.
Charbon.	
Sels de quinine.	15 centigr.
Ipéca.	
Magnésie lourde.	
Rhubarbe.	} 20 centigr.
Naphtol.	
Betol	
Benzonaphtol	

Antipyrine.	} 25 centigr.
Salicylate de soude	
Sous-nitrate de bismuth	}
Pepsine amylacée.	
Phosphate de chaux.	} 30 centigr.
Pancréatine.	}
Bicarbonate de soude.	45 centigr.
Sulfonal.	50 centigr.

II. — POTIONS

Les potions sont formées en général de trois éléments, *un principe actif, un véhicule, un édulcorant.*

Le principe actif peut comprendre des médicaments les plus variés : des sels, des extraits, des teintures, etc.

Le véhicule peut être de l'eau, du vin, de l'eau-de-vie, un infusé, du julep.

L'édulcorant est généralement constitué par un sirop ou par du sucre en nature.

La potion est ordinairement de 125 *grammes* et cette contenance *correspond* assez sensiblement à *sept cuillerées à soupe, neuf cuillerées à dessert, vingt-huit cuillerées à café.*

L'ordre à suivre dans la rédaction de la formule reste le suivant : on énonce la substance active puis le liquide qui doit la dissoudre ou auquel on doit la mêler et en dernier lieu, si cela paraît nécessaire, le sirop.

Lorsque la substance est soluble ou miscible au véhicule, on formulera comme précédemment ; si par contre elle est insoluble, il y aura lieu, suivant les cas, de modifier la formule.

A. — *La substance est insoluble dans tous les véhicules* (*résine, poudre*). On formulera avec avantage par exemple

Kermès.	*trente centigr.*
Sucre blanc.	5 grammes.

Triturez les deux substances.

Ajoutez :

Julep gommeux	120 grammes.

La trituration du kermès avec le sucre permet d'obtenir une poudre impalpable, qui se répartit plus uniformément dans le julep.

Ou encore.

Poudre de kola.	4 grammes.
Gomme adragante	*vingt-cinq centigr.*
Sirop d'écorces d'orange amère .	30 grammes.
Eau distillée.	100 —

Faites avec l'eau et la gomme un mucilage auquel vous incor-
porez la poudre, puis le sirop.

L'emploi du julep gommeux présente de sérieux avantages. Il permet l'association de médicaments incompatibles
entre eux, tanin et alcaloïdes, phénomène dû à la présence
de la gomme dans sa formule. Il facilite par sa viscosité la
répartition assez exacte de chaque médicament insoluble,
tel que le sous-nitrate de bismuth. Malheureusement il
fermente rapidement ; de plus, son arome ne suffit pas à
masquer la saveur plus ou moins désagréable de quelques drogues pour lesquelles l'emploi d'un véhicule spécial s'impose. Ces prescriptions spéciales sont décrites
dans un chapitre suivant.

B. — *La substance est insoluble dans le véhicule choisi,
mais soluble dans un solvant miscible au véhicule.*

Acide benzoïque	*cinquante centigr.*
Sirop de tolu	30 grammes.
Glycérine.	40 —
Eau distillée	100 —

III. — PILULES

Pour les pilules *inscrites au Codex* le médecin mentionne
sur sa formule le nom des pilules, leur nombre et indique
au malade la dose à prendre par jour.

Exemple :

Pilules de Meglin N° 30.

A prendre une pilule matin et soir.

Les pilules *magistrales* se prescrivent de deux façons : le
praticien formule le poids total des ingrédients qui doivent
servir à la confection de la masse pilulaire et le nombre
de pilules que cette masse doit donner.

Exemple :

Tartrate ferrico-potassique . . . . 5 grammes
Extrait de quinquina . . . . 5 —

F. s. a. pour 50 pilules.

Ou bien, et cette manière de formuler est préférable, il indique *le nom et le poids de chaque substance qui doit entrer dans une pilule*, puis le nombre de pilules identiques qu'il devra faire préparer.

Exemple :

Extrait de quinquina . . . . }
Poudre de quinquina . . . . } *àà cinq centigr.*

Pour une pilule.
F. s. a. N° 50 semblables.
On en prendra une avant chaque repas.

Dans la prescription le médecin doit toujours indiquer si les pilules doivent être *enrobées* ou non et formuler dans le cas de l'affirmative le *mode d'enrobage* qu'il préfère (argenture, gélatinisation, toluification, salolage, dragéification.

De l'excipient. — Nous avons vu dans un chapitre précédent que la masse pilulaire était constituée par une substance active et par un excipient destiné à former une pâte de consistance suffisante pour pouvoir être roulée et divisée en pilules.

Or, dans une formule bien ordonnée, le médecin doit indiquer le nom de l'excipient nécessaire. On emploie dans ce cas :

Une poudre inerte, guimauve ou réglisse ;
Un extrait, extrait de gentiane, miel ;
Un mucilage obtenu avec du sirop de sucre et de la gomme arabique.

Lorsque la substance active est pulvérulente, on emploiera de préférence le *miel* ou le *mucilage.*

Exemple :

Sulfate de quinine. . . . . *cinq centigr.*
Poudre de quinquina . . . . *dix* —
Miel . . . . Q. s.

Pour une pilule,
F. s. a. N° 20 semblables.

Le mucilage de gomme constitue un excipient excellent pour former la masse pilulaire ; malheureusement il durcit rapidement, ce qui est un grave inconvénient, surtout lorsque le nombre des pilules prescrites est un peu élevé. Il est facile de comprendre que, dans ce cas, les dernières d'entre elles pourraient avoir acquis avec le temps une consistance suffisamment dure pour résister à la désagrégation dans le tube intestinal.

On peut encore avec avantage utiliser un extrait visqueux tel que l'*extrait de gentiane*, qu'on substituerait par exemple au miel dans la formule précédente.

Lorsque la substance active est constituée par un extrait mou, un électuaire, on lui donnera la consistance pilulaire convenable avec une poudre inerte telle que la *poudre de guimauve* ou même avec une poudre végétale active.

Exemple :

> Extrait de quinquina . . . . *cinq centigr.*
> Poudre de guimauve. . . . . Q. s.

Pour une pilule.

> Extrait de quinquina. . . . . $\Big\}$ àà *cinq centigr.*
> Poudre de quinquina. . . . .

Pour une pilule.

Lorsque l'excipient n'est pas constitué par une substance active, mais est un de ceux énumérés plus haut, il est préférable de *n'en pas fixer la dose* et de laisser ce soin au discernement du pharmacien. En effet, quel que soit le soin apporté à la confection de l'extrait de gentiane ou au mucilage de gomme, il est impossible d'obtenir des préparations de consistance absolument identiques. Telle dose de un centigramme d'extrait de gentiane suffisante pour donner aujourd'hui à des pilules la consistance nécessaire ne le sera plus avec un autre extrait de gentiane, aussi bien préparé soit-il. Le pharmacien consciencieux, en *ajoutant la dose fixée* de l'excipient, est obligé d'ajouter soit une poudre inerte, soit une nouvelle dose d'extrait pour obtenir une masse de consistance convenable et d'augmenter le volume des pilules. Il est donc préférable de laisser au pharmacien le soin de fixer lui-même la dose d'excipient nécessaire et de prescrire

Sulfate de quinine . . . . *cinq centigr.*
Extrait de gentiane. . . . . Q. s.

Pour une pilule.
F. s. a. N° 10 semblables.

IV. — SIROPS

Les sirops *officinaux* se prescrivent comme toutes les préparations officinales
Exemple :

Sirop antiscorbutique. . . . . . 500 grammes.

Les sirops *magistraux* peuvent être formulés de façons très variées ; toutefois il est nécessaire de ne pas introduire dans les mélanges une proportion d'un liquide aqueux trop élevée, car la présence d'un tel liquide faciliterait beaucoup l'altération des sirops de la prescription.

V. — VINS

Les vins médicinaux sont des préparations auxquelles le praticien doit avoir recours toutes les fois qu'il voudra administrer des substances complexes, contenant plusieurs principes doués d'une activité particulière due à leur association naturelle (quinquina, coca, kola).
Lorsque le vin est *officinal,* le médecin mentionne sur sa prescription le nom et le poids de l'*œnolé* qu'il désire.
Exemple :

Vin de quinquina . . . . 250 grammes.
A prendre une cuillerée à soupe matin et soir.

S'il est nécessaire au contraire de *formuler* un *vin composé,* il faudra choisir un vin en rapport avec la nature des substances qui doivent y être associées.
Les *vins de liqueur* (vin de Grenache, vin de Malaga, vin de Malte) sont prescrits avec les substances dont la saveur est désagréable.

Exemple :

Caféine.	2 grammes.
Vin de Malte.	250 —

ou :

Ecorce d'angusture concassée. .	20 grammes.
Vin de Grenache.	500 —

Faites macérer dix jours, passez avec expression et filtrez.
Prendre un verre à bordeaux le matin avant le déjeuner.

Lorsque le vin devra dissoudre des principes *toniques* ou *astringents*, on formulera le *vin rouge*, qui associera ses propriétés à celles des matériaux médicamenteux.
Exemple :

Extrait de quinquina . . . . . . } àà 4 grammes.	
— kola . . . . . }	
Vin rouge	500 —

Le *vin blanc* sera choisi de préférence pour les formules de *vins diurétiques*, pour des raisons analogues. Les vins un peu acides conviennent surtout pour les prescriptions dans lesquelles entre une substance alcaloïdique.
Exemple :

Extrait de coca.	10 grammes.
Vin blanc	500 —

Faites macérer quarante-huit heures. Filtrez.
Prendre un verre à bordeaux le matin.

Toutefois si l'on désirait substituer dans cette formule le vin rouge au vin blanc, il serait nécessaire *de ne pas prescrire de filtrer*, car la majeure partie des alcaloïdes précipités à l'état de tannates seraient éliminés par la filtration.

PRÉPARATIONS MIXTES

VI. — **MIXTURES**

Sous le nom de *mixtures* on désigne toutes les formules résultant de mélanges qui ne peuvent être rangées dans aucune forme pharmaceutique.

Exemple :

Sirop antiscorbutique . . . . ⎫
Huile de foie de morue . . . ⎬ ââ 250 grammes.

ou

Sirop d'iodure de fer. . . . . ⎫
Sirop de rhubarbe. . . . . . ⎬ ââ 125 grammes.

ou

Teinture de voix vomique. . .   2 grammes.
—   badiane . . ⎫
—   rhubarbe . ⎬ ââ   5   —

VII. — SOLUTIONS

La solution est la forme pharmaceutique à laquelle le praticien doit avoir recours toutes les fois qu'il désire formuler ou prescrire des médicaments qui doivent être administrés pendant quelque temps ou lorsqu'il désire avoir à sa disposition de grandes quantités de produits (solutions d'antiseptiques).

Toutefois il est nécessaire de diviser les solutions en trois groupes, suivant le mode d'administration choisi pour la substance médicamenteuse, la formule à établir variant en effet avec le mode d'administration.

I. Solutions pour usage interne. — A. Si le soluté prescrit est inscrit au Codex, il suffit d'indiquer la dose de soluté qui doit être délivrée par le pharmacien et le mode d'administration.

Exemple :

Liqueur de Pearson. . . . . . . 60 grammes.
En prendre IV gouttes matin et soir dans un peu d'eau.

B. Pour formuler toute autre solution pour usage interne ; le véhicule à choisir est une *eau distillée, simple* ou *aromatique ;* le principe actif, une *substance soluble* dans le véhicule choisi.

Exemple :

Iodure de sodium. . . . . 10 grammes.
Eau distillée 150   —

Une cuillerée à soupe d'une telle solution renferme 1 gramme de principe actif.

Il importe dans l'établissement de toute formule de solution de ne pas perdre de vue le *cœfficient de solubilité* du corps prescrit. Ce point est important, car il peut permettre au praticien d'*éviter*, d'une part, de formuler des *solutés impossibles* à affectuer ; soit :

> Acide salicylique . . . .   1 gramme.
> Eau distillée   200   —

ou *de prévenir*, d'autre part, le client de certaines particularités inhérentes à quelques solutions.

En prescrivant en effet une solution de *chlorate de potasse au vingtième*, en hiver, le praticien, sachant qu'une telle solution est très voisine de son point de saturation, recommandera de conserver la solution dans un endroit chaud. De cette façon, la majeure partie du chlorate de potasse en solution ne se déposera pas par suite de phénomènes de sursaturation ; ce qui ne manquerait pas de se produire si le soluté prescrit était abandonné à une température froide.

Des faits de cet ordre peuvent acquérir une très grande importance, lorsqu'il s'agit de solutions destinées à l'usage hypodermique.

Enfin il est également important d'avoir présent à la mémoire que *quelques produits insolubles deviennent solubles si on leur associe certains principes déterminés*. Pour obtenir, en effet, des solutions un peu concentrées de caféine ou de théobromine, par exemple, il est nécessaire d'associer la caféine dans la formule, à du benzoate, du salicylate ou du cinnamate de soude et de choisir, comme véhicule de la solution, l'eau de chaux au lieu d'eau distillée, s'il s'agit de théobromine.

II. Solutions pour injections hypodermiques. — Il importe toutes les fois que l'on formule une solution pour injections hypodermiques : 1º de faire un choix judicieux du véhicule à employer ; 2º de donner un titre rigoureux à la solution.

A. Le véhicule peut être soit une *eau distillée*, soit une *huile végétale*, soit de l'*huile de vaseline*.

L'eau distillée simple bouillie est le véhicule auquel il faudrait songer toutes les fois que cela sera possible ; elle est en effet absorbée avec une extrème facilité ; la stérilisation du soluté peut aisément s'obtenir, en outre, par simple ébullition au moment de l'emploi. Toutefois de telles solutions aqueuses s'altèrent à la longue, et se couvrent de moisissures. Pour éviter ces altérations irrémédiables, on a proposé de substituer à une partie de l'eau distillée simple, de l'hydrolat de laurier-cerise, ou de remplacer simplement l'eau distillée simple par l'hydrolat de menthe, d'ulmaire, de cannelle ou d'eucalyptus.

Les solutions obtenues avec l'*eau de laurier-cerise* ou *de cannelle* se conservent indéfiniment ; mais les principes contenus dans ces hydrolats peuvent avec le temps réagir sur les composés chimiques auxquels on les associe et déterminer la formation de nouveaux corps plus ou moins solubles.

L'*eau distillée de menthe* ne donne pas de solutions douées d'une conservation supérieure à celles obtenues avec l'eau distillée simple.

L'*hydrolat d'eucalyptus* est le seul qui ne présente aucun des inconvénients jusqu'ici énumérés ; aussi est-ce un véhicule de choix.

Parmi les huiles végétales, l'*huile d'olives vierge stérilisée* est celle qu'il faut choisir ; cette huile en effet rancit très difficilement et est à préférer en cela à l'huile d'amandes douces ; toutefois, il est nécessaire qu'elle ne soit pas acide et qu'elle ne contienne pas d'acide oléique, ce dont on peut facilement la débarrasser par agitation avec de l'alcool.

L'huile est le véhicule de choix pour les *huiles essentielles* (eucalyptol), la *créosote*.

L'*huile de vaseline* permet d'employer par la méthode hypodermique certaines substances mal tolérées par le tissu conjonctif, ou qui doivent être tenues en suspensions (calomel).

B. Le *titre* de toute solution pour injections hypodermiques est en rapport avec la dose de médicament à administrer en une fois. Il est commode, pour la pratique journalière, de choisir trois types de concentration :

1º Pour les médicaments qui se prescrivent à la dose de

50 *centigrammes à* 1 *gramme,* on emploie des solutions *au cinquième.*

Exemple.

> Chlorhydro-sulfate de quinine. . . 2 grammes.
> Eau distillée de laurier-cerise. . . 4 —
> Eau distillée bouillie . . . . 6 —

Une seringue, soit 1 centimètre cube, contient 20 *centigrammes* de principe actif.

2° Pour les médicaments qui se prescrivent à la dose de 1 à 5 *centigrammes,* on emploie des solutions *au cinquantième.*

Exemple :

> Chlorhydrate de morphine . . . . *vingt centigrammes*
> Eau distillée de laurier-cerise. . . 4 grammes.
> Eau distillée . . . . 6 —

Une seringue, soit 1 centimètre cube, contient 2 *centigrammes* de principe actif.

3° Pour les médicaments qui se prescrivent *par milligrammes* ou *fractions de milligramme,* on emploie des solutions *au cinq-centième.*

Exemple :

> Sulfate d'atropine . . . . *deux centigrammes.*
> Eau distillée de laurier-cerise. . . 4 grammes.
> Eau distillée bouillie . . . . 6 —

Une seringue, soit 1 centimètre cube, contient *deux milligrammes* de principe actif.

On a proposé de faire avec la glycérine des solutions d'extraits destinés à être administrés par voie sous-cutanée. Ces solutions se conservent longtemps, toutefois elles sont douées d'une viscosité telle, qu'elles sont à peine injectables. La glycérine en outre, tout comme l'alcool, l'éther, le chloroforme, possède une propriété irritante qui fait qu'un tel véhicule doit être rejeté pour toute formule d'injection hypodermique.

III. Solutions pour usage externe. — Les solutions pour usage externe (*lotions, injections, collyres*) se formulent de la même manière que les solutions pour usage interne.

. Exemple :

Sublimé corrosif . . . . *dix centigrammes.*
. Eau distillée . . . . 100 grammes.

ou

Salicylate d'érésine . . . . . . *dix centigrammes.*
Eau distillée . . . . 10 grammes.

Il est quelquefois bon, lorsque la solution pour usage .
externe renferme une substance toxique, de faire *colorer* ·
la solution soit avec quelques gouttes d'une solution con- ,
centrée de *sulfate d'indigo*, d'*éosine* ou de *bleu de méthylène*, ·
en ajoutant au bas de la formule :

Solution d'éosine . . . . IV gouttes.

Ces colorations permettent d'éviter ainsi des erreurs quelquefois fatales dans l'emploi de telles solutions.

PRÉPARATIONS POUR USAGE EXTERNE

VIII. — EMPLATRES. VÉSICATOIRES

Le médecin qui désire prescrire un emplâtre doit indiquer la grandeur de cet emplâtre en disant si la masse ·
emplastique doit être étendue sur *peau blanche, diachylon*, ·
ou s'il la veut sous forme de *sparadrap.*
. Si l'emplâtre est inscrit au Codex, il suffira de prescrire ·
par exemple.

Emplâtre de ciguë sur peau 10/10

Si l'emplâtre n'est pas inscrit au Codex, on le formule .
par exemple :

Thériaque.. . . . . 4 grammes.
Extrait d'opium . . . . 1 —
Emplâtre de diachylon gommé.. Q. s.
F. s. a. un emplâtre sur peau de 16/16

L'expression de 16/16 signifie un emplâtre de 16 centimètres de côté ; ce qu'il ne faudrait pas confondre avec

un emplâtre de 16 centimètres carrés, car un tel emplâtre n'aurait que 4 centimètres de côté.

Dans la préparation des emplâtres *magistraux*, l'excipient est l'*emplâtre de diachylon gommé* ou l'*emplâtre simple*. Exemple (emplâtre d'huile de foie de morue) :

Huile de foie de morue.	17 gr. 50
Cire jaune	12 — 50
Emplâtre simple	30 grammes.

Vésicatoires. — La prescription du vésicatoire est faite comme la prescription de tout emplâtre officinal. Toutefois, le médecin devra indiquer s'il désire le vésicatoire *saupoudré de camphre*, ou *recouvert d'une feuille de papier de soie imprégnée d'huile*, qui a pour but d'empêcher l'adhérence de la masse emplastique à la peau, tout en facilitant la répartition uniforme de la cantharidine à la surface du vésicatoire.

On prescrit encore, quelquefois pour obtenir une vésiculation de la peau ou des pustules, du *sparadrap de thapsia*, de l'*emplâtre de poix de Bourgogne stibié*, des *pommades stibiées*, de l'*huile de croton*. Les emplâtres stibiées, les pommades stibiées et les frictions à l'huile de Croton provoquent des pustules qui laissent des cicatrices souvent indélébiles.

On les formule à la manière ordinaire

Sparadrap de tapsia.	10.10

ou :

Huile de croton	V gouttes.
Huile d'olives	10 grammes.

IX. — LAVEMENTS

Les lavements inscrits au Codex sont formulés à la manière ordinaire en indiquant le nom et la dose de la préparation. Exemple :

Lavement purgatif du Codex . .	250 grammes.

Les lavements *magistraux* sont prescrits en général à la dose de 250 *grammes*, ce qui facilite leur retenue le plus longtemps possible.

On les formulera en indiquant le nom et la dose de la substance active, le véhicule qu'on désire.

Exemple :

Chloral . . . . 2 grammes.
Lait . . . . 250 —

Le *lait pur* ou associé à un *jaune d'œuf*; l'eau et le jaune d'œuf constituent les véhicules ordinaires de ces préparations.

Nous indiquons plus loin à l'article *Créosote* la formule détaillée de ces préparations.

X. — POMMADES. LINIMENTS

Lorsque la pommade est *officinale,* le médecin pourra la prescrire simplement en indiquant le nom et la dose de la pommade qu'il désire.

Exemple :

Pommade d'Helmerich . . . . . 60 grammes.

Si la pommade est *magistrale,* il devra, par contre, indiquer le nom et la dose de la substance qu'il veut utiliser; le nom et la dose de l'excipient qu'il désire y associer et qui est nécessairement un corps gras.

La substance active peut être soluble ou non dans le corps gras.

A. Dans le premier cas il suffira de prescrire simplement le mélange de la substance active et de son excipient.

Exemple :

Acide borique. . . . . 5 grammes.
Axonge. . . . . 30 —

B. Dans le second cas, on prescrira de *dissoudre* la substance active dans un *liquide approprié,* puis d'incorporer le soluté au corps gras.

Exemple :

Iodure de potassium. . . . . . . 2 grammes.
Eau distillée. . . . . 2 —
Axonge. . . . . 30 —

Il est facile de comprendre qu'une pommade ainsi formulée présentera sur la même exécutée par simple mélange du sel avec l'axonge l'avantage

1° De donner une pommade homogène ;

2° De réduire au minimum les chances de décomposition de l'iodure de potassium qui n'aura pas été trituré à sec dans un mortier.

3° D'augmenter la facilité d'absorption de l'iodure qui se trouve incorporé dissous.

Autre exemple :

Iode	*cinquante centigr.*
Éther	10 grammes.
Vaseline	95 grammes.

Faites dissoudre l'iode dans l'éther, ajoutez la vaseline, après mélange faites évaporer l'éther à l'air libre.

Les pommades préparées de la sorte présenteront un degré d'homogénéité que ne saurait atteindre la pommade préparée par simple mélange.

De l'excipient. — Quant aux corps gras, le praticien aura le choix entre l'*axonge benzoïné*, la *vaseline*, la *lanoline*. Tous les trois présentent des avantages, tous les trois offrent des inconvénients.

L'*axonge* absorbe les solutions aqueuses et est plus vite résorbée par la peau que la vaseline ; mais les pommades préparées avec cet excipient rancissent rapidement.

La *vaseline* ne rancit jamais, mais la température relativement basse à laquelle elle fond rend son emploi très incommode en été ; il est possible, il est vrai, de remédier à cet inconvénient en l'additionnant d'un peu de cire blanche (10 centigr. par 10 grammes). En outre, elle présente l'inconvénient de ne pas absorber l'eau ; on a proposé divers procédés pour parer à ce désavantage ; l'addition de quelques gouttes d'huile de ricin, quand l'emploi de cette substance n'est pas contre-indiqué constitue le moins mauvais d'entre eux.

On peut ainsi formuler :

Iodure de potassium	4	grammes
Eau distillée	4	—
Vaseline	20	—
Huile de ricin	X	gouttes₁

La *lanoline* absorbe très facilement son poids de solutions salines, rancit très difficilement, mais son odeur peu agréable est tenace, et sa viscosité parfois est telle qu'elle demande à être associée à son poids de vaseline.

Le mélange de cinq parties de beurre de cacao et de quinze d'huile d'amandes douces constitue un excipient qu'on pourra mettre à profit pour la prescription des pommades destinées au cuir chevelu. Enfin quelques pommades ins-crites au Codex (*pommade camphrée, onguent mercuriel*) peuvent également servir d'excipients.

Dans ces derniers temps on a proposé comme succédanés de ces corps gras un grand nombre d'excipients : l'*agnine* obtenue en distillant de la graisse de laine avec de la vapeur d'eau surchauffée ; elle renferme environ 33-100 d'acides par litre ; cette composition la rend comparable à de l'axonge rance. L'agnine, *lanoline non purifiée*, tous les corps gras d'importation étrangère constituent en général des excipients très inférieurs aux précédents.

Cérats, glycéroles, liniments. — Quelques préparations que leurs usages rapprochent des pommades les *cérats*, les *glycéroles*, les *liniments* se formuleront comme les pommades.

Les *cérats magistraux* se formuleront nécessairement avec l'un des cérats officinaux (cérat de Galien, cold-cream, etc.). Exemple :

> Oxyde de zinc . . . . 3 grammes.
> Cérat blanc. . . . . 30 —

Il y a peu de règles à poser pour la prescription des *lini-ments :* ces derniers se formulent en incorporant soit à une huile médicinale ou à une liqueur alcoolique ou à la glycérine un liquide tel que le *chloroforme*, les *laudanums* ou un *extrait généralement narcotique.*
Soit :

> Laudanum de Sydenham . . . . 5 grammes.
> Chloroforme . . . . 5 —
> Baume tranquille. . . . . 30 —

soit :

> Teinture de noix vomique. . . . 5 grammes.
> Alcoolat de Fioraventi . . . . . 100 —

Quant aux *glycérolés* l'art de les formuler consistera surtout dans la précaution de ne pas associer au glycérolé d'amidon base de ces préparations magistrales, une trop grande quantité de substances médicamenteuses capable d'en augmenter la fluidité.

Exemple :

> Oxyde de zinc. . . . . 3 grammes.
> Glycérolé d'amidon. . . . . 30 —

XI. — SUPPOSITOIRES

On formulera les suppositoires du poids de 4 *grammes pour un adulte* et du poids de 2 *grammes pour un enfant.*
Exemple :

> Chlorhydrate de morphine . . . . . *un centigr.*
> Beurre de cacao . . . . 4 grammes.

Pour un suppositoire
F. s. a. N° 4 semblables.

> Extrait de ratanhia . . . . *cinq centigr.*
> Beurre de cacao. . . . . 2 grammes.

Pour un suppositoire
F. s. a. N° 10 semblables.

Le véhicule nécessaire à la confection des suppositoires est le *beurre de cacao.*

CHAPITRE II

DE QUELQUES PRESCRIPTIONS SPÉCIALES

ALCALOÏDES. GLUCOSIDES

Pour l'administration gastro-intestinale des alcaloïdes, les deux solutions suivantes sont également recommandables.

> *Alcaloïde* ou *glucoside* . . . . *dix milligrammes.*
> Glycérine à 28°. . . . . 3 cc. 5
> Eau distillée . . . . 1 cc. 5
> Alcool à 95° . . . . Q. s. pour 10 cc.

Cette solution donne au compte-gouttes normal *cinquante-trois gouttes pour 1 gramme*, à peu près comme les teintures alcooliques et chaque gramme, soit *cinquante gouttes* en chiffres ronds, *correspond* à 1 *milligramme* d'alcaloïde.

Alcaloïde ou *glucoside*	*un centigr.*
Alcool à 90°	75 grammes.
Eau distillée	75 —

Ce mélangere présente 160 *centim. c.*, c'est-à-dire très sensiblement *dix cuillerées à soupe, chaque cuillerée à soupe* représente 1 *milligramme* et chaque *cuillerée à café* un *quart de milligramme* d'alcaloïde (Pouchet).

Pour l'*usage externe* on peut utiliser les propriétés de quelques alcaloïdes en frictions sous forme de liniment obtenu en transformant l'alcaloïde en oléate, suivant la formule de Vigier :

Alcaloïde.	*dix milligrammes.*
Acide oléique.	9 —
Huiles d'amandes douces	990 —

On prescrit également les alcaloïdes sous forme de *granules*.

Ce type de formule de ces granules inscrits au Codex est le suivant :

Poudre officinale à 1/100 d'alcaloïde [1] ou de glucoside.	1 gramme.
Poudre de gomme arabique.	1 —
Sucre de lait	3 —
Mellite simple.	Q. s.

pour 100 granules.

Chaque granule coloré en rose renferme *un dixième de milligramme* de principe actif.

La formule de soluté inscrite au Codex peut également

[1] Les poudres officinales à 1 p. 100 d'alcaloïdes ou de glucosides s'obtiennent en triturant jusqu'à mélange parfait.

Alcaloïde ou *glucoside*	1 gramme.
Sucre de lait pulv.	96 gr. 50
Carmin n° 40	2 gr. 50.

Un gramme renferme *un centigramme* de principe actif.

servir pour obtenir une solution titrée d'alcaloïde ou de glucoside.

Alcaloïde ou glucoside	1 gramme.
Eau distillée..	146 cent. cubes.
Glycérine, D = 1250	333 —
Alcool à 95° . . . q. s. pour faire 1000	—

L *gouttes* de ce soluté pèsent 1 *gramme* et renferment 1 *milligramme de principe actif*.

Cocaïne. — Le chlorhydrate de cocaïne est utilisé dans certains cas en solution dans l'eau de chaux suivant la formule.

Chlorhydrate de cocaïne	*cinq centigr.*
Eau de chaux.	125 grammes.

Sous l'influence de l'alcali qui se trouve en solution dans l'eau, la cocaïne est dédoublée à la longue en benzoylecgonine. On ne devra donc formuler de ce mélange que la quantité qui doit être administrée dans les vingt-quatre heures.

Codéine. — Le sirop de codéine du Codex renferme 10 *centigrammes* d'alcaloïde par *cuillerée à soupe* : c'est une préparation défectueuse, car la codéine qu'elle renferme ne tarde pas à s'altérer, altération que traduit la coloration jaune du sirop.

Ergotinine. — L'ergotinine s'administre en injections hypodermiques ou en sirop.

Pour faciliter sa dissolution dans l'eau, on a recours à l'action de l'acide lactique suivant ces deux formules de TANRET :

Ergotinine	*cinq centigr.*
Acide lactique	*deux* —
Eau de laurier-cerise.	10 centimètres cubes.

1 *centimètre cube* renferme 1 *milligramme*.

Ergotinine	*cinq milligrammes.*
Acide lactique.	*un centigr.*
Eau.	50 grammes.
Sirop de fleurs d'oranger.. . . .	Q. s. pour 100 gr.

Une *cuillerée à soupe* renferme 25 *milligrammes* d'ergotinine : Une *cuillerée à café* renferme *un quart de milligramme*.

Sels de morphine. — On donne la préférence au chlorhydrate de morphine en raison de sa solubilité dans l'eau
et de sa stabilité.

On en fait du sirop et des solutions.

Le *sirop de morphine* du Codex contient 1 *centigramme*
de sel par *cuillerée à soupe*. Il est plus stable que le sirop
de codéine, néanmoins il est préférable de lui substituer en
potion une quantité de chlorhydrate de morphine correspondant à celle que contenait le poids de sirop qu'on aurait
pu prescrire

> Chlorhydrate de morphine . . .   *cinq centigr.*
> Sirop de fleurs d'oranger . . . . 15 grammes
> Eau distillée . . . . 45 —

une *cuillerée à soupe* = 1 *centigr.* de chlorhydrate de morphine.

Les solutions destinées aux injections sous-cutanées
seront additionnées d'eau de laurier-cerise, qui assure leur
conversation.

> Chlorhydrate de morphine . . . . *dix centigr.*
> Eau de laurier-cerise. . . . . . . 1 gr. 50
> Eau distillée. . . . . 3 gr. 50

1 *centimètre cube* = 2 *centigrammes* de chlorhydrate de morphine.

Narcéine. — Lorsqu'on veut administrer la narcéine en
sirop, il faut avoir recours à l'une des deux formules suivantes :

> Narcéine. . . . . *dix centigr.*
> Acide chlorhydrique du Codex . *dix* —
> Alcool à 90° . . . . 2 gr. 80.
> Sirop simple. . . . . 97 grammes.

1 *cuillerée à soupe* de ce sirop renferme *deux centigrammes*
de narcéine.

Cette préparation est inscrite au Codex, mais pour des raisons que nous avons énumérées à propos du chlorhydrate de
morphine, il est préférable de la formuler au lieu de la prescrire.

La seconde formule due à PATROUILLARD est basée sur ce fait

que le benzoate de soude dissout en solution aqueuse plus de la moitié de son poids de narcéine.

Narcéine . . . . *dix centigr.*
Benzoate de soude . . . . 1 gramme.
Sirop de sucre 100   —

1 *cuillerée à soupe* de ce sirop renferme également *deux centigrammes* de narcéine.

Pelletiérine. — Les formules employées souvent pour l'administration de la pelletiérine sont calquées sur la suivante :

Tannate de pelletiérine. . . . . ⎫ àà *vingt-cinq centigr.*
Tanin. . . . . ⎭
Eau distillée . . . . ⎫ àà 15 grammes.
Alcool . . . . ⎭
Sirop de cerises 25   —

Une telle formule est *défectueuse.*

La pelletiérine devant être administrée sous forme de *tannate insoluble* pour *éviter les accidents* qui pourraient résulter de son *absorption* dans les voies digestives, on devra substituer au tanin ordinaire l'*extrait de cachou* et formuler :

Sulfate de pelletiérine . . . . . . *vingt-cinq centigr.*
Extrait de cachou . . . . . . : . . 1 gramme.
Eau distillée 15   —
Sirop d'écorces d'oranges amères . 25   —

Sels de quinine. — Les sels de quinine se prescrivent en *cachets*, en *potions*, en *injections sous-cutanées*, en *lavements*. Cette dernière forme galénique est défectueuse en raison de l'action topique des sels de quinine sur la muqueuse rectale.

En *cachets* on formule assez indifféremment les sels basiques ou les sels neutres.

En *potion* on emploie de préférence sans grande raison d'ailleurs, le sulfate basique de quinine qu'on solubilise d'habitude dans l'eau à l'aide d'eau de Rabel. Il faut environ *une goutte d'eau de Rabel* pour solubiliser 5 *centigr.* de sulfate basique de quinine. L'emploi de l'eau de Rabel

accentue la saveur désagréable du médicament et de plus
la solution ainsi acidifiée par l'acide sulfurique exerce sur
les muqueuses une action voisine de la causticité. Il est
donc préférable d'avoir recours à l'emploi des acides organiques, *citrique* ou *tartrique*.

Il faut environ 20 *centigr. d'acide tartrique* ou 60 *centigr.
d'acide citrique* pour solubiliser 1 *gramme* de sulfate basique
de quinine.

Pour les *injections hypodermiques* on a aussi recours aux
sels de quinine les plus solubles dans l'eau. Le chlorhy-
drosulfate de quinine présente au plus haut degré cette
propriété, toutefois il est bon de faire remarquer que l'existence de cette espèce chimique a été mise en doute dans
ces derniers temps.

D'après M. GEORGES l'action de l'eau ou d'un mélange d'alcool
et d'éther suffit pour le transformer en un simple mélange de
sulfate neutre et de chlorhydrate neutre de quinine.

D'après le même auteur, on doit lui préférer le *chlorhydrate
neutre de quinine*, qui possède une certaine acidité, mais qui est
très riche en quinine et est toujours identique à lui-même.

De plus, la grande solubilité dans l'eau du chlorhydrate basique
de quinine en présence de l'antipyrine permet d'obtenir des
solutions aqueuses très concentrées de ce sel.

Solution de chlorhydrate *neutre* :

Chlorhydrate neutre de quinine .	5 grammes.
Eau distillée bouillie et refroidie	Q. s. pour 10 cc.

1 *centimètre cube* = 50 *centigr.* de chlorhydrate de quinine.

Solution de chorhydrate *basique* :

Analgésine.	2 grammes.
Chlorhydrate basique de quinine.	3 —
Eau distillée	Q. s. pour 10 cc.

1 *centimètre cube* = 30 *centigr.* de sel.

Les solutions de chlorhydrate de quinine employées
pour les injections hypodermiques doivent être fraîchement préparées. Elles ne doivent pas être trop concentrées
pour éviter la précipitation du sel dans le tissu cellulaire.

ALCOOL

Il entre dans la préparation de la *potion de Todd* dont la formule est la suivante, d'après le Codex :

Teinture de cannelle.	5 grammes.
Eau distillée	25 —
Sirop de sucre	30 —
Eau-de-vie vieille.	40 —

Pour les raisons que nous avons énumérées en parlant de l'alcool la *potion alcoolique de Gubler* semble supérieure :

Alcool rectifié à 85°	50 grammes.
Eau	50 —
Sirop de sucre	30 —

ALUN

L'alun en poudre entre dans la composition des pilules d'Helvétius.

Alun en poudre	1 gramme.
Sang-dragon en poudre	8 gr. 50
Miel.	Q. s. pour 10 pilules.

Chaque pilule contient 10 centigr. d'alun (Codex).

On peut encore administrer l'alun à l'intérieur en solution dans du petit lait contre les coliques de plomb,

Alun.	2 grammes.
Petit lait.	1 000 —

L'alun coagulant les albuminoïdes, il est impossible de substituer le lait au petit lait.

AMMONIAQUE

L'ammoniaque constitue une des substances actives du *baume opodeldoch*, liniment solide obtenu en faisant dissoudre au bain-marie

Savon animal	120 grammes.

dans 1000 grammes d'alcool à 90° après dissolution, on ajoute :

Camphre.	96 grammes.
Essence de romarin	24 —
— de thym.	8 —
Ammoniaque	40 —

100 parties de liniment renferment environ 4 parties d'ammoniaque.

Il existe un *baume opodeldoch liquide* au Codex de formule très voisine de celle du baume solide.

ANTIPYRINE

Pour des raisons analogues à celles qui existent pour le salicylate de soude, il est prudent de *ne pas administrer* l'antipyrine en *cachets*. On pourra avec avantage prescrire de la dissoudre dans un verre d'eau de Vichy qu'on pourra au besoin rendre gazeuse au moment de l'emploi à l'aide d'une trace d'acide citrique.

On pourrait retirer également de bons résultats de cette potion de Rivière modifiée :

Nº 1. Antipyrine.	4 grammes.	
Bicarbonate de potasse.	2	—
Sirop de sucre	15	—
Eau distillée.	45	—
Nº 2. Acide citrique	2 grammes.	
Eau distillée.	50	—
Sirop de limons	15	—

chaque cuillerée à soupe de la potion nº 1 représente 1 *gramme d'antipyrine :* on administre une cuillerée de la potion nº 1, puis une cuillerée de la potion nº 2.

ANTIMOINE

On a fort souvent recours aux propriétés expectorantes du *kermès* ou de l'*oxyde blanc d'antimoine.* Ces deux substances insolubles dans l'eau ne sont formulées qu'en potion.

Les formules suivantes permettent d'administrer ces deux corps dans un grand état de division ; de plus, dans cette formule, l'emploi d'un mucilage de gomme adragante suffit à les maintenir en suspension dans l'eau.

> Kermès . . . . . .   de *vingt-cinq* à *cinquante centigr.*

ou

> Oxyde blanc d'antimoine. . . .   2 grammes.

triturés avec

> Gomme adragante en poudre. .   *trente centigr.*
> Sucre en morceaux. . . . . . .   1 gramme.

faire un mucilage avec

> Eau distillée. . . . .   110 grammes.

Aromatiser avec

> Sirop de fleurs d'orangers . . . .   200 grammes.

Émétique. — L'*eau bénite de la charité* s'obtient avec :

> Tartre stibié. . . . .   *trente centigr.*
> Eau. . . . .   240 grammes.

AZOTATE D'ARGENT

On ne prescrit guère l'azotate d'argent à l'intérieur que sous forme de *pilules* ; malheureusement les nombreuses formules qui en ont été données comportent toutes le même écueil, c'est-à-dire réduction du sel d'argent par les matières organiques qui entrent dans leur composition. Dans ces derniers temps on a préconisé pour pouvoir faire revêtir à l'azotate d'argent, une forme pharmaceutique, comme en général tous les sels réductibles par les matières organiques, la formule suivante :

> Kaolin. . . . .   2 parties.
> Sulfate de soude déshydraté. . .   1 —
> Eau . . . .   1 —

Il est possible d'incorporer rapidement à cette masse, qui n'est guère malléable que pendant une dizaine de minutes, de l'*azotate d'argent*, du *chlorure d'or*, de l'*iodure mercureux*, du *permanganate de potasse*.

Pour l'azotate d'argent qui s'administre généralement

à l'intérieur à la dose de 5 à 10 milligrammes on formule :

Azotate d'argent	*dix centigr.*
Kaolin.	1 gramme.
Sulfate de soude déshydraté . .	*cinquante centigr.*
Eau distillée	X gouttes.
F. s. a.	20 pilules.

Chaque pilule contient 5 *milligrammes* d'azotate d'argent.

PRÉPARATIONS ARSÉNICALES

Le Codex renferme la formule des préparations arsenicales suivantes :

Liqueur de Boudin :

Acide arsénieux.	1 gramme.
Eau distillée	1000 —

1 *gramme* de cette solution renferme 1 *milligramme* d'acide arsénieux.

20 *gouttes* de cette solution *pèsent* 1 *gramme*.

Pilules asiatiques :

Acide arsénieux	5 centigr.
Poivre noir	50 —
Mucilage de gomme arabique. . .	Q. s.

pour 10 pilules.

Chaque pilule renferme *cinq milligrammes* d'acide arsénieux.

Granules d'acide arsénieux ou de Dioscoride.

Chaque granule renferme 1 *milligramme* d'acide arsénieux.

Liqueur de Pearson :

Arseniate de soude.	1 gramme.
Eau distillée	600 —

1 *gramme* de cette solution renferme 0 gr. 0016 d'arséniate de soude.

20 *gouttes* pèsent 1 *gramme.*

12 *gouttes* renferment 1 *milligr* d'arséniate de soude.

Liqueur de Fowler. — Cette solution se prépare à l'ébullition avec :

Acide arsénieux	1 gramme.
Carbonate de potasse.	1 —
Eau distillée quantité suffisante pour parfaire après refroidissement.	95 —
Alcoolat de mélisse	3 —

La liqueur contient 1 *centième de son poids* d'acide arsénieux.

23 *gouttes* pèsent 1 *gramme ;*

1 *goutte* renferme 0 gr. 0004 d'acide arsénieux.

L'acide arsénieux, dans cette préparation, se trouve à l'état d'arsénite de potasse, qui n'offre pas d'ailleurs une composition constante. La proportion d'acide arsénieux combiné y est d'autant plus forte que l'ébullition a été plus prolongée. En outre, elle change de titre avec le temps, elle s'appauvrit en acide arsénieux ; d'après BRETET, la cause de cet affaiblissement semble résider dans l'alcoolat que contient la solution.

Enfin le médicament est envahi plus ou moins rapidement par une moisissure, l'*hygrococus arsenicus*, qui l'altère promptement.

Il serait préférable, croyons-nous, de lui substituer dans les prescriptions la liqueur de Boudin.

Quant au produit désigné sous le nom de *collyre de Lanfranc* dont la formule se trouve inscrite au Codex sous le nom de mixture cathérétique et qui renferme du sulfure d'arsenic, LAMBERT a pu justement en dire que cette recette empirique n'avait aucune raison de figurer dans la pharmacopée officielle.

BISMUTH

Les sels de bismuth utilisés en thérapeutique sont insolubles dans l'eau et de plus dissociés par ce liquide. Le sous-nitrate de bismuth et même le salicylate de cette base pourraient être avantageusement prescrits en *cachets*. Dans le cas où le praticien se verra dans la nécessité d'avoir recours à l'administration de ces drogues en potion, il pourra employer les deux formules suivantes :

Sous-nitrate de bismuth	de 2 à 6 grammes.	
Glycérine	30	—
Julep gommeux	120	—

qu'on peut additionner si cela est nécessaire, d'une quantité de salicylate de bismuth égale à celle du sous-nitrate de bismuth.

Salicylate de bismuth	4 grammes.	
Elixir parégorique	6	—
Glycérine	30	—
Julep gommeux	120	—

(POUCHET.)

Dans ces deux formules la présence de la gomme et de la glycérine réduit au minimum l'action dissolvante de l'eau et permettent d'obtenir des potions relativement homogènes : le sous-nitrate de bismuth sous l'influence de la gomme s'agrège moins en effet au fond des vases qui le contiennent ; le salicylate de bismuth délayé dans la glycérine se laisse mouiller par l'eau et ne vient pas surnager, la surface du liquide auquel on l'incorpore rendant ainsi son administration totale avec la première cuillerée du médicament.

ACIDE BORIQUE

Nous avons vu que dans les solutions aqueuses concentrées d'acide borique, obtenues grâce à l'intervention de borax ou de magnésie, l'acide borique était plus ou moins combiné. Il en est de même des solutions obtenues avec l'intervention du salicylate de soude.

Les collutoires au borate de soude se prescriront avec de la glycérine ou mieux avec du miel rosat ; mais nous avons déjà vu que dans ces différents cas la présence d'un alcool polyatomique (glycérine, glucose) le transforme en une combinaison particulière.

BROME

Sous le nom de *brome solide*, on prépare en Allemagne comme désinfectant des cubes ou des baguettes de terre à infusoires imprégnées de 75 p. 100 de brome. Une baguette pesant 20 grammes suffit pour désinfecter un espace de 4 mètres cubes en six heures.

Les différents *bromures* s'administrent avantageusement en solutions, potions, sirops. La meilleure manière de masquer un peu leur saveur est de les associer à du *sirop d'écorce d'oranges amères* de 30 à 40 grammes pour une potion de 140 grammes.

BROMOFORME

Le bromoforme est d'une administration assez difficile, car il est très peu soluble dans l'eau. La formule suivante donne un sirop d'une limpidité parfaite :

Bromoforme.	1 gr. 75
Alcool à 90°.	28 grammes.
Sirop de coquelicots.	50 —
Sirop d'écorces d'oranges amères .	105 —

Chaque *cuillerée à soupe* renferme VI *gouttes* de bromoforme.

CAFÉINE

On administre presque toujours la caféine en injections hypodermiques. Tanret a proposé les formules suivantes :

1° Caféine	2 gr. 50
Benzoate de soude	3 grammes.

Eau distillée quantité suffisante pour 10 centimètres cubes.
1 *centimètre cube* contient 25 *centigr.* de caféine.

2° Caféine	4 grammes.
Salicylate de soude.	3 —

Eau distillée quantité suffisante pour 100 centimètres cubes.
1 *centimètre cube* contient 50 *centigr.* de caféine.

CAMPHRE

Le Codex renferme la formule d'une *eau camphrée* obtenue en triturant 2 grammes de camphre avec 1 litre d'eau et en filtrant le produit.

Les dissolutions de camphre dans l'alcool, dans l'axonge, dans l'huile sont des remèdes populaires qu'on utilise isolément et qui servent à préparer l'*eau sédative* et une foule de liniments et pommades.

L'eau sédative a pour formule

Alcool camphré.	10	grammes.
Ammoniaque liquide.	60	—
Chlorure de sodium	60	—
Eau.	1000	—

ACIDE CARBONIQUE

On peut formuler comme source d'acide carbonique une des nombreuses poudres gazogènes simples ou composées du Codex, soit encore la *potion de Rivière*.

La *potion de Rivière* est composée d'une potion alcaline et d'une potion acide qui ont pour formule :

Potion alcaline n° 1.

Bicarbonate de potasse	2	grammes.
Eau.	50	—
Sirop de sucre	15	—

Potion acide n° 2.

Acide citrique.	2	grammes.
Eau.	50	—
Sirop de citrons.	15	—

On donne ne cuillerée à café de la potion n° 1, puis une cuillerée à café de la potion n° 2.

CHAUX

La chaux sert à préparer une eau inscrite au Codex et connue sous le nom d'eau de chaux.

L'eau de chaux entre dans la composition du *liniment oléocalcaire* dont la formule inscrite au Codex est :

Huile d'amandes douces	1 partie.
Eau de chaux	9 parties.

L'aspect crémeux, offert par ce liniment, est dû à la formation d'un savon calcaire qui facilite l'émulsion de la partie d'huile qui n'a pas été saponifiée.

Carbonate de chaux. — On le prescrit en poudre.

La médecine employait autrefois une foule de produits contenant plus ou moins de carbonate de chaux, tels que les concrétions stomacales de l'écrevisse ou les écailles d'huître.

Les analyses ce ces dernières effectuées par Chatin et Muntz semblent justifier l'emploi qu'en faisait l'ancienne thérapeutique.

Elles renferment du manganèse, du fer en proportion appréciable, de l'iode, du brome, du fluor et de l'acide phosphorique.

La présence de l'iode dans ces coquilles d'huître explique son ancienne vogue dans le traitement du goitre ; d'autre part, la présence du phosphore, de l'iode et du fluor justifie encore cette ancienne pratique, qui consistait à employer les coquilles d'huître au traitement du rachitisme.

CHARBON

On administre le charbon par cuillerées à café, enveloppé dans un peu de pain azyme ; soit encore sous forme de tablettes titrées à 0,25 (Codex).

Le charbon végétal préparé avec des bois blancs, légers et dépourvus de résine, est identique, au point de vue thérapeutique, au charbon de Belloc obtenu avec du bois de peuplier.

CHLORAL

Le chloral s'administre en *sirops*, *potions*, *lavements*.

Le *sirop de chloral du Codex* aromatisé à la menthe renferme 1 *gramme* de chloral par *cuillerée à soupe*.

En *potions* ce médicament dissous dans l'alcool est incompatible avec les bromures de potassium et de sodium. Le liquide se dépose en deux couches s'il est concentré ; l'alcoolate de chloral vient à la surface, et il peut être pris alors à dose trop élevée si l'on n'agite pas la solution.

Le chloral peut au contraire être mélangé aux bromures d'ammonium et de calcium.

En *lavements* on diminue considérablement son action topique sur la muqueuse en l'associant à un liquide huileux qu'on émulsionne dans l'eau ou du lait.

La formule suivante donne d'excellents résultats :

Hydrate de chloral	1 à 2 grammes
Jaune d'œuf.	N° 1
Lait.	150 grammes

ACIDE CHLORHYDRIQUE

L'acide chlorhydrique, dans certains cas de dyspepsie, peut se formuler sous forme d'élixir, selon la formule suivante (Vigier)

Acide chlorhydrique officinal . .	L gouttes.
Eau distillée.	60 grammes.
Sirop de sucre.	40 —
Cassis à 22°	100 —

Vingt *grammes* de cet élixir renferment *quatre gouttes* d'acide chlorhydrique.

CHRYSAROBINE

On emploie la chrysarobine sous forme de pommade, de solution chloroformique ; mais pour éviter que le médicament ne coule au delà des parties malades, on a proposé de la mêler à la *traumaticine* (solution chloroformique de gutta-percha) dans la proportion de 10 p. 100.

La formule est la suivante :

Chrysarobine	10 grammes.
Gutta-percha	10 —
Chloroforme.	90 —

CRÉOSOTE

On prescrit la créosote sous un certain nombre de formes pharmaceutiques, dont quelques-unes présentent de sérieux inconvénients. On emploie la créosote sous forme de capsules, d'élixir, d'huile, de pilules, de lavements.

Capsules. — Les capsules sont un mode d'administration très défectueux pour la créosote : la rupture de la capsule dans l'estomac met en effet la muqueuse gastrique au contact d'une substance caustique.

Elixir créosoté du Codex. — La formule de cet élixir est

Créosote	15 grammes.
Rhum	985 —

Une *cuillerée à soupe* renferme environ 20 *centigr.* de créosote.

Huile créosotée. — Cette huile se prépare en mélangeant 15 grammes de créosote dans 985 grammes d'huile de foie de morue.

Pilules de créosote. — On a beaucoup discuté sur l'excipient qu'il convenait de prescrire pour donner à la créosote une consistance convenable pour être divisée en pilules. Il ne faut dans aucun cas prescrire pour former cette masse de la magnésie calcinée ou son hydrocarbonate, car ils contractent avec les phénols de la créosote des combinaisons qui se traduisent dans ce cas particulier par la transformation de la masse pilulaire en un produit suffisamment dur pour que sa désagrégation dans le tube digestif devienne problématique.

Avec le *savon amygdalin* réduit en poudre et desséché à l'étuve on peut obtenir des pilules qui restent molles. La formule de ces pilules est

Créosote	1 gramme.
Savon amygdalin séché à l'étuve . .	q. s,

pour 10 pilules.

Lavements. — Parmi les diverses formes pharmaceutiques sous lesquelles on prescrit la créosote, la dilution en lavements est celle qui paraît avoir momentanément la faveur d'un grand nombre de cliniciens.

Pour l'administrer ainsi, on prescrit :

Créosote	de *cinquante centigr.* à 2 grammes.
Huile d'olive . . .	10 grammes

Émulsionner avec

    OEuf. . . . .   nº 1.

puis ajouter

    Lait ou eau. . . . . 250 grammes.

Le *gaïacol* peut être substitué à la créosote dans cette formule comme dans les formules précédentes.

On a proposé d'administrer la créosote sous forme de solution aqueuse obtenue à l'aide de la *teinture de quillaja*.

La *teinture de quillaja*, riche en saponine, exige pour pouvoir être utilisée à l'intérieur (sous forme de lavement) l'intégrité absolue de la muqueuse digestive. La moindre solution de continuité de la muqueuse suffit pour permettre à la saponine de se diffuser dans l'économie, et de donner lieu à des accidents. Une telle préparation créosotée est donc d'un emploi défectueux.

SULFATE DE CUIVRE

Le sulfate de cuivre entre dans la préparation de la *pierre divine*. La pierre divine s'obtient en coulant sur une plaque, après lui avoir fait subir la fusion aqueuse, un mélange de sulfate de cuivre, de nitrate de potasse, d'alun, de potasse et de camphre. Cette préparation sert à la confection d'un collyre doué de propriétés astringentes qui se formule, d'après le Codex, en faisant dissoudre 40 centigr. de pierre divine dans 10 grammes d'eau. Ce collyre pourrait tout aussi bien se préparer en faisant simplement dissoudre les trois sels qui entrent dans sa composition dans de l'eau camphrée, car la fusion aqueuse qu'on leur fait subir n'ajoute rien à leurs propriétés thérapeutiques.

ÉTHER

Le *sirop d'éther* du Codex renferme par *cuillerée à soupe* sensiblement 40 *centigr.* d'éther officinal.

La *liqueur d'Hoffmann* est un mélange à parties égales d'éther officinal et d'alcool à 90°.

EUCALYPTOL

L'association de l'eucalyptol à l'iodoforme donne de bons résultats dans le traitement de la tuberculose. On les administre en injections sous-cutanées, en solution dans l'huile.

Iodoforme.	4 grammes.
Eucalyptol	12 —
Huile d'olive stérilisée q. s. pour 100 centimètres cubes.	

1 *centimètre cube* renferme 4 *centigr.* d'iodoforme et 12 *centigr.* d'eucalyptol.

FULMICOTON

Le principal usage médicamenteux du fulmicoton est de servir à préparer le *collodion*. Cette préparation s'obtient en faisant dissoudre 5 grammes de fulmicoton dans un mélange de 75 grammes d'éther rectifié et de 20 grammes d'alcool à 95°. On obtient le *collodion élastique* en ajoutant à la formule précédente 7 grammes d'huile de ricin. Le collodion préparé suivant cette formule du Codex appliqué sur la peau se dessèche rapidement; l'enduit qu'il laisse est souple s'il contient de l'huile, tandis qu'il est dur et rétracté s'il n'est pas huileux. On cherche tantôt l'une, tantôt l'autre de ces qualités. Il sert d'excipient à quelques substances médicamenteuses (*iodoforme, acide salicylique sublimé*).

On a préconisé comme succédané de cette préparation une dissolution de 5 parties de fulmicoton dans 20 parties d'alcool méthylique qu'on additionne de 75 parties d'acétate d'amyle pur. Le produit obtenu, connu sous le nom de *cristalline*, s'évapore plus lentement que le collodion ordinaire. En raison de cette propriété, de la facilité avec laquelle on peut lui incorporer des poudres médicamenteuses insolubles, il est susceptible d'être utilisé en dermatologie. On obtiendra ainsi un vernis blanc en formulant :

Huile de ricin.	4 grammes.
Oxyde de zinc.	8 —
Cristalline	30 —

FERRUGINEUX

On ne doit prescrire pour l'usage interne, parmi les nombreux sels de fer qui encombrent les formulaires, que ceux qui sont capables de se dissoudre dans l'acide chlorhydrique étendu. Il n'y a aucune raison pour préférer les sels ferreux aux sels ferriques puisque l'expérience a démontré que les sels ferreux ingérés étaient transformés par le suc gastrique d'abord en protochlorure puis en perchlorure. Du reste, les sels ferreux très oxydables à l'air contiennent toujours des sels ferriques, et notamment les citrates, les tartrates et les pyrophosphates de fer. D'un autre côté, l'argument qu'on pourrait donner que les sels ferriques donnent avec l'albumine un composé insoluble est une erreur chimique.

Bunge constate en effet que les albuminates de fer sont immédiatement décomposés par l'acide chlorhydrique du suc gastrique.

« Si, au point de vue de la résorption, il est indifférent d'administrer n'importe quelle préparation ferrugineuse, on doit, dans la pratique médicale, faire entrer d'autres facteurs en considération dans le choix des préparations. Avant tout, on doit chercher à ménager la muqueuse gastrique. En solution acide, les sels de fer sont corrosifs, ce qui n'est pas le cas pour les solutions neutres. C'est pourquoi l'on doit préférer les pilules dans lesquelles le fer est enveloppé de gomme : l'enveloppe ne se dissout que dans l'intestin, et le fer se trouvant en contact avec le suc entérique alcalin ne pourra plus exercer l'action corrosive sur la paroi intestinale. » (Bunge.)

Il y n'a aucune raison également pour donner la préférence aux sels de fer à acides organiques puisque l'expérience a montré que le fer n'était absorbé qu'après avoir été transformé en chlorure.

Fer métallique. — Il existe sous la forme de limaille de fer porphyrisée et de fer réduit. On ne doit pas prescrire la limaille de fer, qui est toujours sulfureuse et qui donnerait naissance à un peu d'hydrogène sulfuré ; le *fer réduit* se dissout bien dans le suc gastrique mais cette dissolution est toujours accompagnée d'un dégagement gazeux d'hydrogène qui ne peut être que nuisible.

L'hydrate ferrique. — L'hydrate ferrique au moment où il vient d'être préparé est fort soluble dans les acides dilués et dans le sirop de sucre. Ces propriétés le rendent d'un emploi commode et font qu'il mériterait d'être substitué à tous les oxydes de fer. Enfin il est insipide. On peut le formuler :

> Hydrate ferrique préparé au moment du besoin. . . . . 1 gramme.
> Sirop de sucre . . . . 200 grammes.

1 *cuillerée à soupe* de ce sirop renferme 10 *centigrammes* d'hydrate ferrique.

Fer dialysé. — Ce produit est obtenu en dialysant une solution de sesquichlorure de fer additionnée d'un peu d'ammoniaque. Le liquide qui ne traverse pas le septum est constitué par du sesquioxyde de fer hydraté accompagné d'une petite quantité de chlorure ferrique. Ce produit qu'on avait vanté à tort, est précipité par les acides, le chlorure de sodium, les vins rouges, le vin de Madère, les sirops de fruits, les teintures. L'emploi médical d'un tel produit ne présente donc aucun avantage.

Sous-carbonate de fer, safran de mars apéritif. — Le sous-carbonate de fer constitue une bonne préparation à la condition d'être parfaitement soluble dans l'acide chlorhydrique étendu ; il se transforme en chlorure ferreux dans l'estomac.

On trouve dans les traités spéciaux une foule de formules dans lesquelles on associe le carbonate de fer avec des poudres dites toniques de quinquina, de cannelle, etc. Ces associations sont défectueuses. PATEIN s'est assuré en effet que l'association des substances végétales riches en tanins avec les sels de fer facilitait en quelque sorte l'insolubilité du sel de fer dans le liquide gastrique. Cette remarque est applicable comme nous l'avons vu à tous les sels de fer.

Il est donc préférable de prescrire le safran de Mars apéritif seul en *cachets* à la dose de 25 à 50 *centigr.* par jour, ou bien si l'association d'une substance dite stomachique semble indispensable au praticien, de l'associer à un peu de poudre de gentiane.

La formule suivante donnera une préparation irréprochable :

> Sous-carbonate de fer . . . . . . 5 grammes.
> Poudre de gentiane . . . . 3 —
> Magnésie calcinée . . . . 2 —

poudre qu'on peut prescrire divisée en vingt cachets : *chaque cachet* renferme 25 *centigr.* de carbonate de fer.

Carbonate ferreux. — Le carbonate de fer est une bonne préparation, très soluble dans le suc gastrique, mais son instabilité ne permet pas de l'administrer sous une forme pharmaceutique autre que la forme pilulaire inscrite au Codex.

Il forme la partie active des pilules de *Blaud* et de *Vallet*. Ces pilules dont la formule est inscrite au codex renferment, les premières, du carbonate ferreux, du sulfate de potasse et un léger excès de carbonate de potasse ; les secondes, du carbonate ferreux.

Ces pilules sont du poids de 25 centigr. ; on en donne de 2 à 6 par jour.

Oxalate de fer. — Patein a démontré que, fort peu soluble dans l'acide chlorhydrique étendu, ce sel était transformé dans l'estomac en chlorure ferreux et en acide oxalique. On peut donc espérer combattre par la mise en liberté de cet acide l'action constipante du métal auquel il est associé.

On le prescrira seul à la *dose de 10 à 30 centigr.* en *paquets* ou en *cachets* de 10 centigr.

Lactate ferreux. — Patein a également démontré que ce sel était transformé par le suc gastrique en chlorure ferreux. Sa saveur peu prononcée est une recommandation à son emploi.

Le Codex renferme la formule de pastilles de lactate de fer titrées à 5 centigr. Cette forme est très défectueuse, ces pastilles ne se conservent pas. Il est préférable de le donner sous forme soit de *sirop*, soit de *poudre*, à la *dose de 10 centigr.* à 1 *gramme* par jour en observant les précautions que nous avons signalées à propos du safran de Mars apéritif.

Poudre.

Lactate de fer	ā ā 1 gramme.
Poudre de calamus.	
Poudre de sucre	3 —

Pour 10 doses, une à chaque repas.

Sirop.

Lactate de fer	2 grammes.
Sirop de gentiane	200 —

1 cuillerée à soupe égale 20 centigr. de sel.

Citrate de fer ammoniacal et tartrate ferrico-potas-sique. — Ces deux sels sont déliquescents, il est donc préférable de s'abstenir de les formuler en poudre, cachet, pilule ; les formes de *sirop, de vin* ou d'*élixir* sont seules à employer. Sous ces deux dernières formes il est possible de l'associer à un extrait de quinquina, de kola, de coca, au sirop d'écorces d'oranges amères en mettant à profit la propriété du tannate de fer de se dissoudre dans la glycérine.

Sirop.

Citrate de fer ammoniacal ou tartrate .	5	grammes.
Glycérine	5	—
Sirop d'écorce d'oranges amères . . .	190	—

Une *cuillerée à soupe* renferme 50 *centigr.* de sel.
En prendre une par jour.

La formule du Codex est

Tartrate ferrico-potassique	25	grammes.
Eau distillée	25	—
Sirop de sucre	950	—

Vin.

Tartrate ferrico-potassique. . . . }	ââ 10 grammes.	
Extrait de quinquina . . . . . . }		
Eau distillée.	10	—
Glycérine	20	—
Vin madère	1 litre	

Elixir.

Citrate de fer ammoniacal . . .	10 grammes.	
Glycérine	150	—
Rhum vieux ou élixir de Garus.	500 cc.	
Sirop q. s. pour 1 litre.		

Une *cuillerée à soupe* de cet élixir renferme sensiblement 20 *centigr.* de sel de fer.
De 1 à 3 cuillerées par jour.

Le produit désigné sous le nom de *boules de Nancy* et dont la vogue fut considérable, était un mélange de tartrate de potasse, de tartrate ferreux, de tartrate ferrique et d'extrait d'espèces aromatiques.

La *teinture de Mars tartarisée* du Codex de 1866 et qui est encore fort souvent prescrite est une solution alcoolique de tartrates de potasse et ferrique. Ce médicament ne doit pas être associé, comme cela est prescrit fréquemment, à la teinture de noix vomique, car le mélange des deux liquides se trouble, se sépare en deux couches dont la supérieure est une teinture alcoolique affaiblie, tandis que l'inférieure est la solution concentrée des tartrates que renferme la teinture de Mars. Les autres liquides alcooliques associés à cette teinture offrent des incompatibilités de même nature.

La teinture de mars tartarisée du Codex de 1895 est une solution aqueuse de tartrate ferrico-potassique au quart.

La formule du vin de quinquina ferrugineux du Codex est la suivante :

Sulfate ferreux pur . . . .) àà 2 grammes.	
Acide citrique. . . . .)	
Eau distillée	10 —
Vin de quinquina gris au gre-nache.	990 —

Protochlorure de fer. — C'est sous cette forme que le fer ingéré pénètre dans l'économie.

Le sel commercial est difficile à conserver, on ne peut le donner que sous forme de dragées contenant 10 centigr. de sel dont on administre de 1 à 3 par jour.

Perchlorure de fer. — Le perchlorure de fer est une très mauvaise préparation, à rejeter complètement de la pratique médicale.

Iodure de fer. — L'iodure de fer agit à la fois par l'iode et le fer qu'il contient. L'iodure de fer se prépare extemporairement, par mélange de ses deux éléments, en présence d'un peu d'eau. On le prescrit sous forme de *sirop* ou de *dragées* dont la formule se trouve au Codex. Comme ce sel ne se conserve pas, il faut dans une prescription le formuler de toutes pièces, de la façon suivante ;

Sirop.

Limaille de fer	*vingt centigr.*
Iode sublimé.	*quarante et un* —
Eau distillée	4 gr.
Sirop de fleur d'oranger.	20 gr.
Sirop de gomme.	78 gr. 50

20 *grammes* de ce sirop renferment 10 *centigr.* d'iodure de fer.

Pilules

Les pilules d'iodure ferreux, également connues sous le nom de *pilules de Blancard*, ont pour formule :

Iode sublimé	4 gr. 10.
Limaille de fer pur	2 grammes.
Eau distillée	6 —
Miel blanc.	5 —
Poudre de guimauve.	āā q. s.
Poudre de réglisse.	

pour 100 pilules.

Chaque pilule renferme 5 *centigrammes* d'iodure ferreux.

Bromure de fer. — Ce sel est peu usité . toutefois il existe au Codex des pilules contenant 5 centigr. de bromure ferreux.

Sulfate de fer. — Ce sel est un astringent, un désodorisant. Ce n'est pas un sel à utiliser dans la médication ferrugineuse.

La solution de Velpeau qu'on a utilisée dans l'érysipèle à l'extérieur, s'obtient avec

Sulfate de fer	60 grammes.
Eau distillée	1000 —

Phosphates de fer. — Les préparations obtenues avec le pyrophosphate de fer citro-ammoniacal ou avec le pyrophosphate de fer et de soude, n'agissent pas comme ferrugineux, mais comme diurétiques.

Peptonate de fer. — Le peptonate de fer, dont l'emploi en thérapeutique tend à se généraliser, est une bonne préparation qui se conduit comme les albuminates.

Ce produit se prépare de la façon suivante : On fait dissoudre 5 grammes de peptone sèche dans 50 grammes d'eau distillée ; on ajoute à cette solution 50 grammes de glycérine neutre, puis un mélange de 6 grammes de perchlorure de fer liquide officinal avec 25 centimètres cubes d'eau. On verse dans le mélange de l'ammoniaque jusqu'à formation d'un précipité floconneux qu'on redissout entièrement par l'addition de quelques gouttes d'ammoniaque. On ajoute au produit une solution d'acide citrique en quantité suffisante toutefois pour qu'elle conserve une légère alcalinité; enfin on complète avec de l'eau distillée de façon à obtenir 200 centimètres cubes de solution.

10 *centimètres cubes de cette solution* correspondent à 25 *milligrammes* de fer métallique.

La solution de peptonate de fer se prescrit surtout sous forme d'élixir qu'on peut formuler de la façon suivante :

Solution de peptonate de fer . .	165 grammes.
Eau de fleurs d'oranger . . . . }	
Alcoolat de mélisse . . . . . }	ää 15 —
Élixir de Garus.	375 —
Sirop de sucre.	450 —

Prendre un *verre à liqueur* à chaque repas.

Hémoglobine. — On a beaucoup préconisé dans ces dernières années les préparations à base d'hémoglobine, comme succédanées des préparations ferrugineuses. Mais selon l'avis de M. POUCHET, lorsqu'on ingère un corps incapable de donner des réactions physiologiques, il est fort probable que l'action d'un tel produit est nulle. L'hémoglobine ne peut avoir d'action en effet qu'autant qu'elle est combinée à la cellule vivante et élaborée par cette cellule même.

On prescrit l'hémoglobine sous forme de vin, de sirop ou de pilules.

Le vin d'hémoglobine devra toujours être formulé avec le vin blanc, car le tanin des vins rouges constitue un sérieux obstacle à la dissolution de ce principe.

Cette dissolution doit être prescrite faite à froid ; à chaud on déterminerait la précipitation du principe ferrugineux. En ajoutant à cette solution une quantité suffisante de sirop de sucre pour compléter 1 kilogramme de sirop, on obtient une préparation dont une *cuillerée à soupe* contient 40 *centigr.* d'hémoglobine.

Dans le cas où on croirait devoir, pour sa prescription, recourir à la forme pilulaire, la formule suivante

Hémoglobine	*dix centigr.*
Extrait de gentiane	Q. s.

Pour une pilule.

peut être utilisée à la condition de n'en prescrire qu'une très petite quantité qu'il est préférable de faire renouveler.

GLYCÉRINE

La glycérine se prescrit sous forme de *lavements* ou de *potions*. Il ne faut pas oublier que les fonctions alcooliques de ce corps peuvent manifester leurs propriétés astrictives sur les muqueuses lorsqu'on l'emploie pur. Il est donc important de la diluer toujours dans un peu d'eau.

Il existe dans le commerce deux glycérines pures qui ne diffèrent l'une de l'autre que par la petite proportion d'eau qu'elles renferment. L'une est dite à 30° Baumé ; l'autre, d'une densité un peu moins élevée, pèse 28° Baumé, on lui donne souvent le nom de *glycérine officinale*. Ces glycérines peuvent être substituées l'une à l'autre sans inconvénient lorsqu'on les destine à l'usage interne.

L'emploi de la glycérine en *suppositoires* est également très fréquent ; mais la glycérine n'est pas miscible aux corps gras qui servent à leur préparation : on aura recours à un intermédiaire tel que la *gomme adragante*, ou bien on donnera à la glycérine la consistance nécessaire à l'aide d'*agar-agar* ou de *gélatine :*

Exemple :

Beurre de cacao.	2 gr. 50 à 5 grammes.
Glycérine	de 1 à 2 grammes
Gomme adragante pulvérisée.	*deux* à *vingt centigr.*

Pour 1 suppositoire.

(FISCHER.)

ou

Agar-agar	1 gramme.
Eau distillée	20 —

Chauffez jusqu'à pâte molle, ajouter :

Glycérine	20 grammes.

Verser dans cinq moules.
Chaque suppositoire renferme 4 grammes de glycérine.

(LOMEILLER.)

IODE

L'iode en nature s'emploie :
1° Sous forme de *teinture*, de *solution*, de *sirop*, ou de *vin*.

La teinture d'iode est au *treizième*. 1 gramme de ce liquide renferme sensiblement 77 milligrammes d'iode ; *soixante et une gouttes* de teinture d'iode pèsent 1 *gramme*, une goutte renferme environ 0 gr. 0012 d'iode. On prescrit généralement cette teinture à la dose de I à X gouttes dans un peu de lait.

A l'extérieur l'iode est employé en applications locales.

La teinture d'iode s'altère : sous l'influence du temps, de la chaleur ou même des impuretés que pourrait renfermer l'alcool qui entre dans sa composition, l'iode qui n'était que dissous entre bientôt en combinaison avec son dissolvant, produit de l'acide iodhydrique et probablement un peu d'éther iodhydrique.

La présence d'acide iodhydrique modifiant singulièrement les propriétés de la teinture, il est souvent utile pour le praticien de pouvoir constater cette altération. Une teinture d'iode renfermant de l'acide iodhydrique en assez notable proportion ne précipite pas quand on l'étend d'eau, alors qu'une teinture d'iode *ne contenant pas* d'acide iodhydrique *précipite* immédiatement au contact de ce liquide.

Aussi croyons-nous qu'il est utile pour l'usage externe de ne pas prescrire la teinture d'iode du Codex, mais de formuler un soluté alcoolique d'iode.

> Iode métallique . . . . *cinquante centigr.*
> Alcool à 96° . . . . 9 gr. 50

Un *gramme* de ce soluté *renferme* 5 *centigrammes* d'iode. L'introduction dans cette formule d'un alcool à titre plus élevé que celui qui entre dans la formule inscrite au Codex assure la stabilité du produit.

Lorsqu'on veut faire disparaître la douleur causée par une application d'iode ou les taches qui sont la conséquence de son contact avec la peau, on y réussit, d'après Carles, avec une solution contenant de 1 à 10 p. 100 de monosulfure de sodium.

On administre rarement l'iode à l'intérieur sous forme de teinture; on préfère avoir recours aux solutés aqueux d'iode dans l'iodure de potassium; on sait, en effet, que l'iode métallique est presque insoluble dans l'eau, mais que sa dissolution dans l'eau est favorisée soit par l'intervention de l'alcool, soit à l'aide d'iodure de potassium, résultat qu'on obtient en se servant d'une des deux formules suivantes : la première inscrite au Codex est prescrite sous le nom de *soluté d'iodure de potassium iodé* : on l'obtient en faisant mélanger

Iode.	) àà 5 grammes.	
Iodure de potassium.	)	
Alcool.	50	—
Eau.	50	—

Dans cette formule, l'alcool pourrait être supprimé et remplacé par une égale quantité d'eau sans que la solubilité de l'iode dans le mélange en soit influencée. On réserve cette formule plutôt pour l'usage externe :

La seconde formule, due à LUGOL, sert pour l'usage interne :

Iode	*vingt centigr.*
Iodure de potassium	*quarante* —
Eau	1 litre.

Un verre à bordeaux renferme environ 12 milligrammes d'iode.

On peut rendre cette formule très avantageusement gazeuse au moment de l'emploi en versant dans le verre un mélange de 15 centigrammes de bicarbonate de soude et de 15 centigrammes d'acide citrique.

L'iode est associé fréquemment au *sirop de ratanhia* ou au *sirop antiscorbutique;* mais ces associations constituent de véritables combinaisons : la première de ces combinaisons est très souvent prescrite sous le nom de *sirop iodotannique.*

Iode	1 gramme.	
Alcool à 90°.	2	—
Sirop de ratanhia.	988	—

On dissout l'iode dans l'alcool et on mélange le soluté alcoolique au sirop de ratanhia. La combinaison est effectuée environ vingt-quatre heures après la préparation de ce sirop ; elle est presque instantanée si on prescrit de porter le mélange pendant quelque temps à une température voisine de 60°. Ce sirop renferme le *millième de son poids d'iode;*

on l'administre à la dose de 2 cuillères à bouche par jour. La seconde de ces combinaisons est inscrite au Codex ; on la prescrit sous le nom de *sirop de raifort iodé* ; il s'obtient avec :

Iode . . . . 1 gramme
Alcool à 90° . . . . 15　　—
Sirop de raifort iodé . . . . . 985　—

Comme dans la précédente préparation, la combinaison de l'iode avec les matières extractives est lente à s'effectuer ; elle n'est complète qu'au bout de vingt-quatre heures. Dans ces deux préparations l'iode est insensible à l'action de ses réactifs spéciaux. Des combinaisons de même nature pourraient être réalisées avec n'importe quel sirop ou liquide riche en matières extractives ; elles peuvent être obtenues avec le *sirop de salsepareille composé*, avec le *sirop de rhubarbe*.

Le *vin iodé* préparé en mettant en contact de l'iode métallique avec du moût en fermentation renferme une combinaison de ce genre.

2° Sous forme de *coton iodé*. Cette préparation, obtenue en chauffant en vase clos du coton cardé et de l'iode en poudre, renferme 10 p. 100 de ce métalloïde qu'il est susceptible de perdre graduellement à l'air en se décolorant plus ou moins complètement. Appliqué sur la peau, ce coton lui offre incessamment de l'iode en vapeurs, c'est-à-dire sous la forme qui favorise le plus sa pénétration à travers l'épiderme : il ne cause aucune irritation s'il n'a pas été recouvert d'un tissu capable de supprimer d'une manière absolue la vaporisation de l'iode. Il peut donc remplacer efficacement la teinture d'iode.

IODURES ALCALINS

L'administration de l'iode à l'intérieur en solution alcoolique ou dans l'iodure de potassium détermine parfois des accidents de gastro-entérite ; aussi préfère-t-on dans ce cas ses combinaisons salines qui ne possèdent aucune action irritante sur la muqueuse gastrique.

On les prescrit rarement à l'état solide ; toutefois la forme de dragée pourrait être utilisée dans les cas où la répu-

gnance du malade pour les préparations liquides serait trop
manifeste ; on les formulerait :

Iodure de potassium . . . . *vingt-cinq centigr.*
Pour une dragée, *f. s. a.* n° 20 semblables.

Les iodures se prescrivent surtout en *solutions, potions,
sirops, pommades.* Ils possèdent une odeur désagréable qu'il
est possible de masquer à l'aide de l'un des deux procédés
suivants.

Toutefois lorsque l'iodure doit être administré à hautes
doses, il est préférable d'avoir recours à la formule suivante :

Iodure . . . . 10 grammes.
Eau distillée . . . . 150 —

1 *cuillerée à soupe* renferme 1 gramme d'iodure.
On l'administre mêlée à un verre de bouillon, de lait ou de
bière.

A petites doses l'une des deux formules suivantes donne
des résultats appréciables.

Iodure de potassium . . . . . . 2 gr. 50
Eau distillée . . . . 30 grammes.
Sirop de sucre. . . . . 40 —
Curaçao blanc. . . . . 80 —

Une *cuillerée à soupe* renferme 25 *centigrammes* d'iodure.

Iodure de potassium . . . . . . 25 grammes.
Sirop de sucre. . . . . 350 —
Anisette. . . . . 150 —

FOURNIER.

Une *cuillerée à soupe* renferme 1 *gramme* d'iodure.

Le Codex renferme la formule d'un sirop d'iodure de
potassium renfermant 50 centigr. de ce sel par cuillerée
de sirop. Dans ce sirop préparé depuis longtemps une
partie de l'iode du sel mis en liberté sous l'influence de la
lumière doit avoir contracté avec le tanin et les matières
extractives des écorces d'orange une combinaison voisine
de celle qu'il forme avec le sirop de raifort.

BOINET avait préconisé l'emploi d'un vin ioduré obtenu
en faisant dissoudre 5 grammes d'iodure dans un demi-litre

de vin de Lunel. Ce mode d'administration, en raison des proportions d'alcool qu'il contient, offre souvent des incompatibilités d'ordre thérapeutique sur lesquelles nous n'avons pas à insister ici.

Nous avons vu que les propriétés chimiques des iodures alcalins ne leur permettaient pas de se conserver longtemps à la lumière même en solution, celles-ci doivent donc être formulées de manière à être consommées dans un laps de temps relativement court.

Pour une raison analogue les *pommades* à l'iodure de potassium devront comporter peu de véhicule. On peut les formuler sur ce modèle :

> Iodure de potassium . . . . . . 2 grammes.
>
> qu'on prescrira de dissoudre dans
> Eau distillée . . . . 2 —
>
> puis d'ajouter à
> Axonge benjoinée. . . . . 10 —

Cette pommade est au 1 dixième.

Incompatibilités. — A quelles substances ne faut-il pas associer l'iode et les iodures alcalins ?

On a coutume de regarder comme constituant des incompatibilités les mélanges d'iode et de *tanin* ou d'*hydrates de carbone*, tels que les gommes, les amidons : les combinaisons de l'iode avec ces différentes substances ont reçu une application thérapeutique; aussi nous paraît-il difficile de préciser les circonstances où l'on doit cesser de les prescrire pour les proscrire.

On a regardé également comme une incompatibilité des iodures alcalins leurs associations au sirop de *baume de Tolu*. Ce sirop en effet décompose l'iodure de potassium, mais seulement dans certaines circonstances qui sont sous la dépendance du mode d'obtention du sirop. Préparé comme l'indique le Codex, le sirop de Tolu ne décompose pas l'iodure de potassium.

L'iode en solution iodurée *ne saurait par contre être associé aux sels d'alcaloïdes* dont il précipite la base à l'état de dérivé iodé. Les iodures alcalins ne doivent pas être associés aux liquides renfermant des acides ou des sels à réaction acide (sucs de fruits).

On pourrait être tenté parfois, dans la médication dite dépurative, d'associer l'iodure de potassium à quelque suc végétal frais, au suc d'herbes du Codex entre autres ; s'il est possible d'additionner, à n'importe quel moment, d'iodure le suc d'une crucifère (roquette maritime, cresson, chou rouge), cette association n'est plus possible par contre avec les sucs de laitue, de chicorée, de pissenlit, etc., si l'on ajoute l'iodure au suc immédiatement après son obtention.

Les propriétés oxydantes de ces sucs frais, dues probablement à la présence d'ozone, se manifestent alors en partie sur l'iodure de potassium par la mise en liberté de son iode ; si, par contre, on prescrit de dissoudre l'iodure dans le suc filtré, comme le recommande le Codex, ce qui demande une douzaine d'heures, son action oxydante, qui s'est donné libre cours sur ses propres éléments, n'intervient plus pour décomposer l'iodure.

Iodoforme. — Il est relativement peu utilisé à l'intérieur en pilules ; à l'extérieur, par contre, il revêt une foule de formes galéniques :

En pansement : gaze iodoformée, sparadrap iodoformé, etc.

En *crayons* : le Codex renferme la formule de crayons qui absorbent plus ou moins rapidement l'humidité atmosphérique.

Iodoforme	10 grammes.
Gomme arabique.	*cinquante centigr.*
Eau distillée . . . . }	
Glycérine. . . . . }	ââ q. s. le moins possible.

En substituant à cette formule la suivante, on obtient des produits qui ne présentent pas cet inconvénient et qui restent suffisamment flexibles.

Iodoforme.	1 gramme.
Gomme arabique . . . . }	*cinquante centigr.*
Gomme adragante . . . . }	
Farine	1 gramme.
Glycérine. . . . . }	ââ q. s.
Eau distillée . . . . }	

On utilise fréquemment les *solutions* d'iodoforme dans

l'*éther* et dans le *collodion* au *dixième*, soit encore dans l'*huile* au *vingtième*. Ces différentes solutions sont instables : sous l'influence de la lumière l'iodoforme dissous se décompose ; il est bien évident que ce phénomène de décomposition présente une certaine importance au point de vue thérapeutique, puisqu'il a pour résultat de modifier la nature même de la substance médicamenteuse. Aussi ne doivent-elles être prescrites qu'en petites quantités à la fois.

L'odeur pénétrante et désagréable de l'iodoforme est parfois un obstacle à son emploi.

On a proposé de le désodoriser en le mélangeant à 5 p. 100 de goudron de bois, ou à du café, ou à du salicylate de méthyle, ou en le combinant à l'hexaméthylène tétramine.

Cette combinaison chimique à laquelle on a donné le nom d'*iodoformine* est une poudre blanche renfermant 75 p. 100 d'iodoforme qu'elle dégage au contact des alcalins, des acides et des sécrétions des plaies. Elle est presque inodore.

Iodures d'amidon. — Des travaux de Mylius et de Rouvier ont montré que ces corps avaient une composition fort variable dépendant surtout de leur mode de préparation ; quelques-uns même sont constitués par des dissolutions d'iode dans un mélange des dérivés iodés proprement dits de l'amidon.

Il en existe deux variétés commerciales : l'une insoluble dans l'eau, peu utilisable ; l'autre soluble dans l'eau et qui se prescrit sous forme de sirop :

Iodure d'amidon soluble	1 gramme.
Eau distillée.	35 —
Sucre blanc	64 —

Une cuillerée à soupe renferme 20 *centigrammes* d'iodure.

CARBONATE DE LITHINE

On prescrit le carbonate de lithine soit en nature, soit en dissolution dans l'eau gazeuse, soit sous forme granulée effervescente qu'on formule :

Carbonate de lithine.	10 grammes.
Acide citrique.	40 —
Bicarbonate de potasse.	50 —

une *cuillerée à café* renferme sensiblement 20 *centigr.* de carbonate de lithine.

Cette formule, qui peut être substituée aux produits similaires spécialisés, s'obtient en chauffant le tout jusqu'à ce que la substance prenne la forme granulaire.

CITRATE DE MAGNÉSIE

On emploie le citrate de magnésie en solution sous le nom de *limonade purgative*, qui se formule :

Carbonate de magnésie.	18 grammes.
Acide citrique	30 —
Sirop de framboises	100 —
Eau gazeuse	300 —

Les doses ci-dessus donnent une limonade purgative à 50 grammes de citrate de magnésie.

PRÉPARATIONS MERCURIELLES

Le mercure et ses sels s'emploient pour l'*usage externe* en frictions, onctions, applications, lavages sous forme d'emplâtres, en injections sous-cutanées et pour l'*usage interne* en pilules ou solution.

Préparations pour usage externe. — A. Pour *frictions* on emploie :

1º La *pommade mercurielle à parties égales* ou *onguent napolitain*, qui s'obtient en éteignant du mercure métallique dans son poids d'axonge : on l'emploie en frictions à la dose de 2 à 4 grammes.

2º La *pommade mercurielle faible* préparée avec 1 partie de pommade mercurielle à parties égales pour 3 d'axonge. Cette pommade, dite *onguent gris*, est plutôt utilisée en onctions comme parasiticide.

3º La *pommade au précipité blanc ou au calomel.*

Précipité blanc ou calomel . . .	2 grammes.
Vaseline	30 —

4º *La vaseline au sublimé au millième.*

5º On peut avec l'*oxyde jaune de mercure* formuler des

pommades ophtalmiques en associant de 1 à 2 grammes de cette substance à de la vaseline.

6º Enfin on peut avec le *turbith minéral* associé dans la proportion de 1 p. 30 à de l'axonge, obtenir une pommade antiherpétique.

B. En *applications* on peut avoir recours soit à l'*emplâtre de Vigo*, soit aux *flanelles mercurielles*.

L'*emplâtre de Vigo* doit ses propriétés résolutives à du mercure métallique éteint avec un mélange de matières emplastiques au nombre de quinze. Il serait peut-être préférable de lui substituer l'emplâtre caoutchouté à 20 p. 100 de mercure et qui ne renferme en dehors du mercure que les matières destinées à lui donner la forme emplastique. Un emplâtre de 10/10 renferme environ 5 grammes de masse emplastique.

On peut substituer dans cette formule le calomel au mercure, ce qui fournit l'*emplâtre au calomel*.

Les *flanelles mercurielles* préparées en immergeant de la flanelle dégraissée dans une solution d'azotate mercureux et en la lavant ensuite à l'eau ammoniacale. Le produit est séché et gardé à l'abri de l'air. On utilise des carrés de 25 centimètres de côté qu'on place en haut de la poitrine.

C. Les *solutions* de sels de mercure peuvent s'obtenir avec :

1º Le *chlorure mercurique*. — La *liqueur de Van Swieten* est classique : elle se formule :

Sublimé.	1 gramme.
Alcool à 80º.	100 —
Eau distillée	900 —

10 *grammes* de cette solution égalent 1 *centigramme* de sublimé.

La solution de sublimé pour *bains* se prescrira, d'après le Codex, en faisant dissoudre

20	grammes de sublimé.	
20	—	de chlorure d'ammoniaque.
dans 200	—	d'eau.

Cette solution ne doit être versée que dans une baignoire en bois. Les solutions de sublimé attaquent en effet les baignoires métalliques.

Lorsque le praticien prescrira des *paquets de sublimé* en suivant la formule que le Codex renferme il ne perdra pas de vue que ces paquets sont très hygrométriques ; aussi serait-il *préférable* de prescrire des *solutions très concentrées* suivant la formule

Sublimé . . . . *vingt-cinq centigr.*
Alcool à 60°.. . . . .   20 grammes.
Solution de carmin d'indigo à 5 p. 100.   11 gouttes.

pour *une dose* qu'on versera dans 1 *litre d'eau* au moment du besoin.

On employait autrefois un mélange obtenu en traitant 40 centigr. de sublimé par 120 grammes d'eau de chaux : le liquide se trouble par suite de la formation d'oxyde jaune de mercure ; cette préparation portait le nom d'*eau phagédénique.*

2° L'*iodure mercurique.* — Pour obtenir des solutions renfermant 5 *centigr.* de ce sel *par litre* il est nécessaire, en raison du peu de solubilité de ce sel dans l'eau, de prescrire de le dissoudre à l'avance dans un peu d'alcool.

Biiodure de mercure. . . . . . .   *cinq centigr.*
Alcool à 90°. . . . .   20 grammes.
Eau distillée   1000   —

3° Le *salicylate de mercure.* — Ce salicylate ne devrait jamais être prescrit en solution : en effet, pour obtenir celle-ci il est nécessaire d'associer le produit à du chlorure de sodium qui favorise sa dissolution dans l'eau, mais une pareille solution ne renferme après sa préparation qu'un *mélange* de chlorure mercurique, de chlorure de sodium, de salicylate de soude.

D. Pour les *injections hypodermiques* on pourra avoir recours à l'une des trois formules suivantes ; elles donnent des produits dont l'administration est moins douloureuse qu'avec n'importe quel autre sel de mercure :

Huile grise.

Mercure métallique. . . . .   19 gr. 50.
Pommade mercurielle . . . . . .   1 gramme.
Vaseline solide. . . . .   9 gr. 50.
Huile de vaseline . . . .   20 grammes.

Cette huile contient 40 p. 100 de mercure.

Un *dixième de seringue* renferme 4 *centigr.* de mercure.
En injecter 2 dixièmes une fois par semaine pendant deux mois.

Injection au peptonate de mercure.

Peptone sèche. . . . . *trente centigr.*
Eau distillée. . . . . 15 grammes.

On fait dissoudre dans la moitié d'eau distillée, l'autre moitié
sert à dissoudre.

Sublimé. . . . . *vingt centigr.*

Le précipité obtenu est redissous en ajoutant :

Ammoniaque. . . . . *trente centigr.*

On ajoute au mélange :

Glycérine. . . . . 5 grammes.

1 *centimètre cube* de cette solution correspond à 1 *gramme de
sublimé.*

Injection au cyanure de mercure.

Cyanure de mercure . . . . . . *dix centigr.*
Eau distillée . . . . 20 grammes.

1 *centimètre cube* de cette solution renferme 5 *milligrammes*
de cyanure.

Dose de un demi à 1 centimètre cube.

Les injections effectuées avec ce sel soluble sont peu douloureuses, ce qui tient à ce fait que le cyanure de mercure
ne coagule pas l'albumine.

On prescrit encore assez volontiers à l'heure actuelle,
pour ces injections sous-cutanées, de l'huile biiodurée.

Dans le cas de son emploi, on la prescrira de la façon suivante :

Biiodure de mercure . . . . . *quinze centigr.*
Huile d'olive désacidifiée . . . 30 cent. cubes.

1 *centimètre cube* de cette solution renferme 5 *milligr.* de
biiodure. Injecter 1 centimètre cube par jour.

L'huile d'olive renferme toujours de l'acide oléique libre
qu'on éliminera par lavages à l'alcool ; sans cette précaution le biiodure serait en partie décomposé.

Préparations pour usage interne. — Pour l'usage interne on emploie :

La *liqueur de Van Swieten* à la dose de une à deux cuillerées à soupe par jour ;

Les *pilules Dupuytren* ; chaque pilule renferme 1 *centigr.* de *sublimé* et 2 *centigr.* d'extrait d'opium.

Chlorure mercurique	*dix centigr.*
Extrait d'opium	*vingt* —
Extrait de gaïac	*quarante*

Pour 10 pilules.

Ces pilules, grâce à l'extrait de gaïac qui entre encore dans leur formule, présentent l'inconvénient de durcir très rapidement, aussi est-il utile de l   formuler molles ; cette consistance pourra être atteinte par l'adjonction d'un peu de glycérine.

Les *pilules de Ricord* renferment, *par pilule, cinq centigr.* de *protoiodure.* Leur formule est :

Iodure mercureux récent	*cinquante centigr.*
Extrait d'opium	*vingt* —
— de réglisse	*cinquante* —
Miel.	Q. s.

Pour 10 pilules.

en prendre 1 à 2 par jour.

Le mercure métallique entre dans la composition d'un certain nombre de pilules inscrites au Codex. Les *pilules bleues,* les *pilules de Belloste* renferment 5 *centigr.* de mercure métallique.

Les *pilules de Sédillot,* préparées avec de la pommade mercurielle et de la poudre de savon, renferment également 5 *centigr.* de mercure par pilule.

Les *pilules de Belloste* sont des purgatifs légers par l'aloès, la rhubarbe et la scammonée qui entrent dans leur formule.

PHÉNOL

Le phénol s'emploie en *solution.* Deux solutions sont couramment prescrites dans la pratique :

La solution *forte* à 50 grammes par litre.

La solution *faible* à 25 grammes par litre.

L'emploi du phénol nécessitant la mise en œuvre de quantités assez considérables de solutions phéniquées, il vaut mieux dans la pratique médicale avoir recours à des solutions *mères* qui serviront à obtenir des solutions diluées faibles ou fortes. La formule suivante répond à ce besoin.

> Phénol cristallisé. . . . . 300 grammes.
> Alcool ou glycérine . . . . . . 600 —

Pour qu'il ne se produise *pas* une *précipitation* de phénol liquide lorsqu'on mélange une solution concentrée de ce corps avec de l'eau, il est bon que la quantité de phénol employée soit *additionnée du double de son poids d'alcool ou de glycérine*. Un pareil mélange ne laissera plus précipiter les gouttelettes de phénol par l'addition d'une quantité d'eau quelconque.

Trois cuillerées à soupe de la solution *glycérinée*, *quatre* cuillerées à soupe de la solution *alcoolique* mélangées à un *litre* d'eau donnent une solution phéniquée à 20 p. 100.

Il est extrêmement important, dans la manipulation de ces solutions mères, de prescrire d'assurer le mélange parfait du liquide alcoolique ou glycériné avec de l'eau. Il est indispensable en effet d'éviter, par suite d'une dissolution imparfaite, qu'une quantité plus ou moins considérable de la solution phéniquée forte ne reste au fond du vase sans se dissoudre et ne vienne à un instant donné, par suite de son contact avec les téguments, causer des accidents.

Pour éviter avec toute certitude ces mélanges imparfaits, il est préférable, ainsi que le recommande TARNIER, de faire préparer des *séries de petits flacons* renfermant la *dose nécessaire pour* la préparation d'un *litre* de solution, ce qui permet aussi un contrôle facile de la quantité de solution employée. On devra alors formuler

> Phénol cristallisé. . . . . 20 grammes.
> Alcool ou glycérine. . . . . . 40 —

à diluer dans un litre d'eau.

Sous le nom de **phénosalyl** le Dr de Christmas a préconisé le mélange :

Phénol	2 grammes.
Acide salicylique	1 —
— lactique	2 —
Menthol	10 —
Essence d'eucalyptus	50 —

Ce mélange est très soluble dans la glycérine, soluble également dans l'eau, à raison de 3 p. 100.

PHOSPHORE ET SES DÉRIVÉS

Le phosphore est rarement prescrit en nature.

Toutefois on formule parfois dans la paralysie musculaire des frictions d'*huile phosphorée*. Cette préparation inscrite au Codex s'obtient en faisant dissoudre 1 gramme de phosphore dans 95 grammes d'huile d'amandes douces. On empêche la phosphorescence du produit, partant son oxydation, en additionnant la préparation de 4 grammes d'éther officinal. Cette *huile est au centième* : on la réserve pour l'*usage externe*. Pour l'*usage interne* on formule en capsules ou en potions à la dose de 2 à 3 grammes : soit l'huile phosphorée *au millième* obtenue en additionnant 100 grammes d'huile phosphorée à 1/100e de 900 grammes d'huile d'amandes douces; soit la dissolution de 1 gramme de phosphore dans 1 000 grammes de *retenol* : ce liquide est un mélange de carbures terpéniques, de phénol et de crésylol obtenu dans la distillation sèche de la colophane. Il jouit de la propriété de dissoudre le phosphore et d'empêcher son oxydation.

En général, pour l'*usage interne*, il est *préférable* de substituer au phosphore le *phosphure de zinc*, composé inaltérable et qu'il est facile de prescrire en pilules, suivant la formule de Vigier.

Phosphure de zinc	*quatre-vingts centigr.*
Sirop de gomme	*quatre-vingt-dix* —
Poudre de réglisse	1 gr. 30.

pour 100 pilules.

Chaque pilule contient 2 *milligrammes* de phosphore.

Acide phosphorique. — De toutes les *limonades* inscrites au Codex, sulfurique, azotique, phosphorique, et préparées invariablement suivant la formule générale :

Acide dilué au dixième.	20 grammes.
Eau distillée	850 —
Sirop de sucre	125 —

la limonade phosphorique est celle qui présente *le moins d'inconvénients* au point de vue de l'action topique des acides minéraux.

A. **Phosphates. Alcalins.** — L'importance que prend tous les jours la médication phosphatée a conduit Dujardin-Beaumetz à rechercher dans l'emploi des phosphates alcalins les succédanés solubles du phosphate de chaux.

Nous n'avons pas à insister ici sur la valeur thérapeutique d'une pareille médication, et la manière de prescrire ces composés n'exige pas beaucoup de détails.

On les prescrit sous forme de *vins* qu'on peut formuler :

Phosphate de potasse	5 grammes.
— de soude	10 —
Sirop d'écorce d'oranges amères.	150 —
Vin de Madère, qualité supérieure	q. s. pour 1 litre.

Il est préférable d'employer comme véhicule des *vins blancs* : si l'on prescrivait en effet du vin rouge, ces phosphates à réaction alcaline au tournesol faisant virer au violet sale la matière colorante rouge du vin, communiqueraient au produit un aspect peu séduisant.

On pourrait être tenté d'associer à ces vins des substances dites toniques, et il n'est pas rare de voir, dans cette préparation, substituer par quelques praticiens au sirop d'écorce d'oranges amères du sirop de quinquina : cette formule, bien que défectueuse théoriquement, peut à la rigueur être utilisée, car les alcaloïdes précipités de leurs combinaisons par les phospates alcalins trouvent assez d'alcool dans le vin de Madère pour se dissoudre.

Les solutions de phosphate de soude, comme *purgatif,* peuvent se formuler :

Phosphate de soude	30 grammes.
Sirop de framboises	40 —
Eau distillée	150 —

B. **Phosphates de chaux**. — Nous avons vu qu'il existait *trois* phosphates de chaux :

1º Le *phosphate tricalcique* desséché et pulvérulent est le plus souvent prescrit en poudre, cachets, soit seul, soit associé à d'autres substances médicamenteuses. Des trois phosphates de chaux il est *le moins assimilable*, il se dissout en effet très lentement et assez difficilement dans les acides étendus, et ingéré en proportion un peu forte, il n'agit guère que comme absorbant.

Il entre dans la préparation de la *décoction blanche de Sydenham* dont la formule est :

Phosphate tricalcique.	10 grammes.
Mie de pain de froment.	20 —
Gomme pulvérisée	10 —
Sucre blanc	60 —
Eau de fleur d'oranger	10 —
Eau distillée	q. s. pour un litre

On fait bouillir un quart d'heure et on passe.

Cette préparation n'agit pas seulement comme absorbant dans les maladies intestinales : elle doit également à l'acide lactique que fournit la mie de pain une partie sans doute de ses propriétés.

2º Le *phosphate bicalcique* mériterait, en tant que médicament phosphoré, d'être substitué au phosphate tricalcique ; il se recommande en effet par sa solubilité dans les acides et sa stabilité. De plus, il est moins absorbant que le précédent, car il contient moins de chaux et plus d'acide phosphorique. C'est lui qu'on doit réserver lorsqu'on veut administrer le phosphate de chaux en *poudre* ou en *cachets*.

3º Le *phosphate monocalcique* se formulera en *solutions*, *sirops* ; il est très soluble dans l'eau, mais il est très déliquescent, propriété qui ne lui permet pas de pouvoir revêtir d'autres formes pharmaceutiques. La formule du *sirop de phosphate de chaux du Codex* donne un produit très bien accepté par les enfants :

Phosphate bi-calcique	12 gr. 50
Acide phosphorique officinal	22 grammes.
Sirop de sucre	970 —
Alcoolat de citron	10 —

Une cuillerée à bouche de ce sirop renferme 50 centigr. de phosphate de chaux anhydre.

Quant aux préparations inscrites au Formulaire officiel sous le nom de sirop, de solution, de chlorhydrate, de lacto-phosphate de chaux et obtenues avec du phosphate bical-cique qu'on solubilise soit avec de l'acide lactique ou bien encore avec de l'acide chlorhydrique, ce ne sont que des solutions de phosphate monocalcique qui en raison de leur mode de préparation sont mélangées de lactate ou de chlo-rure de calcium.

Il serait donc logique de substituer dans ce cas le phos-phate monocalcique aux mélanges qui en contiennent.

C. **Hypophosphites.** — Ces sels se prescrivent avanta-geusement en *sirop*. On peut utiliser comme le prescrit le Codex le sirop de fleurs d'oranger, et le formuler de manière que 20 *grammes* renferment 20 *centigr.* de sel.

D. **Glycérophosphates.** — Le phosphore combiné à cer-taines matières organiques passe pour être plus assimilable que ses combinaisons minérales : on préconise beaucoup à l'heure actuelle un des constituants des lécithines, l'acide phosphoglycérique combiné aux bases alcalines, ou alca-lino-terreuses.

Mais les solutions aqueuses ou vineuses de ces sels sont instables, il se produit à la longue un travail moléculaire aboutissant à une décomposition partielle.

Delage conseille de bannir de la thérapeutique les prépa-rations liquides, surtout lorsque leur consommation exige une longue durée, et d'administrer en cachets ceux des gly-cérophosphates qui se prêtent à cette forme galénique.

Le *glycérophosphate de soude* doit être seul utilisé pour les injections hypodermiques.

Le *glycérophosphate de chaux* sera avantageusement pres-crit suivant la formule de Gay :

Pastilles.

Glycérophosphate de chaux. . . *vingt centigr.*
Pâte de cacao. . . . . *dix* —

pour une pastille.

Quant au *glycérophosphate de fer* qu'on peut voir formulé dissous dans du vin, le produit tel que l'offre actuellement le commerce ne se prête guère à cette manipulation.

Parmi les combinaisons organiques du phosphore, nous devons signaler celle des huîtres.

D'après MM. Chatin et Muntz une *huître* de Portugal donne 1,157 centigr. de matière organique sèche renfermant 32 *milligrammes d'acide phosphorique*, qui se trouve dès lors dans un état très favorable à son assimilation ; il est bon de rappeler que la chair de l'huître renferme plus de fer organique que l'hémoglobine, 10 p. 100 en moyenne.

ACIDE PICRIQUE

Les solutions aqueuses saturées d'acide picrique, actuellement d'un usage courant dans le traitement des brûlures, présentent l'inconvénient de teindre les doigts en jaune.

Or, en faisant d'abord dissoudre dans de l'alcool et en étendant d'eau cette solution, le pouvoir colorant, d'après M. Papazoglu, serait moindre et disparaîtrait après un simple savonnage. Voici la formule qu'il préconise :

Acide picrique.	5	grammes.
Alcool à 90°.	50	—
Eau bouillie.	1000	—

SOUS-ACÉTATE DE PLOMB LIQUIDE

EXTRAIT DE SATURNE

On fait avec l'*extrait de Saturne* des *collyres*, des *lotions*, parmi lesquels les plus employés sont l'*eau blanche*, l'*eau de Goulard*, qui ont pour formule :

Eau blanche.

Sous-acétate de plomb liquide .	20	grammes.
Eau commune.	180	—

Eau de Goulard.

Sous acétate de plomb liquide .	20	grammes.
Alcoolat vulnéraire.	80	—
Eau commune	900	—

POTASSE

La potasse sert à préparer le *caustique de Vienne*.

Potasse caustique.	5 parties.
Chaux vive.	6 —

(CODEX.)

Pour pratiquer l'eschare, on délaie la poudre obtenue avec un peu d'alcool avant de l'appliquer, et non avec de l'eau.

Acétate de potasse. — L'acétate de potasse ne doit pas être associé comme diurétique à la théobromine, d'après VAN AUBEL, pour des raisons d'ordre physiologique : l'acétate de potasse est éliminé par le rein à l'état de carbonate de potasse, qui rend alcaline la réaction de l'urine. Or, pour s'éliminer par le rein, la théobromine a besoin de trouver un liquide acide qui décompose la combinaison alcaline qu'elle contracte dans le sang. En l'associant à la théobromine on diminue donc la décomposition de cette combinaison et par suite son action diurétique.

SOUFRE ET DÉRIVÉS

On emploie pour l'*usage interne* le soufre *lavé*. Le Codex renferme la formule de pastilles de soufre dosées à 10 centigrammes.

On lui donne assez fréquemment la forme d'électuaire qu'on formule ainsi :

Soufre lavé.	30 grammes.
Miel blanc	Q. s.

Le soufre *précipité* est en général réservé pour l'*usage externe* ; il entre dans la formule d'un grand nombre de lotions contre l'acné dont la suivante peut être regardée comme le type :

Soufre précipité.	15 grammes.
Glycérine	15 —
Eau-de-vie camphrée	30 —
Eau.	1000 —

Le soufre *lavé* forme la partie active de la *pommade d'Helmérich*, utilisée en frictions dans la gale ; le Codex la formule ainsi :

Soufre sublimé et lavé	10 grammes.
Carbonate de potasse	5 —
Eau distillée	5 —
Huile d'amandes douces.	5 —
Axonge.	35 —

Monosulfure de sodium. — On utilise le monosulfure de sodium pour la préparation des *eaux sulfureuses artificielles* dont le type est la solution de monosulfure de sodium du Codex, qu'on formule avec de l'eau distillée bouillie pour éviter l'oxydation du sulfure.

Monosulfure de sodium. . . . } *quinze centigr.*	
Chlorure de sodium. . . . . }	
Eau bouillie	650 grammes.

Quant aux formules de sirops dits sulfureux et obtenus en ajoutant une solution de monosulfure de sodium à du sirop de sucre ou de goudron, ce sont des préparations défectueuses, car le sulfure qu'elles renferment est rapidement transformé en hyposulfite.

Sulfates. — Les sulfates de soude et de magnésie possèdent une saveur amère parfois même nauséeuse, qu'il est possible d'atténuer en additionnant leur solution d'un peu d'alcoolature de citron en formulant :

Sulfate de soude ou de magnésie.	100 grammes.
Eau bouillie	1 litre.
Alcoolature de citron.	5 grammes.

Dose à employer : un à deux verres.

On les prescrit fréquemment en *lavements* suivant l'une des deux formules suivantes :

Sulfate de soude ou de magnésie.	15 grammes.
Miel de mercuriale	30 —
Eau.	560 —

ou

Feuilles de séné. . . . . {
Sulfate de soude. . . . . {　ãã 15 grammes.
Eau. . . . . 500　　—

Cette dernière formule est connue sous le nom de *lavement
purgatif du Codex*.

Acide sulfurique. — L'acide sulfurique entre dans la
composition de l'*eau de Rabel*. Cette préparation est une
solution alcoolique d'acide sulfurique colorée en rouge par
des pétales de coquelicot, et dont la formule est

Acide sulfurique. . . . . 100 grammes.
Alcool à 90°. . . . . 300　　—
Pétales de coquelicot . . . . 4　　—

Laisser macérer quatre jours et filtrer.

4 *grammes* d'eau de Rabel renferment 1 *gramme* d'acide
sulfurique.
54 *gouttes* d'eau de Rabel pèsent 1 *gramme*.
Dans cette préparation l'acide réagissant sur l'alcool, une
partie de l'acide s'y trouve à l'état d'acide sulfovinique.

Hyposulfite de soude. — L'hyposulfite de soude possède
une saveur assez désagréable pour qu'il soit nécessaire de la
masquer lorsqu'on l'administre sous forme de potions. La
formule suivante donne des résultats satisfaisants :

Hyposulfite de soude . . . . . 2 grammes.
Sirop d'eucalyptus. . . . . . . 50　　—
Eau distillée. . . . . 100　　—

ACIDE SALICYLIQUE. SALICYLATES

La très faible solubilité de l'acide salicylique dans l'eau
constitue un obstacle à son administration sous forme de
solution. On peut tourner la difficulté en faisant dissoudre
au préalable l'acide dans un peu de glycérine ou d'alcool,
solution qu'on incorpore à l'eau. La formule est la suivante :

Acide salicylique . . . . 1 gramme.
Alcool à 90°. . . . . }
Glycérine. . . . . }　20　　—
Eau distillée . . . . 80　　—

10 *grammes* de cette solution renferment 10 *centigrammes* d'acide salicylique.

Toutefois cette quantité d'alcool ou de glycérine serait insuffisante si la solution devait être plus étendue. En tout cas la *proportion* de 20 *parties d'alcool* est *nécessaire* pour solubiliser 1 *partie d'acide salicylique* dans 100 *parties d'eau*.

On a également proposé d'obtenir des solutions aqueuses d'acide salicylique assez concentrées en associant le borate de soude à l'acide salicylique suivant des formules telles que celles-ci

Borate de soude.	4 grammes.
Acide salicylique.	8 —
Glycérine.	8 —
Alcool à 90°.	24 —
Eau distillée	q. s. p. 100 gr.

Borate de soude.	4 grammes.
Acide salicylique	4 —
Eau distillée	500 —

En réalité ces formules ne renferment pas d'acide salicylique libre, mais une combinaison de cet acide au borate de soude, le *borasalicylate de soude*, corps que sa fonction chimique rapproche des émétiques.

Salicylate de soude. — Pour réduire au minimum l'action topique de ce sel sur la muqueuse gastrique lorsqu'on l'administre à l'intérieur, il est de toute nécessité de *proscrire*, pour lui, la formule en *cachets*.

Il devra être administré *dilué* dans au moins *vingt fois son poids d'eau ;* la formule suivante satisfait à cette exigence :

Salicylate de soude	de 6 à 8 grammes.
Curaçao.	50 —
Eau distillée.	60 —
Sirop d'écorce d'oranges amères	60 grammes.

à prendre dans les vingt-quatre heures. Chaque dose devra être mélangée à un demi-verre d'eau gazeuse.

SANTONINE

La santonine étant très soluble dans le suc gastrique, est complètement absorbée quand on l'administre en nature, dans l'estomac. KUCHENMEISTER a proposé pour cette raison d'administrer la santonine en solution dans l'huile selon la formule

Santonine.	de *un à dix centigr.*
Huile d'olive	60 grammes.

De cette façon la santonine passe tout entière dans l'intestin à un état où elle est très toxique pour les ascarides.

La santonine se prescrit également sous forme de tablettes. Les tablettes de santonine du Codex renferment 1 *centigr.* de ce principe par tablette.

TERPINE

La terpine est soluble dans les dissolvants utilisés ordinairement tels que l'eau et l'alcool, mais cette dissolution s'effectue avec une extrême lenteur. La formule suivante permet d'obtenir un élixir de terpine, qui peut remplacer avantageusement les divers élixirs de terpine spécialisés.

Terpine	1 gr. 50
Alcool à 90°	18 gr. 50
Elixir de Garus.	⎱ āā 40 gr.
Sirop de framboise	⎰

1 cuillerée à soupe renferme 20 *centigrammes* de terpine.

THYMOL

Le thymol est peu soluble dans l'eau ; aussi pour prescrire ce désinfectant est-il nécessaire de l'associer d'un peu d'alcool, comme dans la formule :

Thymol.	1	gramme.
Alcool à 90°.	10	—
Eau distillée	990	—

On peut également, pour la préparation de solutions plus concentrées, mettre à profit la solution du thymol dans l'eau boriquée et formuler :

Thymol. . . . . 2 à 3 grammes.
Acide borique. . . . . 30 —
Eau distillée . . . . 1000 —

ZINC

L'*oxyde de zinc* constitue la partie active d'un grand nombre de pommades utilisées en Dermatologie.

Nous avons vu qu'il existait deux variétés de cet oxyde. Il est préférable de prescrire la variété obtenue par voie humide parce que l'oxyde de zinc qui la constitue est plus pulvérulent et ne donne pas des pommades grumeleuses, inconvénient que présentent parfois les pommades préparées avec de l'oxyde de zinc obtenu par voie sèche.

L'oxyde de zinc entre dans la préparation des *pilules de Méglin*. La formule inscrite au Codex est la suivante :

Oxyde de zinc (obtenu par voie sèche.
Extrait alcoolique de jusquiame. . . } àà *cinquante centigr.*
Extrait de valériane. . . . .)

Pour 10 pilules.

Chaque pilule contient 5 *centigr.* de chacun de ses composants.

Chlorure de zinc. — Les solutions de chlorure de zinc préparées avec de l'eau sont troubles, phénomène peut-être dû à la présence d'oxyde de zinc contenu dans le chlorure de zinc du commerce et à la dissociation du chlorure de zinc par l'eau. On remédie à cet inconvénient en prescrivant de redissoudre les flocons d'oxyde de zinc ou d'oxychlorure de même base à l'aide d'un peu d'acide tartrique :

Chlorure de zinc . . . . . . de 1 à 8 grammes.
Eau distillée. . . . . 100 grammes.
Acide tartrique. . . . . Q. s.

Pâte de Canquoin. — Le *caustique au chlorure de zinc*, vulgairement appelé *pâte de Canquoin*, s'obtient en faisant dissoudre 32 grammes de chlorure de zinc dans 4 grammes d'eau. On ajoute 24 grammes de farine de froment sèche, 8 grammes d'oxyde de zinc. On fait avec cette préparation une pâte serrée qu'on étend en plaques d'une épaisseur d'une pièce de 10 centimes environ et qu'on prescrit de diviser selon l'usage auquel on la destine.

TABLEAU DES PRINCIPALES INCOMPATIBILITÉS
MÉDICAMENTEUSES D'ORDRE CHIMIQUE

SUBSTANCES	INCOMPATIBLES AVEC	CONSÉQUENCES
Acétate d'ammoniaque.	Alcalis ; acides.	Décomposition.
Acétate de plomb (Sous-).	Laudanum ; préparations opiacées (us. ext.) . . .	Précipitation alcaloïdes.
—	Sulfate de cuivre; alun. .	Précipité insoluble.
Acide arsénieux . .	Eau de chaux ; sels de magnésie ; astringents . .	—
— chrysophanique	Emplâtre simple.	Décomposition.
— cyanhydrique .	Calomel; sels métalliques.	Formation cyanure toxique.
— —	Antipyrine (en solution) .	Mélange coloré.
— chromique. . .	Alcool ; glycérine.	Mélange explosif.
— phosphorique .	Eau de chaux ; sels de fer	Précipité insoluble.
— picrique. . . .	Alcaloïdes.	—
— pyrogallique. .	(Voir Pyrogallol).	
— salicylique. . .	Chlorate de potasse . . .	Mélange explosif.
— . . .	Emplâtre simple.	Décomposition.
Albumine	Sublimé ; sels de fer ; alcool	Précipité insoluble.
Alcalis.	Alun ; calomel	—
Alcaloïdes.	Acide picrique ; tanin ; astringents ; borate et phosphate de soude . .	Précipité insoluble.
—	Charbon végétal.	Absorption de l'alcaloïde par le charbon.
— (chlorhydrates)	Azotate d'argent.	Précipité insoluble.
—	Permanganate de potasse.	Décomposition.
Alcool.	Albumine ; gommes . . .	Précipité insoluble.
—	Permanganate de potasse.	
—	Acide chromique.	Mélange explosif.
—	Bichromate de potasse . .	Réduction.
Alcool camphré . .	Eau	Précipité insoluble.

SUBSTANCES	INCOMPATIBLES AVEC	CONSÉQUENCES
Alun	Alcalis : carbonates alcalins ; sels de mercure ; eau de chaux ; émétique ; astringents ; borate de soude ; acétate de plomb.	Précipité insoluble.
Analgésine (antipyrine)	Hydrate de chloral ; naphtol ; salicylate de soude (en cachets)	Corps déliquescent
—	Tanin ; astringents ; phénol ; hydrate de chloral ; sublimé ; résorcine (en solution aqueuse) . . .	Précipité insoluble.
—	Astringents en solution alcoolique	—
—	Sirops astringents	—
—	Eau de laurier-cerise ; sulfate de fer ; sirop d'iodure de fer	Mélanges colorés.
Arséniate de soude.	Eau de chaux ; eau commune ; magnésie et sels ; sels de fer ; kermès . .	Précipité insoluble.
Azotate d'argent. .	Chlorures ; bromures, iodures alcalins ; sulfates ; phosphates ; chlorhydrate de cocaïne et chlorhydrates d'alcaloïdes .	—
— . .	Matières organiques ; lumière	Réduction.
— . .	Aristol ; iodol ; iodoforme et glycérine	Mélanges très caustiques.
Aristol	Azotate d'argent	—
—	Calomel (sous forme de pommade ou poudre) . .	Formation iodure de mercure.
Astringents	Acide arsénieux ; alcaloïdes ; alun ; analgésine ; sublimé ; émétique ; fer et ses sels	Précipité insoluble.
Benzoate de soude.	Acides ; préparations acides ; sels acides.	Décomposition.
	Caféine (en cachet) . . .	Mélange déliquescent.
Beurre de cacao. .	Glycérine	Non miscibles.

SUBSTANCES	INCOMPATIBLES AVEC	CONSÉQUENCES
Bicarbonates alcalins	(Voir Carbonates.)	
Bichlorure de mercure.	(Voir Chlorure mercurique)	
Bichromate de potasse	(Voir Acide chromique.)	
Biiodure de mercure	(Voir Iodure mercurique.)	
Bitartrate de potasse	(Voir Tartrate acide.)	
Borate de soude. .	Sels de magnésie ; alun. .	Précipité insoluble.
— . .	Chlorhydrate de cocaïne et tous les alcaloïdes. .	—
Bromure de potassium	Acides ; préparations acides ; sels acides ; sels de mercure ; chlorhydrate de morphine.	Décomposition.
		Formation composé toxique.
—	Chloral en solution alcoolique.	Non miscible en solution.
Bromure de sodium.	(Voir Bromure de potassium.)	
Calomel.	(Voir Chlorure mercureux.)	
Camphre	Hydrate de chloral ; naphtol ; salol ; phénols en général (sous forme de cachets, paquets). . . .	Mélanges déliquescents.
Caféine	Benzoate de soude ; salicylate de soude (sous forme de cachets.). .	—
Carbonates alcalins.	Acides ; préparat. acides .	Décomposition.
—	Sels de mercure : magnésie de fer, de chaux ; émétique ; infusés végétaux ; alun ; préparations opiacées	Précipité insoluble.
Charbon végétal. .	Chlorate de potasse . . .	Mélange explosif.
— . .	Alcaloïdes ; digitaline . .	Absorption de l'alcaloïde par le charbon.
Chloral (Hydrate de)	Analgésine ; camphre (en cachets.).	Mélange déliquescent.
—	Analgésine (en solution) .	Précipité.

SUBSTANCES	INCOMPATIBLES AVEC	CONSÉQUENCES
Chloral (Hydrate de) —	Alcalis. . . . . Bromures potassium et de sodium en solution alcoolique.	Décomposition. Solutions non miscibles.
Chlorate de potasse.	Charbon végétal; poudres végétales; soufre; crème de tartre; magnésie; acide salicylique; salicylate de soude; phénol; salol; thymol; hypophosphite de chaux; azotates; lactate de fer; oxalate de potasse (sous toutes les formes pharmaceutiq)..	Mélanges explosifs.
Chlorate de soude . Chlorure mercureux	(Voir Chlorate de potasse.) Acides; alcalis; bromures; iodures solubles; acide cyanhydrique; eau de laurier-cerise; looch blanc; sirop d'orgeat; chlorhydrate de pilocarpine.	Formation de produit toxique.
—	Bromure; iodure de potassium	— même administrés séparément.
—	Aristol; iodoforme (sous forme de pommade ou paquet)	Formation d'iodure de mercure.
Chlorure mercurique.	Eau de chaux; alcalis-bromures; iodures; carbonates: tanin; astringents; émétique; albumine; analgésine; . . .	Précipité insoluble.
—	Chlorate de potasse . . .	Mélange explosif.
Citrate de fer . . . Cocaïne (chlorhydrate).	(Voir Sels de fer.) Borate de soude; phosphate de soude; azotate d'argent.	Précipité insoluble.
—	Permanganate de potasse (voir Alcaloïdes). . . .	Décomposition.
Créosote.	Eau albumineuse	Précipité insoluble.

SUBSTANCES	INCOMPATIBLES AVEC	CONSÉQUENCES
Cordial	(Voir Potion cordiale.)	
Corps gras.	Emplâtre simple, glycérine	Non miscibles.
Chrysarobine . . .	Emplâtre simple.	Décomposition.
Crème de tartre . .	(Voir Tartrate acide.)	
Digitaline	Charbon.	Absorption du glucoside par le charbon.
Eau.	Alcool camphré ; goudron ; eau - de - vie allemande ; teintures résineuses . .	Précipité insoluble.
—	Vaseline.	Non miscible.
Eau albumineuse .	Créosote	Précipité insoluble.
Eau commune. . .	Goudron ; arséniate de soude	—
Eau de chaux . . .	Acides arsénieux, phosphorique ; alun ; arséniate de soude ; émétique : sublimé	—
Eau de laurier-cerise	(Voir Acide cyanhydrique)	
Eau - de - vie allemande.	Eau	Précipité résineux.
Emplâtre simple. .	Acides salicylique, chrysophanique ; résorcine ; gaïacol ; chrysarobine ; pyrogallol	Décomposition.
—	Corps gras ; glycérine . .	Non miscible.
Emétique	Acides ; préparations acides ; alcalis ; carbonates alcalins ; sulfates alcalins ; tanin ; astringents ; eau de chaux ; alun, sublimé	Précipité.
Essences.	Essence de thym en particulier et iode.	Mélange détonant.
Essence de térébenthine	(Voir Essences.)	
Éther	Glycérine	Non miscible.
Fer (sels de). . . .	Carbonates alcalins.	
—	Tanin ; astringents ; vin de Bordeaux ; vin de quinquina ; albumine ; acide phosphorique ; arséniate de soude. . . .	Précipité insoluble.
—	Analgésine ; phénol . . .	Mélange coloré.
—	Chlorate de potasse. . . .	Mélange explosif.

SUBSTANCES	INCOMPATIBLES AVEC	CONSÉQUENCES
Gaïacol chimiquement pur :	Glycérine officinale ; emplâtre simple ;	Non miscible.
	Julep gommeux.	Oxydation du gaïacol.
Glycérine	Permanganate de potasse, acide chromique ; bichromate de potasse .	Mélanges explosifs.
—	Gaïacol chimiquement pur	Précipité.
—	Goudron ; emplâtre simple ; corps gras ; beurre de cacao ; vaseline ; lanoline ; éther	Non miscibles.
Glycérophosphate .	Eau en trop grande quantité	
Gomme	Alcool, iode	Précipité.
Goudron	Eau commune ; sulfates de soude, de magnésie ; glycérine	—
Hypochlorites . . .	(Voir Liqueur de Labarraque.)	—
Hyposulfites	Iode ; iodures ; acides . .	Réduction.
—	Potion cordiale du Codex.	Décomposition.
Hypophosphites . .	Chlorate de potasse . . .	Mélange explosif.
Iode	Essences, essence de térébenthine	—
—	Hyposulfites	Réduction.
—	Gomme ; amidon	Précipitation.
Iodoforme	Azotate d'argent et glycérine	Mélange très caustique.
—	Calomel (sous forme de pommade ou paquets) .	Formation d'iodure de mercure.
Iodol	—	
—	Oxyde jaune de mercure.	Mélange explosif.
Iodure de potassium	Azotate d'argent ; acides ; préparations acides ; graisse rance	Réduction.
—	Calomel et sublimé	Formation corps toxique.
—	Chlorate de potasse.	—
Iodure de sodium .	(Voir Iodure de potassium.)	
Julep gommeux . .	Gaïacol ; naphtol	Oxydation des composés.
Kermès	Acides ; préparations aci-	

SUBSTANCES	INCOMPATIBLES AVEC	CONSÉQUENCES
	des ; sulfates ; chlorures solubles	Précipité.
Lanoline.	Glycérine ; arséniate de soude	Non miscibles.
Laudanum.	Acétate de plomb	Précipitation alcaloïdes.
Liqueur de Boudin.	(Voir Acide arsénieux.)	
— de Labarraque	Acides.	Décomposition.
Liqueur de Pearson.	(Voir Arséniate de soude.)	
Looch.	(Voir Acide cyanhydrique)	
Magnésie et sels. .	Carbonates alcalins ; acide arsénieux ; liqueur de Boudin. Arséniate de soude ; borate de soude.	Précipité insoluble.
— . .	Chlorate de potasse . . .	Mélange explosif.
Morphine (chlorhydrate).	Bromure de potassium (Voir Alcaloïdes.)	
Naphtol	Camphre ; analgésine . .	Mélange déliquescent.
—	Julep gommeux	Oxydation du naphtol.
Oxalate de potasse.	Chlorate de potasse . . .	Mélange explosif.
Oxyde blanc d'antimoine	Chlorures solubles ; acides.	Formation corps toxique.
Oxyde jaune de mercure.	Iodol	—
Permanganate de potasse	Alcaloïdes ; cocaïne. . . .	Décomposition.
—	Glycérine ; alcool.	Mélange explosif.
Phénol	Chlorate de potasse . . .	—
—	Camphre.	Mélange déliquescent.
—	Sels de fer.	Mélangé coloré.
—	Analgésine en solution. .	Précipité insoluble.
Pilocarpine (chlorhydrate)	Calomel	Formation composé toxique.
Potion cordiale . .	Hyposulfites	Décomposition.
Phosphate de soude	Chlorhydrate de cocaïne, et tous les alcaloïdes.	Précipité insoluble.
—	Eau de chaux.	—
—	Sirop de nerprun	Mélange vert.
Poudres végétales .	Chlorate de potasse . . .	Mélange explosif.

SUBSTANCES	INCOMPATIBLES AVEC	CONSÉQUENCES
Préparations opiacées.	Acétate de plomb (en usage externe); tanin; alcalis; carbonates alcalins; solution iodo-iodurée	Précipité.
Pyrogallol.	Emplâtre simple.	Décomposition.
Résorcine	Analgésine (en solution) .	Précipité insoluble.
—	Emplâtre simple.	Décomposition.
Salicylate de soude.	Chlorate de potasse. . . .	Mélange explosif.
—	Caféine (sous forme de cachet).	Mélange déliquescent.
—	Limonades; acides minéraux.	Précipité.
—	Analgésine (en cachet). .	Mélange déliquescent.
Salol	Camphre.	Mélange déliquescent.
—	Chlorate de potasse . . .	Mélange explosif.
Sirop d'orgeat. . .	(Voir Acide cyanhydrique.)	
Spiritus menderiri.	(Voir Acétate d'ammoniaque.)	
Sublimé.	(Voir Chlorure mercurique)	
Sulfate de cuivre .	Acétate de plomb	Précipité insoluble.
Sulfate de fer . . .	(Voir Fer et sels.)	
Tanin	Alcaloïdes; analgésine; sublimé; émétique; fer et ses sels; préparations opiacées	Précipité insoluble.
Tartrate acide . . .	Chlorate de potasse . . .	Mélange explosif.
Teinture de Jalap.	(Voir Eau-de-vie allemande.)	
Teintures résineuses	Eau, liqueurs aqueuses. .	Précipité résineux.
Teintures	Mélange de teintures de degré alcoolique différent	Précipité.
Thymol.	Chlorate de potasse . . .	Mélange explosif.
Vaseline.	Glycérine; eau et liquides aqueux	Non miscible.
Vin de Bordeaux .	(Voir Astringents.)	
Vin de quinquina.	(Voir Astringents.)	
Vin rouge.	(Voir Astringents.)	

LIVRE VII

ADDENDA

ICHTHYOCOLLE

L'ichthyocolle ou *colle de poisson* est fournie par la vessie natatoire des esturgeons. (*Acipenser L.*) La membrane externe de la vessie, desséchée et salée, est vendue comme aliment ; la membrane interne desséchée et pressée est l'ichthyocolle.

Dans le commerce la colle de poisson se présente sous différentes formes propres au lieu d'origine ; sous forme de *gros cordon* ou de *lyre* ; elle est de consistance cornée, translucide, de couleur blanc jaunâtre, inodore et insipide.

Elle sert à la confection des gelées.

LÉGUMINEUSES TOXIQUES

LUPIN, FENUGREC, GESSES, AJONC ÉPINEUX

Lupin. — Les graines de lupin qui servent surtout comme nourriture pour les animaux, peuvent donner lieu à des intoxications alimentaires.

Ces graines de couleur blanc jaunâtre sont aplaties, carrées, à angles arrondis. Ce sont les semences du *Lupinus albus* L.

Les principes actifs de ces semences seraient un glucose, la *lupinine*, et un alcaloïde, l'*arginine*.

Ces principes se rencontreraient également dans le *L. luteus* L., ou lupin jaune.

Chez les animaux ces semences donnent lieu à une intoxication décrite sous le nom de *lupinose*.

Fenugrec. Gesses. — Les graines de fenugrec sont de petites graines polymorphes, comprimées, de teinte jaune roux. Ce sont les graines du *Trigonella Fœnum grœcum* L. légumineuse qui croît en Orient.

Ces semences contiendraient de la *trigonelline* et de la *choline* (JAHNS).

Les *gesses* ou *vesces* sont fournies par plusieurs espèces de *Lathyrus*. Ces plantes fourragères ont donné lieu à des intoxications particulières, intoxications rappelant le tabes spasmodique et décrites sous le nom général de *lathyrisme*.

Ajonc épineux. — L'ajonc épineux, *Ulex europæus* L., plante très commune de l'Europe, contient également un alcaloïde toxique, l'*ulexine* ou *cytisine*, alcaloïde qui rend cette plante toxique au même degré que les cytises.

CORONILLES

Les Coronilles, *Coronilla scorpioides*, *C. varia*, *C. emerus*, *C. glauca*, *C. juncea*, *C. pentaphylla*, sont des légumineuses toxiques, qui doivent leur action à un alcaloïde cristallisable, la *coronilline*. (SCHLAGDENHAUFFEN et RIEB.)

Ces plantes pourraient être employées comme succédanées de la digitale, sous forme de teinture alcoolique.

BROME

Br.

Etat naturel. — On le trouve à l'état de bromure alcalin ou alcalino-terreux dans les varechs, les marais salants.

Préparation. — On le prépare en décomposant le bromure de potassium par l'acide sulfurique en présence du bioxyde de manganèse.

Caractères. Propriétés. — Il constitue un liquide rouge

foncé émettant à la température ordinaire d'abondantes vapeurs très irritantes ; sa densité = 2,99. L'eau en dissout 3 parties p. 100 ; il est plus soluble dans l'alcool, le chloroforme.

Réactions. — Il colore l'amidon en rouge orangé ; il donne avec l'azotate d'argent un précipité de bromure d'argent peu soluble dans l'ammoniaque.

Usage. Mode d'emploi. — Il n'est guère usité qu'en combinaison saline ; toutefois on a essayé récemment de l'administrer en combinaison avec les corps gras de l'huile de sésame ; on a donné le nom de *bromipine* à ce mélange.

ACIDE ARSÉNIEUX
Recherche de l'arsenic.

Méthode de Marsh. — En 1836 MARSH observa que des traces d'un composé oxygéné de l'arsenic, placées dans un vase qui dégage de l'hydrogène, produisent un gaz qui renferme de l'arsenic (hydrogène arsénié). Ce gaz chauffé au rouge dans le tube à dégagement de l'appareil producteur d'hydrogène se décompose en donnant un anneau métallique d'arsenic ; ces anneaux pourraient être confondus avec ceux que peut donner l'antimoine dans les mêmes conditions. Le tableau suivant donne les caractères distinctifs des deux anneaux.

	ARSENIC	ANTIMOINE
Couleur	Bruns ou bruns noirs.	Gris ou noirs.
Volatilité	Ils se déplacent quand on les chauffe faiblement.	Ils ne se déplacent pas quand on les chauffe.
Solubilité dans les hypochlorites alcalins. . .	Solubles.	Insolubles.
Action de l'iode	Néant.	Mis en contact avec un cristal d'iode ils donnent de l'iodure rouge d'antimoine.

Méthode de Reinsch. — On fait bouillir la substance à analyser avec de l'acide chlorhydrique et des lames de cuivre ; l'arsenic et l'antimoine se précipitent sur ces dernières, qu'on lave, qu'on sèche et qu'on chauffe ensuite à basse température dans un tube de verre fermé à l'une de ses extrémités. L'arsenic se sublime sous forme d'octaèdres brillants et l'antimoine sous forme d'une poudre amorphe.

IODURE MERCURIQUE

Propriétés. — Un litre d'eau dissout 4 centigr. d'iodure mercurique. Un mélange de 900 parties d'eau et de 100 parties d'alcool en dissout 8 centigr. ; mais les matières grasses, sont ses meilleurs dissolvants.

100 parties	d'huile de noix	dissolvent	1 gr. 30 de biiodure.
—	d'huile d'olive	—	0 — 40 —
—	d'axonge	—	0 — 45 —
—	de vaseline	—	0 — 25 —

SULFATE DE SOUDE

Essai. — Le sulfate de soude, comme le sulfate de magnésie, peut renfermer accidentellement du sulfate de zinc que l'aspect extérieur ne permet pas de reconnaître. On constate facilement la présence de ce sel au moyen du chromate neutre de potasse qui donne un précipité jaune avec des traces de sulfate de zinc, alors que la solution reste limpide en l'absence de ce sel.

ETHER DE PÉTROLE

Syn. *Huile de charbon.*

État naturel. Préparation. — On désigne sous ce nom les portions du pétrole brut qui bouillent entre 30° et 70° ; le produit distillé est purifié par un traitement à l'acide sulfurique concentré suivi de plusieurs lavages à l'eau.

Caractères. Propriétés. — Ainsi purifié, cet éther constitue un liquide incolore, volatil, insoluble dans l'eau, soluble dans l'alcool et les huiles volatiles ; sa densité = 0,662, sa tension de vapeurs à la température ordinaire est élevée ; il est très inflammable.

Composition. — L'éther de pétrole au point de vue chimique est un mélange de carbures forméniques (pentane, hexane, heptane).

Usages. Mode d'emploi. — On l'emploie en frictions contre certaines affections du cuir chevelu.

TERPINOL

Caractères. Propriétés. — Liquide incolore dont l'odeur rappelle celle des fleurs de jacinthe ou de muguet. Il est très mobile, insoluble dans l'eau, soluble dans l'alcool et l'éther.

Composition. — Ce n'est pas un produit défini, mais un mélange de terpol, alcool terpilénique, de cinéol et de terpilène, carbure térébenthénique.

Usage. Mode d'emploi. — C'est un modificateur des sécrétions bronchiques employé à la dose de 50 centigrammes en capsules.

Elimination. — Il s'élimine par les poumons.

ALDÉHYDE FORMIQUE

État naturel. — Les propriétés antiseptiques de la fumée de bois ne proviennent pas seulement de sa teneur en phénols aromatiques (créosote), mais surtout de sa teneur en aldéhydes gras comme la formaldéhyde, l'acétaldéhyde, le furfurol, le diméthyacétal.

100 grammes de bois donnent par combustion une fumée tenant en suspension 50 centigr. d'aldéhyde formique (J. PASQUALIS).

CHLORAL

Elimination. — Le chloral s'élimine par le rein à l'état d'acide uro-chloralique ou éther glycuronique de l'alcool trichloré : ce corps dans l'urine se conduit vis-à-vis de la liqueur de Fehling comme le glucose.

SALICYLATE DE CRÉSYLOL

Syn. *Crésalol*.

$$C^6H^4 \diagdown^{O\ CO\ -\ C^6H^4\ -\ OH}_{CH^3}$$

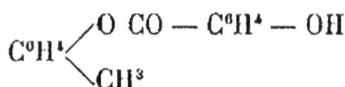

Les crésylols sont des phénols toluéniques répondant à la formule $C^6H^4 \diagdown^{OH}_{CH^3}$. En qualité de dérivés bisubstitués de la benzine, ils peuvent exister sous trois modifications isomériques (ortho, méta, para) ; il existe par conséquent trois éthers salicyliques correspondants, tous les trois sont antiseptiques ; mais on n'utilise surtout pour l'antisepsie intestinale que l'isomère para à cause de son innocuité.

Propriétés. Caractères. — C'est une poudre cristalline, inodore, insipide, dont l'odeur rappelle celle du salol.

Il est insoluble dans l'eau et peu soluble dans l'alcool.

Usages. Mode d'emploi. — Ses propriétés thérapeutiques et ses usages sont analogues à ceux des autres salicylates de phénol; on l'utilise aux mêmes doses que ceux-ci.

CETRARIN

Syn. : *Acide cétrarique*.

$$C^{18}H^{10}O^8$$

Etat naturel. — On le retire du lichen d'Islande qui en contient environ 1,6 p. 100.

Caractères. Propriétés. — Il constitue des aiguilles fixes, blanches, insolubles dans les dissolvants usuels.

Usages. Mode d'emploi. — C'est un excitant des mouvements de l'estomac et de l'intestin; il accroît également le nombre des globules rouges et blancs ; il se conduit en général comme un stimulant modéré du système nerveux central.

On l'emploie en cachets ou en pilules à la dose de 5 à 10 centigrammes.

OXALATE FERREUX

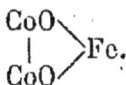

$$\begin{array}{c} CoO \\ | \quad \rangle Fe. \\ CoO \end{array}$$

Poudre jaune pâle, insipide, peu soluble dans l'eau pure, l'oxalate de fer se dissout dans les solutions d'acide chlorhydrique étendu. Cette dernière propriété lui permet de se dissoudre dans le suc gastrique et d'être par conséquent absorbé.

On l'a préconisé à la dose de 0 gr. 10 à 0 gr. 30 comme ferrugineux doué d'effets laxatifs, qu'il doit à la mise en liberté de son acide dans l'économie.

ACIDE CAMPHORIQUE

$$C^{10}H^{16}O^4$$

Des huit acides camphoriques stéréoisomères connus, un seul est utilisé en thérapeutique, c'est l'acide α camphorique droit.

Préparation. — On le prépare en oxydant le camphre par l'acide azotique.

Caractères. Propriétés. — Il se présente sous forme de cristaux incolores, doués d'une saveur amère et acide ne rappelant en aucune façon celle du camphre. Il est assez soluble dans l'eau ; 100 grammes de dissolution aqueuse de cet acide faite à + **20°** en renferment 6 gr. 96 ; il est plus soluble dans l'alcool et l'éther. Il fond à + **187°**.

Usages. Mode d'emploi. — On l'emploie à la dose de 1 à 4 grammes en cachets, seul ou associé à du tanin contre les sueurs des phtisiques. Son action lente à se produire peut persister pendant quelques jours.

ACIDE CACODYLIQUE

Syn. : *Acide diméthylarsénique.*

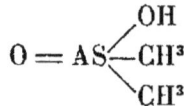

$$O = AS{\overset{\displaystyle OH}{\underset{\displaystyle CH^3}{\big\langle} CH^3}}$$

Caractères. Propriétés. — Solide, incolore, sans odeur, ce corps est doué d'une saveur légèrement acide. Il se liquéfie à l'air humide.

Il est très soluble dans l'eau et dans l'alcool étendu : il est insoluble dans l'éther.

Il résiste aux agents d'oxydation.

Usages. Mode d'emploi. — Il n'est pas vénéneux malgré sa grande solubilité et la forte proportion d'arsenic qu'il renferme, environ 54 p. 100.

On l'emploie à la dose de 10 à 30 centigr. en pilules ou sous forme d'élixir dans le traitement du psoriasis.

SAVONS MÉDICINAUX

Définition. — On donne le nom de savons aux combinaisons que forment les oxydes métalliques avec les acides stéarique, oléique, palmitique, etc. L'opération qui donne naissance à ces corps porte le nom de *saponification ;* en réalité, c'est un dédoublement par hydratation des corps gras en acides gras, qui se combinent avec l'oxyde employé et en glycérine.

Il existe deux espèces de savons :

1º *Les savons mous,* à base de potasse, qui sont commodes pour effectuer la division des médicaments insolubles réservés aux usages externes.

2º *Les savons durs,* à base de soude, d'oxyde de plomb.

Les savons employés en thérapeutique sont presque toujours durs. Ce sont :

1º Le *savon amygdalin ;*

2º Le *savon animal ;*

3º Le *savon de plomb,* qui constitue l'emplâtre simple.

Savon amygdalin. — C'est le produit de l'action de la lessive de soude sur l'huile d'amandes douces. Le mélange est abandonné à l'air jusqu'à ce que l'excès d'alcali qu'il contient soit carbonaté.

C'est un mélange d'oléate, de palmitate de soude et de glycérine.

Savon animal. — On l'obtient en faisant agir la soude caustique sur la graisse de veau, à chaud. C'est un mélange de stéarate, d'oléate et de palmitate de soude ; il ne contient pas de glycérine.

Les savons sont solubles dans l'eau, l'alcool et l'éther. Le savon animal est alcalin, le savon amygdalin ne doit pas renfermer d'alcali libre.

Le *premier* est réservé aux *usages externes.*

Le *second* est employé *à l'intérieur ;* il sert à lier les masses pilulaires friables et à préparer des suppositoires.

SELS D'ALUMINIUM

On a cherché à utiliser comme succédanés du sulfate d'alumine, deux sels d'aluminium à acides organiques.

1º Le *boral* ou *borotartrate d'alumine.*

2º Le *tannal* ou *borotannate d'alumine.*

Ces combinaisons qui ne sont probablement que des mélanges constituent des astringents énergiques dont on a mis à profit les propriétés dans le traitement des rhinites, des pharyngites et des laryngites catarrhales à la dose de 10 centigr. à 1 gramme en insufflations ou en solution aqueuse.

Les dissolutions aqueuses peuvent être obtenues directement avec le boral, mais le tannal étant insoluble dans l'eau, on favorise sa dissolution dans ce liquide à l'aide d'acide tartrique : le mélange de tannal et d'acide tartrique porte le nom de *cutol*.

Ces solutions sont très instables.

CANTHARIDINE ET CANTHARIDATE DE POTASSE

La cantharidine se retire industriellement des 3 insectes suivants :

1° *Cantharis vesicatoria*, espèce européenne, qui en contient de 0,30 à 0,45 p. 100.

2° *Mylabris Cichorii*, espèce chinoise, qui en renferme de 0,90 centigr. à 1 gr. 03 p. 100.

3° *Epicanta Gorrhanii*, du Japon, qui en donne en moyenne 0,45 p. 100.

La cantharidine constitue le vésicant le plus énergique, mais sa volatilité à la température ordinaire la rend très dangereuse à manier. On lui substitue le *cantharidate de potasse*.

La cantharidine peut, sous l'influence des alcalis à chaud, se transformer en sel alcalin d'un acide, l'*acide cantharidique :* ce sel s'obtient en faisant dissoudre au bain-marie la cantharidine dans une solution aqueuse de potasse et en faisant cristalliser par refroidissement.

Il se présente sous forme d'aiguilles solubles dans 25 parties d'eau froide, peu soluble dans l'alcool, insoluble dans l'éther et le chloroforme.

Dragendorff et Masing ont montré qu'une solution de 0,00047 de ce sel dans 200 parties d'eau imprégnant un linge d'un centimètre carré produit sensiblement la même vésication qu'un emplâtre vésicatoire étendu sur une égale surface.

Dietrich, par contre, refuse toute action vésicante aux cantharidates. Nous croyons qu'il est possible d'expliquer la différence d'action que peuvent présenter les cantharidates par leur constitution chimique.

La cantharidine semble, à l'heure actuelle, d'après les travaux de V. Meyer, posséder la constitution suivante :

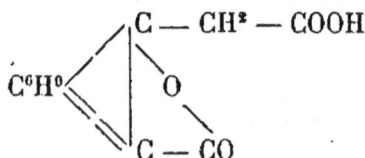

$$C^6H^0 \begin{cases} C - CH^2 - COOH \\ \quad\quad O \\ C - CO \end{cases}$$

Elle peut en effet saturer à froid une molécule de potasse. Les cantharidates ainsi obtenus en faisant réagir à froid l'alcali sur la cantharidine, molécule à molécule, peuvent être vésicants parce que, dans leur préparation, la fonction lactone de la cantharidine à laquelle semblent liées les propriétés physiologiques de la cantharidine, est respectée. Les cantharidates obtenus par contre avec l'aide de la chaleur pourraient n'être plus vésicants, parce que sous l'influence de la température leur fonction lactonique est saponifiée.

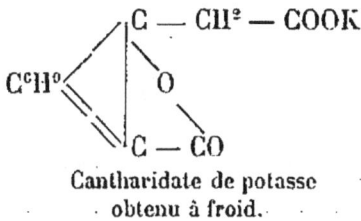

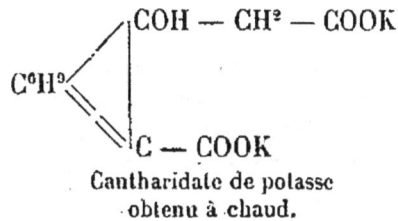

$$C^6H^9 \underset{C-CO}{\overset{C-CH^2-COOK}{<}} O$$

$$C^6H^9 \underset{C-COOK}{\overset{COH-CH^2-COOK}{<}}$$

Cantharidate de potasse
obtenu à froid.

Cantharidate de potasse
obtenu à chaud.

Le cantharidate de potasse s'emploie sous forme de taffetas.

Gélatine.	1 gramme
Eau.	5 —
Alcool.	5 —
Cantharidate de potasse	0 gr. 10
Glycérine	Q. s.

On étend ce mélange liquéfié au bain-marie sur une feuille mince de gutta-percha de 5/5.

DULCINE

Paraphénétolcarbamide, sucrol.

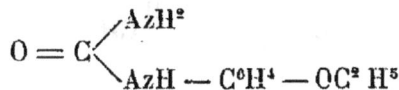

$$O = C \underset{AzH-C^6H^4-OC^2H^5}{\overset{AzH^2}{<}}$$

Caractères. Propriétés. — Poudre cristalline, brillante, d'une valeur édulcorante 200 fois plus énergique que celle du sucre.

1 litre d'eau en dissout . . . . . 1 gr. 85
1 litre d'alcool à 30° en dissout . 13 grammes.

Usages. Mode d'emploi. — Son pouvoir sucrant est presque le même que celui de la saccharine, mais sa saveur est plus agréable. On l'utilise pour sucrer les aliments des diabétiques aux mêmes doses que la saccharine.

Réaction. — Lorsqu'on évapore au bain-marie un peu de dulcine avec une solution de nitrate d'argent ou de chlorure mercurique, on observe une coloration *violette* qui s'accentue si l'on chauffe à 160°. Le résidu agité avec de l'alcool bouillant donne une coloration *rouge vineux*.

SALIPYRINE

Syn. : *Salicylate d'antipyrine.*

$C^{11}H^{12}Az^2O, C^7H^6O^3$

Caractères. Propriétés. — Cristaux incolores, pailletés, doués d'une saveur amère et sucrée, solubles dans 200 parties d'eau, facilement solubles dans l'alcool.

Les solutions aqueuses de salipyrine rougissent le tournesol et donnent avec le chlorure ferrique la coloration *violette* de l'acide salicylique,

100 parties de ce corps renferment 57,5 p. d'antipyrine et 42,5 p. d'acide salicylique.

Usages. Mode d'emploi. — Les propriétés de la salipyrine participent de celles de l'acide salicylique et de l'antipyrine. Elle est donc antithermique, analgésique, antirhumatismale. Elle se donne à la dose de 60 centigr. à 2 grammes dans une potion de Tood ou dans du vin.

PYRIDINE

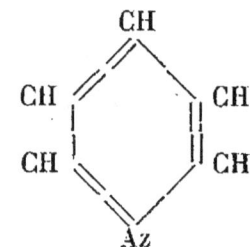

Cette base prend naissance dans la distillation sèche des substances organiques.

Caractères. Propriétés. — C'est un liquide incolore, très mobile, doué d'une odeur *sui generis* vive et pénétrante. Sa densité = 0,985.

Usages. Mode d'emploi. — On l'emploie, contre les accès d'asthme, en aspiration, à la dose de 4 à 5 grammes versés sur une assiette et mêlés à l'air confiné d'une chambre close.

Les bons effets obtenus par l'emploi de cigarettes dites antiasthmatiques (belladone, datura, etc.) sont dus précisément à la présence de pyridine dans la fumée produite par la combustion des
feuilles desséchées qui servent à les préparer : cette base provient
en effet de la destruction pyrogénée des alcaloïdes de ces plantes.

HUILE ANIMALE DE DIEPPEL

Lorsqu'on soumet à la distillation sèche des substances animales, de la corne de cerf par exemple, en ayant soin de rejeter
les premières parties qui distillent, on obtient deux liquides, l'un
aqueux désigné sous le nom d'*esprit de corne de cerf*; l'autre huileux, qui purifie par distillation, donne l'*huile animale de Dieppel*.

Le goudron animal est extrêmement riche en bases pyridiques,
quinoléiques, pyrroliques, en sels ammoniacaux et en amines.
Il n'est plus utilisé, mais l'esprit de corne de cerf, constitué surtout par un mélange de sels ammoniacaux, est encore utilisé
aux Etats-Unis et en Angleterre, mélangé à de la teinture de
savon, comme succédané du baume Opodeldoch.

NICOTINE
$C^{10}H^{14}Az^2$

Etat naturel. — C'est l'alcaloïde des feuilles du tabac. Il
existe dans la plante à l'état de malate et de citrate : sa quantité y est très variable (de 0,6 à 8 p. 100) et en général d'autant
plus faible que la qualité de tabac est meilleure.

Caractères. Propriétés. — C'est un liquide incolore possédant lorsqu'il est pur une odeur peu prononcée qui ne rappelle
en rien celle du tabac, mais qui se rapproche plutôt de celle de
la pipéridine. Sa densité = 1,01.

Elle est hygroscopique et miscible en toutes proportions à
l'eau et aux dissolvants organiques usuels.

MORPHINE

Essai. — La morphine renferme parfois de la narcotine, qui
se retrouve également dans le chlorhydrate de cette base. Les
deux réactions suivantes permettront de déceler sa présence.

Une dissolution aqueuse de chlorhydrate de morphine traitée
par un excès de potasse ne donne pas de précipité lorsque le sel
est pur : elle fournit par contre un précipité lorsque le sel de
morphine renferme de la narcotine.

Une dissolution aqueuse de chlorhydrate de morphine additionnée de quelques gouttes d'une solution de sulfocyanate de potasse ne donne pas de précipité lorsque le sel est pur ; elle donne un précipité rose lorsque le sel renferme de la narcotine.

PHOSPHATE DE CODÉINE

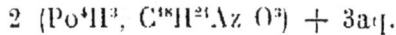

$$2 (Po^4H^3, C^{18}H^{21}Az O^3) + 3aq.$$

Caractères. Propriétés. — Ce sel se présente sous forme de paillettes ou de petits prismes très solubles dans l'eau.

Il renferme 70,51 p. 100 de codéine.

Usages. Mode d'emploi. — L'emploi de la codéine pure n'est pas exempt d'inconvénients. Cette base étant insoluble dans l'eau exige, pour pouvoir être utilisée en solution ou sous forme de sirop, l'intervention d'une notable proportion d'alcool.

La substitution du phosphate de codéine, sel défini et constant dans sa composition, à la codéine, semble donc rationnel.

CORONILLINE

État naturel. — Ce glucoside se retire de la coronille qui en renferme 9,5 p. 100 (SCHLAGDENHAUFFEN).

Caractères. Propriétés. — Poudre jaune pâle, très amère, très soluble dans l'eau, l'alcool ; peu soluble dans l'éther.

Lorsqu'on triture avec un peu d'acide sulfurique de la coronilline et qu'on additionne le mélange d'une goutte de perchlorure de fer, il se développe une belle coloration *violette*.

Usages. Mode d'emploi. — Médicament cardiaque employé à la dose de 10 à 20 centigr.

COTONS ET GAZES ANTISEPTIQUES

On désigne sous ce nom soit du coton hydrophile, soit de la gaze non apprêtée, sur lesquels on a fixé une substance antiseptique, iodoforme, sublimé, phénol, salol.

La préparation de ces objets se fait de deux manières différentes : ou bien on imprègne d'abord le tissu d'un liquide agglutinatif et on saupoudre ensuite le plus régulièrement possible avec la substance active réduite en poudre ; ou bien on trempe le tissu dans une solution convenablement faite de la matière médicamenteuse.

Le coton qu'on utilise est le coton hydrophile, c'est-à-dire du coton blanc, privé des matières grasses et résineuses qui imprègnent naturellement les fibres et les empêchent d'être mouillées par les liquides aqueux.

La gaze est de la mousseline dite *blanc chiffon* non apprêtée et surtout non amidonnée, qu'on purifie par traitements à l'hypochlorite de soude, à l'acide chlorhydrique et à l'eau.

On utilise surtout :

1° Le coton et la gaze *boriqués*, renfermant 10 p. 100 de leur poids d'acide borique ;

2° Le coton et la gaze *iodoformés*, renfermant 10 p. 100 de leur poids d'iodoforme ;

3° Le coton et la gaze *phéniqués*, renfermant 10 p. 100 de leur poids d'acide phénique ;

4° Le coton et la gaze *salolés*, renfermant 10 p. 100 de leur poids de salol ;

5° Le coton et la gaze *au sublimé*, renfermant 1 p. 1000 de leur poids de sublimé.

ESPÈCES

Espèces anthelminthiques. — Sommités sèches de grande absinthe, de tanaisie, capitules de camomille, de semen-contra : *ăă* p. e.

Espèces aromatiques. — Feuilles et sommités d'absinthe, d'hysope, de menthe, d'origan, de romarin, de sauge, de serpolet, de thym : *ăă* p. e.

(CODEX.)

Espèces diurétiques. — Racine sèche d'ache, d'asperge, de fenouil, de persil, de petit houx : *ăă* p. e.

(CODEX.)

Espèces carminatives. — Fruits d'anis, de carvi, de coriandre, de fenouil : *ăă* p. e.

(CODEX.)

Espèces purgatives.

Feuilles de séné	2 grammes.
Fleurs de sureau	1 —
Fruits d'anis	1 —
Fruits de fenouil	0 gr. 50
Bitartrate de potasse	0 gr. 50

(CODEX.)

Espèces sudorifiques. — Bois de gaïac, racine de salsepareille, de squine, de sassafras : *ăă* p. e.

(CODEX.)

Espèces vulnéraires. — Mélange de vingt plantes tirées principalement de la famille des Composées et de celle des Labiées (absinthe, hysope, origan, romarin, sauge, scordium, arnica, etc.).

(CODEX.)

RATAFIAS

On désigne sous ce nom des liqueurs alcooliques aromatiques très sucrées qui ne sont pas des médicaments, mais dont *la saveur agréable* peut être très utilement *mise à profit pour masquer la saveur par trop désagréable* de quelques substances médicamenteuses. Le cassis a été préconisé par VIGIER pour masquer la saveur amère des préparations de quinquina ; le ratafia d'anis, par le professeur FOURNIER, pour dissimuler la saveur urineuse des iodures alcalins ; le ratafia de curaçao pour l'administration du salicylate de soude.

Le *ratafia d'anis* s'obtient en distillant de l'alcool sur un mélange d'anis, de coriandre, et en ajoutant pour 100 parties de l'alcoolat 60 parties de sucre et 80 parties d'eau.

Le *ratafia de cassis* est préparé en faisant macérer 15 jours :

Cassis	300 parties.
Eau-de-vie à 22°	840 —
Sucre	175 —
Girofle	0,40 —
Cannelle	0,20 —

et en filtrant le produit.

Le *ratafia de curaçao* est obtenu en distillant de l'alcool sur des zestes d'écorces amères additionnés d'un peu de girofle, de cannelle et d'acore, et en ajoutant à 100 parties de liquide 100 parties d'eau et 250 parties de sucre.

La richesse alcoolique de ces différentes liqueurs est peu élevée, 22 p. 100 environ.

Comme succédanés de ces préparations on utilise, mais moins fréquemment, l'*élixir de garus* dont la formule est restée au Codex : il s'obtient en distillant de l'alcool sur un mélange d'aloès, de myrrhe, de girofle, de muscade, de cannelle et de safran ; on ajoute au distillat une infusion de capillaire, de l'eau de fleur d'oranger et du sucre.

Notons pour terminer que les *sirops de fruits* (coings, framboises, groseilles, cerises) et même le *sirop d'écorces amères* sont plutôt des succédanés de ces ratafias que des sirops médicamenteux proprement dits.

EMPLATRES

Emplâtre simple. — On le prépare en saponifiant un mélange d'axonge et d'huile d'olive en présence de l'eau, avec de la litharge ou protoxyde de plomb.

Litharge pulvérisée	1 000	parties.
Axonge	1 000	—
Huile d'olive	1 000	—
Eau	2 000	—

On fait liquéfier le tout dans l'eau chaude et on tient l'eau en ébullition jusqu'à ce que l'oxyde de plomb ait tout à fait disparu ; on laisse alors refroidir la masse et on la roule en magdaléon.

C'est un mélange de stéarate, de palmitate, d'oléate de plomb, de glycérine et d'un peu d'oléine non saponifiée.

Emplâtre diachylon gommé. — Emplâtre simple renfermant la presque totalité de la glycérine des corps gras saponifiés et auquel on ajoute un mélange de cire jaune, poix blanche, térébenthine de mélèze, gomme ammoniaque, galbanum et essence de térébenthine.

Sirop des cinq racines. — On le prépare en faisant deux infusions successives avec :

Espèces diurétiques	500 grammes.

on transforme la seconde en sirop et on concentre le sirop jusqu'à ce qu'il ait perdu une quantité d'eau égale à la première infusion, puis on le mélange à la première infusion.

Ce sirop se prescrit comme diurétique à la dose de 20 à 100 grammes.

BOURGEONS DE PEUPLIER

Onguent populeum. — On l'obtient en faisant digérer sur le feu un mélange de

Feuilles hachées de morelle . . .
— — belladone . .
— — jusquiame .
— — pavots. . . .
} àà 500 grammes.

Axonge . . . . 4 000 parties.

jusqu'à ce que toute l'eau de végétation ait disparu; on ajoute alors :

800 grammes de bourgeons de peuplier desséchés et on fait digérer de nouveau pendant vingt-quatre heures. On passe avec expression.

L'onguent populeum, associé à de la cire blanche et à des cantharides, constitue la *pommade épispastique verte*.

L'onguent populeum s'emploie au même titre que le *baume tranquille* comme calmant en onctions.

BAUME DE TOLU

Sirop de tolu. — On prépare ce sirop en faisant digérer à deux reprises du baume de tolu sec avec de l'eau distillée et en transformant en sirop à l'aide de sucre par simple solution au bain-marie le produit de ces deux digestes.

BAUME DU COMMANDEUR

Teinture composée obtenue avec :

Racine d'angélique. . . . . 10 grammes.
Sommités fleuries d'hypericum . . . 20 —
Alcool à 80° . . . . 720 —

On fait macérer le tout huit jours, on passe avec expression et on ajoute à cette teinture :

Baume de tolu, benjoin. . . . . . *àà* 60 parties.
Aloès, myrrhe, Oliban . . . . . *àà* 10 —

On fait encore macérer dix jours et on filtre.

LILIACÉES

PRÉPARATIONS DE SCILLE

Vinaigre scillitique. — On le prépare en faisant macérer pendant huit jours 100 parties de squames dans 20 parties d'acide acétique et 980 parties de vinaigre blanc. Il ne sert qu'à préparer l'oxymel scillitique.

GRANATÉES

PRÉPARATIONS DE RACINES DE GRENADIER

Apozème. — AWENG a constaté que les alcaloïdes de l'écorce de racines de grenadier se trouvent engagés dans une combinaison telle qu'ils résistent à l'action dissolvante de l'eau, de l'alcool, de telle sorte qu'une écorce riche en principes actifs peut fournir un apozème presque inerte.

CÉLASTRINÉES

PRÉPARATIONS D'EVONYMUS ATROPURPUREUS

Extrait alcoolique. — Cet extrait est connu habituellement sous le nom impropre d'*évonymine*.

100 parties d'écorces de racines donnent 20 parties d'extrait.

1 gramme correspond donc à 5 grammes d'écorces.

On l'administre à la dose de 5 à 10 centigr. en pilules comme purgatif cholagogue.

Il importe de ne pas confondre cet extrait avec le glucoside retiré de cette plante par WENZEL et qui porte également le nom d'évonymine.

Il paraît devoir son action à un mélange d'évonymine cristallisable et de résines.

L'extrait préparé avec l'écorce de racines de l'Evonymus americanus, soit encore avec celle de l'E. tingens, présente les mêmes propriétés, mais à des degrés différents.

RUTACÉES

PRÉPARATIONS DE QUASSIA

Extrait aqueux. — 100 parties de bois donnent 2 gr. 5 d'extrait.

1 gramme correspond à 40 grammes de plante et renferme environ 0,0547 de quassine.

Dose de 10 à 20 centigr.

PRÉPARATIONS D'ANGUSTURE VRAIE

Poudre. — On utilise quelquefois à titre d'amer et de fébrifuge la poudre de l'écorce d'angusture vraie en cachets à la dose de 1 à 4 grammes, ou sous forme de vin à la dose de 15 grammes pour 1000 de vin blanc.

Ces préparations doivent surtout leur action à un mélange de quatre alcaloïdes : *cusparine, cusparidine, galipine, galipidine*.

Dans le cas où la poudre *d'angusture fausse aurait été substituée à l'angusture vraie*, cette substitution pourrait être reconnue de la façon suivante : la poudre ou le vin amené à sec sont agités avec un peu d'éther ; on décante l'éther qu'on fait évaporer. Le résidu, au contact du réactif de FROEHDE, donne une série de colorations *rose, violet, violet-bleu, lilas*, avec tendance au bleu, colorations dues au mélange des alcaloïdes de l'angusture vraie.

Les préparations effectuées avec l'écorce de *fausse angusture* traitées de la même manière *ne donnent aucune coloration*.

PRÉPARATIONS D'ÉCORCES D'ORANGES AMÈRES

Sirop. — La préparation de ce sirop comporte une macération d'écorces d'oranges amères sèches dans de l'alcool à 60° suivie d'une infusion de résidu de cette macération avec de l'eau à 80° : les deux liquides sont ensuite transformés en sirop à l'aide de sucre, par solution au bain-marie.

ERYTHROXYLÉES

PRÉPARATIONS DE COCA

Extrait alcoolique. — 1 gramme de cet extrait renferme 0,00618 de substances alcaloïdiques.

MÉNISPERMÉES

PRÉPARATIONS DE COLOMBO

Extrait alcoolique. — 1 gramme de cet extrait renferme 0,0236 de colombine.

34.

PRÉPARATIONS DE CANTHARIDES

Pommade épispastique verte.

Cantharides en poudre   40
Onguent populeum   280
Cire blanche   40

(CODEX.)

Pommade épispastique jaune. — On l'obtient en faisant digérer

Cantharides concassées . . . . .   60 grammes.

dans

Axonge . . . .   840 grammes.

on passe et on ajoute au produit du curcuma, de la cire ; on fait digérer de nouveau ; on filtre et on ajoute de l'essence de citron.

Mouche de Milan. — Masse emplastique vésicatoire obtenue avec :

Poix blanche . . . .   50 grammes.
Cire jaune   50   —
Cantharides pulvérisées   50   —
Térébenthine   10   —
Essence de lavande   1   —
Essence de thym   1   —

qu'on délivre par masse de 1 gramme sur un morceau de taffetas noir de 6 centimètres de diamètre.

AXONGE BENZOINÉE

Teinture de benjoin . . . . . .   5 grammes.
Axonge . . . .   1 000   —

CHLOROFORME

Eau chloroformée.

Chloroforme pur . . . .   10 grammes.
Eau distillée . . . .   1 000   —

On agite les deux liquides dans un flacon à l'émeri, à quatre ou cinq reprises pendant une demi-heure. On laisse au repos pendant 3 ou 4 heures et on décante l'eau transparente sans laisser passer la moindre trace de chloroforme (Lasègue et J. Regnauld).

100 grammes de cette préparation renferment 0,90 de chloroforme, soit 53 gouttes.

On ne doit pas laisser l'eau chloroformée en présence d'un excès de chloroforme, indissous par conséquent. Elle deviendrait irritante parce que l'eau ne s'oppose pas à la décomposition du chloroforme.

On l'emploie seule ou comme excipient des potions calmantes à la dose de 15 à 45 grammes.

Liniment chloroformé.

Chloroforme.	10	grammes.
Huile d'amandes douces	90	—

(Codex.)

Pommade au chloroforme.

Chloroforme rectifié	10	grammes.
Cire blanche.	5	—
Axonge	85	—

(Codex.)

EAU DISTILLÉE

On prépare l'eau distillée en condensant de l'eau réduite en vapeurs dans un appareil distillatoire.

L'eau distillée ne doit pas laisser de résidu quand on évapore quelques gouttes sur une lame de platine. En outre, elle ne donne aucun précipité avec les réactifs suivants :

Eau de chaux, réactif de l'acide carbonique.

Azotate d'argent, réactif de l'acide chlorhydrique.

Chlorure de baryum, réactif des sulfates.

Chlorure mercurique, réactif de l'ammoniaque.

Oxalate d'ammoniaque, réactif de la chaux.

Permanganate de potasse acidulé à l'ébullition, réactif des substances organiques.

FULMICOTON

La dissolution de 5 grammes de ce corps dans 95 grammes d'acétone pure donne un collodion très souple qu'on utilise en dermatologie comme véhicule de l'huile de cade.

Huile de cade. . . . . 1 gramme.
Collodion à l'acétone . . . . 2 grammes.

SACCHAROSE

Sirop de sucre. — On l'obtient, soit par simple solution à froid de

Sucre blanc . . . . 1 800 grammes.

dans

Eau distillée . . . . 1 000 grammes.

soit avec le concours de la chaleur.

Le sirop de sucre est incolore, doué d'une légère saveur lorsqu'il a été obtenu à chaud. Sa densité égale 1,32.

La saccharose ne paraît guère douée de propriétés médicamenteuses : elle sert à édulcorer les tisanes et les potions, ainsi qu'à préparer un grand nombre de sirops médicamenteux.

Essais. — Le sirop de sucre est dans le commerce l'objet d'une fraude constante, on lui mélange et même on lui substitue le sirop de fécule.

Quelques gouttes d'une solution d'iode dans l'iodure de potassium font prendre au sirop une teinte jaune, et une teinte rouge à celui qui est glucosé ; cette coloration tient à l'action de l'iode sur la dextrine du sirop de fécule.

IODURE MERCURIQUE

Sirop d'iodure ioduré de mercure ; sirop de Gibert.

Iodure mercurique . . . . *dix centigr.*
Iodure de potassium . . . . . . 5 grammes.
Eau distillée . . . . 5 —
Sirop de sucre . . . . 240 —

La cuillerée représente environ 1 centigr. d'iodure de mercure et 5 centigr. d'iodure de potassium. La formule de ce sirop n'est pas inscrite au Codex; pour éviter les variations de dose de son principe actif il est préférable de le formuler au lieu de le prescrire.

LIVRE VIII

DOCUMENTS

TABLEAU I

PLANTES A TANIN ET CLASSIFICATION DES TANINS
QU'ELLES CONTIENNENT

A. Plantes renfermant des oxacides aromatiques ou des phénols de la série du benzol ou du styrol. (Tannogènes de Bramer.)

A.
- *Acide gallique* . .
  - Busserole.
  - Caillé-lait.
  - Simarouba.
  - Thé.
- *Acide caféique* . . Ciguë.
- *Pyrocatéchine* . .
  - Cissus quinquefolia.
  - Eucalyptus.

B. Plantes renfermant des tanins cétoniques de nature non éthérée et non glycosidique. Produits d'oxydation et de condensation des oxacides et des phénols du groupe précédent.

B.
- Groupe de la benzopyrone.
  - *Chrysine* . . . Bourgeons de peuplier.
  - *Lutéoline* . . . Gaude.
  - *Morin* . . . . . Morus tinctoria (mûrier).
  - *Scoparine* . . Genêt à balai.
- Groupe de la xanthone.
  - *Gentisin* . . . . Gentiane.
- Groupe de la fluorénone.
  - *Acide ellagique*
    - Bezoards.
    - Dividi.
    - Acacias divers.
- Groupe de la benzophénone.
  - *Maclurine* . . . Morus tinctoria.

C. Tanins. Ethers		*Acide tannique* . . Galle de chêne. *Acide trigallique* . Galle de chêne.		

	Pentosides	Groupe des Quercitrins	*Rutine*	Rue. Càprier. Rose. Buchu.
			Robinine. . .	Acacia (fleurs).
			Quercitrin proprement dit	Quer. infec. (bois) Nerprun. Sophora japonica. Thé. Cachou. Marronnier.
			Acide alnotannique. Aune. *Cocéline*. . Coca. *Fustine* . . Rhus cotinus.	

D.

Gluco-

tannoïdes

	Glucosides	Groupe de l'acide cafétannique	*Acide cafétannique*	Sorbier (baies). Maté (feuilles). Erica herbacea. Cainça. Café. Noix vomique.
			A. kolatannique . Noix de kola.	
			A. quinotanniques { Quinquinas. Guarana.	
			A. ipécacuanhique. Ipécas.	
			A. arecatannique. . Noix d'arec.	
			A. quercitannique . Chêne.	
			A. castanéotann . . Châtaignier.	
			A. ulmitannique. . Orme.	
			A. lupulitannique . Houblon.	
			A. quebrachotan. . Quebracho.	
			A. cachoutann . . . Cachous.	
			A. kinotannique . . Kinos.	
			A. ratanhiatann . . Ratanhia.	
			A. esculitannique . Marronnier.	

		Groupe de l'acide gra-natonique.	*A. nucitannique* . Noyer. *A. granatonique*. Grenadier. *A. nuphartann*. . Nénuphar.

E Phlorogluco tannoïdes.		Série protocaté-chique.	*A. filicitannique*. Fougère mâle.

E Phloroglucotannoïdes.	Série cinnamique.	*Hespéritine.* . .	Ec. d'oranges am.
		Naringénine . .	Citrus decumara.
		Phloridizine. . .	Cerisier (Ec. de racines). Pommier. Prunier.

F. Résinotannols.	*Série cinnamique.*	Asa fœtida. Baume de Tolu. Benjoin. Galbanum. Opoponax. Sagapenum.
	Série benzénique.	Sang-Dragon.

G. Plantes dont les tanins n'ont pas été sériés ou identifiés.

Absinthe.
Aigremoine.
Arnica.
Acore vraie.
Benoîte.
Caroubier.
Cascara sagrada.
Cassia occidentalis.
Chicorée.
Coings.
Colchique.
Cornus Florida.
Filipendule.
Fraisier.
Damianas.
Henné.
Iris.
Ilex verticillata.
Hamamelis virginica.
Jaborandi.

Jujube.
Labiées en général.
Lierre
Millepertuis.
Manglier.
Noix de cyprès.
Orties.
Polypode.
Quintefeuille.
Ronces.
Rubus villosus.
Sabine.
Santoline.
Scille.
Tamarin.
Tormentille.
Thuya.
Ulmaire.
Verge d'or.
Viburnum prunifolium.

TABLEAU II

TABLEAU DES PRINCIPAUX ALCALOIDES CONNUS

GROUPÉS SUIVANT LES ANALOGIES CHIMIQUES

Abrotine. . . . . Artemisia abrotanum.

Achilléine . . . { Achillea millefolium.
 { — moschata.

Groupe de l'aconitine.
- *Aconitine*. . . . . . }
 Picroaconitine. . . } Aconitum napellus.
 Aconine. . . . . . . }
- *Pseudoaconitine*. . . } Aconitum napellus.
 } — ferox.
- *Isoaconitine* . . . . } Aconitum napellus.
 } — heterophyllum.
- *Japaconitine*. . . . . Aconitum Fisheri.
- *Lycoaconitine* . . . — lycoctonum.
- *Lapaconitine*. . . . — septentrionale.

Groupe de l'alstonine.
- *Alstonine*. . . . . . }
 Alstonidine. . . . . } Alstonia constricta.
 Porphyrine. . . . . }
- *Ditamine*. . . . . . . Alstonia spectabilis.
- *Ditaïne*. . . . . . . } Alstonia scholaris.
 Echilénine . . . . . }

Groupe de l'anhaline.
- *Anhaline*. . . . . . }
 Mézcaline. . . . . . }
 Anhalonine. . . . . } Différentes espèces
 Anhalonidine. . . . } d'Anhalonium.
 Lophophorine . . . }
 Pellotine . . . . . . }

Groupe de l'arécoline.
- *Arécoline*. . . . . . }
 Arécaïdine. . . . . } Noix d'arec.
 Arécaïne . . . . . . }
 Guvacine. . . . . . }

Arginine . . . . . Lupin ; citrouille (plantule).

Aribine. . . . . . Ariba rubra.

Aristolochine. . . Aristolochia argentina.

Artaïne. . . . . . Xanthoxylon senegalcense.

Groupe de l'asparagine.	Acide aspartique . . Asparagines . . . . Acide glutamique . Glutamine . . . . . Leucine. . . . . . . Phénylalanine . . . Tyrosine . . . . . . Surinamine	Normalement dans presque tous les végétaux, où ils apparaissent au moment de la germination e s'accumulent dans la plantule.
Groupe de l'atropine.	Atropine	Atropa belladona. Datura stramonium.
	Atropidine	Atropa belladona. Hyoscyamus niger. Duboisia.
	Benzoylpseudotro- péine	Coca de Java.
Azadirine	Margousier.	
Groupe de la berbérine.	Berbérine.	Clavelier; Orixa. Coptis tecta; Podophyllum. Coscinium; Geoffroya. Cœlocline; Berberis vulgaris. Cocculus; Nandina domestica. Hydrastis canadensis.
	Hydrastine. . . . . Canadine.	Hydrastis canadensis.
	Nandinine	Nandina domestica.
Buxine	Buxus sempervi- rens. . . . . Cessampilos par- eira. . . . . Nectandra Rodiei. Hernandra senora.	Ecorces.
Carpaïne	Carica papaya (feuilles).	
Cofféarine. . . .	Coffea arabica (semences.	
Cephœline. . . .	Uragoga ipecacuanha (Cephœlis.)	
Groupe de la chairamine.	Chairamine. . . . . Chairamidine . . . Conchairamine. . . Conchairamidine .	Quinquinas.

Groupe de la chélidonine.	*Protopine*	Chelidonium majus.
	Chélidomine	Sanguinaria canadensis.
	Chélérythrine.	Stylophoron diphyllum.
	Sanguinarine.	Bocconia frutescens.
	Homochélidonine α. — β. — γ.	Macleya cordata.

Choline	Fenugrec.
	Champignons et un très grand nombre de plantes.

Chrysanthémine .	Chysanthemum cinerariefolium.

Groupe de la cicutine.	*Cicutine* ou *conicine.*	Grande ciguë.
		Sambucus nigra.
		Capsicum annuum.
		Arum maculatum (?)
		Lupinus luteus (?)
	Conhydrine.	
	Méthylconine. . . .	Grande ciguë.
	Isoconine	
	Conicéine γ.	
	Pseudoconhydrine .	

Groupe de la cinchonine.	*Cinchonine*.	
	Cinchonidine. . . .	
	Cincholine	Quinquinas.
	Cinchamidine . . .	
	Cinchonamine . . .	

Groupe de la cocaïne.	*Cocaïne*.	Erythroxylon Coca.
	Cinnamylcocaïne . .	Erythroxylon Coca var-nova granatense.
	Cocamine.	

Colchicine. . . .	Colchicum autumnale.

Conessine . . .	Wrigtia antidysen-terica.	
	Holarrhena africa-na.	Ecorce et semences.
	Holarrhena antidy-senterica.	

Groupe de la corydaline.	*Corydaline*	
	Corybulbine	
	Bulbocapnine . . .	Corydalis cava.
	Corytubérine. . . .	
	Corycavine.	
	Coryvine	

Groupe de la cupréine.	*Cupréine* . . . . . . *Quinamine* . . . . . *Conquinamine* . . .	Quinquinas.

Groupe de la cusparine.	*Cusparine* . . . . . *Cusparidine* . . . . *Galipine* . . . . . . *Galipidine*	Galipea cusparia écorce.

Cytisine	Cytisus laburnum ; Euchrœsta horsfuldii. Genista monosperma ; 20 espéces de sophoras. Baptisia tinctoria ; Sophora tomentosa. — australis ; — speciosa. Anagyris fœtida. Ulex europæus.

Damassénine. . . Nigella Damassenia (semences).

Groupe de la delphinine.	*Delphinine* . . . . . *Delphinoïdine* . . . *Delphisine* . . . . . *Staphysagrine* . . .	Delphinium staphysa- gria semences.

Emétine.	Uragoga ipecacuanha. Ionidium ipecacuanha. Chiocòccea racemosa.

Groupe de l'éphédrine.	*Ephédrine* . . . . . *Pseudoephedrine* .	Ephedra vulgaris (feuilles).

Ergotinine. . . . Ergot de seigle.

Erythrophléine. . Erythrophleum guineense.

Esérine . . . . . Physostigma venenosum.

Fumarine . . . . Fumaria officinalis.

Groupe de la gelsémine.	*Gelsemine* . . . . . *Gelséminine*	Gelsemium sempervi- rens. Racines.

Groupe de l'harmaline.	*Harmaline* . . . . . *Harmine*	Peganum harmala.

Hymenodictyonine. Hymenodictyon excelsum. Écorces.

Impérialine . . . Fretillaria imperialis (bulbes).

Lobéline. . . .	Lobelia nicotianæfolia. — inflata.

Groupe de la lupinine.	*Lupinine* . . . . . .
	
	Lupamine droite. .
	Lupamine inactive. .
		Lupin jaune.
		  — blanc.
		  — —
		  — perennis.
		  — blanc.

Lycopodine . . . Lycopodium complanatum.

Mandragorine . { Mandragora autumnalis.
             —   vernalis.

Matrine . . . . . Sophora angustifolia.

Groupe
de la   { *Morphine* . . . . . . }
morphine.   { *Codéine* . . . . } Opium.
             { *Pseudomorphine* . . }
             { *Thébaïne* . . . . . . }

Muscarine . . . { Cannabis indica.
            { Amanita muscaria.

Groupe
de la   { *Narcotine* . . . . . . }
narcotine.   { *Oxynarcotine* . . . }
          { *Génoscopine* . . . . } Opium.
          { *Narcéine* . . . . . . }
          { *Hydrocotarnine* . . }
          { *Xanthaline* . . . . }

Nicotine . . . . . Tabacs.

Nupharine . . . Nuphar luteum (rhizome).

Groupe
de la   { *Papavérine* . . . . . }
papavérine. { *Codamine* . . . . . . }
          { *Laudanine* . . . . . }
          { *Laudanidine* . . . . }
          { *Laudanosine* . . . . }
          { *Tritopine* . . . . . . } Opium.
          { *Méconidine* . . . . . }
          { *Lantopine* . . . . . . }
          { *Protopine* . . . . . . }
          { *Pryptopine* . . . . . }
          { *Papavéramine* . . . }

Paricine . . . . . Cinchona succirubra.

Paucine . . . . . Noix de Pauco.

Groupe
de la   { *Pelletiérine* . . . . . }
pelletiérine. { *Isopelletiérine* . . . } Punica granatum
         { *Méthylpelletiérine* . } Ecorce. Racines.
         { *Pseudopelletiérine* . }

Groupe
de la   { *Péreirine* . . . . . . } Geissospermum vellosii
péreirine. { *Geissospermine* . . . }   (écorce).
         { *Vellosine* . . . . . . }

Piliganine . . . . Lycopodium saururus.

Groupe de la pilocarpine.	*Pilocarpine*. . . . . *Pilocarpidine* . . . *Jaborine*	Pilocarpus pinnatifolius.
	Pseudopilocarpine.	Pilocarpus spicatus. — selloanus ? — grandiflorus ? — sellovii ?

Pipérine. . . . Piper longum.
— nigrum.

Groupe de la québrachine.	*Québrachine* . . . . *Hypoquébrachine* . *Québrachamine* . . *Aspidospermine* . . *Aspidospermatine* . *Aspidosamine* . . .	Quebracho aspidosperma. Écorce
	Paytine. . . . . . . *Paytamine*	Quebracho de Payta. Ecorce.
	Loxoptérygine . . .	Quebracho de Colorado.

Groupe de la quinine.	*Quinine*. . . . . . . *Quinidine* . . . . . *Hydroquinine* . . . *Hydroquinidine* . .	Quinquinas.

Rhéadine . . . . Papaver Rhœas.

Ricinine. . . . . Ricinus communis (semences).

Groupe de la sénécine.	*Sénécine* . . . . . . *Sénécionine*.	Seneçons.

Groupe de la sinapine.	*Sinapine* . . . . *Sinalbine*.	Moutarde noire. — blanche.

Groupe de la spartéine.	*Spartéine*. . . . . . *Oxyspartéine*. . . .	Genista scoparia. Retamia sphœracarpa.

Stachydrine . . . Stachys tuberifera.

Groupe de la strychnine.	*Strychnine*. . . . . *Brucine*.	Strychnos nux vomica. — Ignatii. — colubrina. — tieute. — toxifera.
	Curarine.	Paullinia cururu.

Tanine. . . . . . Tanus baccata (semences et feuilles).

Trigonelline . . . Fenugrec.

Triostéine . . . . Triosteum perfoliatum.

Groupe de la vératrine.	Cévadine	Cévadille.
	Vératridine.	
	Sabadilline.	
	Sabadine	
	Sabadinine	
	Gervine	Hellébore blanc.
	Pseudogervine . . .	— viride.
	Rubigervine.	— lobelianum.

Groupe de la vicine.	Vicine.	Vicia sativa.
	Convicine.	

Groupe de la xanthine.	Xanthine.	Thé.
		Lupin.
		Orge.
	Théobromine. . . .	Cacao.
		Kola.
	Théophylline.	Thé.
	Caféine.	Thé ; Guarana.
		Cacao ; Maté.
		Cafés ; Catha edulis.
		Kola ; Ilex.
		Cyclopia.
	Hypoxanthine . . .	Thé ; Courge.
		Lupin ; Vesce.
		Orge ; Luzerne.
		Moutarde ; trèfle.
		Poivre noir.
	Adénine.	Thé.
	Guanine	Vesce.
		Luzerne.
		Mélilot.
		Courge.
	Allantoïne	Platane.

TABLEAU III

TABLEAU DES PRINCIPAUX GLUCOSIDES

Adansonine.	Adansonia digitata.
Adonidinie.	Adonis œstivalis.
	— vernalis.
	— amurensis.
Agomadine.	Rumeria alba.

Amygdaline	{ Amande amère. — du Prunier. Fruit du Sorbier.
Antiarine	Antiaris toxicaria.
Apocynéine.	Apocynum cannabinum.
Arbutine.	{ Arbutus uva ursi. Gaultheria procumbens. Kalmia latifolia.
Atractyline.	Atractylis gummifera.
Aurantiamarine	Citrus.
Boldoglucine	Boldo fragrans.
Bryonine.	Bryonia dioica.
Caincine.	Cainca.
Cascarine	Cascara.
Céphalanthine.	Cephalanthus occidentalis.
Colocynthine	Cucumis colocynthis.
Coniférine	Larix Europæa.
Convallamarine	Convallaria maïalis.
Convallarine	Convallaria maïalis.
Convolvuline	Convolvulus Jalapa.
Coronilline.	Coronilles.
Crocine	Crocus sativus.
Danaine.	Danais fragrans.
Daphnine	Daphne gnidium.
Dulcamarine	Solanum Dulcamara.
Échigine.	Adenium Bœhmianum.
Éricoline	{ Arbutus uva ursi. Ledum palustre. Rhododendron ferrugineum.
Esculine.	Æsculus hippocastanum.
Franguline.	Rhamnus frangula.
Fraxine.	Fraxinus excelsior.
Gentiopicrine	Gentiana lutea.
Globularine.	Globularia alypum.
Glycyphilline	Smilax glycyphylla.
Glycyrrhizine.	Glycyrrhiza glabra.
Grindéline	Grindelia robusta.
Hédérine	Hedera helix.
Helléboréine	{ Helleborus niger. — viridis.
Helléborine.	Helleborus viridis.
Hesperidine.	Citrus.
Hydrangéine	Hydrangea arborescens.
Ipoméine.	Ipomæa pandurata.
Isohespéridine.	Citrus.

Jalapine.	(Résine de Jalap.
	(— de Scammonée.
Lokaine	. Rhamnus catharticus.
Lupinine.	. Lupinus luteus.
Megarrhizine	. Megarrhiza californica.
Mélanthine.	. Nigella sativa.
Menyanthine	. Menyanthis trifoliata.
Morindine	(Morinda tinctoria.
	(— citrifolia.
Murrayine . . . . . . , .	. Murraya exotica.
Nérianthine.	. Nerium oleander.
Neriine	. Nercium oleander.
Ouabaine	(Acocanthera ouabaio.
	(Strophantus glaber.
Phlorhizine.	. Pommes, Poirier, Cerisier.
Rinacanthine	. Rhinacanthus communis.
Rhinanthine	. Rhinanthus buccalis..
Robinine.	. Robinia pseudoacacia.
Rotoïne	. Scopolia japonica.
Salicine	(Salix.
	(Spiræa ulmaria.
Solanine.	⎛ Solanum dulcamara.
	⎜ — ferox.
	⎜ — lycopersicum.
	⎝ — tuberosum.
Sophorine	. Sophora japonica.
Strophantine	⎛ Strophantus hispidus.
	⎜ — glaber.
	⎝ — kombé.
Syringine	. Syringa vulgaris.
Tanghinine.	. Tanghinia venenifolia.
Thevétine	. Thevetia nercifolia.
Thuyine.	. Thuya occidentalis.
Turpéthine	. Ipomœa turpethum.
Urechitine	. Urechitis suberecta.
Vernonine	. Vernonia nigritiana.
Vincetoxine.	. Vincetoxicum officinale.
Waldurine	. Simaba waldura.
Wistarine	. Wistaria chinensis.
Xanthorhamnine.	. Nerprun.

PLANTES A SAPONINE

AROIDACÉES	. Arum.
LILIACÉES.	. Scille.

ASPARAGINÉES	Smilax.
ARISTOCLOCHIÉES	Aristoloches. Asarum.
SCROFULARIACÉES	Digitale. Gratiole. Silène.
APOCYNÉES	Asclepias.
SAPOTACÉES	Monésia.
PROMULACÉES	Primula. Cyclamen.
RUBIACÉES	Genipa dumetorum.
PAPAYACÉES	Carica quercifolia.
SAXIFRAGACÉES	Hydrangea arborescens.
ROSACÉES	Quillaja. Prunus virginiana.
LÉGUMINEUSES	Calliandra.
SAPINDACÉES	Sapindus saponaria. OEsculus hippocastanum.
CARYOPHYLLÉES	Saponaires indigènes. Saponaire d'Egypte. Nielle des blés. OEillet.
POLYGALÉES	Polygalas.

TABLEAU IV

PLANTES A COUMARINE

Anthoxantum odoratum.
Asperule odorante.
Coumarina odorata.
Faham.
Hermaria glabra.
Hierochlora borealis.
Liatris odoratissima.
Melilotus officinalis.

Melilotus vulgaris.
Mimosa.
Myroxylon toluiferum.
Nigritella alpina.
Orchis fusca.
Phœnix dactylifera.
Prunus mahaleb.
Ruta graveolens.

TABLEAU V

PLANTES A ALBUMINES TOXIQUES

Abrine contenue dans le Jequirity.
Crotine — Croton.

Euphorbine contenue dans les Euphorbes.

Phalline contenue dans
$\left\{\begin{array}{l}\text{Amanita phalloïdes.}\\ \text{A. mappa.}\\ \text{A. verna.}\\ \text{A. virosa.}\end{array}\right\}$ Champignons.

Albumines non nommées dans l'acacia et l'orpin brûlant.

TABLEAU VI

RENDEMENT EN EXTRAITS

DES PRINCIPALES SUBSTANCES VÉGÉTALES

SUBSTANCES	PARTIES EMPLOYÉES	1 000 PARTIES DE SUBSTANCE DONNENT		
		Extrait aqueux.	Extrait alcoo-lique.	Extrait éthéré.
Aconit	Feuilles sèches . .	453	»	»
—	Racines.	»	190	»
Adonis vernalis. . . .	Plante entière. . .	290	»	»
Agaric blanc	— . . .	»	100	»
Angusture vraie. . .	Ecorce	280	»	»
Apocynum cannabinum	Racine	»	200	»
Belladone.	Suc dépuré de feuilles.	20	»	»
—	Feuilles sèches . .	»	210	»
Boldo.	Feuilles.	»	150	»
Buchu	—	»	140	»
Bouleau.	—	»	150	»
Cactus grandiflorus . .	Fleurs	»	66	»
Cantharides.	Insectes entiers. .	»	»	80
Capsicum annuum . .	Fruits	»	200	»
Cascara sagrada. . . .	Ecorce	»	320	»
Chamœdrys.	Plante	250	»	»
Chanvre indien	Sommités fleuries.	»	130	»
Chardon bénit. . . .	—	200	»	»
Chicorée sauvage . . .	Suc de feuilles fraîches	24	»	»
Ciguë.	—	30	»	»
—	Semences.	»	110	»
Coca	Feuilles.	»	250	»
Colchique.	Bulbes	»	200	»

PHARMACOGRAPHIE

SUBSTANCES	PARTIES EMPLOYÉES	1 000 PARTIES DE SUBSTANCE DONNENT		
		Extrait aqueux.	Extrait alcoolique.	Extrait éthéré.
Colchique.	Semences.	»	97	»
Colombo	Racines.	»	162	»
Coloquinte	Chair sèche. . . .	»	150	»
Condurango.	Écorce	»	210	
Datura	Suc dépuré de feuilles	20	»	»
—	Semences.	»	70	»
Digitale.	Feuilles sèches . .	250	300	»
Douce-amère	Tiges.	160	»	»
Doundaké.	Écorce	»	189	
Ergot de seigle (ergotine).	--	140	»	»
Eucalyptus	Feuilles.	»	260	»
Evonymus (evonymine)	—	» »	200	»
Fève de Calabar. . . .	Fève entière . . .	»	30	»
— de Saint-Ignace .	. . . . .	»	190	»
Fougère mâle.	Rhizome	»	»	125
Frêne.	Feuilles sèches . .	220	»	
Fumeterre.	Suc dépuré de feuilles	28	»	»
Fucus vesiculosus. . .	Plante entière . .	260	»	
Galega	— . .	150	»	»
Gelsenium sempervirens	Racines.	»	100	»
Gentiane.	— . .	216	»	»
Grenadier.	Écorce de racines.	»	180	»
Grindelia robusta . . .	Plante sèche . . .	»	200	»
Guarana	Semences.	»	270	»
Hamamelis virginica .	Écorce	152	169	»
—	Feuilles.	224	174	»
Houblon	Cônes.	»	200	»
Hydrastis canadensis .	Racine	»	238	»
Hydrocotyle asiatica. .	Tiges.	»	136	»
Ipéca.	Racine	»	130	»
Jaborandi.	Feuilles.	»	250	»
Jalap	Tubercules	»	90	
Jusquiame	Suc dépuré de feuilles	24	»	»
—	Semences.	»	160	»
Kava-Kava	. . . . .	»	70	»

SUBSTANCES	PARTIES EMPLOYÉES	1 000 PARTIES DE SUBSTANCE DONNENT		
		Extrait aqueux.	Extrait alcoolique.	Extrait éthéré.
Kola	Semences	»	129	»
Laitue cultivée	Suc de tiges . . .	16	»	»
— vireuse.	—	18	»	»
Leptandra virginica. .	Écorce	»	270	»
Maïs	Stigmates. . . .	120	»	»
Muguet	Suc dépuré de plante	40	»	»
—	Feuilles sèches . .	250	»	»
Monésia.	Écorce	200	»	»
Noix vomique.	Semences.	»	106	»
Noyer.	Feuilles	250	»	»
Opium	—	500	»	»
Pavot.	Capsules	»	150	»
Phellandrie	Seminoïdes	»	150	210
Pilulier	Plante	»	183	»
Podophylle	Racines.	202	»	»
Pulsatille	Feuilles	»	200	»
Quassia amara	Bois	»	20	»
Quebracho	Racines.	»	105	»
Quinquina gris	Écorce	160	240	»
— jaune . . .	—	»	194	»
— rouge . . .	—	»	250	»
Ratanhia	Racine	125	»	»
Rhubarbe.	—	400	»	»
Salsepareille.	—	150	»	»
Saponaire.	—	330	»	»
Sarracenia	Feuilles.	»	215	»
Scille	Squames	»	600	»
Seneçon.	Plante	160	»	»
Sené	Feuilles.	250	»	»
Simarouba	Écorce	»	70	»
Strophantus.	Semences.	»	95	»
Thé rouge.	Feuilles	»	208	»
Uva-Ursi	—	280	»	»
Valériane	Racine	»	180	»
Viburnum prunifolium.	Plante	154	»	»

TABLEAU VII

CONSERVATION DES EXTRAITS

Mauvaise conservation et altération

Extrait d'aconit.
— de belladone.
— de ciguë.
— de coca.
— de colchique.

Extrait de digitale.
— d'Ergotine.
— de jusquiame.
— de stramoine.

Bonne conservation.

Extrait de colombo.
— de douce-amère.
— de gentiane.

Extrait d'ipécacuanha.
— de rhubarbe.
— de valériane.

Conservation indéfinie.

Extrait de gaïac.
— de noix vomique.
— d'opium.

Extrait de pavots.
— de quassia.
— de quinquina.

TABLEAU VIII

TENEUR PAR GRAMME, EN PRINCIPES ACTIFS

DES PRINCIPALES PRÉPARATIONS GALÉNIQUES

A BASE DE DROGUES VÉGÉTALES

NOMS DES SUBSTANCES VÉGÉTALES	ALCOOLA-TURE	EXTRAIT ALCOOLIQUE	EXTRAIT AQUEUX	EXTRAIT DE SUC	TEINTURE ALCOOLIQUE
	gr.	gr.	gr.	gr.	gr.
Aconit (feuilles)	0,00018	»	0,0049	»	0,00017
— (racines)	0,00075	0,025	»	»	0,0005
Belladone (feuilles) . . .	0,0005	0,03	»	0,022	0,0005
Ciguë (feuilles)	0,0002	»	»	0,010 à 0,017	0,0001
— (semences)	»	0,024 à 0,032	»	»	»
Coca.	»	0,02	»	»	»
Colchique (bulbes) . . .	0,00044	»	0,0066	»	0,00028
— (fleurs)	0,0006	»	»	»	»

NOMS DES SUBSTANCES VÉGÉTALES	ALCOOLA-TURE	EXTRAIT ALCOOLIQUE	EXTRAIT AQUEUX	EXTRAIT DE SUC	TEINTURE ALCOOLIQUE
	gr.	gr.	gr.	gr.	gr.
Colchique (semences). .	»	»	0,035	»	0,00072
Fèves de Saint-Ignace. .	»	0,1	»	»	»
— de Calabar. . . .	»	0,04	»	»	»
Ipéca.	»	0,20	»	»	»
Jaborandi	»	0,019	»	»	0,0007
Jusquiame (feuilles). . .	0,0003	»	»	0,005 à 0,007	0,00014
— (semences). .	»	0,0135	»	»	»
Kola.	»	0,0617	»	»	0,003
Muguet	»	»	0,09	»	»
Noix vomique	»	0,052 à 0,130	»	»	0,002
Quinquina gris.	»	0,005	0,01	»	0,004
— jaune	»	0,30	»	»	0,01
Scille.	»	Corres-pond à 1,66 de scille.	»	»	Corresp. 20 centig. de scille.
Stramoine (feuilles). . .	0,0002	»	»	0,006 à 0,008	0,0006
— (semences). .	»	0,0165 à 0,0257	»	»	»
Strophantus	»	0,18	»	»	0,0036

TABLEAU IX
ÉVALUATION APPROXIMATIVE DES CUILLERÉES ET DES VERRÉES

	CONTENANCE en centimètres cubes.	ÉQUIVALANT EN GRAMMES A			
		ALCOOL et liqueurs alcooliques	EAU	HUILE	SIROPS
Cuillère à café . . .	4	3	4	3	5
— à dessert. .	12	9	12	9	16
— à soupe . .	16	12	16	12	21
Verre à liqueur. . .	30	22	30	22	37
— à madère. .	60	45	60	45	75
— à bordeaux. .	90	67	90	67	112
— ordinaire. . .	120	112	120	112	187

TABLEAU X

I. — Nombre de gouttes contenues dans un gramme
à 15° centigrades.

Le *compte-gouttes normal* consiste en un tube de verre terminé par un ajutage à ouverture capillaire, dont le *diamètre extérieur* doit mesurer exactement 3 *millimètres*. Les liquides doivent s'écouler par ce tube, de leur propre poids et avec régularité.

On considère l'instrument comme bien réglé lorsqu'à la température de + 15°, vingt gouttes d'eau distillée pèsent 1 gramme à moins de 2 centigrammes près (Codex).

	Nombre de gouttes pour 1 gramme.
Acide acétique cristallisable	55
— azotique officinal	23
— chlorhydrique officinal	21
— cyanhydrique médicinal au 100°	20
— lactique	39
— phosphorique (solution officinale)	28
— sulfurique officinal	26
— — alcoolisé	54
Alcool à 90°	61
— à 60°	52
Ammoniaque liquide officinale	22
Bromoforme	37
Chloroforme	56
Créosote de hêtre	43
Eau de Rabel	54
Eau distillée	20
Ether officinal	90
— alcoolisé	72
Eucalyptol	57
Glycérine officinale à 28°	25
Essence de térébenthine	54
Liqueur d'Hoffmann	72
Essence de menthe	50
— d'anis	50
Hypnone	37
Nitrite d'amyle	65
Nitroglycérine, sol. officinale	60
Paraldéhyde	50

	Nombre de gouttes pour 1 gramme.
Salicylate de méthyle	43
Terpinol.	55
Trinitrine, sol. officinale.	60

II. — Nombre de gouttes contenues dans un gramme à 15° centigrades des principales préparations galéniques ; et teneur par gramme de ces préparations en principe actif.

NOM DES PRÉPARATIONS	NOMBRE de gouttes dans 1 gramme.	TENEUR en principes actifs par gramme.
		gr.
Alcoolature d'aconit (feuilles)	53	0,00048
— — (racines)	53	0,00075
— de Belladone	53	9,0005
— de ciguë	53	0,0002
— de colchique (bulbes) . .	53	0,00044
— — (fleurs). . .	53	0,0006
— de jusquiame	»	»
— de stramoine	53	0,0002
Eau de Rabel	54	0,25
Elixir parégorique.	52	Corresp.à 0,005 d'extr. d'opium.
Gouttes amères de Baumé	53	Corresp. à 0,075
— noires anglaises.	37	Corresp. à 50 centigr. d'opium.
Huile phosphorée au millième. . . .	48	0,004
Laudanum de Rousseau	35	Corresp. à 25 centigr. d'opium.
— de Sydenham	35	Corresp. à 0,125 d'opium.
Liqueur de Boudin	20	0,004
— de Fowler	23	0,01
— de Pearson.	12	0,001
— de Van Swieten	30	0,004
Soluté d'acide arsénieux.	20	0,004
— d'arséniate de soude	12	0,001
— d'arsénite de potasse	23	0,01

NOM DES PRÉPARATIONS	NOMBRE de gouttes dans 1 gramme.	TENEUR en principes actifs par gramme.
		gr.
Solution arsenicale de Pearson. . . .	12	0,001
Teinture alcoolique d'aconit (feuilles).	53	0,00017
— d'aconit (racines). . .	53	0,0005
— de belladone	53	0,0005
— de cantharides	»	»
Teinture alcoolique de ciguë. '	53	0,0001
— de colchique (bulbes).	53	0,00028
— de colchique (semences)	53	0,00072
— de digitale	54	Corresp. à 50 centigr. de poudre.
— d'extrait d'opium. . .	53	Corresp. à 0,0417 d'extrait.
— d'iode	61	0,0012
— de jaborandi	53	0,0007
— de jusquiame.	53	0,00014
— de Lobélie	53	»
— de noix vomique. . .	57	0,002
— de quinquina gris. . .	53	0,004
— de quinquina jaune. .	53	0,01
— de scille	53	»
— de stramoine.	53	0,0012
— de strophantus	57	0,0036
— de coca.	53	0,001
Extrait fluide de coca	45	0,017
— de kola	45	»
— d'hydrastis canadensis	45	0,024
Teinture de kola	53	0,025 caféine.
— d'hydrastis canadensis . . .	53	0,0048

POSOLOGIE

Toute substance médicamenteuse n'a d'action thérapeutique qu'autant qu'elle est employée à des doses déterminées, doses thérapeutiques, en dehors desquelles toute substance a soit des effets négatifs, soit des effets opposés aux effets médicamenteux recherchés, soit, et cela dans la plupart des cas, des effets toxiques.

Dans les deux tableaux qui suivent (tableau XI et tableau XII) nous avons résumé les doses des principaux médicaments chimiques et galéniques les plus employés. Les doses fixées dans ces tableaux ne sont pas des doses absolues, mais des *moyennes, qu'il serait imprudent de dépasser.*

Ces doses sont calculées par un adulte de poids moyen.

Toute dose médicamenteuse est variable, avec le sexe et l'âge de l'individu. En faisant la dose $= 1$ pour un adulte, les doses thérapeutiques seront pour :

Un enfant au-dessous d'un an de $1/17^e$
 — au-dessus — $1/15^e$ à $1/12^e$
 —   — de 2 ans. . $1/8$
 —   — de 3 ans. . $1/6$
 —   — de 4 ans. . $1/4$
 —   — de 7 ans. . $1/3$
 —   — de 14 ans . $1/2$
 A 20 ans. . . . . les $2/3$

de la dose indiquée.

De 20 à 60 ans la dose est 1 au-dessus de 60 ans, et chez les femmes, la dose est des $2/3$ de la dose de l'adulte.

Toutefois il ne faut pas perdre de vue que cette proportionnalité de la dose à l'âge n'est que très relative, et il faut se souvenir qu'elle perd toute valeur en présence de certains médicaments, qui tantôt doivent être bannis de la thérapeutique infantile (opium), ou qui tantôt peuvent être employés à dose proportionnellement plus élevée que chez les adultes (quinine).

Dans les tableaux XI et XII, la lettre *C* indique *centigramme*. La lettre *M, milligramme.*

TABLEAU XI

POSOLOGIE DES PRINCIPAUX MÉDICAMENTS CHIMIQUES

NOMS DES SUBSTANCES	DOSE MAXIMA pour une prise.	DOSE MAXIMA pro die.
Acétanilide.	*vingt C.*	1 gr.
Acétate d'ammoniaque liquide . .	2 gr.	20 gr.
Acide arsénieux	*deux M.*	*dix M.*
— benzoïque	*dix C.*	2 gr.
— chlorhydrique officinal. . .	V gouttes.	XL gouttes.
— cyanhydrique officinal au 100ᵉ	1 goutte.	XV gouttes.
— gallique	*cinquante C.*	2 gr.
— lactique (en limonade à 1 p. 100).	»	6 gr.
— oxalique.	*cinquante C.*	2 gr.
— phosphorique officinal . . .	V gouttes.	3 gr.
— salicylique.	1 gr.	8 gr.
— sulfanilique	*cinquante C.*	4 gr.
— sulfurique alcoolisé (voir Eau de Rabel).		
— thymique (voir Thymol) . .	1 gr.	4 gr.
Aconitine cristallisée et ses sels .	*un quart M.*	*un M.*
Adonidine	*un C.*	*deux C.* 1 2
Alun.	*cinquante C.*	2 gr.
Ammoniaque liquide	V gouttes.	XX gouttes.
Analgésine, analgine (antipyrine) .	1 gr.	4 gr.
Antimoniate acide de potasse. . .	*cinquante C.*	5 gr.
Apiol.	*vingt-cinq C.*	2 gr.
Apomorphine et ses sels	*un M. à 1 2 C.*	*un C.*
Arséniate de fer	*un M.*	*un C.*
— de soude.	*un M.*	*un C.*
Asparaginate de mercure	*cinq M.*	*un C.*
Atropine et ses sels.	*un quart M.*	*un M.*
Azotate d'aconitine (voir Aconitine)		
— d'argent	*cinq M.*	*un C.*
— de bismuth (sous-)	1 gr.	15 gr.
— de potasse	2 gr.	10 gr.
— de pilocarpine	*un C.*	*trois C.*
— de strychnine (voir Strychnine).		
— d'ulexine.	*un dixième M*	*un quart M.*

NOMS DES SUBSTANCES	DOSE MAXIMA pour une prise.	DOSE MAXIMA pro die.
Benzoate de soude	2 gr.	15 gr.
Benzonaphtol.	*cinquante C.*	2 gr.
Benzosol.	1 gr.	10 gr.
Bétol.	*cinquante C.*	4 gr.
Bicarbonate de soude.	1 gr.	20 gr.
Borate de soude	1 gr.	10 gr.
Bromaline	*cinquante C.*	4 gr.
Bromoforme	IV gouttes.	X gouttes.
Bromure d'ammonium	1 gr.	5 gr.
— de camphre.	*cinquante C.*	2 gr.
— de fer.	*dix C.*	1 gr.
— de potassium	1 gr.	10 gr.
— de sodium	1 gr.	10 gr.
— de strontium	1 gr.	10 gr.
Bromhydrate basique de quinine (voir Quinine).		
Bromhydrate neutre de quinine (voir Quinine).		
Brucine	*cinq M.*	*cinq C.*
Caféine et ses sels	*cinquante C.*	1 gr. 50
Calomel	»	1 gr.
Carbonate de chaux	2 gr.	16 gr.
— de fer (sous-)	*dix C.*	*vingt-cinq C.*
— de gaïacol (voir Gaïacol)		
— de lithine	*vingt C.*	1 gr.
— de magnésie (hydro-) .	1 gr.	10 gr.
— de soude (bi-)	1 gr.	20 gr.
Chloral (hydrate).	1 gr.	6 gr.
Chloralamide.	1 gr.	4 gr.
Chloral ammonium.	1 gr.	4 gr.
Chloralimide	1 gr.	4 gr.
Chloralose	*vingt C.*	*cinquante C.*
Chlorate de potasse.	1 gr.	6 gr.
— de soude	1 gr.	10 gr.
Chlorhydrate d'apomorphine . . .	*un M à 1/2 C.*	*un C.*
— de cocaïne	*deux C.*	*vingt C.*
— de morphine	*Deux C.*	*cinq C.*
— de pilocarpine . . .	*un C.*	*trois C.*
— de quinine	*cinquante C.*	2 gr.
Chlorhydrosulfate de quinine. . .	*cinquante C.*	2 gr.
Chloroforme	XXV gouttes	2 gr.
Chlorure ferreux.	*trois C.*	*vingt C.*
Chlorure mercureux (voir Calomel)		

NOMS DES SUBSTANCES	DOSE MAXIMA pour une prise.	DOSE MAXIMA pro die.
Chlorure mercurique (v. Sublimé) .		
Cinéol	*cinquante C.*	2 gr.
Cicutine (ses sels)	*un M.*	*dix M.*
Cinchonine.	*cinquante C.*	3 gr.
Citrate de fer ammoniacal . . .	*vingt-cinq C.*	1 gr.
— de magnésie	40 gr.	60 gr.
Cocaïne et ses sels.	*deux C.*	*vingt C.*
Colchicine	*un M.*	*quatre M.*
Codéine	*un C.*	*cinq C.*
Conicine et ses sels.	*un M.*	*dix M.*
Convallamarine	*un C.*	*dix C.*
Crème de tartre (voir Tartrate acide de potasse).		
Crème de tartre soluble (voir Tartrate boricopotassique).		
Créosotal.	*quarante C.*	2 gr.
Créosote de hêtre.	*vingt C.*	1 gr.
Crésalol	*cinquante C.*	5 gr.
Croton-chloral	*cinquante C.*	2 gr.
Cyanure de mercure.	*un C.*	*cinq C.*
Digitaline amorphe chloroformique du Codex.	*un dixième à un quart. de M.*	*un M.*
Digitaline cristallisée chloroformique du Codex.		
Émétique.	*cinq C.*	*dix C.*
Ergotinine	*un quart M.*	*un M.*
Erythrophléine.	*un dixième M*	*deux dixièmes M.*
Esérine.	*un M.*	*deux M.*
Essence de térébenthine (voir Térébenthine).		
Éther sulfurique	2 gr.	5 gr.
Eucaïne A et son chlorhydrate . .	*deux C.*	*vingt-cinq C.*
— B et son chlorhydrate . .	»	»
Eucalyptol.	XX gouttes.	2 gr.
Euquinine	1 gr.	4 gr.
Exalgine	*vingt C.*	*soixante-dix C.*
Fer réduit	*dix C.*	*trente C.*
Gaïacol.	*vingt-cinq C.*	2 gr.
Gallate mercureux	*cinq C.*	*vingt C.*
Glycérine.	20 gr.	100 gr.
Glycérophosphates	*cinquante C.*	2 gr.
Glycyrrhizine (voir Glyzine)		

NOMS DES SUBSTANCES	DOSE MAXIMA pour une prise.	DOSE MAXIMA pro die.
Glyzine.	1 gr.	10 gr.
Holocaïne (voir Cocaïne).		
Homatropine.	*un quart M.*	*un M.*
Hydrastine.	*cinq C.*	*vingt-cinq C.*
Hypnal	*cinquante C.*	2 gr.
Hypnone.	II gouttes.	X gouttes.
Hypophosphite de chaux.	*dix C.*	*soixante C.*
— de soude	*dix C.*	*soixante C.*
Hyposulfite de soude.	1 gr.	10 gr.
Ichtyol.	*dix C.*	*cinquante C.*
Iode (voir Teinture d'iode).		
Iodoforme	*dix C.*	*soixante C.*
Iodol.	*cinq C.*	*quinze C.*
Iodure de fer.	*dix C.*	*cinquante C.*
— mercureux (proto-) . . .	*cinq C.*	*quinze C.*
— mercurique (bi-)	*deux M.*	*vingt-cinq M.*
— de potassium	1 gr.	10 gr.
— de sodium	1 gr.	10 gr.
Kermès.	*vingt C.*	1 gr.
Lactate de fer.	*dix C.*	1 gr.
— de quinine	*vingt C.*	2 gr.
Lactose	15 gr.	100 gr.
Lycétol.	*cinquante C.*	3 gr.
Lysidine.	*cinquante C.*	3 gr.
Magnésie calcinée	4 gr.	20 gr.
Menthol	*vingt C.*	1 gr.
Morphine.	*deux C.*	*cinq C.*
Naphtol α	*cinquante C.*	4 gr.
— β	*cinquante C.*	4 gr.
Narcéine (Chlorhydrate)	*un C.*	*cinq C.*
Nitrates (voir Azotates).		
Nitrite d'amyle.	V gouttes.	»
Oxyde de blanc d'antimoine (voir Antimoniate de potasse).		
Paraldéhyde	1 gr.	4 gr.
Pelletiérine.	*vingt-cinq C.*	*vingt-cinq C.*
Phénacétine	*cinquante C.*	2 gr.
Phosphate bicalcique.	1 gr.	4 gr.
— disodique.	40 gr.	40 gr.
— monocalcique.	1 gr.	4 gr.
— tricalcique.	1 gr.	10 gr.
— de gaïacol	*vingt-cinq C.*	2 gr.
Phosphite de gaïacol.	*vingt-cinq C.*	2 gr.

NOMS DES SUBSTANCES	DOSE MAXIMA pour une prise.	DOSE MAXIMA pro die.
Phosphore	*un M.*	*cinq M.*
Phosphure de zinc	*cinq M.*	*quatre C.*
Picrotoxine.	*un quart M.*	*un M.*
Pilocarpine (voir Azotate et Chlorhydrate de pilocarpine).		
Pipérazine	*dix C.*	1 gr.
Protoiodure de mercure (voir Iodure mercureux).		
Pyramidon.	1 gr.	4 gr.
Pyrophosphate de fer citro-ammoniacal	*vingt C.*	1 gr.
Quassine cristallisée	*un M.*	*deux M.*
Quinine	*cinquante C.*	2 gr.
Saccharine.	*cinq C.*	*cinquante C.*
Safran apéritif de Mars (voir Carbonate de fer, sous-).		
Salicine	1 gr.	10 gr.
Salicylate d'antipyrine	1 gr.	4 gr.
— de bismuth	1 gr.	4 gr.
— d'ésérine	*un M.*	*trois M.*
— de lithine	1 gr.	4 gr.
— de mercure	*un C.*	*six C.*
— de napthol β	*cinquante C.*	4 gr.
— de quinine	*cinquante C.*	2 gr.
— de soude	1 gr.	12 gr.
Salipyrine	1 gr.	4 gr.
Salol.	*cinquante C.*	5 gr.
Salophène	1 gr.	6 gr.
Salpètre (voir Azotate de potasse).		
Santonine	*cinq C.*	*vingt C.*
Soufre lavé.	2 gr.	10 gr.
Spartéine (voir sulfate de spartéine)		
Strophantine	*un dixième M*	*quatre dixièmes M.*
Strychnine et ses sels	*un M.*	*un C.*
Styracol	»	»
Sublimé corrosif	*Un C.*	*cinq C.*
Succinimide de mercure	*Un M.*	*deux M.*
Sucre de lait (voir Lactose).		
Sulfate d'alumine et de potasse (voir Alun).		
Sulfate neutre d'atropine (voir Atropine).		

NOMS DES SUBSTANCES	DOSE MAXIMA pour une prise.	DOSE MAXIMA pro die.
Sulfate cinchonine (voir Cinchonine)		
— de fer.	cinq C.	vingt C.
— de magnésie	40 gr.	40 gr.
— de manganèse.	cinq C.	cinquante C.
— de quinine	cinquante C.	2 gr.
— de soude	40 gr.	40 gr.
— de spartéine.	deux C.	vingt C.
— neutre de strychnine . . .	un M.	un C.
— de zinc.	soixante C.	soixante C.
Sulfonal	cinquante C.	2 gr.
Sulfure de carbone.	cinquante C.	2 gr.
Symphorol.	1 gr.	6 gr.
Tanins de cachou et de ratanhia .	cinquante C.	4 gr.
Tartrate acide de potasse. . . .	15 gr.	30 gr.
— borico-potassique . . .	15 gr.	30 gr.
— ferrico-potassique . . .	dix C.	cinquante C.
— neutre de potasse. . . .	15 gr.	30 gr.
— de potasse et d'antimoine (voir Émétique).		
Tartre stibié (voir Émétique).		
Térébenthine (essence de)	cinquante C.	8 gr.
Terpine.	cinquante C.	3 gr.
Terpinol	vingt C.	1 gr.
Théobromine.	cinquante C.	2 gr.
Thymol	cinquante C.	4 gr.
Tolypyrine.	1 gr.	4 gr.
Trinitrine (solution officinale). . .	V gouttes.	»
Trional	cinquante C.	2 gr.
Tetronal	cinquante C.	2 gr.
Tropacocaïne (voir Cocaïne).		
Tussol.	cinquante C.	2 gr.
Urée.	1 gr.	20 gr.
Uréthane.	3 gr.	4 gr.
Urotropine.	cinquante C.	2 gr.
Ulexine (voir Azotate).	»	»
Valérianate d'ammoniaque liquide	cinquante C.	2 gr.
— de zinc.	deux C.	quinze C.
Vératrine	Un M.	cinq M.
Xylose.	1 gr.	20 gr.

TABLEAU XII

POSOLOGIE DES PRINCIPALES PRÉPARATIONS GALÉNIQUES

NOMS DES SUBSTANCES	DOSE MAXIMA pour une prise.	DOSE MAXIMA pro die.
Alcoolature d'aconit (feuilles). . .	1 gr.	3 gr.
— — (racines). . .	V gouttes.	XX gouttes.
— de belladone (feuilles)	XX gouttes.	L gouttes.
— de ciguë (feuilles). . .	V gouttes.	XXV gouttes
— de colchique (bulbes).	1 gr.	5 gr.
— — (fleurs. .	1 gr.	5 gr.
— de jusquiame (feuilles)	X gouttes.	L gouttes.
— de stramoine (feuilles)	XX gouttes.	LX gouttes.
— de valériane	1 gr.	5 gr.
Diascordium	2 gr.	10 gr.
Eau distillée de laurier-cerise . . .	5 gr.	30 gr.
— de valériane.	10 gr.	100 gr.
— de Rabel	1 gr.	4 gr.
Eau-de-vie allemande.	15 gr.	30 gr.
Electuaire de copahu.	4 gr.	20 gr.
— de diascordium. . . .	2 gr.	10 gr.
Élixir de Garus.	15 gr.	30 gr.
— de longue vie.	8 gr.	30 gr.
— parégorique	5 gr.	20 gr.
— de pepsine.	30 gr.	90 gr.
Ergotine de Bonjean	1 gr.	4 gr.
— Yvon	un cent. cube	deux cent. cubes.
Evonymine.	cinq C.	quinze C.
Extrait alcoolique d'aconit (racines)	deux M.	un C.
— de belladone (racines)	un C.	cinq C.
— — (feuilles)	un C.	dix C.
— de cascara	vingt C.	1 gr.
— de chanvre indien. .	dix C.	vingt-cinq C.
— de ciguë (semences).	un C.	dix C.
— de coca	cinquante C.	1 gr.
— de colombo	vingt C.	1 gr.
— de digitale	cinq C.	vingt C.
— de fèves de Calabar.	deux M.	un C.
— de fèves de Saint-Ignace	cinq M.	un C.

NOMS DES SUBSTANCES	DOSE MAXIMA pour une prise.	DOSE MAXIMA pro die.
Extrait alcoolique d'hydrastis. . .	*cinquante C.*	2 gr.
— d'ipéca	*dix C.*	*trente C.*
— de jaborandi	*un C.*	*cinq C.*
— de jusquiame (semences).	*un C.*	*dix C.*
— de kola	1 gr.	6 gr.
— de noix vomique . .	*un C.*	*cinq C.*
— de quinquina gris. .	1 gr.	6 gr.
— — jaune.	1 gr.	6 gr.
— de salsepareille . .	*vingt C.*	5 gr.
— de scille	*deux C.*	*quinze C.*
— de stramoine (semences).	*un C.*	*dix C.*
— de strophantus . . .	*un M.*	*quatre M.*
Extrait aqueux d'aconit (feuilles) .	*un C.*	*cinq C.*
— de colchique (bulbes).	*un C.*	*quinze C.*
— (semences).	*un C.*	*dix C.*
— de digitale	*cinq C.*	*quinze C.*
— de douce-amère. . . .	*cinquante C.*	4 gr.
— de fucus	*vingt C.*	*cinquante C.*
— de gentiane	*vingt C.*	2 gr.
— de muguet.	*cinquante C.*	3 gr.
— de noyer (feuilles) . .	*cinquante C.*	4 gr.
— d'opium	*un C.*	*dix C.*
— de quinquina gris . .	1 gr.	6 gr.
— de rhubarbe	*vingt-cinq C.*	1 gr.
— de scordium	*cinquante C.*	2 gr.
Extrait éthéré de fougère mâle . .	5 à 6 gr.	»
Extrait fluide d'anhalonium. . . .	*cinq C.*	*vingt-cinq C.*
— de cascara	*cinquante C.*	4 gr.
— de coca	1 gr.	2 gr.
— d'hydrastis.	1 gr.	5 gr.
— de kola.	1 gr.	5 gr.
— hydroalcoolique d'agaric.	*cinq C.*	*vingt C.*
— — de condurango . .	*vingt C.*	1 gr.
— — de chanvre indien.	*dix C.*	*vingt-cinq C.*
— — de noyer. . .	*vingt C.*	4 gr.
— — de valériane .	*cinquante C.*	2 gr.
— gras de chanvre indien . .	*dix C.*	*vingt-cinq C.*
— sec de quinquina jaune . . .	*cinquante C.*	3 gr.
— de suc de belladone (feuilles).	*deux C.*	*dix C.*

NOMS DES SUBSTANCES	DOSE MAXIMA pour une prise.	DOSE MAXIMA pro die.
Extrait de suc de ciguë	*cinq C.*	*vingt-cinq C.*
— de suc de jusquiame . . .	*deux C.*	*vingt C.*
— de suc de muguet	*cinquante C.*	3 gr.
— de suc de stramoine. . . .	*deux C.*	*vingt C.*
Gouttes amères de Baumé	II gouttes.	X gouttes.
— noires anglaises	I goutte.	X gouttes.
Huile éthérée de fougère mâle . .	5 à 6 gr.	»
— de foie de morue.	12 gr.	50 gr.
— de foie de morue phosphorée au dix millième. . . .	5 gr.	25 gr.
— phosphorée au millième . .	1 gr.	5 gr.
— de ricin	60 gr.	60 gr.
— de croton	I goutte.	II gouttes.
Laudanum de Rousseau	II gouttes.	XX gouttes.
— de Sydenham.	V gouttes.	XL gouttes.
Liqueur de Boudin.	XL gouttes.	10 gr.
— de Fowler	V gouttes.	1 gr.
— d'Hoffmann	4 gr.	10 gr.
— de Pearson.	XX gouttes.	6 gr.
— de van Swieten	10 gr.	40 gr.
Looch blanc du Codex	n° I	n° I
— huileux.	n° I	n° I
Oxymel scillitique	5 gr.	30 gr.
Pilules d'Anderson	1 pilule.	4 pilules.
— ante cibum	1 »	4 »
— de Belloste	1 »	3 »
— bleues	1 »	3 »
— de Bontius	2 »	6 »
— de coloquinte composé. . .	1 »	5 »
— de cynoglosse.	1 »	4 »
— écossaises.	1 »	4 »
— de Méglin.	1 »	2 »
— de Sédillot.	1 »	2 »
— de térébenthine	1 »	10 »
Podophyllin	*deux C.*	*cinq C.*
Potion de Choppart.	n° I	n° I
— de Rivière.	n° I	n° I
Poudre d'agaric	*cinquante C.*	2 gr.
— d'aloès.	*vingt C.*	*cinquante C.*
— de belladone (racines). . .	*deux C.*	*dix C.*
— — (feuilles). . .	*cinq C.*	*vingt C.*
— de bryone	*cinquante C.*	4 gr.
— de cascara	*cinquante C.*	2 gr.

NOMS DES SUBSTANCES	DOSE MAXIMA pour une prise.	DOSE MAXIMA pro die.
Poudre de coca.	2 gr.	6 gr.
— de colombo.	1 gr.	5 gr.
— de digitale	vingt C.	cinquante C.
— de Dower.	cinq C.	vingt-cinq C.
— d'ergot.	trente C.	2 gr.
— de fucus	vingt C.	1 gr.
— de gentiane.	cinquante C.	5 gr.
— d'ipéca.	cinquante C.	2 gr.
— de noix vomique	un C	vingt C.
— d'opium	cinq C.	vingt C.
— de podophylle	vingt C.	1 gr.
— de polygala.	1 gr.	10 gr.
— de quinquina jaune. . . .	2 gr.	12 gr.
— de quinquina rouge. . . .	2 gr.	12 gr.
— de rhubarbe	cinquante C.	4 gr.
— de scille	dix C.	quatre-vingts C.
— de semen contra	1 gr.	5 gr.
— de sethia.	cinquante C.	2 gr.
— de valériane	1 gr.	20 gr.
Sirop d'aconit (racines).	5 gr.	20 gr.
— antiscorbutique.	20 gr.	60 gr.
— antiscorbutique de Portal. .	20 gr.	60 gr.
— de belladone	5 gr.	20 gr.
— de capillaire	40 gr.	100 gr.
— des cinq racines	20 gr.	100 gr.
— de coca	20 gr.	100 gr.
— de Cuisinier.	20 gr.	125 gr.
— de douce amère	20 gr.	100 gr.
— de Dessessarts	10 gr.	30 gr.
— diacode	20 gr.	100 gr.
— d'écorce d'oranges amères .	40 gr.	100 gr.
— d'éther.	20 gr.	100 gr.
— de gentiane.	10 gr.	100 gr.
— de Gibert.	20 gr.	40 gr.
— d'ipéca.	10 gr.	30 gr.
— de karabé	5 gr.	50 gr.
— de jaborandi	5 gr.	20 gr.
— de nerprun.	15 gr.	30 gr.
— d'opium	5 gr.	50 gr.
— d'orgeat	20 gr.	60 gr.
— de pavot blanc.	4 gr.	50 gr.
— de pepsine.	30 gr.	60 gr.

NOMS DES SUBSTANCES	DOSE MAXIMA pour une prise.	DOSE MAXIMA pro die.
Sirop de polygala	20 gr.	60 gr.
— de Portal.	20 gr.	60 gr.
— de quinquina jaune	20 gr.	100 gr.
— de quinquina jaune au vin.	20 gr.	100 gr.
— de rhubarbe composé. . . .	10 gr.	50 gr.
— de salseparcille composé . .	10 gr.	50 gr.
— de térébenthine.	20 gr.	50 gr.
— thébaïque	5 gr.	50 gr.
— de raifort	20 gr.	60 gr.
— de raifort iodé	20 gr.	40 gr.
Sucre granulé de kola	20 gr.	100 gr.
Teinture alcoolique d'aconit (racines)	X gouttes.	XXX gouttes
— d'aconit (feuilles).	1 gr.	3 gr.
— d'aloès.	XX gouttes.	2 gr.
— de badiane. . . .	X gouttes.	XXX gouttes
— de belladone . . .	XX gouttes.	L gouttes.
— de Bestuchef. . .	cinquante C.	2 gr.
— de ciguë (feuilles)	X gouttes.	L gouttes.
— de coca	2 gr.	20 gr.
— de colchique (bulbes).	1 gr.	8 gr.
— de colchique (semences)	1 gr.	5 gr.
— de colombo	5 gr.	15 gr.
— de condurango. .	2 gr.	30 gr.
— de digitale	X gouttes.	L gouttes
— de gentiane . . .	2 gr.	50 gr.
— d'hydrastis. . . .	1 gr.	5 gr.
— d'iode	II gouttes.	X gouttes.
— de jaborandi. . .	XX gouttes.	4 gr.
— de jalap composée	15 gr.	30 gr.
— de jusquiame (feuilles)	XX gouttes.	4 gr.
— de kola	1 gr.	5 gr.
— de lobélie	1 gr.	5 gr.
— de mars tartarisé.	1 gr.	6 gr.
— de noix vomique.	XV gouttes.	2 gr.
— d'opium	V gouttes.	XXX gouttes
— d'extrait d'opium.	V gouttes.	XXX gouttes
— de polygala . . .	1 gr.	8 gr.
— de quinquina gris.	5 gr.	20 gr.
— de quinquina jaune	5 gr.	20 gr.
— de rhubarbe . . .	5 gr.	15 gr.

NOMS DES SUBSTANCES	DOSE MAXIMA pour une prise.	DOSE MAXIMA pro die.
Teinture alcoolique de scille . . .	1 gr.	4 gr.
— de stramoine (feuiles)	X gouttes.	L gouttes.
— de strophantus . . .	I goutte.	VI gouttes.
— de valériane	2 gr.	10 gr.
Teinture éthérée de belladone (feuilles)	XX gouttes.	L gouttes.
Teinture éthérée de valériane. . .	1 gr.	5 gr.
Vin antiscorbutique	20 gr.	50 gr.
— de la Charité.	50 gr.	250 gr.
— de coca.	20 gr.	100 gr.
— de colchique (bulbes)	5 gr.	10 gr.
— — (semences). . .	5 gr.	10 gr.
— de colombo.	50 gr.	100 gr.
— de condurango	20 gr.	50 gr.
— de digitale (composé)	20 gr.	50 gr.
— de gentiane.	40 gr.	120 gr.
— de l'Hôtel-Dieu.	20 gr.	50 gr.
— de kola.	20 gr.	150 gr.
— de pepsine	15 gr.	45 gr.
— de quinquina gris.	50 gr.	100 gr.
— de quinquina jaune.	50 gr.	100 gr.
— de rhubarbe.	10 gr.	50 gr.
— de scille.	5 gr.	20 gr.
— de scille composé	50 gr.	250 gr.
— scillitique	5 gr.	20 gr.
— de Trousseau	10 gr.	25 gr.
Vulnéraire.	10 gr.	20 gr.

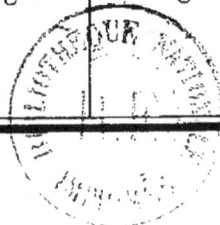

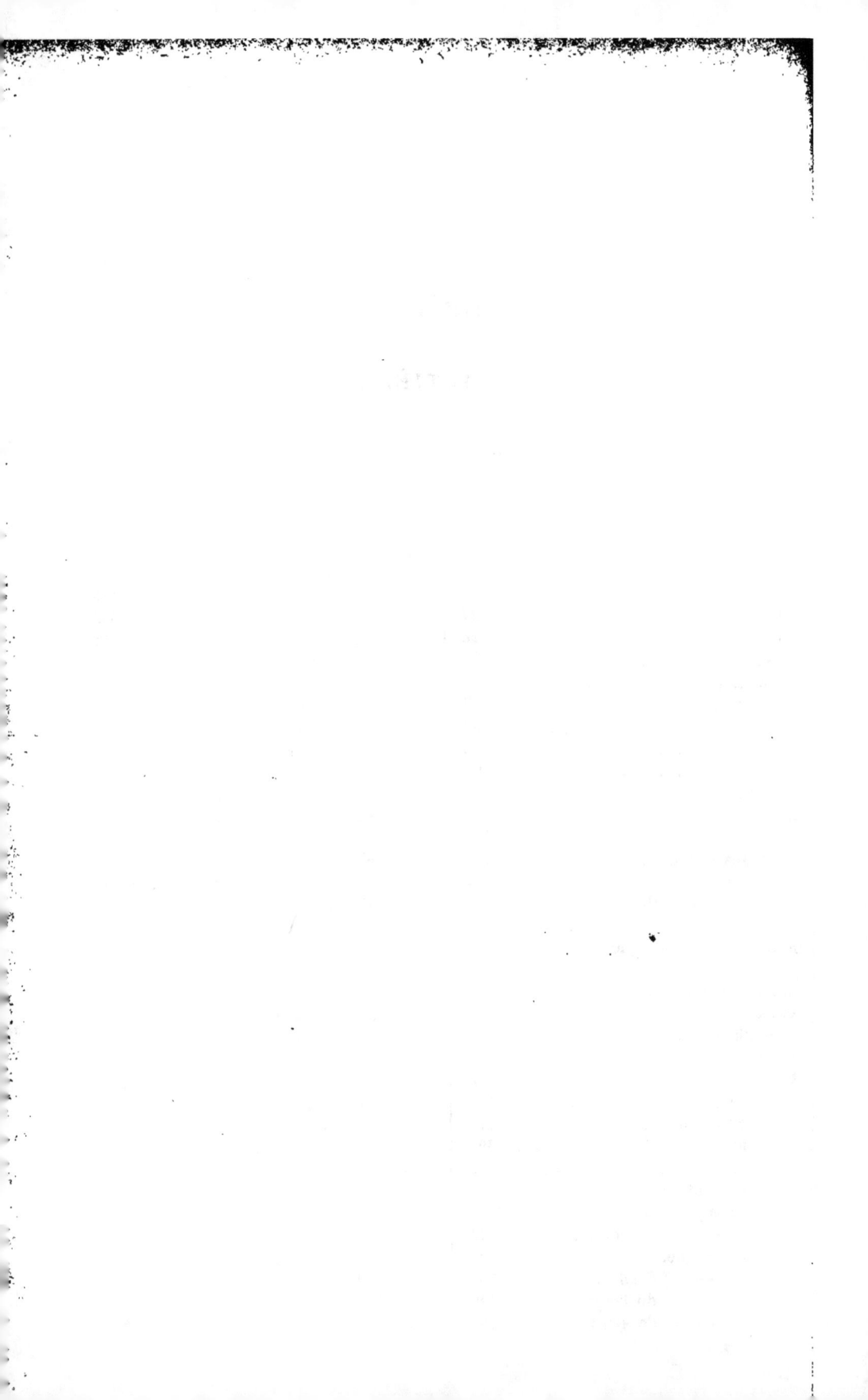

INDEX ALPHABÉTIQUE

DES MATIÈRES

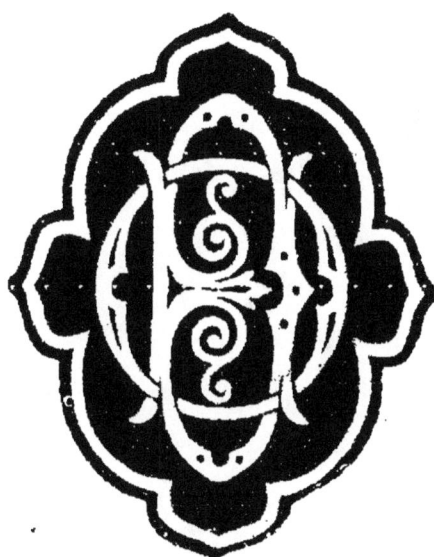